Виктор Тополянский

СКВОЗНЯК ИЗ ПРОШЛОГО

ВИКТОР ТОПОЛЯНСКИЙ

СКВОЗНЯК ИЗ ПРОШЛОГО

ВРЕМЯ И ДОКУМЕНТЫ

исследования

НОВАЯ ГАЗЕТА
Москва

ИНАПРЕСС
Санкт-Петербург

2006

УДК 882(082)
ББК 84(2Рос=Рус)94
Т58

Редактор Н. Кононов
Художник М. Покшишевская

ISBN 5-87135-183-2

СОДЕРЖАНИЕ

Вместо предисловия

Когда разрушается империя, велико искушение найти тех, кому выгоден ее распад. Тогда сознание бывших имперских граждан, с детства приученных к мысли о плотном неприятельском окружении своей страны, озаряет идея феноменального заговора неких темных сил. Но истерическая потребность немедля обнаружить виновных, поддержанная официальными пересудами о таинственном комплоте внешних и внутренних врагов, порождает лишь первобытную ксенофобию и способствует возрождению на руинах павшей империи искаженного ее подобия. В этой ситуации достаточно затруднен, а подчас и невозможен, беспристрастный анализ подлинных причин разложения еще недавно могущественной державы, стремившейся облечь плотью и кровью старинное мечтание о превращении Московского государства в Третий Рим, но только на основе социалистического, а не православного мировоззрения.

Когда красный цвет времени сменяют интенсивные желтые тона, а коммунистическое вероучение – всенародные идеи наживы и потребления, велико искушение вычеркнуть из памяти немалую часть событий криминального XX столетия и украсить большой советский миф свежими небылицами. Но истерическая готовность вытеснить неприятные или тревожащие представления на задворки сознания и культивируемое безразличие к прошлому собственного государства не избавляют его обитателей от тяжкого груза ответственности перед современниками и потомками. Незнание и, тем более, нежелание знать сконцентрированный в минувшем опыт предшествующих поколений издревле обрекает равнодушных верноподданных на бесконечное воспроизведение негативных тенденций и традиций былых времен, ибо история в России не течет, а циркулирует и, по словам В.О. Ключевского, «учит даже тех, кто у нее не учится; она их проучивает за невежество и пренебрежение».

Когда настоящее кажется безотрадным, а будущее угрожающим, велик соблазн предъявить счет прошедшему за все нынешние беды и неурядицы. Но все упреки и обвинения прошлого без выяснения его корней и первоосновы так же бесплодны и несуразны, как проклятия, обращенные к наводнению, землетрясению или извержению вулкана. Если же попытаться расследовать подоплеку давних происшествий и мотивы поступков влиятельных некогда персон, то вполне уместен и медицинский ключ к шифрограмме минувшего. При таком подходе начинают распадаться идеологические легенды, физиология вытесняет мистику, а революция обретает черты «религиозной истерии», по определению Максимилиана Волошина.

I
ФИЛОСОФСКАЯ ФЛОТИЛИЯ

С каких это пор понятие власти стало равно ключевому понятию родины?

Владимир Набоков

Власть отвратительна,
как руки брадобрея...

Осип Мандельштам

Рас-стояние: версты, мили…
Нас рас-ставили, рас-садили,
Чтобы тихо себя вели
По двум разным концам земли.
Рас-стояние: версты, дали…
Нас расклеили, распаяли,
В две руки развели, распяв,
И не знали, что это – сплав
Вдохновений и сухожилий…
Не рассурили – рассоръли,
Расслоили…

Марина Цветаева

Год 1921-й: покарание голодом

До Первой мировой войны Россия производила свыше четверти всего мирового урожая зерновых, ежегодно вывозила на европейские рынки до 20 процентов культивируемых злаков (более 600 миллионов пудов зерна, преимущественно пшеницы и ячменя) и была основным поставщиком хлеба в Швецию, Норвегию, Голландию, Италию и Германию. Положительный торговый баланс обеспечивал государству до 300 миллионов рублей дохода в год.[1] Беспрецедентный продовольственный кризис, порожденный гражданской войной, превратил сельскохозяйственную державу в гигантский эндемический очаг всеобщего недоедания, регулярно переходившего в голод среди городских обитателей. Осенью 1920 года голод охватил всех жителей Калужской, Орловской, Тульской и Царицынской губерний; зимой к ним присоединилось население еще пяти губерний.[2]

Внимательно следивший за ситуацией в стране советов последний российский посол во Франции В.А. Маклаков 6 сентября 1920 года писал последнему российскому послу в США Б.А. Бахметеву: *«По доходящим из России сведениям, там громадный недосев, громадный неурожай, полоса пожаров и т.п. Всякое правительство, которое бы опиралось на сочувствие и доверие страны, конечно, этого не выдержало бы. Но думать, что это непременно приведет к краху большевизма при той деморализации и депрессии русского общества, о которой единогласно свидетельствуют все данные, значило бы быть слишком поспешным в выводах. Голод на этот раз коснется не только городов, но и деревень целых губерний, у которых нет хлеба и которые кормить не будет никто. Россия будет вымирать от голода и болезней, но для того, чтобы кормить коммунистические центры или тех, на которых опирается большевистская власть в России, может быть, зерно и найдется».*[3]

Аграрный кризис

Неясные слухи о повальном голоде в Поволжье просочились в Москву и Петроград еще в декабре 1920 года. Известный социолог П.А. Сорокин, побывавший в деревнях Самарской и Саратовской губерний зимой 1921 года, вспоминал впоследствии: *«Избы стояли покинутые, без крыш, с пустыми глазницами окон и дверных проемов. Соломенные крыши изб давным-давно были сняты и съедены. В деревне, конечно, не было животных – ни коров, ни лошадей, ни овец, коз, собак, кошек, ни даже ворон. Всех уже съели. Мертвая тишина стояла над занесенными снегом улицами»*. Погибших от голода обессилевшие односельчане складывали в пустых амбарах.[4]

Тем не менее большевики по-прежнему строго выполняли свою программу продразверстки (изъятия «излишков» сельскохозяйственной продукции у всех, даже у голодающих крестьян), и 26 февраля 1921 года председатель Совнаркома В.И. Ленин и заместитель наркома продовольствия Н.П. Брюханов телеграфировали в Саратов: *«Ввиду временно испытываемого крайне тяжелого продовольственного кризиса [в] Центре настоящим предписываю Губ[ернскому] прод[овольственному] ком[итету] [в] боевом порядке погрузить [и] отправить [в] течение пяти дней, начиная с 27 февраля, пять ударных маршрутов общим количеством не менее полутораста тысяч пудов назначением [станция] Кочетовка Распред[елительная] база. Маршруты заполнять исключительно хлебом. Кроме того, [в] течение марта отправить дополнительно пятьдесят тысяч пудов хлеба [и] сто тысяч пудов зерна-фуража. Губ[ернскому] ком[итету] парт[ии] [и] Губ[ернскому] испол[нительному] ком[итету] предлагаю оказать всемерное содействие Губ[ернскому] прод[овольственному] ком[итету] [в] выполнении этого задания. Покровскому Губ[ернскому] прод[овольственному] ком[итету] дается предписание отправить гужем Саратову [в] течение марта двести тысяч пудов хлеба».*[5]

Вспыхнувшее 28 февраля восстание в Кронштадте и длившееся уже несколько месяцев крестьянское восстание на Тамбовщине («кулацко-эсеровский мятеж», по аттестации советских энциклопедических изданий) вынудили правящую партию в середине марта принять новую экономическую политику (НЭП) и прежде всего заменить продразверстку продналогом. Короткая весна 1921 года пронеслась в томительном ожидании видов на предстоящий урожай. С наступлением знойного лета аграрные иллюзии полностью развеялись.

Июньские сводки ВЧК определяли продовольственное положение в большинстве регионов европейской части страны как «отчаянное», «критическое» или «катастрофическое». В Костромской, Пензенской, Самарской, Царицынской и ряде других губерний озимые выгорели от засухи; на кубанские посевы обрушилась саранча. В Приволжском военном округе население питалось травой и листьями с примесью муки, в Татарии – одной только травой. В Рязанской губернии прекратили снабжать провизией больницы и детские дома. По всему Поволжью, в Курской и Воронежской губерниях участились случаи голодной смерти, особенно среди детей. Рабочие крупных городов, «возбужденные на почве недостатка продовольствия», периодические устраивали забастовки; крестьяне пытались разгромить ссыпные пункты; в армии чекисты отмечали «упадок дисциплины».[6]

Волнения трудящихся и «неудовлетворительное настроение» красноармейцев подталкивали большевиков к энергичным действиям. Хоть гражданская война уже закончилась, пролетарской диктатуре угрожал очередной коварный враг, нареченный стихийным бедствием. По такому случаю 25 июня 1921 года Политбюро заслушало доклад И.А. Теодоровича (одного из членов коллегии Наркомата земледелия, или сокращенно Наркомзема) о борьбе с неурожаем в Нижнем и Среднем Поволжье и постановило создать при ВЦИК особую комиссию «с заданием принять все меры помощи голодающему населению». Члены Политбюро обсудили также вопрос о выделении ста миллионов рублей золотом для экстренной закупки продовольствия за рубежом, но сочли благоразумным на первое время отпустить с этой целью только десять миллионов рублей.[7]

Происхождение стихийного бедствия трактовали, главным образом, как прямое следствие значительного недорода в 1920 году, невиданной засухи 1921 года и послевоенной разрухи.[8] Дополнительные пояснения о причинах повального голода на самых плодородных территориях представили высшие должностные лица в своих докладах на IX Всероссийском съезде Советов в декабре 1921 года.

Секретарь ЦК РКП(б) Е.М. Ярославский обвинил в постигшем страну несчастье адмирала А.В. Колчака, «два года подряд разрушавшего железные дороги и мосты» в Сибири. Председатель ВЦИК М.И. Калинин посетовал на извечный российский изъян – низкую культуру, назвав голод специфической особенностью отсталых государств, и упомянул о систематическом разорении сельского хозяйства с лета 1914 года, когда разразилась Первая мировая война. По его словам, предусмотрительные крестьяне Самарской и Саратовской губерний обычно сохраняли у себя двухгодичный запас семян, но плохой урожай 1920 года «добил эти губернии до конца». Нарком земледелия Н.Осинский упрекнул правительство в недостаточном финансировании его ведомства, получившего в 1921 году бюджетных ассигнований в десять раз меньше, чем запрашивало. В результате этого выступления бюджет Наркомзема пришлось увеличить с 27 до 36 миллионов рублей золотом (советские чиновники завели в тех пор традицию ссылаться на отсутствие или хотя бы нехватку денежных средств в любой критической ситуации).

Наиболее радикальные соображения высказал председатель Московского Совета

Л.Б.Каменев. По его мнению, крестьянство было само виновато в случившемся, ибо встретило политику национализации сокращением запашек до размеров собственного потребления, оставив тем самым города без хлеба и не дав советской власти ни зернышка для вывоза за границу. Действительно, посевные площади в 1921 году уменьшились, по сравнению с предыдущим годом, примерно на 15 процентов в 10 губерниях и более чем на треть в сибирских губерниях и в 19 регионах европейской части страны.[9]

Либеральная затея

О чрезвычайных событиях в Поволжье московские жители впервые узнали по сути в середине июня 1921 года. Провинциальные агрономы, приехавшие в столицу на свой съезд, рассказывали друзьям и знакомым, что масштабы и последствия этой трагедии несоизмеримы с бедствиями прежних голодных лет. В 1891, 1906 и 1911 годах всевозможную помощь голодавшим крестьянам оказывали различные общественные организации и само правительство. Однако на этот раз голод, начавшийся в 1920 году, усугубили выполняемые по плану продразверстки повторные реквизиции пищевых продуктов.

Даже весьма сдержанное описание катастрофы в Поволжье, напоминавшее невольно библейские предания о десяти казнях египетских, вызывало у московских обывателей, закаленных красным террором и всяческими лишениями, чувство содрогания. Особенно тягостное впечатление производили сведения о рационе голодавших: *«Лучшим хлебом считался зеленый, целиком из лебеды; хуже – с примесью навоза, еще хуже – навозный целиком. Еще ели глину, и именно тогда было сделано великое открытие «питательной глины», серой и жирной, которая водилась только в счастливых местностях и была указана в пищу каким-то святым угодником. Эта глина насыщала ненадолго, но зато могла проходить через кишки, и так человек мог прожить целую неделю, лишь постепенно слабея. Обычная глина, даже если выбрать из нее камешки и песок, насыщала навсегда, от нее человек уже не освобождался и уносил ее, вместе с горькой жалобой, на тот свет для предъявления великому Судие»*.[10]

В меню голодавших входили также, по сведениям эмигрантской печати, «мясные блюда» (из кошек, собак, черепах, сусликов, крыс, грачей, лягушек, саранчи и падали, а также отварные шкуры, ремни и молотые кости), «вегетарианская стряпня» (из травы, соломы, лебеды, листьев смородины и ежевики, желудей, муки из хрена, липовой коры, бересты, мха, мякины, опилок и мельничной пыли) и «минеральные кушанья» из торфа, ила и разнообразного мусора.[11] После этого никто не удивлялся, почему голодавшие порой воспринимали смерть не столько как избавление от мучений, сколько как неожиданную удачу в этой опостылевшей за годы перманентной войны и терзаний жизни.

Содержание приватных разговоров стало достоянием гласности 22 июня, когда профессор Саратовского сельскохозяйственного института А.А. Рыбников и кооператор М.И. Куховаренко ошеломили присутствовавших на совместном заседании Всероссийского съезда по сельскохозяйственному опытному делу и Московского Общества сельского хозяйства сообщением о небывалом голоде в Поволжье. Президент Общества профессор А.И. Угримов предложил собравшимся немедля учредить Комитет помощи голодающим, но известный экономист, бывший министр продовольствия Временного правительства С.Н. Прокопович посоветовал сперва отправить депутацию к Ленину. Состав депутации тотчас утвердили.[12]

Глава советского правительства через своих доверенных лиц (М. Горького и В.М. Свердлова – брата покойного председателя ВЦИК) уже дважды (в октябре 1920 года и в апреле 1921 года) выражал готовность побеседовать «с представителями старой русской общественности». Своенравная интеллигенция, в свою очередь, трижды устраивала по этому поводу «большие собрания», на которых выносила единодушную резолюцию: от переговоров с диктатором воздержаться. На этот раз положение в корне изменилось, но 23 июня Ленин депутацию не принял, а управляющий делами Совнаркома Н.П. Горбунов адресовал ее в Наркомзем. Теодорович, спешно завершавший для Политбюро свой доклад о стихийном бедствии в Поволжье, от встречи с депутацией тоже уклонился. Тогда жена Прокоповича, журналистка и видная участница кооперативного движения Е.Д. Кускова, обратилась за поддержкой к своему давнему знакомому Максиму Горькому – человеку «вхожему в Кремль».

К массовой гибели соотечественников от голода маститый писатель проявил, по воспоминаниям Кусковой, «потрясающее равнодушие». Как полагал Борис Зайцев, «прекраснодушием интеллигентским» Горький не отличался, да к тому же «терпеть не мог русский народ – особенно не любил крестьян». Их темное, мстительное стремление «ломать, искажать, осмеивать, порочить прекрасное» возмущало писателя. Он не мог забыть, как сотни крестьян, приглашенных на съезд деревенской бедноты в 1919 году и размещенных в Зимнем дворце, загадили севрские, саксонские и восточные вазы, употребляя их в качестве ночных горшков при исправно действовавших уборных и водопроводе. Его поражало отсутствие сострадания к голодавшим у крестьян, не задетых бедствием и невозмутимо комментировавших несчастье в Поволжье старинными пословицами: *не плачут в Рязани о Псковском неурожае* или *люди мрут – нам дороги трут*. Но больше всего он опасался, что когда-нибудь буйная крестьянская орда перережет его друзей-коммунистов.[13]

Тем не менее к идее образования Всероссийского комитета помощи голодающим писатель отнесся благосклонно, рассчитывая, вероятно, при содействии этого учреждения прокормить опекаемых им ученых, а заодно сгладить глубокие разногласия между интеллигенцией и властью. Он посетил председателя Совнаркома и не позднее 26 июня уведомил Кускову: *«Ленин горячо сочувствует инициативе общественников»*.[14]

Члены Политбюро рассмотрели неожиданное предложение товарища Горького 29 июня и постановили оный проект «одобрить в принципе», поручив Каменеву возглавить пару комиссий «для предварительного обсуждения деталей».[15] Вечером 29 июня, когда Российское Телеграфное агентство (РОСТА) расклеило в столице телеграммы, извещавшие о намерении ряда общественных деятелей включиться в борьбу с голодом, начальник Секретно-оперативного управления ВЧК В.Р. Менжинский на совещании в Совнаркоме пообещал арестовать всех участников этой новоявленной крамолы, а член Политбюро Каменев пригласил инициативную группу на аудиенцию.[16]

Утром 30 июня Кускова вместе с агрономом А.П. Левицким, кооператором П.А. Садыриным и директором Государственного института народного здравоохранения профессором Л.А. Тарасевичем были приняты в кремлевском кабинете Каменева. Там уже находился Горький, «с любопытством бытописателя» внимавший диалогу негласного ленинского заместителя с депутацией недобитой буржуазии. Обе стороны ясно понимали, что спасти голодающих могли одни лишь иностранные организации и государства. Между тем европейская пресса непрестанно повторяла: любая помощь кремлевской диктатуре ничуть не облегчит положение российских подданных, а только укрепит советскую власть. В связи с этим депутация настаивала на публикации специального декрета о задуманном комитете, дабы за границей поверили, что западная помощь предназначена именно голодающим, а не советскому правительству. Каменев данный тезис не оспаривал; на следующий день он проинформировал Кускову о согласии Совнаркома (иными словами, Ленина) на издание такого декрета и попросил инициативную группу подготовить соответствующий текст.[17]

Результаты прошедших переговоров интеллигенции с властью обнародовала центральная пресса 3 июля: *«Ввиду определившегося неурожая в значительной части земледельческой России ряд общественных деятелей дооктябрьского периода обратились к правительству республики с предложением организовать специальный комитет по оказанию помощи голодающим и борьбе с различными эпидемиями. Наиболее значительную роль в этом ходатайстве играют Прокопович, Кускова, Кишкин и др. Самая просьба была передана Прокоповичем и Кусковой через т[оварища] Горького. Они выразили желание, чтобы в организуемой комиссии приняли участие некоторые из деятелей Советской России, в частности, т[оварищи] Семашко, Каменев и Рыков. По имеющимся у нас сведениям, это предложение правительством принято, и в ближайшие дни можно ожидать опубликования официального постановления об организации этого комитета»*.[18]

Обозначенные в правительственном бюллетене «ближайшие дни» растянулись, однако, на три недели. За это время патриарх Тихон написал воззвания о помощи архиепископу Кентерберийскому и епископу Нью-Йорка, а Горький – около десяти посланий европейским литераторам и государственным деятелям. Специальная комиссия, руководимая заместителем председателя Совнаркома А.И. Рыковым, вникла в содержание этих обращений и не обнаружила в них ничего предосудительного. Политбюро согласилось с заключением комиссии Рыкова и, поскольку голод распространялся повседневно и повсеместно чуть ли не со скоростью степного пожара, а численность голодавших достигла уже 25 миллионов, на заседании 7 июля распорядилось передать воззвания патриарха и писателя по радио, но в советских газетах не печатать.[19]

Простой и неизбитый способ быстрой стабилизации положения в стране изобрел в те дни руководитель советского правительства и, одновременно, вождь мирового пролетариата. Согласно его замыслу, надо было призвать в армию полмиллиона (или более) юношей из голодных губерний и расквартировать их на Украине, где ожидался неплохой урожай, а осенью поставить перед новобранцами задачу максимального изъятия у крестьян (в частности, посредством «особых реквизиций») излишков зерна. Прочим голодающим, которых насчитывалось свыше 24 миллионов человек, надлежало без устали собирать вторичное сырье (кожи, копыта, рога и щетину), поскольку Ленин полагал необходимым не давать им «ни пуда помощи, ни на семена, ни на продовольствие без оплаты тем или иным видом сырья или палого топлива или чего-либо подобного».[20] Даже совершенно изнуренные голодом крестьяне не имели права нарушать кардинальный принцип советского государства: *кто не работает, тот не ест*.

Отдав общие указания, Ленин принялся вразумлять отдельных соратников, раздосадованных необыкновенной снисходительностью Политбюро по отношению к зарвавшейся интеллигенции. Громче всех протестовал нарком здравоохранения Н.А. Семашко, заранее убежденный в том, что меньшевики и эсеры непременно используют санкционированный властями комитет для враждебных акций. Его апелляции к верховным правителям побудили, в конце концов, Ленина раскрыть не самому смекалистому, но очень полезному сподвижнику часть своего тактического плана. *«Милая моя Семашко! Не капризничай, душечка!* – написал на заседании Политбюро 12 июля вождь мирового пролетариата, изменив от умиления пол верного боевого товарища. – *От Кусковой возьмем имя, подпись, пару вагонов от тех, кто ей (и эдаким) сочувствует. Больше ни-че-го»*.[21]

Происки бывших общественных деятелей обеспокоили и председателя ВЧК Ф.Э. Дзержинского. Четко сознавая, какую ответственность накладывает на его ведомство странная терпимость Политбюро к подозрительной кучке буржуазных интеллигентов, он приказал своему заместителю И.С. Уншлихту составить циркуляр «О принятии срочных мер в связи с неурожаем в Поволжье» и 12 июля сам набросал основные тезисы этой директивы: 1. «в кратчайший срок уничтожить всю белогвардейщину и заговорщиков, спекулирующих на бедствии для своих целей»; 2. направить в голодающие губернии «выдержанных серьезных уполномоченных»; 3. наладить точную ежедневную информацию с мест бедствия; 4. ужесточить надзор за перемещением населения; 5. вербовать добровольцев из пострадавших губерний в воинские части ВЧК для отправки «в урожайные губернии».[22] С целью повышения революционной бдительности через две недели Президиум ВЧК сформировал «Комиссию по организации и руководству органами ЧК в борьбе с голодом и эпидемиями».[23]

В отличие от наркома здравоохранения и председателя ВЧК, только почуявших запах брожения, секретарю Президиума ВЦИК П.А. Залуцкому удалось обнаружить явную крамолу. На заседании Оргбюро ЦК РКП (б) 15 июля он доложил о «замечающемся оживлении деятельности контрреволюционных организаций», которые стремятся использовать тяжелое продовольственное положение в своих злодейских целях и поэтому сколачивают на периферии различные комиссии или комитеты помощи голодающим без дозволения инстанций. Чрезвычайно встревоженное Оргбюро поручило ВЧК «обратить сугубое внимание на указанные попытки контрреволюционных элементов», а впредь еженедельно информировать ЦК РКП (б), «в каких местностях России более всего обнаруживается контрреволюционное движение на почве голода».[24]

Сдержанный ропот особо ответственных товарищей поставил высших сановников в щекотливое положение. Строго говоря, они были целиком согласны с недовольными соратниками: легализация общественной организации, освобожденной от руководящей, направляющей и надзирающей роли партии, противоречила охранительным канонам, ведущим полицейским интересам советской власти. Но раз Ленин соизволил пообещать декрет о формировании этого комитета, приходилось повиноваться. Ни ослушаться своего ратоборствующего пастыря, взгляд которого молниеносно проникал сквозь непроницаемую для окружающих завесу материальной сущности, ни заподозрить его в благосклонности к интеллигенции ни один большевик не посмел бы ни при каких обстоятельствах. Принимая важные политические решения, глава советского правительства не считался обычно с мнением единомышленников; он всегда выбирал собственный путь не из упрямства, а из чувства безграничного своего превосходства над окружающими. Сподвижникам оставалось только тешить себя надеждой, что на этот раз вождь мирового пролетариата задумал какой-то нестандартный политический маневр (возжелал, например, сделать создаваемый комитет коллективным заложником, на который потом можно будет свалить всю вину за голод).

Несколько раз возвращалось Политбюро к анализу внезапно возникшей проблемы, связанной с непредвиденной активностью прежних общественных деятелей, пока 16 июля не одобрило, наконец, план Каменева, предусмотревшего внедрение в будущий комитет руководящей коммунистической группы и учреждение параллельной государственной структуры в виде специальной Комиссии ВЦИК для помощи голодающим. Персональный состав командного коммунистического ядра в общественном комитете и в Комиссии ВЦИК утвердили на предыдущих заседаниях 12 и 15 июля. Заодно разрешили Горькому податься за границу с мандатом от общественного комитета (для сбора пожертвований в пользу голодающих) и предписали, учитывая размах бедствия, отпустить четыре миллиона рублей серебром в распоряжение Наркомата внешней торговли для закупок пшеницы и риса в Северо-Восточной Персии.[25]

О безмерном великодушии Политбюро, допустившего зачатие общественного комитета, Каменев объявил на пленуме Московского Совета 19 июля, а днем раньше, 18 июля, Калинин скрепил своей подписью постановление ВЦИК о преобразовании существовавшей дотоле безвестной комиссии в новую Всероссийскую Центральную Комиссию ВЦИК помощи голодающим. Эта Комиссия, именовавшаяся в последующем ЦК Помгол, получила «право объединения и согласования деятельности всех советских учреждений в деле борьбы с голодом как в центре, так и на местах». Председателем ЦК Помгол стал сам Калинин, а в креслах его заместителей разместились член президиума ВЦИК П.Г. Смидович, Рыков и все тот же Каменев.[26]

Нежеланный сводный брат Комиссии ВЦИК, Всероссийский Комитет помощи голодающим появился на свет 21 июля. В соответствии с постановлением ВЦИК, подписанным Калининым, Комитет получил права юридического лица и отныне мог «на законном основании совершать сделки и договоры, приобретать имущество, искать и отвечать на суде». Ему присвоили знак Красного Креста и разрешили закупать для голодающих продовольствие, фураж, медикаменты и предметы первой необходимости в России и за рубежом, собирать пожертвования, открывать в регионах свои филиалы, содействовать образованию подобных Комитетов в западных странах, командировать за границу своих уполномоченных и печатать свой бюллетень, брошюры и плакаты. Деятельность Комитета не подлежала ревизии Рабоче-крестьянской инспекции.[27]

Первоначальный состав Комитета из 63 его членов, утвержденных тем же постановлением ВЦИК от 21 июля, оказался довольно пестрым. Правящая партия делегировала в Комитет 12 проверенных большевиков (А.И. Емшанова, Л.Б. Каменева, Л.Б.Красина, М.М. Литвинова, А.В. Луначарского, Н.Е. Пауфлера, А.И. Рыкова, А.И. Свидерского, Н.А. Семашко, П.Г. Смидовича, И.А. Теодоровича, А.Г. Шляпникова) и личного ленинского хирурга В.Н. Розанова. В дальнейшем четверо сановников (заместитель наркома иностранных дел Литвинов, член коллегии Наркомата социального обеспечения Пауфлер, член коллегии Наркомата продовольствия Свидерский и председатель ЦК профсоюза металлистов Шляпников) и хирург Розанов никакого участия в работе Комитета не принимали. Исполнять обязанности председателя Комитета поручили Каменеву, а его заместителем ВЦИК назначил Рыкова.

Остальных 50 человек присмотрела инициативная группа общественных деятелей, ориентируясь только на деловые качества и характерологические особенности своих кандидатов. В последующем на общих собраниях Комитета в его состав кооптировали еще 11 человек. Затем была организована студенческая секция Комитета, объединявшая представителей сперва 11 высших учебных заведений страны, а в конце августа – свыше 40. Ни меньшевиков, ни эсеров к сотрудничеству не привлекали в связи с твердой аполитичной позицией Комитета. Немного обиженные меньшевики призвали тем не менее социалистические партии и рабочие организации западных стран «выполнить до конца свой долг международной солидарности» и помочь «революционной России, бьющейся в тисках развала и голода».[28]

В день рождения Комитета, 21 июля, сановники, уполномоченные высшими инстанциями на схватку с голодом, и представители «гнилой интеллигенции», вставшие на защиту голодающих по велению совести, встретились в Белом зале Московского Совета на предварительном заседании. Врач по профессии, а в прошлом один из лидеров кадетской партии и министр государственного призрения Временного правительства Н.М. Кишкин огласил заранее подготовленную инициативной группой декларацию:

«Происходящие в России события создали между гражданами одной страны непреодолимые преграды и разбросали их по разным непримиримым лагерям. Но не может быть, не должно быть вражды и смуты там, где смерть пожирает свои жертвы, где плодородные поля обращены в пустыню, где замирает труд и нет животворящего дыхания жизни. Дело помощи голодающим должно объединить всех. Оно

должно быть поставлено под мирное знамя Красного Креста. Краснокрестная работа, лишенная всякого элемента политической борьбы, должна происходить гласно, открыто, под знаком широкого общественного контроля и сочувствия.<...> Мы должны иметь право сказать не только внутри страны, но и там, за рубежом, в тех странах, куда мы вынуждены обратиться за временной помощью, что властью поняты задачи момента, что ею приняты все зависящие от нее меры, гарантирующие работникам по голоду законную защиту их деятельности, скорое продвижение и полную сохранность всех грузов и пожертвований, предназначенных для голодающих».[29]

В ответном слове Каменев подчеркнул аполитичность Комитета и заявил от имени советского правительства: *«Мы гарантируем деловой работе Комитета все условия, которые могут сделать успешными ее практические результаты».* Тогда Прокопович сформулировал основную цель Комитета: *«Нужна помощь из-за границы. При создавшейся остроте отношений прямое обращение правительства едва ли будет признано удобным. Обращение должно исходить от русского общества. И мы надеемся, что оно найдет отклик».* Каменев не возражал; более того, на следующий день он проинформировал читателей центральных газет: *«Этот комитет имеет своей задачей сбор и приобретение необходимых голодающим средств как в России, так и главным образом за границей. Он может рассчитывать на сочувствие и поддержку таких кругов, которые не откликнулись бы на призыв коммунистов».*[30]

Первое общее собрание Всероссийского комитета помощи голодающим состоялось снова в Белом зале Московского Совета 23 июля. Сперва Каменев уведомил присутствовавших о согласии В.Г. Короленко (писателя, почетного академика Российской Академии наук и самого уважаемого, наверное, гражданина советского государства в тот период) стать почетным председателем Комитета. (*«Я болен и слаб*, – написал Короленко 27 июля в телеграмме, адресованной Комитету, – *силы мои уже не те, какие нужны в настоящее время, тем не менее я глубоко благодарен товарищам, вспомнившим обо мне в годину небывалого еще бедствия, и постараюсь сделать все, что буду в силах».*) Затем члены Комитета выбрали свой президиум (куда вошли Каменев и Рыков, Кишкин и Прокопович, а также кооператоры И.А.Черкасов и Д.С. Коробов) и приняли резолюцию: направить за границу специальную миссию «для установления сношений с Западной Европой».[31] Таким образом, «боевые действия на голодном фронте», как верещала пресса, начались ровно через месяц после того, как в столице узнали о катастрофе в провинции.

Прегрешения былой общественности

Появление Всероссийского Комитета помощи голодающим раскололо интеллигенцию. Еще совсем недавно, до октябрьского переворота, ее объединяли сакральная идея народного блага и стремление (зачастую умозрительное) к самопожертвованию, возвышенные мечтания и эпизодические упражнения в самоотверженности. За годы всероссийской голодовки, названной военным коммунизмом, когда большевики перераспределили в свою пользу все ресурсы страны ради победы в гражданской бойне, доктрина служения народу изрядно потускнела, а категорический императив долга утратил былую безапелляционность. Прежняя способность к состраданию, наряду с готовностью претерпеть всяческие гонения, а при необходимости сложить буйну голову на алтарь социальной справедливости, не выдержали испытания ежедневной практикой выживания в условиях перманентного террора и темного, стихийного, полуголодного существования.

Многие разочарованные, измотанные, навсегда устрашенные люди восприняли сообщение о возникновении Комитета как чуть ли не самоочевидный признак кризиса советской власти, но поддержать широко известных когда-то общественных деятелей не рискнули, опасаясь «прирожденной подлости большевиков» и предпочитая традиционную фигу в кармане раздражающим власть телодвижениям. Как только газеты с постановлением ВЦИК от 21 июля расклеили по Москве, злоязычные обитатели столицы обозвали перечень лиц, вступивших в Комитет, «списком всероссийских идиотов».[32] Сам же Комитет получил у большевиков язвительное прозвище «Кукиш» (или «Прокукиш») по начальным слогам фамилий наиболее энергичных его представителей (Прокоповича, Кусковой и Кишкина).

Часть интеллигенции принялась упрекать Кускову в «болезненной импульсивности» и «экспансивной неосторожности», толкающей ее «на ложный и опасный путь», но никакой позитивной программы спасения голодающих не выдвинула, придерживаясь, должно быть, девиза революционных стоиков: *пусть погибнет мир, но восторжествует принципиальность.* Историк С.П. Мельгунов, в частности, отказался вывесить в книжном магазине издательства «Задруга» адрес Комитета и список его представителей. Самые непримиримые противники Комитета срамили его членов бранным словом «соглашатели» (по сути предшественником порожденного Второй мировой войной понятия «коллаборационисты»). По информации, просочившейся из России за границу, «к Кишкину и Прокоповичу все отнеслись с нескрываемым осуждением, как к людям, которые либо играют дурака, либо себя продают».[33]

С такой же демонстративной неприязнью встретила петроградская интеллигенция образование филиала Комитета в бывшей столице. Дом литераторов сразу отверг предложение участвовать в этом предприятии. Недоверие к новоявленной организации заметно усилилось, как только Горький, получивший в Москве необходимый мандат, приступил к ее формированию и без дальних слов превратил великодушное начинание в «анекдот политической двусмысленности», по определению А.В. Амфитеатрова: *«Целый ряд имен был внесен в список членов отделения без спроса их носителей, что повлекло протесты и отказы. На учредительное собрание, созванное персональными приглашениями, не были позваны представители уцелевших культурных общественных организаций. Все это слагалось в картину какого-то некрасивого, случайного произвола».*[34]

Даже многоопытной центральной прессе не удалось с ходу разобраться, кого всетаки «избрали» в петроградский филиал Комитета. Сначала его членом назвали именитого профессора В.М. Бехтерева, а руководителем – председателя Русского технического общества профессора П.И. Пальчинского. Затем эти фамилии напрочь выпали из поля зрения репортеров. Зато через три недели выяснилось, что председателем петроградского отделения Комитета Горький назначил самого себя, а своим заместителем – академика С.Ф. Ольденбурга. Среди прочих участников петроградского филиала упоминались несколько академиков, писатель Е.И. Замятин, журналист А.Б. Петрищев и санитарный врач М.М. Гран, возглавлявший специальную комиссию Наркомздрава по оказанию помощи голодающим.[35]

Как проявил себя в то перекаленное лето петроградский филиал Комитета, осталось в конечном счете неясным. Сам же Горький переключил свое внимание на спасение голодавших ученых. *«Дорогой т[оварищ] Томский!* – писал он председателю Туркестанской Комиссии ВЦИК (в дальнейшем председателю ВЦСПС) 16 августа 1921 года. – *Посылая сотрудников Комиссии по улучшению быта ученых в Петрограде к Вам, в Туркестан за помощью продовольствием, убедительно прошу Вас содействовать успешному разрешению задачи, возложенной на них. Положение – отчаянное. Крупнейшие представители русской науки, люди, имена которых известны всему миру и заслуги высоко оценены, – ныне находятся в состоянии голодающих индусов. Теряют силы, заболевают и некоторые заболевания завершаются смертью, ибо истощенный длительным недоеданием организм лишен силы сопротивления. Очень прошу Вас, старый товарищ, помогите! Крепко жму руку. М.Горький».*[36]

Формально Горький оставался членом Комитета, но в заботы и хлопоты его участников по существу не вникал – находился «где-то за сценой», как говорил Борис Зайцев. По мысли патриарха социалистического реализма, единственная функция членов Комитета, удостоенных необычной чести служить народу вместе с партией и под ее контролем, сводилась к сочинению воззваний о помощи, обращенных к европейским государствам. *«Я думаю, что это – все, что может сделать подобный комитет»,* – утверждал он в письме Короленко.[37] Аналогичную цель поставил он и перед своей бывшей гражданской женой М.Ф. Андреевой – в прошлом актрисой, а с 1919 года – комиссаром Экспертной комиссии при Наркомате внешней торговли. В апреле 1921 года Андрееву откомандировали за границу для ускоренной распродажи реквизированных большевиками антикварных и художественных ценностей; через три месяца она, попав в Стокгольм по своим торговым обязанностям, произнесла перед шведскими журналистами трогательную речь о голоде в российском захолустье и, как будто, имела успех.[38]

В отличие от Горького, председатель Комитета Каменев о каких-либо воззваниях не помышлял, отчетливо сознавая, что искренность советских заклинаний о помощи вызовет большие сомнения у прагматичных западных дельцов и политиков. *«Комитет создался под знаком Красного Креста,* – заявил он однажды в интервью, – *его цель – сбор пожертвований, ему предоставлено только одно право – самостоятельного распределения среди голодающих собранных Комитетом фондов».*[39]

Выражение «под знаком Красного Креста» не содержало в себе никакой смысловой нагрузки ни для Каменева, ни для прочих ленинских гвардейцев. Войну с покоренным, но еще недостаточно покорным населением усопшей Российской империи следовало, по их твердому убеждению, продолжать до полной победы коммунистического вероучения в еще недавно христианской стране, так что напрасно члены Комитета возлагали робкие надежды на перемирие в условиях наступившей катастрофы. Однако конъюнктура требовала от Каменева адекватной обстоятельствам инсценировки, в том числе употребления беспредметных, на его взгляд, словосочетаний. Многолетнее подпольное бытие приучило его к лицедейству, и теперь он подвизался в излюбленном амплуа интеллигента и почти демократа.

Учтивые манеры председателя приятно удивили членов Комитета. Он появлялся на заседаниях не просто в назначенный час, а прямо-таки минута в минуту. Он регулярно приносил с собой пучки вырезок из недоступной для советских подданных эмигрантской прессы (именно вырезки, а не сами газеты) и дарил их собравшимся. Он постоянно приглашал в Комитет иностранных корреспондентов, а сами собрания проводил, можно сказать, безупречно: *«Он был очень любезен, находчив, иногда даже тонко остроумен. На заседаниях президиума старался установить некоторую интимность общения, никогда не подчеркивал обособленности своих воззрений от всех других людей, т.е. не практиковал излюбленного большевистского жаргона, столь надоедливого и назойливого. Нет, это был такой же интеллигент, как и все остальные».*[40]

Необыкновенная предупредительность Каменева внушала членам Комитета легкое беспокойство. Настораживала, прежде всего, упорная молва о редкостной беззастенчивости Каменева – одного из самых богатых советских вельмож, раздобывшего для своей жены комплект особо ценных бриллиантов.[41] Никто не знал, однако, что еще в 1910 году Л.Д.Троцкий назвал повадки своего зятя Каменева «только прикрытием нравственной распущенности худшего пошиба», а семь лет спустя А.Ф. Керенский разглядел в поведении этого видного ленинского сподвижника всего лишь умелую имитацию порядочности: *«Этот мягкий, приветливый человек в совершенстве владел искусством с подкупающим правдоподобием прибегать ко лжи. С удивительной легкостью он завоевывал расположение тех самых людей, которых водил за нос, и проделывал это с выражением почти детской невинности на лице».*[42]

В ту пору интеллигенция еще не проведала, что образцовые большевики вроде Каменева могут в случае особой нужды поиграть и в корректность, и в терпимость, но не способны утаивать главное свойство своего мировоззрения – всеохватывающую ненависть. Если рассуждения Каменева о неизбывной виновности российского крестьянства перед советской властью отдаленно напоминали историю незабвенной унтер-офицерской жены, которая сама себя высекла, и порождали иной раз насмешки, то кое-какие категорические высказывания сановника вселяли тревогу. Так, однажды на заседании Комитета он вдруг брякнул: *«Удовлетворить голодных можно лишь вооруженной рукой, отняв хлеб у имущих».*[43]

С безусловным опозданием члены Комитета пришли к выводу о банальных провокаторских устремлениях своего председателя. Западных журналистов он приглашал в Комитет, чтобы потом инкриминировать наиболее одиозным интеллигентам преступные контакты с иностранцами, а вырезки из навечно запрещенных эмигрантских изданий раздавал желающим, дабы изобличить таким образом сочувствующих «зарубежному белогвардейству».

Заместитель Каменева держался иначе. *«Приезжал и Рыков,* – вспоминал через несколько лет Борис Зайцев. *– Но, сколько помню, всегда пьяный. В тужурке, с длинным мальчишеским галстуком, сальными волосами. Понять, что говорит, трудно, очень плохо двигал языком».*[44] Довольно скоро он уехал поправлять здоровье в германских клиниках, и 29 июля Оргбюро ЦК РКП(б) приняло постановление: взамен Рыкова в президиум Комитета ввести Семашко.[45]

Оставив без внимания и расплывчатые подозрения относительно Каменева, и возражения неумолимой части интеллигенции, члены Комитета занялись организацией непосредственной помощи голодающим. Предварительно они «обязались друг перед другом честным словом стойко выдержать раз принятую позицию и отстранить от Комитета всякую агитацию, всякую провокацию со стороны ли власти или иных безответственных сил».[46]

Самую важную задачу Комитета сформулировал юрист и предприниматель, тесно связанный когда-то с основными финансово-промышленными кругами Российской империи, один из лидеров кадетской партии и авторов ее аграрной программы Н.Н.Кутлер: *«Дело это – страшно опасное. Ведь с кем договариваться… Люди без чести и без отечества. Что им голод? Может дело повернуться так, что они утопят в нем остатки интеллигенции… Нам только и остается делать то, что подскажет совесть… Нужно хотя бы ценой собственных жизней привлечь внимание заграницы».*[47] Эти слова Кутлера – человека больного, подавленного, недавно выпущенного из тюрьмы, где он отсидел около года в качестве заложника, и больше всего боявшегося нового ареста, – члены Комитета нередко вспоминали потом и в тюрьмах, и в ссылках, и в эмиграции. Но в то спаленное солнцем лето 1921 года горстка интеллигентов, сохранившая верность идеалам своей молодости, довольно смутно представляла себе все последствия вызова, брошенного ею властям, хотя успела уже постичь, что правящая партия не оставляет неотомщенной ни одной попытки непокорности и автономной инициативы.

Сознательное пренебрежение собственной безопасностью советские специалисты по карательной психиатрии трактовали бы, вероятно, в рамках синдрома сверхценных идей или паранойяльного развития личности. Западные психологи и криминалисты второй половины XX столетия могли бы назвать такую модель поведения виктимной (от английского слова «victim» – жертва). Но в 1921 году бескорыстную жертвенность еще не рассматривали как разновидность девиантного (отклоняющегося) образа действий, коммунистическая пропаганда еще не сочинила принципы самоотверженности по команде инстанций, а детский хор еще не исполнял по центральному радио «Марш веселых ребят», регламентирующий доблесть советских подданных: *«Когда страна быть прикажет героем, – у нас героем становится любой».*

Не аффективная логика, не инфантильная жажда подвига и славы, не героический экстаз определяли поступки полусотни интеллигентов, сплоченных неутолимой потребностью служения возвышенной цели и не допускавших для себя возможности отсиживаться «в созерцательном бездействии», по выражению Кусковой, в период всенародной беды. Из скромного особняка на Собачьей площадке, где разместился Комитет, повеяло общественной весной. В раскаленной столице наступили «веселые дни», как окрестил их Борис Зайцев (может быть, по шальной реминисценции с любимой песней пьяных мастеровых: *«Бывало, в дни веселые гулял я молодцом...»).* Члены Комитета К.С. Станиславский и А. И. Южин (Сумбатов) наметили программу благотворительных вечеров и гастролей, и с августа в большинстве московских театров, в консерватории и на эстрадах Нескучного сада начались спектакли и концерты со сборами в пользу голодающих. Журналист и прозаик М.А. Осоргин взялся редактировать газету «Помощь». Кооператоры П.А. Садырин, Д.С. Коробов, И.А. Черкасов и М.А. Авсаркисов возглавили хозяйственную деятельность; об этой стороне работы Комитета рассказал в своих мемуарах Осоргин:

«Нескольких дней оказалось достаточно, чтобы в голодные губернии отправились поезда картофеля, тонны ржи, возы овощей – из Центра и Сибири, как в кассу общественного Комитета потекли отовсюду деньги, которых не хотели давать комитету официальному. Огромная работа была произведена разбитыми, но еще не вполне уничтоженными кооперативами, и общественный комитет, никакой властью не облеченный, опиравшийся лишь на нравственный авторитет образовавших его лиц, посылал всюду распоряжения, которые исполнялись с готовностью и радостно всеми силами страны. Он мог спасти – и спас – миллион обреченных на ужасную смерть, но этим он мог погубить десяток правителей России, подорвав их престиж; о нем уже заговорили, как о новой власти, которая спасет Россию. Ему уже приносили собранные пожертвования представители войсковых частей Красной армии и милиционеры».[48]

Неожиданная предприимчивость Комитета чрезвычайно озаботила большевиков. Первыми отреагировали, как положено, чекисты. Чуть ли не на третий день после открытия Комитета взволнованный Горький примчался на Собачью площадку, чтобы «в ультрадискретной беседе» предупредить Кускову о «величайшей» опасности: *«Лубянка заявляет прямо и определенно: мы не позволим этому учреждению жить»...*[49] В доверительном монологе писателя, как почудилось Кусковой, прозвучал еще странный намек, будто государством управляет не столько Совнарком, сколько ВЧК.

Предостережение Горького оказалось не более чем холостым выстрелом, случайным диссонансом в беспечном задоре «веселых дней». Душевное состояние кучки полузабытых общественных деятелей, внезапно востребованных согражданами, не ухудшили даже опубликованные в конце июля измышления ВЧК о «заговоре» петроградской интеллигенции, «организованном» профессором В.Н. Таганцевым, мифическом комплоте «пособников голода», готовивших «политический и экономический террор» против советских подданных.[50]

Негласный реестр крамольных действий былой общественности пополнялся отныне почти ежедневно. Ей ставили в вину и настойчивые напоминания правительству о необходимости снять налоги с голодающих губерний, и создание обширной коллекции из разного рода суррогатов хлеба, и попытки получить засекреченные статистические материалы, дабы оценить подлинные масштабы катастрофы, и связь с иностранцами в форме несанкционированных властями посещений Комитета отдельными представителями британской торговой делегации. Нескрываемое раздражение сановников вызывали и непрерывный поток жалоб и прошений, поступавших в Комитет со всех концов страны, и спонтанное возникновение аналогичных местных комитетов на охваченных бедствием территориях, и обилие всевозможных пожертвований, среди которых выделялось даяние Реввоенсовета Республики в размере 25 миллионов рублей, доставленных на Собачью площадку каким-то бравым командиром под эскортом шести красноармейцев с обнаженными саблями.[51]

Крупный партийный функционер К.Б. Радек, слывший среди большевиков юмористом и автором политических анекдотов, попробовал через прессу растолковать неподатливой интеллигенции и заодно погибавшим от голода крестьянам, что великое бедствие можно преодолеть не филантропией, а «великой инициативой самой страдающей массы».[52] Поскольку Радек не расшифровал суть «великой инициативы» (имел ли он в виду, например, использование новых сортов съедобной глины или более изощренные способы непреднамеренного самоубийства), Кишкин и Прокопович обратились к патриарху Тихону с просьбой склонить верующих к благотворительности. Обозленный Каменев не сумел постичь, «для чего Комитет берет на себя организацию сил контрреволюции» (иначе говоря, консолидацию верующих для поддержки соотечественников), но все-таки распорядился отпечатать воззвание патриарха тиражом в сто тысяч экземпляров без цензурного вмешательства. Это воззвание раздавали верующим у входа в храм Христа Спасителя 5 августа. В храме состоялось тогда патриаршее служение, на паперти было собрано около десяти миллионов рублей пожертвований, а к предыдущим провинностям Комитета добавилась «смычка с церковью».[53]

Накануне, 4 августа, центральная пресса опубликовала интервью Каменева, утверждающего, будто «охвостье белых организаций» за рубежом вкупе «с мировой буржуазией» вознамерилось осуществить «хлебную интервенцию» и под предлогом помощи голодающим предъявить советской власти ряд политических требований.[54] В действительности эмигранты, как докладывал позднее Ленину заместитель председателя ВЧК Уншлихт, категорически отвергали какую-либо спекуляцию на голоде, но обсуждали возможные перспективы интеграции распыленной интеллигенции, возрождения общественных объединений и установления их контактов с западной цивилизацией.[55]

Относительно планов «мировой буржуазии» Каменев попросту солгал. Еще месяц назад Фритьоф Нансен (норвежский полярный исследователь и почетный член Петербургской Академии наук с 1898 года, дипломат и верховный комиссар Лиги Наций по делам военнопленных) пообещал советскому правительству прислать продовольствие для голодного петроградского населения, поставив одно непреложное условие: наблюдать за распределением продуктов должен был иностранный представитель. Ленин приказал соратникам «в виде исключения» согласиться на это условие, и 11 июля послушное Политбюро облекло повеление верховного вождя в форму собственного постановления.[56] Через две недели, 26 июля, руководитель Американской администрации помощи (АРА) Герберт Гувер предложил прокормить один миллион голодающих детей при условии незамедлительного освобождения из советских тюрем всех граждан США и предоставления надлежащих гарантий сотрудникам АРА. После пятидневных совещаний члены Политбюро с унынием признали необходимость срочно принять условия Гувера.[57]

В своем интервью Каменев отметил и определенный отрадный для большевиков феномен – воплощенную на практике инициативу бывших царских министров, лидеров кадетской партии и кооператоров, работающих теперь «под руководством советской власти». Этот пассаж настолько возмутил членов Комитета, что они пригрозили своему председателю отказом от добровольно взятых на себя обязательств, если тот не поместит в газете соответствующее опровержение. Осмотрительный Каменев упирался недолго, и 14 августа «Известия» напечатали сообщение, отдаленно напоминавшее своеобразное опровержение: *«Президиум Всероссийского Комитета помощи голодающим считает нужным вновь решительно подтвердить, что деятельность его лишена всякого политического характера, что он является организацией, преследующей чисто деловые задачи в пределах прав, точно установленных декретом ВЦИК от 21 июля, и что он работает под знаком Красного Креста».*[58]

Покладистость Каменева объяснялась просто: существование Комитета сулило большевикам немалые выгоды. Если в июле западная пресса рассматривала учреждение Комитета как очевидный признак слабости советской власти, то в середине августа – уже как свидетельство начатой реализации нового ленинского курса, как приоткрывшуюся возможность провести гуманитарную акцию по призыву общественности, а не большевиков и, одновременно, как оригинальный путь проникновения на необъятный российский рынок при соблюдении декорума экономической блокады страны. Всего за три с лишним недели Комитет превратился, по словам наркома иностранных дел Г.В. Чичерина, в «главный стимул притока к нам капиталов и разнообразных предлагаемых нам или ожидающихся в недалеком будущем займов».[59]

О мотивах негодования общественных деятелей по поводу интервью Каменева рассказала в своих воспоминаниях Кускова: *«Выражение «под руководством советской власти» в тогдашней России имело совершенно особый смысл. Оно мозолило глаза в советской печати, на митингах, в плакатах – всюду. Все в России должно делаться «под руководством советской власти», – начиная с чистки улиц и кончая мировой революцией. Не получая от граждан должного почтения, не видя жажды этого «руководства», советская власть хотела внушить все это путем гипноза. Когда я приехала за границу, то и здесь – к моему удивлению – я наткнулась на такую же многосмысленную и гипнотизирующую фразу: «вопреки советской власти»... Эволюция происходит, но «вопреки советской власти»... Нравственность еще сохранилась, но «вопреки советской власти»... Там – все «под руководством», а здесь все – «вопреки»... Как странно, что взрослые люди могут утешать себя столь наивной фразеологией».* После этого конфликта членам Комитета оставалось только констатировать: даже повальный голод населения «в стране, пораженной гангреной гражданской войны», служит предлогом для политических игр.

Конец либеральных иллюзий

Затянувшееся празднество «веселых дней» завершилось в сущности 18 августа. Вечером этого по-прежнему жаркого дня делегация Комитета собиралась отбыть в Западную Европу для сбора пожертвований. Прочие члены Комитета, поручившиеся за отъезжавших, оставались в Москве и превращались в заложников. Паспорта семерых участников делегации (М.П. Авсаркисова, К.А. Бенкендорфа, Ф.А. Головина, Е.Д-.Кусковой, С.Н. Прокоповича, Л.А. Тарасевича и А.Л.Толстой) с визами Великобритании, Германии и Швеции лежали в канцелярии Наркомата иностранных дел. Однако в 14 часов ВЦИК уведомил делегатов об отказе в санкции на выезд. Непреклонный пессимист Кутлер прокомментировал резолюцию ВЦИК с мрачным удовлетворением: *«Ну, вот и конец»*.[60]

Безоговорочное решение не выпускать делегацию за границу было принято в тот день державными сановниками в процессе телефонных переговоров и оформлено как постановление Политбюро; ВЦИК же – официально высший законодательный и распорядительный орган государственной власти – только предал гласности повеление советских правителей. Зарубежная поездка делегации Комитета, с точки зрения ВЦИК, не диктовалась насущной необходимостью и привела бы «лишь к раздроблению сил и отвлечению их от практической работы». Поскольку в голодающие районы уже начало поступать, по заверению ВЦИК, продовольствие, Комитету надлежало срочно выделить из своего состава максимальное число членов для бессменной трудовой вахты в юго-восточной глуши. В случае неподчинения этой рекомендации ВЦИК предусмотрел «поездку членов Комитета в голодающие районы предписанием и назначением Центральной правительственной власти». Вердикт высшего законодательного и распорядительного органа республики (кроме последнего пункта о покарании за непослушание) опубликовали, как положено, не 19 и даже не 20, а 24 августа.[61]

Несколько государственных чиновников самого высокого ранга отважились осторожно и почтительно оспорить распоряжение верховной власти. Заместитель наркома путей сообщения Емшанов и нарком просвещения Луначарский посмели воззвать к артельному рассудку Политбюро. Отклонение просьбы общественных деятелей о выезде их делегации за границу, утверждали они в своей петиции, равносильно расформированию Комитета и сулит всякие неприятности: *«Учитывая весьма малую полезность Комитета, но принимая во внимание и полное пока отсутствие вреда с его стороны, мы полагаем, что вред конфликта с ним и его самоликвидации сейчас весьма чувствительны, а посему очень просим Политбюро пересмотреть свое решение и разрешить Комитету посылку делегации за границу, конечно, в самом небольшом количестве лиц и с весьма тщательным их подбором. Нам кажется, что это решение лучше, чем косвенное признание правительством своей ошибки, ибо и само возникновение Комитета и посылка делегации за границу официально и принципиально одобрены были».*

К этому умозаключению Теодорович добавил персональные соображения: *«Считаю, что нельзя игнорировать той фактической помощи, которую все же оказывает так называемая «общественность». Мне известны факты, что многие украинские крестьяне только ради имени Короленко жертвуют хлеб голодающим. Нахожу, что в случае необходимости можно будет ликвидировать Общественный Комитет позднее, спустя несколько месяцев, под предлогом, что дело борьбы с голодом уже налажено и что его могут вести в дальнейшем нормальные учреждения Республики».*[62]

Нарком иностранных дел Чичерин рискнул привлечь внимание самого Ленина к экономический составляющей внезапно возникшей проблемы: поскольку образование Комитета подействовало на западных политиков и предпринимателей как соблазнительная приманка, как подтверждение незыблемости нового курса советского правительства, ликвидация узаконенного учреждения означала бы «внезапное и грубое сбрасывание с нас той драпировки, которая обнадеживает капитал».[63] Еще более откровенно высказал Ленину свое мнение нарком внешней торговли Красин: *«Воспрещение уже разрешенного (иначе бы мы не запрашивали у всей Европы виз) выезда за границу компрометирует весь наш новый курс и столь успешно начатое втирание очков всему свету. Не только в сборах на голод, но и в вопросе о займах и в переговорах о концессиях этот поворот политики очень неблагоприятно скажется. И чего ради? <...> Ведь мы еще только на пути к успехам, самих успехов ни в голоде, ни в займах, ни в концессиях нет».*[64]

Между тем 20 августа в Риге был подписан, наконец, договор между советским правительством и АРА. Текст данного соглашения появился в «Известиях» только 6 сентября, но в Комитете узнали об этом событии не позднее 22 августа. Хмурый провидец Кутлер, ненадолго просветлев, сказал тогда Кусковой: *«Ну, а нам теперь надо по домам... Свое дело сделали. Теперь погибнет процентов 35 населения голодающих районов, а не все 50 или 70... Слава отважным американцам!».*

Ни предостережения соратников, ни перспектива закрытия Комитета не произвели никакого впечатления ни на вождя мирового пролетариата, ни на его Политбюро. В связи с прибытием сотрудников АРА Ленина интересовали преимущественно меры усугубления полицейского контроля за чужеземцами; поэтому высшие сановники торопились преобразовать взволнованность верховного вождя в конкретные действия правящей партии. На своем очередном заседании 25 августа Политбюро поручило специальной комиссии позаботиться о надежных методах осведомления и надзора за иностранцами (в частности, о внедрении коммунистов, знающих английский язык, в подразделения АРА) и одновременно подтвердило прежнее решение о запрещении зарубежной поездки общественных деятелей. Ревностно исполняя указание вождей о повышении бдительности, карательное ведомство отрядило на работу в АРА десять своих агентов только за период с 10 по 25 сентября; в последующие месяцы вербовка секретных сотрудников среди служащих АРА продолжалась беспрерывно.[65]

В отличие от неблагонадежных американцев, Нансен и его команда внушали большевикам доверие. Знаменитый полярный путешественник, назначенный 15 августа Главноуполномоченным Международного Красного Креста по оказанию помощи России, примчался в Москву 24 августа в сопровождении секретаря и пяти советников. Вечером 24 августа Чичерин проинформировал Политбюро о цели визита важного гостя: *«Мы, во-первых, должны заключить с ним соглашение о способе передачи помощи, получаемой филантропическим путем; во-вторых, он считает возможным получить для нас у различных правительств и организаций заем в 10 миллионов фунтов стерлингов под 6 процентов на 10 лет»*.[66]

Слабо разбираясь в политической обстановке страны таинственных советов, прямодушный Нансен («викинг», по определению Горького) хотел ввести в число своих сотрудников представителя общественного Комитета. Такое намерение вызвало у Ленина затяжной приступ ярости. Главе советского правительства почудилось, будто в результате общения Нансена с московской интеллигенцией распределение продовольственных поставок и выгодный кредит могли бы уплыть из рук большевиков в распоряжение нечаянно возрожденной общественности.

Долго копившийся ленинский гнев прорвался наружу, как подкожный нарыв, в пятницу 26 августа, когда вождь ознакомился с резолюцией заседания Комитета от 23 августа: *«Общее собрание членов Комитета считает отказ правительства в немедленном выпуске делегации фактом, препятствующим работе Комитета вообще и нарушающим его основные права, предоставленные ему декретом ВЦИК от 21 июля 1921 г [ода]. Плодотворная деятельность Комитета невозможна без работы делегации за границей, так как исследования, произведенные уполномоченными Комитета на местах, как в губерниях голодных, так и в губерниях благополучных, подтвердили совершенную невозможность оказать действительную помощь голодающему населению без скорой помощи заграницы.*

Что же касается предложения правительства об усилении работы Комитета на местах, то этой работой Комитет не оказал бы помощи голодающим. Сколько бы членов комитета ни выезжало сейчас на места, это не прибавило бы там продовольствия и нисколько не изменило бы общего положения дел. Поэтому, Комитет остается при прежнем своем решении – немедленно отправить делегацию за границу. Если же препятствия для ее отъезда не будут устранены, Комитет сочтет себя вынужденным прекратить свою работу за полной невозможностью при создавшемся положении выполнить обязательства, которые он на себя принял.

Комитет постановляет: созвать в субботу 27 августа собрание Комитета для решения вопроса о дальнейшей деятельности его или же о порядке ликвидации дел».[67]

Окончательно освирепев от «наглейшего предложения Нансена» и беспримерной дерзости «Кукишей», вождь мирового пролетариата возжаждал образцовой расправы.

Свои пожелания или, точнее, распоряжения относительно Комитета он тут же изложил в пространной записке Сталину – самому прилежному своему ученику, курировавшему, кстати, «дело помощи голодающим».

«Мыслимо ли терпеть их явную подготовку?» – риторически вопросил сначала верховный вождь, не заканчивая от возбуждения фразу. И сам же ответил: *«Абсолютно немыслимо».* Далее шли четкие указания:

– Немедленно постановлением ВЦИК распустить Комитет; мотив разгона – «их отказ от работы» («баричи, белогвардейцы, хотели прокатиться за границу, не хотели ехать на места»).

– Немедленно арестовать Прокоповича, так как «некий Рунов, свой человек», донес о каком-то собрании, на котором Прокопович, прикрываясь Комитетом, «держал противоправительственные речи».

– Остальных членов Комитета «тотчас же, сегодня же, выслать из Москвы, разместив по одному в уездных городах по возможности без железных дорог, под надзор».

– Дать директиву газетам «на сотни ладов высмеивать» и травить «Кукишей» не реже одного раза в неделю на протяжении двух месяцев.[68]

К вящему огорчению Ленина, ближайшие соратники отложили погром Комитета на следующий день, а на последнее заседание ненавистного «Кукиша» заслали Красина, Луначарского, Семашко и Смидовича. Первые трое весь вечер угрюмо промолчали, тогда как Смидович принялся увещевать и обличать жестоковыйную интеллигенцию. Из его горячего и немного сумбурного монолога вытекало, что Комитет оказался центром притяжения всех общественных и, следовательно, антисоветских сил как внутри страны, так и за рубежом. Увлеченный собственным пафосом он не заметил, как проболтался в придачу о подоплеке конфликта, разгоревшегося на предыдущей неделе между большевиками и Комитетом: *«Четыре года добивается советская власть признания. Она не может допустить поездки делегации за границу и упрочить там ее влияние. Она не может допустить соревнования».*[69]

Как Ленин провел ночь с 26 на 27 августа, удалось ли ему вздремнуть или немилосердная бессонница – его давняя и малоприятная знакомая – непрестанно рисовала ему врагов всего прогрессивного человечества в образе многоголовой гидры – интеллигенции, осталось неизвестным. Государственные тайны такого рода не раскрываются, как правило, никогда. Но утром 27 августа эмоциональное напряжение, не покидавшее Ленина весь вчерашний день, только возросло. Наскоро позавтракав, он кинулся за письменный стол и принялся управлять государством.

Прежде всего он соизволил начертать своим бегущим, словно задыхающимся от спешки почерком распоряжение чекистам, названное ради декорума коллективного руководства «проектом» экстренного постановления Политбюро: *«Предписать Уншлихту сегодня же с максимальной быстротой арестовать Прокоповича и всех без изъятия членов (не коммунистов) Комитета помощи, – особенно не допускать собрания их в 4 часа».* Опрошенные по телефону державные сановники поторопились принять проект верховного вождя в качестве единогласного решения Политбюро. Затем, пригласив к себе Дзержинского и Уншлихта, глава советского правительства объявил, что «изучение документов» убедило его в необходимости безотлагательного заключения под стражу всех беспартийных членов Комитета.[70]

Руководство ВЧК восприняло инструкцию вождя мирового пролетариата как желанный подарок, ибо настроилось на покарание Комитета в день его рождения и даже успело, по всей вероятности, согласовать список будущих узников с различными ведомствами. Дзержинский лишь слегка подкорректировал ленинскую директиву, приказав избавить от задержания восемь человек, весьма полезных для социалистического строительства.

Наркомат земледелия нуждался в профессоре А.В. Чаянове (преподавателе Петровской, позднее Тимирязевской, сельскохозяйственной академии), а Наркомат финансов – в бывшем заведующем финансовым отделом Центросоюза П.А. Садырине. Нарком просвещения Луначарский не допускал и мысли об аресте театроведа и литературного критика А.М. Эфроса, основателя Московского Художественного театра К.С. Станиславского и директора Малого театра А.И. Южина (Сумбатова), несмотря на жесткое предписание вождя мирового пролетариата от 26 августа: *«Все театры советую положить в гроб»*.[71] Председателю Ученого медицинского совета Наркомата здравоохранения (Наркомздрава) РСФСР Л.А. Тарасевичу и его заместителю П.Н. Диатроптову покровительствовал ленинский фаворит Семашко, хотя оба профессора принадлежали в прошлом к запрещенной большевиками партии народных социалистов. Восьмой в этом перечне стояла В.Н. Фигнер – прославленная революционерка, отсидевшая 20 лет в одиночной камере Шлиссельбургской крепости. Не покушаться на ее свободу распорядился скорее всего сам Дзержинский: к людям, бестрепетно державшимся в тюрьме и на каторге, пусть даже запятнавшим себя потом связью с «Кукишем», председатель ВЧК относился с неподдельным уважением.

Полицейская операция началась, как только члены Комитета заполнили выделенный им особняк на Собачьей площадке. Все прибывшие на заключительное, как они полагали, заседание ждали Каменева, но вместо председателя Комитета в дом вломился отряд чекистов в стандартной, несмотря на жару, униформе (высокие сапоги, черная кожаная куртка, пистолет за поясом) и предводитель воинства рявкнул: *«Постановлением Всероссийской Чрезвычайной Комиссии все присутствующие арестованы!»*. Иностранных журналистов и оказавшихся на том злополучном собрании Садырина, Тарасевича, Южина (Сумбатова) и Фигнер, горько плакавшую от гнева и унижения, отпустили на волю; остальных доставили в Лубянскую тюрьму. О таких малозаметных участниках Комитета, как академики В.Н. Ипатьев и П.П. Лазарев, председатель Русского хирургического общества профессор Ф.А. Рейн, издатель В.Г. Чертков, баптист П.Н. Павлов и адвентист И.А. Львов, не застигнутых «на месте преступления», попросту забыли. Ночью чекисты взяли под стражу 12 кооператоров и сотрудников Московского Общества сельского хозяйства, не состоявших в Комитете, а в квартирах большинства членов Комитета произвели обыски.[72]

Правительственное сообщение о ликвидации Комитета, опубликованное центральной прессой 30 августа, содержало докучную ложь о «группе так называемых общественных деятелей», якобы принимавших когда-то «активное участие в борьбе против советской власти», затем учредивших означенный Комитет, а теперь вдруг выдвинувших ультиматум: либо их делегацию выпустят за кордон, либо они прекратят работу. Поскольку сам Комитет стал «орудием» политической игры «заграничных белогвардейцев и вдохновляемых ими правительственных групп Европы», а большинство его членов попали в плен «политических расчетов, не имеющих ничего общего с интересами голодающих», советское руководство признало целесообразным эту организацию распустить. Соответствующее постановление подписал 27 августа секретарь Президиума ВЦИК Залуцкий, временно, всего на один этот день, возведенный в ранг заместителя председателя ВЦИК.[73]

Немного погодя выяснилось, что петроградский наместник Г.Е. Зиновьев ухитрился опередить Ленина на целых четыре дня. Филиал Комитета в бывшей столице прикончила еще 23 августа незамысловатая и по-чиновному невнятная телефонограмма, адресованная Горькому и подписанная секретарем Петроградского Губернского Исполкома С.Митрофановым: *«Ввиду неутверждения Петроградского отделения Президиумом Всероссийского Комитета Вам надлежит немедленно прекратить деятельность Петроградского отделения впредь до согласования вопросов о составе Петроградского Комитета [с] Президиумом Петроградского Губисполкома».* Сконфуженный Горький 24 августа телеграфировал Каменеву о закрытии петроградского филиала и своем выходе из состава Всероссийского Комитета. Копию этой телеграммы он тотчас переслал Ленину. Вслед за ним от дальнейшего участия в работе Комитета отказались академики А.П. Карпинский, Н.С. Курнаков, Н.Я. Марр, С.Ф. Ольденбург и В.А. Стеклов.[74]

В разгоне Комитета и его петроградского отделения интеллигенция увидела и нечто позитивное, ибо этим актом советская власть сняла с общественных деятелей наложенный на них «полицейский штамп» соглашательства. Участники петроградского филиала Комитета сразу же «вздохнули свободнее, как люди, поднявшиеся на ноги после неловкого сидения между двумя стульями». Выяснилось, как писал Амфитеатров, *«что общественность, хотя бы самая ограниченная и процеженная, все-таки слишком опасная сила для деспотизма, который тем более свиреп и ревнив, чем более чувствует свою органическую слабость».*[75]

Однако в поведении Горького, «втравившего» общественных деятелей в сотрудничество с властью, интеллигенция усмотрела определенный неблаговидный оттенок. По воспоминаниям В.Ф. Ходасевича, вскоре после расформирования Комитета Горький будто бы сказал Каменеву при случайной встрече: *«Вы сделали меня провокатором. Этого со мной еще не случалось».*[76] Действительно ли писатель выразился именно так или просто-напросто придумал свой упрек высокопоставленному обидчику в качестве самооправдания, особого значения не имело, поскольку и в том, и в другом случае его слова отражали суть происшедшего и роль Каменева в развитии тех событий.

В эмигрантских кругах ликвидацию Комитета восприняли как новую варварскую выходку большевиков, не имевшую рационального истолкования. Общее недоумение немного рассеялось, когда бывший министр труда Временного правительства М.И. Скобелев (меньшевик с 1903 года, эмигрант – с 1920) огласил свою точку зрения по поводу этого инцидента. Его суждения приходилось принимать на веру, поскольку месяц назад он по собственному почину установил связь с Комитетом через своего давнего приятеля Красина. После того, как Скобелев получил от Комитета полномочия на вступление в переговоры и соглашения с иностранными правительствами, его принял премьер-министр Франции А. Бриан.

Свою (или, точнее, Красина) версию погрома Комитета Скобелев изложил бывшему российскому послу во Франции Маклакову в самом начале сентября: *«Московский Комитет был создан в минуту паники, когда большевики испугались продолжения того бойкота Европы, под которым они жили. Они думали, что без Комитета они не найдут ни кредита, ни возможности соприкосновения с заграницей. А когда по призыву Горького к ним поехали туда и Хувер [Гувер] и Нансен, которые не сделали ни одного шага, обнаруживающего какой-либо интерес к Московскому Комитету, то большевики заключили, что Комитет им не нужен и что от него нечего ждать, кроме одних осложнений»*.[77]

И представители АРА, и сотрудники Нансена действительно ни разу не встретились с членами Комитета, но по разным причинам. Если Гувер настаивал на переговорах только с советским правительством, то Нансена лишили практически возможности привлечь кого-либо из членов Комитета к работе его организации. Лишь задним числом общественные деятели узнали, что в последний день существования Комитета, 27 августа, Нансен и Чичерин подписали два соглашения: одно – о создании в Москве Исполнительного Комитета Международной Помощи России, а второе – о гарантиях, предоставленных советской властью самому Нансену и всему его персоналу.[78]

Комитет родился и погиб в обстановке повального сумасшествия, констатировал позднее Прокопович. И власть, приносившая сограждан в жертву собственным темным интересам, и принципиальная часть интеллигенции, отвергавшая любой компромисс, любую форму сотрудничества с правящей партией даже ради спасения миллионов, оказались в сущности одинаковы. Но, оглядываясь назад, вспоминая обожженное солнцем лето 1921 года, Прокопович – случайно выживший человек из «последнего поколения чистых и цельных иллюзий», по выражению Осоргина, – утверждал, что и впредь поступил бы точь в точь так же: *«Непосредственно и по велению совести своей»*.[79]

«Начало этого Комитета было ярко, – словно отвечал ему председатель ВЦИК, не обладавший собственными воззрениями, зато умевший безошибочно имитировать в шаблонных речах и докладах иллюзии своего руководства, – *как будто бы был высок его взлет, но он быстро погас, не оставивши после себя никакого следа. Его эфемерное существование еще раз ярко перед всем миром подчеркнуло, что наступил закат когда-то славной в отдаленном прошлом русской мелкобуржуазной интеллигенции, что сейчас она является валяющимся на дороге трупом, мешающим народному движению вперед»*.[80]

Расплата

Официальное извещение о задержании интеллигенции, принимавшей участие в работе Комитета, чекисты отложили почти на две недели, но сколько человек покарали за первоначально разрешенную властями попытку спасти умиравших от голода сограждан, так и не сообщили. Два крайне неряшливо составленных списка арестованных опубликовали лишь через 84 года. В первом из них были указаны фамилии 28 общественных деятелей, взятых под стражу 27 августа, а во втором – фамилии 74 человек, содержавшихся в Лубянской тюрьме 29 августа.[81] Во втором перечне отсутствовали, однако, сведения о шести членах Комитета, задержанных 27 и 28 августа. Таким образом, в целом по делу Всероссийского Комитета помощи голодающих репрессировали не менее 80 человек.

На Лубянке членов Комитета рассортировали на простых крамольников и зачинщиков; первых завели в самую большую камеру, предназначенную для приема арестованных, вторых изолировали. Кишкину обеспечили одиночное заключение; Кусковой отвели сначала казенную жилплощадь вместе с А.Л. Толстой (младшей дочерью Л.Н.Толстого, исполнявшей обязанности секретаря писателя в последние годы его жизни), а через три дня перевели в десятиместную камеру.

Как обычно в экстремальных ситуациях, характер каждого арестованного отчетливо проявился в первые же часы заточения: одни совершенно стушевались, другие распалились, третьи – в основном, те, кто уже посидел в советских тюрьмах, – сохраняли присутствие духа. Самым невозмутимым выглядел Ф.А. Головин – потомственный дворянин, один из основателей кадетской партии, председатель II Государственной Думы. На последнее заседание Комитета, словно предчувствуя неизбежный финал, он оделся, как на торжество: белые брюки с отменно выглаженной складкой, синий пиджак, высокий воротник.

По воспоминаниям Бориса Зайцева, всегда питавшего слабость к «безукоризненно лысой, изящной и умной голове» этого кадетского лидера, Головин держался с достоинством истинного представителя древнего рода, восходившего к византийской династии Комнинов: *«Через полчаса по прибытии [на Лубянку], когда другие еще горячились, расходовали подожженную нервную энергию, Федор Александрович уже сел играть с черно-мрачным и так же равнодушным Кутлером. Откуда они добыли шахматы, я не помню: кажется, тут же и смастерили из картона. Впрочем, игра продолжалась недолго: нас повели в еще новое помещение. Ф[едор] А[лександрович] равнодушно забрал фигурки, записал положение и в своем элегантном костюме, белых брюках, с шахматами под мышкой зашагал по застеночным коридорам».*

После отбоя Головин безмятежно уснул: *«Он лежал на спине. На его правильном, лысом черепе блестел, как на слоновой кости, луч электричества. Руки аккуратно сложены накрест, белые брюки в складке, желтые ботинки, воротнички даже не расстегнуты. (Он и позже спал всегда в полном параде. Объяснял так, что если ночью позовут на допрос или расстрел, то нельзя выходить на такое дело не в порядке.)*

Сейчас клоп медленно взбирался по теневой стороне его черепа, ища удобного места. Доползши до освещено-блестящей части, испуганно повернул назад».[82]

Воскресным утром 28 августа часть арестованных получила от родных и друзей передачи – одеяла, подушки, хлеб, сахар и даже какао. Избранный старостой камеры потомственный столбовой дворянин Осоргин, «ловкий и легкий, в счастливом нервном возбуждении ответственности» раздавал посылки. Налаживать тюремный быт ему помогал И.А.Черкасов – еще вчера управляющий делами Комитета.

Потомок священника из Рязанской губернии, Черкасов уродился мятежником. В детстве он бунтовал против семинарских порядков в одиночку, в молодости – против самодержавия в рядах эсеровской партии, но после неоднократных репрессий остепенился и к 1917 году окончил четыре курса Московского Коммерческого института. После октябрьского переворота его дважды брали под стражу за эсеровские заблуждения и участие в кооперативном движении, так что теперь он в качестве бывалого арестанта делился с неискушенными членами Комитета накопленным опытом и беспристрастно распределял между ними присланные с воли хлеб и папиросы. Сам же он непрестанно курил трубку, набитую едкой махоркой, и, как полагал Осоргин, не было в Лубянской тюрьме человека спокойнее и увереннее Черкасова.[83]

В соответствии с дореволюционными тюремными традициями с понедельника заключенные принялись просвещать друг друга. Сумрачный Кутлер рассказал о финансовых системах вообще и российском финансовом кризисе, в частности; искусствовед Б.Р. Виппер, профессор Московского университета, прочитал лекцию о живописи, а культуролог, писатель и переводчик П.П. Муратов – о древней иконописи. На следующий день Зайцев не успел изложить сокамерникам все свои воззрения на современную литературу; солнечным утром 30 августа его и Муратова, записанных в Комитет «из уважения к именам», по словам Осоргина, освободили без предъявления обвинений и, разумеется, без каких-либо извинений. Вслед за ними отпустили на волю еще несколько ординарных членов Комитета (в том числе Виппера, А.Л. Толстую и участников студенческой секции), тогда как наиболее приметных общественных деятелей стали вызывать на допросы.

Осоргин, которого не покидало приподнятое настроение «веселых дней», обозлил следователя при первой же встрече. *«Мы все уже знаем. Лучше признавайтесь сразу. Ваше дело безнадежно»,* – зловеще произнес следователь трафаретный набор фраз, заимствованный из дешевых романов о сыщиках и ворах. *«Это ваше дело безнадежно,* – мгновенно отпарировал Осоргин, – *Вам надо создать процесс, а материала у вас нет».*[84]

«*Люди мы логически мыслящие,* – писал Осоргин через три года. – *Ясно понимали затруднительное положение правительства. Обвинить нас, конечно, не в чем; единственное, в чем виноваты, – хотели сделать то, чего правители сами сделать не могут: помочь голодающим. Нам все верят, и деньги дают, и помогать идут; им же никто не верит, уж очень народ сомнительный. Ладно. Но с государственной точки зрения такое положение невыносимо, нельзя же в такой острый момент признать свою несостоятельность и нашу популярность. И совершенно правильно решили нас убрать. Но как убрать? Вся Россия интересуется, и вся Россия знает имена комитетчиков. За что их убрали? Значит ясно: нужно обвинить в заговоре политическом. Выдумать заговор всегда легко. А начав дело – нужно уж до конца довести, иначе получится недостойная комедия, и перед заграницей неудобно. Хоть не всех, а кое-кого расстрелять необходимо. Простая государственная логика! Слюнявость в государственных делах неуместна».*[85] Действительно, в начале сентября разнесся по столице слух, будто вознамерились большевики расстрелять зачинщиков (прежде всего Кишкина, Кускову и Прокоповича), да остановили их телеграфные протесты Нансена и Гувера.

Тем временем Осоргина продолжали таскать на допросы. Инкриминировали ему неприкрытую антисоветскую агитацию, поскольку он редактировал газету «Помощь», чрезвычайно похожую на давно почившие «Русские Ведомости» не только полузабытым литературным языком, но и шрифтом. Ничего удивительного в этом не было, так как Каменев выделил для Комитета типографию «Русских Ведомостей». Сходство легальной советской газеты с ненавистным большевикам изданием минувших лет заметили сперва мальчишки, продавашие «Помощь» на Арбатской и Тверской площадях, затем чекисты и, наконец, партийное руководство. Потрясенное такой промашкой Оргбюро даже потребовало от Каменева и заведующего отделом агитации и пропаганды (Агитпропом) ЦК РКБ(б) Л.С. Сосновского срочно отчитаться о допущенной ошибке.[86] Наряду с этим власти ускорили подготовку конкурирующего издания, и 29 августа вышел в свет первый номер разрекламированной накануне в «Известиях» газеты «На помощь» со статьями Герберта Уэллса, Калинина и Троцкого, стихами Маяковского и отрывком из очередной пьесы Луначарского.

Осоргин же по-прежнему развлекался, спрашивая, например, у следователя: *«Скажите, а наш председатель, товарищ Каменев, тоже арестован?».*[87] Нескольких «неуместных шуток» такого рода оказалось достаточно, чтобы следователь счел Осоргина неисправимым бунтовщиком и поместил его в двухместной камере с другим опасным смутьяном – сыном последнего полномочного посла Российской империи в Лондоне графом К.А. Бенкендорфом (бывшим морским офицером и участником обороны Порт-Артура, потом дипломатом и секретарем несостоявшейся зарубежной делегации Комитета). Сокамерники жили дружно, без каких-либо происшествий, если не считать того, что как-то ночью крыса искусала палец Бенкендорфу.

«Удивительно человек в тюрьме сидеть и всякой участи ждать приспособился, – вспоминал о своем товарище по заключению Осоргин. – *Никаких за ним преступлений, а только фамилия нехорошая – очень уж из хорошей фамилии. Забирали его не раз, расстреливать собирались; не за что, конечно, а так, ради приличия: не будь сыном царского посла в Лондоне. И он понемногу как-то привык к этому. <…> Сошлись мы во многом, а главное в незлобивости: нельзя же сердится на обезьяну, которая посадила вас в клетку и думает, что она умная, дело делает».*[88]

Такого формально отъявленного крамольника, как потомственный почетный гражданин Москвы М.В. Сабашников, в отличие от Осоргина, на допросы не водили. После октябрьского переворота Сабашников – в прошлом удачливый предприниматель и широко известный книгоиздатель, член ЦК кадетской партии и председатель правления университета А.Л. Шанявского – трижды подвергался арестам, но элементарных навыков конформизма не приобрел; летом 1921 года он зачислился в Комитет и принялся исполнять обязанности казначея. Арестованный в четвертый раз 27 августа, он очутился вскоре в десятиместной камере, где томились пятеро старожилов и четыре члена Комитета: литератор Э.Л. Гуревич, выступавший под псевдонимами Е.Смирнов или К. Даневич (некогда народоволец, потом меньшевик), заместитель заведующего отделом мелиорации Наркомзема Д.С.Коробов, санитарный врач В.А. Левицкий и глава московских баптистов М.Д. Тимошенко, виновный, главным образом, в своем религиозном ослеплении.

О неблагонамеренности Гуревича свидетельствовали не только его социал-демократические взгляды, хотя из меньшевистской организации он вышел еще в 1917 году, но и родственные связи. Он был тестем неблагонадежного, но пока что незаменимого Чаянова и свойственником Кусковой, вместе с которой редактировал когда-то газету «Власть Народу», закрытую большевиками летом 1918 года. Кроме того, он владел иностранными языками, имел доступ к зарубежной прессе, увлеченно копался в архивах и, как любой хорошо информированный человек, мог угрожать советской власти самим фактом своего существования.

Коробова подвела его необыкновенная популярность. С 1917 года он состоял в должности председателя правления Всероссийского центрального кооперативного союза потребительских обществ (Центросоюза). Поскольку сотрудников этого учреждения советские правители рассматривали как «носителей социально реакционной идеологии», в декабре 1919 года правление Центросоюза возглавил несгибаемый большевик А. М. Лежава, назначивший Коробова своим заместителем. В апреле 1920 года чекисты разоблачили «группу контрреволюционеров, пробравшихся в правление Центросоюза», и отправили за решетку 194 человека, в том числе Коробова. По этому поводу Лежава сделал важное заявление: *«Мы с удовлетворением можем констатировать, что после трех лет борьбы со старой кооперацией от последней ничего не осталось»*.[89]

Через семь месяцев Коробова, осужденного Верховным трибуналом на 15 лет заключения в концлагере, освободили по решению Президиума ВЦИК, а затем приняли на службу в Наркомзем. Летом 1921 года его, одного из самых известных в стране руководителей кооперативного движения, ввели в президиум Комитета, после чего он сотворил, по выражению Осоргина, «чудо», большевикам недоступное, а потому и непростительное: *«Дмитрий Степанович шевельнул пальцем – и посыпался голодающим картофель отовсюду по самой низкой цене. <…> Просто повсюду знали, что раз за дело взялся Дмитрий Степанович, значит, дело и честное и настоящее, мимо рта голодающих в чужой рот картошка не попадет»*.[90]

Словоохотливый доктор Левицкий, готовый часами обсуждать с товарищами по несчастью всевозможные вопросы внутренней и внешней политики, чуть было не стал кандидатом на перевод из рядовых членов Комитета в разряд закоренелых бунтовщиков. В феврале 1921 года, не выдержав грубости и прямых оскорблений своего непосредственного начальника – заведующего Московским отделом здравоохранения В.А. Обуха (старейшего большевика и одного из многочисленных лечащих врачей Ленина), руководитель Московского санитарного бюро Левицкий подал рапорт об отставке и на другой день не вышел на службу. Через день по распоряжению Обуха его забрали в управление милиции на Петровке и водворили в общую камеру с ворами.[91]

Коллеги оскорбленного доктора обратились к Ленину с письменной жалобой на «опьяненного властью» Обуха. Вспомнив о своем давнем знакомстве с Левицким, корреспонденция которого была даже напечатана в первом номере «Искры», глава советского правительства предложил Семашко разобраться и принять необходимые меры, а врачебную ламентацию упрятал на всякий случай в груду сугубо секретных документов собственного архива. Не прошло и двух суток, как по требованию Семашко доктора Левицкого отпустили из милиции без объяснения причины его задержания.

О новом посягательстве на симпатичного ему доктора Ленин услышал от кого-то из своего ближайшего окружения только 3 сентября и, сразу же изволив осерчать, адресовал в карательное ведомство строгую телефонограмму: *«Освобожден ли и когда именно освобожден врач Вячеслав Александрович Левицкий, арестованный по делу «Кукиша». Председатель Совета Народных Комиссаров В. Ульянов (Ленин)».*[92] Теплым воскресным утром 4 сентября доктор Левицкий покинул Лубянскую тюрьму, провожаемый любезными улыбками чекистов. С тех пор он пользовался неизменной благосклонностью высокого медицинского начальства и сделал неплохую советскую карьеру. Случайное знакомство с вождем мирового пролетариата оказалось своеобразной охранной грамотой, оберегавшей его до 1936 года, когда он скончался в возрасте 69 лет на посту директора Центрального государственного института по изучению профессиональных болезней.

Ровно через месяц, 4 октября чекисты отпустили на волю шестерых членов Комитета (в том числе Бенкендорфа и Гуревича) и троих кооператоров, в Комитете не состоявших. Шестерых сотрудников Московского Общества сельского хозяйства, арестованных в ночь на 28 августа, оставили в заключении, обвинив их в принадлежности к эсеровской партии. В тот же день, 4 октября, вернулся домой и казначей Комитета Сабашников. Перед тем как с ним расстаться, чекисты отвезли его на Собачью площадку для передачи имущества Комитета самому Смидовичу. Когда артельщик принес узлы с незаприходованным бельем, пожертвованным 27 августа, влиятельный сановник лично пересчитал рубашки, кальсоны и полотенца, чтобы составить соответствующий акт, а потом приказал реквизировать обнаруженную в шкафу и принадлежавшую Прокоповичу пишущую машинку для нужд Статистического комитета.[93]

О подоплеке своего относительно быстрого освобождения Сабашников, вероятно, догадывался. Ходатайствовать за него могли тот же Смидович, его однокурсник по Московскому университету, и заместитель Дзержинского в НКВД, бывший врач М.Ф.

Владимирский. Пока Сабашников еще сидел в Лубянской тюрьме по делу Комитета, Смидович отдал письменное распоряжение московским властям «не чинить затруднений» книжному издательству заключенного «ввиду высококультурного значения» этого заведения. Владимирский же, которого Сабашников почти десять лет до революции поддерживал материально, печатая его переводы, еще в декабре 1920 года поручился за своего издателя, изнемогавшего в заточении по делу так называемого Национального центра.

Понять причину своего задержания Сабашников не сумел. Впрочем, как писал он в своих воспоминаниях, «над такими пустяками, как лишение свободы, ни арестуемые, ни арестующие не останавливались, где тут канителиться!». Тем не менее чекистам предстояло хоть как-нибудь осветить мотивы заключения под стражу видных общественных деятелей – слишком уж широкую огласку получил Комитет и в стране, и за ее пределами.

Решение подобных задач поручали обычно особоуполномоченному ВЧК Я.С. Агранову, умевшему высосать из каждого своего пальца самые невероятные подробности мифических контрреволюционных заговоров. Однако со второй половины марта 1921 года этот наиболее способный, наверное, лубянский мистификатор и провокатор обретался в бывшей столице.[94] Официально он занимался там расследованием обстоятельств Кронштадтского восстания, а фактически безостановочно фантазировал на тему всевозможных антисоветских организаций, методично истребляя неугодных высоким инстанциям представителей недобитой интеллигенции.

Отсутствие в Москве столь ценного помощника Дзержинского не обескуражило. Главный чекист принялся самостоятельно измышлять «дело» Комитета. Заблаговременно настругать «компрометирующий материал» из каких-нибудь других источников он не удосужился и теперь, не обладая сноровкой Агранова, целых шесть дней кропал на трех страницах текст, предназначенный для обличения общественных деятелей в заговоре против советской власти. Вождь мирового пролетариата его не торопил; если на ленинскую команду *«Взять!»* Дзержинский должен был реагировать незамедлительно и беспрекословно, то с последующей интерпретацией своих действий он всегда имел возможность немного промешкать.

В лихорадочном революционном сознании председателя ВЧК роились несметные полчища классовых врагов, беспрестанно замышлявших какие-то интриги, посещавших всяческие тайные собрания и строивших жуткие козни против большевиков. Особая угроза мерещилась ему в интеллигенции, закосневшей в извечных сомнениях и своеволии. Острое революционное чутье главного чекиста позволяло ему легко распознавать тончайшие оттенки специфического запаха крамолы, исходившего от этого рыхлого слоя людей образованных и совестливых, а посему весьма подозрительных. Но легальный Комитет распространял вокруг себя уже не запах, а такой густой дух независимости и непокорности, что Дзержинский от волнения и негодования так и не сумел выдумать хотя бы несколько более или менее правдоподобных свидетельств антисоветского заговора общественных деятелей.

После долгих и утомительных бдений из-под пера председателя ВЧК выползла убогая фантазия о таинственных происках смутьяна Кишкина и прочих членов зловредного Комитета.[95] В пятницу 2 сентября Оргбюро не без интереса заслушало «информационный доклад тов[арища] Дзержинского о Комитете голодающих» и решило означенное сообщение «принять к сведению».[96] Однако верховные правители остались недовольны прилежанием главного чекиста, и вечером 2 сентября Политбюро постановило: *«Поручить комиссии в составе тов[арищей] Сталина, Уншлихта и Каменева не позже, чем через два дня, составить и опубликовать текст сообщения об арестах некоторых членов Комитета».*[97]

Исполнить партийное поручение в двухдневный срок комиссии не удалось. Лишь 7 сентября Уншлихт передал Ленину отредактированный текст Дзержинского, дополненный сопроводительной запиской: *«При сем прилагаю сообщение об арестах членов Комитета голодающих. Сообщение это уже сдано в газеты и тов[арищу] Чичерину для передачи по радио».*[98] Утром 8 сентября исправленную и расширенную фабрикацию председателя ВЧК распечатала центральная пресса.[99]

По утверждению главного чекиста, карательное ведомство еще в июне (примерно за месяц до образования Комитета) выявило секретные контакты Кишкина с оперативным штабом крестьянского восстания на Тамбовщине. Двое задержанных агентов этого штаба («пойманные с поличным») сознались на допросе, что «должны были связаться» с Кишкиным «как с представителем заграничного ЦК кадетов», но «не успели лично с ним связаться». Такое признание Дзержинский счел безусловно достаточным для подтверждения преступных сношений либерала Кишкина, а заодно и всех остальных членов Комитета, не только с тамбовскими мятежниками, но и «с некоторыми активными эсерами».

Выдавить из своего плоского воображения какие-либо иные «факты» лиходейской предприимчивости того же Кишкина или других членов Комитета Дзержинский оказался не в состоянии. Для окончательного изобличения былой общественности ему пришлось поэтому пустить в ход «богатый материал» в виде изъятых во время арестов и обысков «документов, указывающих на определенную политическую работу» Комитета.

Среди этих документов находилось, в частности, письмо одного из членов Комитета, в котором тот рекомендовал Прокоповича своему рижскому приятелю. Из другой корреспонденции Дзержинский выдернул показавшееся ему крайне подозрительным высказывание: *«Вокруг Комитета завязывается интересная работа».* Кроме того, в «богатом материале» нашлись и козырные бумаги. Так из дневника В.Ф.Булгакова (в прошлом секретаря Л.Н. Толстого) председатель ВЧК извлек фразу: *«И мы, и голод – это средство политической борьбы».* Но самую важную улику – «подробную схему переустройства Советской России с верховным правительством во главе, с канцлером, с Государственной думой и государственным советом» – чекисты обнаружили при обыске секретаря Кишкина. Почерковедческая экспертиза установила, что оная схема написана «рукой гражданина Кишкина».

Как ни странно, но первое опровержение версии Дзержинского уже через десять дней появилась в советской прессе: *«Быв[ший] член Всероссийского Комитета помощи голодающим, хранитель Толстовского музея В.Ф. Булгаков просит сообщить, что приведенные в сообщении ВЧК от 8 сентября с[его] г[ода] слова «мы и голод – это средство политической борьбы» заимствованы были не из его дневника, а из конспекта речи по поводу выступления в Комитете одного из представителей правительства, причем выражали они не одобрение, а порицание всякому возможному внесению политики в деловую работу Комитета. Гр[ажданин] Булгаков полагает, что он, как «толстовец», не мог быть причастен ни к каким политическим комбинациям вообще».*[100]

Спустя месяц после публикации текста Дзержинского, отредактированного комиссией Политбюро, из Москвы за границу просочилась свежая информация о трудовых буднях карательного аппарата. По сведениям эмигрантской прессы, полученным из надежных источников, проект государственного переустройства России действительно написал Кишкин, но только в 1907 году. Оторвав уголок бумаги с проставленной датой, чекисты понадеялись выдать этот документ за недавно созданный. Его экспертиза заключалась в допросах свидетелей, которые дружно соглашались с тем, что данный проект составлен Кишкиным, но тут же заявляли, что уголок бумаги с помеченной на нем датой «1907 год» оборван.[101]

«По лживости подобранных фактов этот документ превосходит самую пылкую фантазию, – прокомментировала позднее Кускова сочинение председателя ВЧК. – *Старые жандармы должны лопнуть от зависти: они все-таки при аресте революционеров такой поэзией не занимались».*[102] Тем не менее удивляться фальсификации главного чекиста не стоило, ибо к трем классическим видам лжи (простой, наглой и статистически достоверной) большевики давно присовокупили самобытный четвертый вариант – ложь принципиально полезную.

Не исключено, однако, что Дзержинский и впрямь уверовал в намерение Комитета воспользоваться повальным голодом для достижения каких-то политических целей (как и многие большевики, он нередко принимал за реальность и собственные фантазии, и, тем более, небылицы высшего руководства). Саму же идею о неблаговидных политических устремлениях былой общественности 30 августа довела до всеобщего сведения центральная пресса и в тот же день огласил Каменев на пленуме Московского Совета.[103]

Чтобы проникнуть в черные замыслы враждебной интеллигенции, бывшему председателю раскассированного Комитета достаточно было регулярно просматривать газету «Последние Новости», издававшуюся в Париже лидером кадетской партии П.Н.Милюковым. Еще 7 августа это популярное среди советских вельмож эмигрантское издание уведомило читателей о циркулировавших за границей слухах, будто ленинская партия готова уступить власть Комитету. О том, какую роль в судьбе Комитета сыграла ненароком эта газета, рассказал затем Маклаков в письме Бахметеву 31 октября 1921 года: «*Когда Милюков прочел о составе комитета для голодающих, он искренне поверил, что именно этот комитет – будущая Россия, что он станет властью, и порыв народной любви к нему его оградит. И он не только так думал, но он имел такт это написать в своей газете. Он уверял, что на местах отделения этого комитета заменяют большевистскую власть и что его начало – конец большевизма…».*[104]

Установки державных сановников на много десятилетий вперед определили тот «единственно правильный» угол зрения, под которым следовало рассматривать действия «реакционно настроенной части интеллигенции» летом 1921 года. Советским историкам надлежало с тех пор безустанно напоминать согражданам, что заправляли в Комитете представители запрещенной кадетской партии, осуществлявшие разработанный Милюковым план антисоветской агитации и захвата власти, но бдительное карательное ведомство своевременно осадило зарвавшихся лиходеев. Тем же, кто пытался непредубежденно вникнуть в суть тех далеких событий, оставалось лишь дивиться, каким образом аполитичный Всероссийский Комитет помощи голодающим, эта бескрылая ласточка общественной весны (или, точнее, оттепели), всего за 37 суток своего жизненного пути чуть было не изменил погоду в замороженной большевиками стране.

Вариации на тему пролетарского гуманизма

Свыше месяца лубянские умельцы мастерили дело Комитета. Следственное производство усложняла неясная позиция высоких инстанций, не выражавших никаких пожеланий по такому конкретному поводу, как обхождение с арестованными представителями «реакционной» интеллигенции. Потому ли, что советским вельможам не довелось прийти к единому мнению относительно подследственных, или потому, что члены Комитета не вписывались ни в категорию заложников, ни в разряд врагов народа, или по какой-то совсем иной причине, но обращались с ними, по словам Кусковой, с вежливостью необыкновенной: *«Всякое заявление наше, всякое замечание начальнику тюрьмы выслушивалось внимательно и обычно грубого отношения на себе мы не испытывали. Привычные приемы – вызовы по ночам, идиотские допросы без всякого смысла и соответствия с делом, все это было. Но общее отношение – величайшей корректности. Не знаю, чем объяснить».* Сама Кускова, однако, ни разу «не удостоилась допроса»; ей даже почудилось как-то, будто «следователям ВЧК стыдно раздувать дело, которого не существует в природе».[105]

В первой декаде октября чекисты отобрали все-таки на роли зачинщиков семерых строптивцев, более других заслуживших справедливую, как всегда, расплату. Остальных членов Комитета, продержав для острастки в заточении от трех до семи недель, распустили по домам. Несколько подозрительных интеллигентов освободили под подписку о невыезде из Москвы до окончания следствия.

К числу зачинщиков и самых ярых крамольников отнесли первоначально профессора М.М. Щепкина – ректора Московского зоотехнического института. На допросе простодушный профессор признал, что в неофициальной обстановке отдельные члены Комитета позволяли себе порассуждать о возможности падения советской власти из-за голода и разрухи. Столь чудовищное преступление требовало, разумеется, примерного наказания, ибо различий между сомнениями человека, обладающего аналитическими способностями, и его действиями, создающими угрозу государственному строю, чекисты не постигали.

Под давлением Наркомата земледелия Ленин дважды (в начале сентября и в начале октября) адресовался к заместителю председателя ВЧК Уншлихту с деликатными запросами о перспективах смягчения участи нужного сельскому хозяйству профессора Щепкина. В первый раз важный чекист ответил категорическим отказом, а во второй – умилостивился, и 10 октября Президиум ВЧК постановил выпустить Щепкина на волю «с правом проживания в Смоленской, Владимирской и Московской губернии, в одном из мест по его усмотрению». Найти себе новое место жительства он не успел: 21 ноября 50-летний профессор скончался от сердечной недостаточности.[106]

О судьбе шести основных смутьянов и зачинщиков Президиум ВЧК позаботился 1 ноября, постановив выслать Кишкина и Осоргина в город Солигач Костромской губернии, Прокоповича и Кускову – в город Тотьму Вологодской губернии, а Коробова и Черкасова – в город Краснококшайск (некогда Царёвококшайск, ныне Йошкар-Ола) Марийской области. Уведомляя ЦК РКП (б) о решении Президиума ВЧК, усердный Уншлихт не упустил случая подчеркнуть человеколюбие карательного аппарата: *«Ссылаемым предоставлено право свидания с родными и получения от них вещей в дорогу, после чего указанные лица будут сопровождаться под охраной специального конвоя от ВЧК по месту ссылки».*[107] Через три недели, изменив свой прежний вердикт, чекисты отправили Кишкина, Кускову и Прокоповича в Вологду, а Коробова, Черкасова и Осоргина – в Краснококшайск.[108] На вакантное после смерти Щепкина место седьмого зачинщика определили Е.М. Кафьеву – секретаря Кишкина; отбывать ссылку ей предстояло в Тотьме.

«Сослали нас просто и хорошо, – вспоминал впоследствии Осоргин, – *в полночь взвалили с вещами на грузовик, доставили на вокзал, втолкнули нас троих с пятерыми конвойными в неотопляемый и неосвещенный вагон с разбитыми стеклами и, наконец, отделались от неприятных людей. Выслали нас (со мной были два известных кооператора) в голодный приволжский край. В выборе места ссылки была, пожалуй, своеобразная логика: мы ссылались по делу Всероссийского Комитета помощи голодающим».* По дороге конвойные ухитрились потерять документы своих подопечных и выданный им на время командировки хлеб, но ссыльные довезли их до Казани и даже подкармливали в пути. Тяжело заболевший еще в тюрьме Осоргин остался в Казани, а Коробов и Черкасов проследовали в предназначенную им глушь.[109]

Кое-как протянулись пять месяцев. За это время Кускову и Прокоповича перевели из Вологды в город Кашин Тверской губернии с пересадкой в Лубянской тюрьме, где членов «Голодного Комитета» встретили как хороших старых знакомых и сразу попросили разъяснить экономическое положение страны. Осоргин же за прошедшие пять месяцев оправился от болезни и оказался зрителем такой чудовищной катастрофы в Поволжье, о которой в Москве мало кто догадывался.

Между тем В.Н. Фигнер и Е.П. Пешкова (жена Горького, возглавлявшая Политический Красный Крест) пустили в ход все свои партийные связи и добились согласия влиятельных сановников на пересмотр дела Комитета. В связи с прошением Политического Красного Креста секретарь Президиума ВЦИК А.С. Енукидзе 26 апреля 1922 года обратился к руководству ВЧК с предложением о досрочном освобождении высланных. Уже на следующий день, 27 апреля, по докладу Уншлихта Политбюро приняло постановление: *«Применить как меру облегчения перевод бывших членов Всероссийского Комитета помощи голодающим в уездный или губернский город или, в случае их ходатайства, за границу».*[110]

В соответствии с решением Политбюро Кускову и Прокоповича в мае вернули в Москву, а в июне депортировали в Германию. Осенью 1922 года, когда советские правители открыли сезон охоты на инакомыслящих и просто мыслящих граждан, чекисты выпроводили на «гнилой Запад» еще пятерых членов Комитета: зачинщика М.А. Осоргина, агронома И.П. Матвеева, видного участника кооперативного движения Н.Е. Смирнова, президента Московского общества сельского хозяйства А. И. Угримова и профессора Московского Высшего Технического училища В.И. Ясинского (председателя Московского профсоюза научных деятелей и Московской комиссии по улучшению быта ученых). Вдогонку за ними в марте 1923 года выслали за кордон секретаря Толстовского общества В.Ф. Булгакова.

Шестерым членам Комитета удалось выскользнуть за пределы советской державы на вполне законных основаниях. Летом 1922 года под предлогом «поправки здоровья» после перенесенного сыпного тифа выехал в Западную Европу председатель Всероссийского Союза писателей Б.К. Зайцев в сопровождении жены. В том же году не возвратился из зарубежной командировки близкий друг Зайцевых, историк искусства и писатель П.П. Муратов. В 1924 году преподаватель Московского университета Б.Р. Виппер стал профессором Рижского университета, а сокамерник Осоргина граф К.А. Бенкендорф перебрался в Великобританию, где проживала его мать. Спустя четыре года заместитель председателя Всероссийского Меннонитского сельскохозяйственного общества К.Ф. Классен переселился в Канаду, где возглавил Меннонитскую братскую церковь. Осенью 1929 года стала «невозвращенкой» А.Л. Толстая, отпущенная в Японию для чтения лекций о своем отце и его учении.

Главного зачинщика Н.М. Кишкина и его секретаря Е.М. Кафьеву вернули из ссылки только в декабре 1922 года. С 1923 года Кишкин служил в курортном отделе Наркомздрава РСФСР; несколько раз его брали под стражу, потом освобождали; до Большого террора он не дожил – умер в Москве 16 марта 1930 года. Какие испытания выпали на долю Кафьвой, осталось неизвестным.

Заматерелым крамольникам Д.С. Коробову и И.А. Черкасову летом 1922 года разрешили обосноваться в Нижнем Новгороде, но запретили приезжать в Москву. *«Очень радостно, что оба они сейчас в России работают,* – писал Осоргин в 1924 году, – *не пропадет она с ними».* В 1930 году обоих арестовали по делу «О контрреволюционной вредительской организации в системе сельскохозяйственной кооперации».

Вместе с ними бросили в тюрьму известных когда-то экономистов М.П. Авсаркисова (в прошлом председателя правления Московского Народного банка, национализированного 2 декабря 1918 года) и П.Т. Саламатова (Вятского губернского комиссара Временного правительства, затем члена правления Московского общества сельского хозяйства). Фамилия первого из них открывала список участников зарубежной делегации Комитета; фамилия второго упоминалась в сочинении Дзержинского, опубликованном 8 сентября 1921 года. После задержания членов Комитета в августе 1921 года первого отпустили на волю довольно скоро, а второго продержали в Лубянском застенке около четырех месяцев.

Постановлением Коллегии ОГПУ от 23 июля 1931 года этих бывших членов Комитета, возведенных в ранг «вредителей», осудили на десять лет «исправительно-трудовых лагерей» (Авсаркисова сперва хотели было расстрелять, да передумали и, преисполнившись человеколюбия, заменили ему быструю смерть на постепенное угасание в концлагере). Через год Коллегия ОГПУ вдруг пересмотрела свое прежнее решение относительно Коробова и Черкасова. Обоих извлекли из концлагеря и сослали на три года в провинцию (Коробова – в Саратов, а Черкасова – в Западную Сибирь). Саламатов строил сначала Беломорско-Балтийский канал в качестве заключенного, потом канал Москва-Волга в должности досрочно освобожденного экономиста. Авсаркисов сгинул в сталинских концлагерях.[111]

С профессором П.А. Велиховым, работавшим в Комитете «по транспортной части», разобрались по понятиям в период ползучей сталинской революции сверху, нареченной «Великим переломом». Опытный инженер Велихов считался высококвалифицированным специалистом в области строительной механики, строительных материалов и мостостроения. Вместе с тем в силу темперамента и природной склонности к инакомыслию он смолоду привлекал к себе внимание тайной полиции. Еще осенью 1907 года его подвергли обыску и непродолжительному задержанию как участника Московского отдела лиги образования, закрытой распоряжением московского генерал-губернатора.

После октябрьского переворота Велихова трижды (осенью 1919, весной 1920 и осенью 1921 года) отправляли за решетку на относительно короткие сроки. В четвертый раз его взяли под стражу 16 августа 1922 года, через полгода перевели из тюрьмы в Институт судебно-психиатрической экспертизы имени В.П. Сербского и только 23 апреля освободили под подписку о невыезде из Москвы. Для окончательной расправы его арестовали 12 июня 1929 года по делу «Контрреволюционной вредительско-шпионской организации в центральном и местных Управлениях шоссейно-грунтовых путей», постановлением Коллегии ОГПУ от 4 апреля 1930 года приговорили к высшей мере наказания и через полтора месяца, 27 мая, расстреляли.[112]

В том же 1930 году по делу рожденной буйным воображением Агранова «Трудовой крестьянской партии» репрессировали семерых бывших членов Комитета: агрономов А.Г. Дояренко и А.П. Левицкого, экономистов Н.Д. Кондратьева, А.А. Рыбникова, П.А. Садырина, А.В. Тейтеля и А.В. Чаянова. Четверо из них (Дояренко, Кондратьев, Рыбников и Чаянов) были профессорами Тимирязевской сельскохозяйственной академии, Левицкий – заместителем директора Института минеральных удобрений, Садырин – профессором кооперативного института и членом правления Государственного банка СССР, Тейтель – старшим экономистом Наркомзема РСФСР. По версии Агранова, все они занимались «вредительством», а Садырин даже ввозил в страну оружие под видом заграничных сельскохозяйственных машин и формировал повстанческие отряды.[113]

В 1937 году расстреляли Тейтеля и Чаянова, в 1938-м – Кондратьева, Рыбникова и Садырина. Основоположник современной агрофизики Дояренко побывал и в суздальском политизоляторе, и в концлагере, и в ссылке, а умер в 1958 году, дожив до 84 лет. Левицкого выслали в Смоленскую область; в 1942 году под Гжатском (ныне Гагарин) его расстреляли немецкие оккупационные части за связь с партизанами.[114]

Не довелось уклониться от карающего меча пролетарской диктатуры и официальному представителю Комитета в Париже М.И. Скобелеву. Осудивший свое меньшевистское прошлое еще в 1922 году, он нашел себе новую экологическую нишу в плотных рядах РКП(б), поспособствовал установлению торговых отношений советской державы с Францией и в 1925 году вернулся из эмиграции в Москву. Во время ежовщины чекисты «сорвали маску» с этого «участника террористической организации», и в июле 1938 года Скобелева расстреляли по приговору Военной коллегии Верховного суда СССР.

Безрадостному ясновидцу Кутлеру грозила участь не то зачинщика, не то заклятого крамольника. Сразу после ареста 27 августа 1921 года он сказал Прокоповичу: *«Этой тюрьмы я больше вынести не смогу. Довольно с меня и того года… Стар я, знаете, для этих интересных похождений…Ноги больные, сердце не действует»*. Но в камере он держался стоически: *«Ел ядовитый суп из погибшей рыбы без тарелки и без ложки – из перепиленной надвое бутылки, закусывал сорным прелым хлебом, вытирал бумажкой седые усы. Не жаловался и не волновался. И очень приветствовал мысль сделать из хлеба шахматы»*.[115]

Через месяц его отпустили на волю и по предложению наркома финансов Н.Н. Крестинского вместе с П.А.Садыриным ввели в состав правления Государственного банка РСФСР.[116] Кутлер возглавил эмиссионный отдел банка и вскоре прославился как совершенно замечательный чиновник, ибо ни разу не согласился подписать распоряжение на выпуск новых банкнот, не получив для этого заранее обусловленного золотого обеспечения. Его манеры, опыт и эрудиция, не говоря уже о разработанных им мероприятиях по реализации денежной реформы, произвели настолько отрадное впечатление на державных сановников, что весной 1922 года Политбюро дважды обсуждало его кандидатуру в качестве предполагаемого члена коллегии финансового ведомства и только после протеста Дзержинского от этой оригинальной идеи отказалось.[117]

Скоропостижная смерть Кутлера 10 мая 1924 года лишила карательный аппарат возможности расквитаться с ним за его беспорочную и плодотворную службу сначала монархии, а потом большевикам. Зато его постоянного партнера по тюремным шахматам Ф.А. Головина, тоже освобожденного через месяц после ареста и потом служившего в каких-то советских учреждениях, арестовали 17 сентября 1937 года. Спустя два месяца решением «тройки» управления НКВД по Московской области Головина приговорили к расстрелу за «антисоветскую агитацию» и 10 декабря 1937 года, за 11 дней до его 70-летнего юбилея, казнили.

Почетное место в компании зачинщиков занимал, наконец, председатель петроградского филиала Комитета Максим Горький. Тем не менее отдать распоряжение о его заключении под стражу не рискнул бы даже давно враждовавший с ним петроградский наместник Зиновьев. Поскольку писатель не подлежал аресту, его надо было навеки опорочить. За решение этой проблемы взялся Агранов, и 8 сентября 1921 года Уншлихт потешил вождя мирового пролетариата извлечением из показаний профессора В.Н. Таганцева, которого чекисты назначили руководителем «Петроградской боевой организации»:

«Летом 1920 года, когда я скрывался от засады у меня на квартире, я обратился к Горькому за советом по поводу моих родных, оставшихся в засаде. Я рассказал Горькому, что я скрываюсь от засады, он предложил дать мне письмо к Менжинскому, но я счел это неудобным ввиду невыясненности характера обвинения. Тогда он обещал оказать мне содействие в возможно скорейшем снятии засады и об устройстве питания моих родных. После первой встречи я раза три был у него на квартире, обыкновенно в связи с хлопотами об арестованных, преимущественно военных. Во время этих встреч затрагивались беседы на разные политические темы, из коих я узнавал о трагическом взгляде Ленина на русский народ, который является, по мнению Ленина, чрезвычайно податливым на всякое насилие и мало пригоден для государственного строительства. Горький рассказывал о своих встречах с представителями церкви и о религиозных настроениях, часто говорил о крестьянской опасности.

После моего печального случая с шантажом (о даче мною 650 тысяч рублей выкупа за мое освобождение инспектору уголовного розыска, арестовавшему меня на улице) Горький, которому я рассказывал это, советовал уехать за границу, где я буду иметь возможность заняться научной работой. Он спрашивал у меня, имею ли я возможность переправиться надежным способом через границу. Я сказал, что могу вполне надежным способом. Он просил известить его о сроке моего отъезда и захватить с собой Марию Игнатьевну Бенкендорф, которая пять раз пробовала перейти границу, но каждый раз неудачно, и он не хотел больше рисковать с ее отправкой. По моим сведениям, Мария Игнатьевна была однажды в Финляндии, но вынуждена была оттуда уехать и вопрос о возможности ее выезда туда, по полученной мной справке, <...> был весьма сомнителен.

Я Горькому рассказывал, что принимал участие в контрреволюционных организациях и что за мной много грехов числится. Я его мог только успокоить в лояльных отношениях к советской власти во время войны с Польшей. Разговор о Бенкендорф и возможности ее отъезда при моем посредстве происходил в половине августа 1920 года. Горький указывал мне имена и фамилии тех лиц, которые находятся в качестве осведомителей в Чрезвычайной Комиссии, – Николая Рябушинского, одного из сыновей Саввы Морозова, Гельцер, одной московской портнихи (известной) и известной модистки (фамилию забыл), бывшего лицеиста Жервей и одного из Вонлярлярских. Этот список он назвал мне при обычном нашем разговоре».[118]

Вникнув в изготовленный Аграновым текст допроса известного петроградского профессора-географа, Ленин немедленно переправил ценную бумагу в собственный архив, хотя странные признания Таганцева не могли, казалось бы, не вызвать недоумение по поводу самой «боевой организации», ее формального предводителя и его эпизодических контактов с Горьким. К формированию «Петроградской боевой организации» Агранов приступил в июне 1921 года и уже через три месяца завершил свое расследование, увеличив число заключенных в тюрьмах бывшей столицы на 833 человека. Президиум Петроградской губернской ЧК 24 августа вынес постановление о расстреле 61 арестованного по этому делу (в частности, профессора В.Н. Таганцева и его жены, поэта Н.С. Гумилева и проректора Петроградского университета Н.И. Лазаревского, профессора Петроградского технологического института Г.Г. Максимова и блестящего химика М.М. Тихвинского – старого приятеля Красина и Горького), а 3 октября приговорил к расстрелу еще 36 человек.[119]

В 1992 году Прокуратура Российской Федерации и Следственное управление Министерства безопасности России констатировали, что дело в отношении участников «Петроградской боевой организации» было «полностью сфальсифицировано».[120] К такому же в сущности выводу, но только на 70 лет раньше пришел Амфитеатров: *«Даже у изобретательной чрезвычайки не достало клеветнической фантазии больше, чем на милейшего В.Н. Таганцева. Мир его страдальческому праху, освященному безвинною мукою! Но кто же может хоть на минуту поверить, чтобы этот добродушный и остроумный обыватель был организатором и «главою» политического заговора? С его-то неукротимой общительностью и длинным языком? С его-то житейской озабоченностью и должностною беготнею в сверхсильной пайковой охоте? Если бы в Петрограде в самом деле зародился серьезный заговор, то, вероятно, под большим вопросом стояло бы, допустить ли В [ладимира] Н[иколаевича] в его тайну, а не то, что ставить его «главою»».*[121]

Кто же был тогда подлинным автором показаний Таганцева – сам профессор или чекист Агранов? Во всяком случае профессор Таганцев, родившийся в Петербурге и выросший в семье академика, не мог ввернуть в свою речь оборот вроде «во время этих встреч затрагивались беседы» – это стиль обитателей западного местечка, а не столичной интеллигенции. Кроме того, Горький не мог выяснить фамилии осведомителей ВЧК, не мог в обычном разговоре поделиться подобными сведениями с участником «контрреволюционных организаций» и никак не мог обсуждать способы нелегального перехода через границу М.И. Бенкендорф (своей фактически гражданской жены) с малознакомым человеком.

Профессора Таганцева приговорили к расстрелу 24 августа, а казнили скорее всего на следующий день; однако на его показаниях, сохранившихся в ленинском фонде, проставлена дата 27 августа. Можно полагать, что 27 августа, в тот самый день, когда чекисты по приказу Ленина арестовали членов Комитета, Агранов получил срочный заказ на компрометацию Горького и задним числом подшил к закрытому делу не то слово перед казнью, не то посмертный привет профессора Таганцева.

В роли заказчиков неплохо смотрелись и явный недруг писателя Зиновьева, и тайный его недоброжелатель Каменев, супруга которого сказала однажды Ходасевичу: *«Удивляюсь, как вы можете знаться с Горьким. Он только и делает, что покрывает мошенников – и сам такой же мошенник. Если бы не Владимир Ильич, он давно бы сидел в тюрьме!».*[122] Но более вероятно, что Агранов, занимавший должность особоуполномоченного по важнейшим делам при начальнике секретно-оперативного управления ВЧК, просто исполнил поручение своего шефа Менжинского, еще в июне посулившего общественным деятелям неминуемую расправу. Отныне чекисты получили неограниченную возможность шантажировать писателя, так как «откровенные признания» профессора Таганцева наглядно свидетельствовали о том, что «белогвардейцы умеют пользоваться добросердечием М. Горького».[123]

Для самого же писателя единственным пристойным выходом из этой ситуации оставалось переселение в Западную Европу под предлогом расстроенного здоровья. Не зря же все лето 1921 года Ленин настоятельно, хотя и безуспешно, предлагал Горькому покинуть страну одних лишь советов, где «ни лечения, ни дела», а только «зряшная суетня».[124] Настало время прислушаться к этой рекомендации, и 16 октября в крайне скверном расположении духа Горький удалился за границу. В июне 1922 года, когда Ленин уже лежал с инсультом, а Кускова и Прокопович собирались в эмиграцию, некто, обладавший многообразной информацией о тайнах Кремлевского двора, попросил их передать Горькому его наставление: *«Скажите другу нашему, Алексею Максимовичу, чтобы он не возвращался. Его песенка здесь спета, не знаю, навсегда ли. Дует другой ветер, и «Сокола» того и гляди посадят в клетку. Этого он не переживет…».*[125]

Голодомор

Достоверных сведений о постигшем страну несчастье бывшие члены Комитета получить не сумели. Стремление некоторых общественных деятелей разузнать соответствующие статистические данные воспринималось большевиками как неслыханная дерзость. По мнению Горького, наиболее информированного представителя нечаянно возрожденной общественности, в начале лета 1921 года бедствие охватило территории с населением около 20 миллионов человек, но через полтора месяца численность голодавших заметно увеличилась. О масштабах и последствиях этой катастрофы Горький написал М.И. Бенкендорф 13 июля 1921 года:

«Я – в августе – еду за границу для агитации в пользу умирающих от голода. Их до 25 м[иллионов]. Около 6-и снялись с места, бросили деревни и куда-то едут. Вы представляете, что это такое? Вокруг Оренбурга, Челябинска и др[угих] городов – та-

бора голодных. Башкиры сжигают себя и свои семьи. Всюду разводят холеру и дизентерию. Молотая кора сосны ценится 30т[ысяч] [рублей за] пуд. Жнут несозревший хлеб, мелют его вместе с колосом и соломой и это мелево едят. Вываривают старую кожу, пьют бульон, делают студень из копыт. В Симбирске хлеб 7500 [рублей за] фунт, мясо 2000 [рублей]. Весь скот режут, ибо кормовых трав нет – все сгорело. Дети – дети мрут тысячами. В Алатыре мордва побросала детей в реку Суру».[126]

Массовые самочинные перемещения голодающих в поисках пропитания волновали центральную и местные власти гораздо сильнее, чем трудноразрешимая продовольственная проблема. На путях бегства крестьян из голодающих районов губернское начальство принялось выставлять кордоны. Жалобы по этому поводу в кабинеты советских правителей обычно не проникали, но в середине лета членам Политбюро довелось все-таки ознакомиться с одним письмом, отправленным из Симбирска 4 июля и адресованным Ленину:

«Действиями продовольственных властей Симбирская губерния, особенно инородческие уезды ее, подверглась полному опустошению. Ныне губернию постиг совершенный неурожай. В недалеком будущем жертвы от голодной смерти, сейчас насчитываемые десятками, будут исчисляться сотнями и тысячами; между тем из губернии никуда не выпускают население в поисках хлеба. Знаете ли Вы об этой политике продовольственных органов?»[127]

Четкий ответ на вопрос симбирского обывателя дал Каменев. Выступая с докладом о голоде на пленуме Московского Совета 30 августа, он разъяснил политику партии по отношению к самовольным переселенцам из голодавшего Поволжья: *«Конечно, мы должны удерживать крестьян на месте. Это самый плодородный район России. Если крестьяне будут из него уходить, то один из крупнейших плодородных районов России будет потерян».*[128] Позднее большевики признали, что часть беженцев из голодного края (не то 600 тысяч, не то более одного миллиона человек) прорвались сквозь степные кордоны и рассеялись по стране, а свыше 900 тысяч жителей Поволжья пришлось эвакуировать в «урожайные местности».[129]

На закате лета общее число голодавших превысило 25 миллионов человек. Этот показатель советские правители отнесли к разряду государственных тайн первостепенной важности и поэтому в публичных выступлениях изворачивались, как школьники, недозубрившие домашнее задание по арифметике.

Тон задавал Ленин, лгавший по привычке беззастенчиво и бессмысленно. Наступивший в нескольких губерниях голод, утверждал 2 августа вождь мирового пролетариата, «по-видимому, лишь немногим меньше, чем бедствие 1891 года». На самом деле в 1891 году голодали 964 627 человек, но Ленин расценивал собственные небылицы как мощное оружие пролетарской диктатуры. Чичерин лгал нехотя и поневоле; в радиообращении к правительствам всех стран 2 августа он подчеркнул, что чрезвычайное положение вследствие неурожая введено в десяти губерниях с населением около 18 миллионов человек, а 3 августа поинтересовался у Политбюро: удобно ли, чтобы публикуемые в европейской печати сведения о 25 миллионах голодающих расходились с официальными советскими бюллетенями? Каменев, лгавший бесстрастно и авторитетно, 30 августа зачислил в голодающие 15 губерний с населением не более 21 миллиона человек. Калинин лгал то натужно, то многозначительно и лишь в конце 1921 года после сложных перерасчетов и повторных согласований с начальством остановился на цифрах 10 миллионов голодавших в июле и 20-22 миллиона – в декабре, но при этом оговорился, что к официальным данным надо бы прибавить еще миллионов пять.[130]

К началу осени тотальный голод подкрался к тому самому рабочему классу, авангардом которого именовали себя большевики. Поскольку прожить на получаемое от государства жалованье было просто невозможно, «гегемон революции» покрывал свой бюджет побочными частными заработками и хищениями на производстве. Сводки ВЧК констатировали «неудовлетворительное» настроение рабочих, усиление «контрреволюционной агитации» на предприятиях и эпизодические забастовки в Ярославской, Иваново-Вознесенской, Новгородской, Рязанской, Харьковской, Полтавской и ряде других губерний. Население закавказских республик, как отмечали чекисты, не скрывало своей враждебности к советской власти и сочувствия к местным бандам. Даже в надежных воинских частях постепенно разгоралось недовольство в связи с недостатком продовольствия и обмундирования.[131]

Несмотря на регулярную помощь зарубежных организаций во главе с Гувером и Нансеном, глубокой осенью голод захлестнул 33 губернии и области, где проживали 35-40 миллионов человек. По данным Центрального статистического управления (ЦСУ), численность пострадавшего от неурожая населения в последние месяцы 1921 года достигала 37 миллионов человек; по другим сведениям, зимой 1921-1922 годов голодали 32-33 миллиона человек.[132] В ноябре обиженный большевиками Горький заявил берлинским корреспондентам: *«Я полагаю, что из 35 миллионов голодающих большинство умрет. На международную помощь в ее нынешних формах я возлагаю очень мало надежд. Да она и не может предотвратить катастрофы. Гуверовская организация до сих пор не сумела оградить свои транспорты от нападений бандитов. Впрочем, одной американской помощи вообще недостаточно».*[133]

Зарубежной помощи действительно не хватало, но не потому, что какие-то вагоны с продовольствием грабили обезумевшие от голода обыватели или расплодившиеся по всей стране банды, а потому, что степень бедствия превзошла самые мрачные прогнозы. Нансен, поколесивший по российской провинции в декабре 1921 года, вернулся в Москву потрясенный увиденным. В тех поволжских селениях, где еще теплилась жизнь, крестьяне выходили из дома только за водой, а питались остатками собранной осенью соломы, которую растирали в каменной ступе вместе со жмыхом, дубовой корой, глиной и костяной мукой, полученной из истолченных костей павших животных. Лишь в отдельных избах еще сохранились 5-10 фунтов (приблизительно 2-4 килограмма) отрубей – единственного зимнего запаса крестьянской семьи. По словам сопровождавшего Нансена доктора Феррера (представителя британского комитета врачебной помощи России), с такой чудовищной гуманитарной катастрофой, как в Поволжье, ему не доводилось прежде встречаться во время массового голода ни в Азии (прежде всего в Индии), ни в Африке.[134]

В том же декабре 1921 года М.Ф. Андреева, прибывшая в Москву с отчетом о торговых операциях за границей, записала в своем дневнике: *«Слышала сегодня от продовольственников, приехавших с Волги, что есть места, где не только едят своих мертвых, но установили плановое распределение живых людей – кого когда съесть. В первую голову стариков, а затем ребят, которые послабее. Бросают жребий…»*[135]

Более подробные показания о людоедстве в Поволжье оставил впоследствии Осоргин: *«С ужасом и презрением писали [в Европе] о «случаях каннибализма», не зная, что это были уже не случаи, а обыденное явление и что выработалось даже правило сначала есть голову, потом потроха и лишь к концу хорошее мясо, медленнее подвергавшееся порче. Ели преимущественно родных, в порядке умирания, кормя детей постарше, но не жалея грудных младенцев, жизни еще не знавших, хотя в них проку было мало. Ели по отдельности, не за общим столом, и разговоров об этом не было».*[136]

Даже Калинин не утаивал, что в Башкирии массовым явлением стало «убийство родителями своих детей как с целью избавить последних от мук голода, так и с целью попитаться их мясом», а вообще в Поволжье над свежими могилами надо было выставлять караул, чтобы местные жители не выкопали и не съели трупы.[137] Не пренебрегали в Поволжье и упитанными иностранцами: весной 1922 года крестьяне Самарской губернии убили и съели сотрудника АРА, наблюдавшего за поставками продовольственной помощи.[138] Столь же удручающим оказалось положение и в некогда благословенном Крыму. Как писал Максимилиан Волошин, *«душа была давно дешевле мяса, и матери, зарезавши детей, засаливали впрок».*

Наряду с каннибализмом, голод породил неслыханную беспризорность с ее прямыми последствиями – детской преступностью, детской проституцией, детским нищенством и нередкими психическими отклонениями у выживших детей и подростков. В 1922 году выяснилось, что 30 процентов детского населения Поволжья и Крыма погибли от голода и эпидемий.[139] *«Еще видел детей,* – свидетельствовал Осоргин, – *черемисов и татарчат, подобранных по дорогам и доставленных на розвальнях в город распорядительностью Американского комитета (АРА). Привезенных сортировали на «мягких» и «твердых». Мягких уводили или уносили в барак, твердых укладывали ряд на ряд, как дрова в поленнице, чтобы после предать земле».*[140]

В первой половине 1922 года голод достиг максимальной интенсивности; ему сопутствовали цинга и повсеместные вспышки сыпного, брюшного и возвратного тифа, холеры и дизентерии. По сводкам ВЧК, помимо жителей Крыма и Поволжья, голодало не получавшее зарубежной продовольственной помощи население Актюбинской, Воронежской, Екатеринбургской, Запорожской, Кустанайской, Омской и Ставропольской губерний. В других регионах, где у крестьян еще сохранялись коекакие зимние припасы, большевики собирали натуральный налог испытанными способами прежних лет. Особенно бесчинствовали продовольственные отряды в Новониколаевской (ныне Новосибирской) губернии: не сдавших положенный налог крестьян пороли нагайками, избивали шомполами, брали под стражу и в зимнюю стужу запирали раздетыми в холодных амбарах; коммунисты же, как отмечали сами сотрудники ВЧК, варили самогон, пьянствовали и принимали участие «в уголовном бандитизме».[141]

Весной 1922 года неожиданно выяснилось, что посевные площади в государстве сократились (по сравнению с предыдущим годом) на 11 миллионов десятин из-за нехватки семян и резкого (чуть ли не вдвое) уменьшения поголовья рабочего скота. По самым грубым подсчетам страна нуждалась в импорте 250 миллионов пудов зерна.[142] Тем не менее уже 6 июля 1922 года Политбюро поставило в повестку дня вопрос «о вывозе хлеба за границу», а 27 декабря того же года, обнаружив хлебные излишки в закромах разоренной державы, утвердило проект А.Д. Цюрупы (заместителя председателя Совнаркома, а до декабря 1921 года наркома продовольствия РСФСР) об экспорте 15 миллионов пудов ржи, 4 миллионов пудов ячменя, 3,5 миллионов пудов жмыха и 500 тысяч пудов пшеницы.[143] Так как все это зерно доставалось большевикам фактически даром (в виде натурального продовольственного налога) дешевый «русский хлеб» слегка потеснил на европейских рынках дорогой американский.

Экспорт зерновых из голодающей страны, да еще получающей международную продовольственную помощь, произвел крайне неблагоприятное впечатление на западных политиков и предпринимателей. В связи с этим Калинин был вынужден растолковывать Нансену смысл нового кунштюка ленинской гвардии. Советское правительство, сказал председатель ВЦИК, предпочло бы сохранить у себя весь урожай 1922 года, ибо к лету 1923 года ожидалась очередная волна голода, способная захлестнуть пять миллионов человек, но социалистическому сельскому хозяйству позарез нужна валюта для закупок овощных семян.[144]

Нансен, умудренный немалым опытом деловых сношений с большевиками, прикинулся, будто принял разъяснения председателя ВЦИК без каких-либо оговорок, и Калинин, тертый советский вельможа, притворился, будто поверил, что его трактовка полностью удовлетворила знаменитого викинга. Этот невеселый скетч из репертуара советского театра абсурда оба разыграли по всем правилам византийского актерского ремесла, хотя Нансен только догадывался, а Калинин знал точно, как расходовались твердая валюта и золото.

В самые страшные месяцы 1921 и 1922 годов советские правители затратили миллионы рублей золотом прежде всего на финансирование мировой революции и выполнение «задач ВЧК по закордонной работе», на закупку стрелкового оружия и самолетов в Германии и выплату контрибуции после бесславного вторжения в Польшу, на обеспечение чекистов продовольственным, материальным и денежным довольствием и обмундирование воинских частей ВЧК и отрядов особого назначения, на лечение наиболее ответственных товарищей в немецких клиниках и санаториях и пропаганду коммунистического вероучения. После оплаченной большевиками публикации какого-то опуса Троцкого в одной из британских газет любопытные европейцы подсчитали, что на эти деньги можно было бы спасти от голодной смерти тысячу детей.[145]

Философы минувших столетий регулярно напоминали власть имущим, что любое правительство обязано заботиться о согражданах, так как *благо народа – высший закон.* Но лидеры большевиков придерживались принципа, озвученного еще в 1903 году теоретиком марксизма Г.В.Плехановым: *благо революции – высший закон.* Поскольку революция для них продолжалась, массовый голод соотечественников мало беспокоил вождя мирового пролетариата и его приспешников.

Повальный голод, как показал предшествующий трехлетний опыт военного коммунизма, стимулировал принудительный труд, способствовал всеобщему повиновению и укреплял тем самым пролетарскую диктатуру. Публично высказывать суждения такого рода, конечно, не следовало, но поступать в соответствии с подобными соображениями было вполне уместно. Вот почему 4 октября 1921 года, когда в ряде губерний начались первые заморозки и голодавшие утратили возможность разнообразить свой стол несъедобными травами, специальная комиссия ЦК РКП (б) ассигновала десять миллионов рублей золотом на приобретение за границей не продовольствия, а винтовок и пулеметов с патронами.[146]

Торговые операции советского руководства в тот период не стоило рассматривать как подтверждение маниакального расточительства ленинской гвардии. Речь шла отчасти о жестокосердии людей, «коим чужая головушка полушка, да и своя шейка копейка», но преимущественно о совершенно сознательной позиции вождей, воспринимавших собственных подданных как разменные монеты в политических играх. Марксистско-ленинское обоснование этому мировоззрению дал позднее Н.И. Бухарин. Такие понятия, как свобода и благо народа, теоретик правящей партии обозвал «словесными значками» и «шелухой». *«Мы любую вещь оцениваем с точки зрения ее реальной пользы, с точки зрения великого общественного целого,* – провозгласил он. – *Мы подходим и к крестьянину только с точки зрения политической целесообразности…»*[147]

В этом плане взгляды советских вельмож и высших должностных лиц Российской империи в сущности совпадали. Тупое безразличие царских чиновников к российским подданным издавна поражало иностранцев. Во время Первой мировой войны британские дипломаты неоднократно обращались к петербургским сановникам по поводу непомерных воинских потерь на Восточном фронте и каждый раз слышали в ответ: *«Не беспокойтесь, в людях у нас, слава Богу, во всяком случае недостатка нет».*[148]

Большевики заимствовали у свергнутой монархии психологию самодержавия, но только прежний авторитарный режим преобразовали в тоталитарный. С одержимостью фанатиков своего утопического вероучения и абсолютным равнодушием к судьбам соотечественников они приступили к беспрестанным реквизициям продуктов сельского хозяйства, ничего не давая и не предлагая крестьянам взамен. Как говорил испытанный ленинский гвардеец А.М. Лежава, *«нам хоть пес – лишь бы яйца нес».*

Продразверстка, преследование так называемых кулаков и прекращение денежного обращения в деревне уничтожили всякие стимулы не только к развитию сельского хозяйства, но даже к поддержанию его на старом уровне. Регулярные ратные походы советских воинских частей за хлебом побудили крестьян свернуть посевы до прожиточного минимума той или иной семьи.

Тогда большевики затеяли государственное регулирование сельского хозяйства, установив, в частности, обязательные площади посевов и пропорции сельскохозяйственных культур чуть ли не для каждой деревни, не говоря уже о волостях, уездах и губерниях. Одновременно они ввели «бронирование» семян. Чтобы крестьяне не вздумали питаться лучше рабочих, все зерно учитывали, отбирали и ссыпали в общественные кладовые (амбары с протекавшими крышами, погреба бывших винокуренных заводов, нуждавшиеся в ремонте помещения разоренных имений) с целью последующего уравнительного распределения семян. Крестьяне пытались прятать выращенные злаки в землю, в крыши, в солому, но там, как и в общественных кладовых, зерно сырело и портилось. В итоге большевики добились только значительного сокращения семенного фонда.

Систематические мобилизации лошадей и внедрение гужевой повинности (обязательных перевозок различных грузов), вынуждавшей крестьян пускать часть лошадей на мясо, наряду с крайней изношенностью или просто отсутствием необходимого инвентаря, обусловили резкое снижение производительности сельского хозяйства. Постоянные требования мясных поставок в сочетании с перманентным изъятием кормов (в первую очередь для конных воинских соединений) предопределили сначала массовый падеж и убой скота, а затем полный разгром скотоводства и молочного хозяйства.[149]

Аграрная катастрофа, спровоцированная большевиками, должна была наступить уже на третьем году коммунистической благодати, но осенью 1920 года Красная армия покорила Кубань, Крым и Сибирь, где обнаружились нетронутые запасы хлеба, картофеля и фуража, немедленно реквизированные советской властью. Военные успехи большевиков отсрочили всеобщий голод, но не смогли предупредить системный (политический, экономический и финансовый) кризис.

Не десять казней египетских наслало провидение на еще недавно, перед Первой мировой войной, процветавшую державу – на развалины Российской империи опустилась осязаемая тьма в виде советской власти. Повсеместные деформация и деградация сельского хозяйства стали закономерным результатом первых же трех лет владычества большевиков, отбросивших страну в глубь веков, к примитивным экономическим системам и натуральному хозяйству. Безрассудный социальный эксперимент ленинской партии продемонстрировал неотвратимость повального голода там, где сельским хозяйством управляют некомпетентные чиновники, где диктатор призывает маргиналов к военным экспедициям в деревни собственного государства, где существует продовольственный фронт и вооруженные отряды захватывают крестьянский урожай в порядке выполнения боевого задания.

Не раскаяние в содеянном, не сожаление по поводу бессмысленной гибели миллионов сограждан, не сочувствие к измученным голодом обитателям покоренных большевиками территорий, а один лишь страх потери узурпированной власти вызвало у Ленина и его сподвижников постигшее страну несчастье. Этот страх заставил правящую партию заменить продразверстку продналогом, санкционировать образование Всероссийского Комитета помощи голодающим и допустить поставки продовольствия из-за границы по соглашениям с Гувером и Нансеном. Но этот же страх подталкивал большевиков к абсолютно несуразным действиям вроде ликвидации Комитета и ареста его участников или наложения запрета на въезд в пределы советского государства международной миссии, сформированной Лигой Наций для выяснения размеров бедствия и объема необходимой гуманитарной помощи.

В последних числах августа 1921 года Верховный Совет держав Антанты предпринял новую попытку гуманитарной акции, создав Международную комиссию по организации помощи России во главе с Жозефом Нулансом – бывшим французским послом при Временном правительстве. *«Положение требует очень тонкого и внимательного обсуждения*, – предупредил Чичерин Каменева 1 сентября. – *Простой отказ поставит нас политически в крайне неблагоприятное положение. Надо придумать что-нибудь более тонкое и осторожное».*[150]

Основательно поразмышлять Каменеву не довелось, так как 4 сентября Ленин ознакомился с обращением Нуланса к советскому правительству и мгновенно зашелся от негодования. Международная комиссия намеревалась, видите ли, направить в пострадавшие губернии 30 специалистов от пяти держав (да еще при непременном условии предоставления им гарантий безопасности и свободы передвижения), потом заслушать отчет экспертов о масштабах бедствия, перспективах эмиграции голодающих, распространенности эпидемий и состоянии транспорта и только после этого определить характер и объем необходимой стране помощи.

В аффективно суженном сознании вождя мирового пролетариата 30 иностранных экспертов молниеносно обратились в «комиссию шпиков». *«Нуланс нагл до безобразия»*, – возвестил он В.М. Молотову и тут же набросал текст решения Политбюро: *«Поручить Чичерину составить в ответ Нулансу ноту отказа в самых резких выражениях типа прокламации против буржуазии и империализма, особенно подчеркнув контрреволюционную роль самого Нуланса...».*[151] В утвержденной на заседании Политбюро 6 сентября гневной ноте советского правительства от 7 сентября Нуланса назвали организатором и вдохновителем антисоветских заговоров, чуть ли не главным виновником гражданской войны и «злейшим врагом» трудящихся, пожелавшим собрать информацию о внутреннем положении страны вместо оказания ей конкретной помощи и учинившим, таким образом, «лишь неслыханное издевательство над миллионами умирающих голодающих». [152]

Всецело удовлетворенный рвением Чичерина, вождь мирового пролетариата 8 сентября написал заместителю полпреда РСФСР в Великобритании Я.А. Берзину, выразившему робкое недоумение по поводу погрома Комитета: *«Их надо было арестовать. Нулансу надо было дать в морду».*[153] То ли глава советского правительства еще не совсем остыл от раскрытых им «политических интриг» Нуланса, то ли перепутал Нуланса и Нансена, то ли просто запамятовал высказанное им же 26 августа возмущение «наглейшим предложением» Нансена. Так или иначе, но для советских историков

Нуланс остался с тех пор «заклятым врагом», тогда как к Нансену у них особых претензий не было.

Зато к Американской администрации помощи советские властители относились с настороженностью и недоверием, немного смягченными признательностью. Голодавшие получили, конечно «незабываемую помощь» от этой организации, проронил однажды Троцкий, хотя АРА оказалась «высококвалифицированным щупальцем, продвинутым правящей Америкой в самую глубь России».[154]

Коммунистическая идеология отличалась неистощимой ксенофобией, и советские вожди даже не задумывались над вопросами, что именно и зачем могли высматривать американцы на руинах Российской империи или какие государственные тайны выпытывали они у погибавших от голода обывателей. И Ленина, и Троцкого, и прочих вождей вполне устраивала информация карательного ведомства, согласно которой свыше 200 сотрудников русского отдела АРА были якобы офицерами американской разведки.[155]

Вслед за чекистами обличать американские козни принялись советские историки, периодически утверждавшие, будто АРА не столько помогала трудящимся справиться с голодом, сколько занималась шпионажем. Самое забавное, наверное, высказывание на эту тему принадлежало члену-корреспонденту АН СССР Ю.А. Полякову – автору нескольких книг о советском прошлом, считавшихся когда-то историческими: *«Представители АРА нередко пытались использовать хлеб и сгущенное молоко в политических целях, поддерживая и побуждая к антисоветской деятельности контрреволюционные элементы».*[156]

На самом деле АРА израсходовала 50 миллионов долларов отнюдь не на шпионские цели, а только на продовольствие и медикаменты для голодавших жителей страны непостижимых советов.[157] В 1923 году председатель ВЦИК и вместе с тем председатель ЦК Помгол Калинин обнародовал несколько цифр, отражавших подлинную роль иностранных миссий в период тотального голода. По его сведениям, АРА спасла от голодной смерти 10,4 миллионов советских подданных, а сформированная Нансеном организация, объединявшая главным образом добровольные общества Красного Креста девяти европейских государств (Швеции, Голландии, Чехословакии, Эстонии, Германии, Италии, Швейцарии, Сербии и Дании) – 1,5 миллиона человек. Еще 220 тысяч голодавших выжили благодаря активной помощи тред-юнионов, меннонитов, Католической миссии и ряда других организаций.[158]

Официальные итоги массового голода и сопровождавших его эпидемий стали достоянием гласности в том же 1923 году. По данным Наркомздрава за два предыдущих года заболели сыпным тифом 2 034 395 жителей страны, возвратным тифом – 2 209 853, брюшным тифом – 721 655, холерой – 290 406 и оспой – 154 028 человек.[159] Смертность при сыпном тифе достигала 10 процентов, при возвратном тифе – 3, при брюшном тифе – 8, а при холере и оспе – 45-50 процентов. В результате соответствующих подсчетов получалось, что за два года «голодной кампании» разбушевавшиеся эпидемии унесли жизни более 500 тысяч советских подданных.

Только от голода, по исчислениям Наркомздрава и ЦСУ, в течение 1921-1922 годов умерли свыше пяти миллионов человек (от 5 053 000 до 5 200 000 советских граждан). Для сравнения на всех фронтах Первой мировой войны были убиты 664 890 человек из 15 миллионов мобилизованных. Общие потери российской армии (убитыми и умершими от ран, болезней или отравления газами) с августа 1914 по декабрь 1917 года включительно составили 1 661 804 человека.[160] Таким образом, число погибших от повального голода втрое превысило величину безвозвратных потерь во время Первой мировой войны.

На ближайших соратников вождя мирового пролетариата эти цифры особого впечатления не произвели. Ведь напророчил же Ленин в марте 1918 года наступление «всемирно-исторического периода» насилия, или эпохи «гигантских крахов, массовых военных насильственных решений, кризисов».[161] А еще раньше, в ноябре 1917 года, он провозгласил: *«Дело не в России, на нее, господа хорошие, мне наплевать, – это только этап, через который мы проходим к мировой революции».*[162] Раз все жертвы на пути к мировой революции давно предсказаны, то незачем и беспокоиться по поводу того, что больше пяти миллионов полноправных граждан страны внезапно исчезли, словно их суховеем сдуло или последняя корова Поволжья языком слизнула.

Сложившиеся в 1920-е годы представления о «стихийном бедствии в Поволжье» подверглись радикальному пересмотру лишь много лет спустя, когда правящая партия принялась наводить глянец на свое прошлое в связи с полувековой годовщиной октябрьского переворота. Отчетливая тенденция к исправлению минувшего проявилась прежде всего в советских энциклопедических изданиях.

В статье «Голод», напечатанной в первом издании Большой советской энциклопедии (1930, т. 17), отмечалось, что от голода 1921-1922 годов пострадали 35 губерний, а погибли 5 миллионов человек из 40 миллионов голодавших. Автор аналогичной статьи, опубликованной во втором издании Большой советской энциклопедии (1952, т. 11), ограничился скупой информацией о вызванном засухой голоде, охватившим 35 губерний, но ни словом не обмолвился о жертвах голода. Зато в статье на ту же тему, помещенной в третьем издании Большой советской энциклопедии (1972, т. 7), речь шла только о «катастрофической засухе» 1921 года, которая «не повлекла обычных тяжелых последствий» благодаря эффективным мерам советского государства.

На вопрос о численности голодавших и умерших от голода единственно правильный, большевистский ответ нашел член-корреспондент АН СССР Ю.А. Поляков. В 1975 году он строго сказал: «К маю 1922 года от голода и болезней погибло около 1 миллиона крестьян», а распространенную в литературе «цифру 27-28 миллионов голодающих следует признать завышенной». То же самое, слово в слово, Поляков, ставший академиком РАН, повторил через 25 лет.[163] Так что нет в минувшем таких крепостей, какими не сумел бы овладеть советский историк, вооруженный марксистско-ленинской методологией.

Бунт профессоров

Утопия заманчива, как мираж в пустыне, пока не становится идеологией. В какие формы способна тогда она воплотиться, прогнозировал еще Ф.М. Достоевский в «Бесах»: *«Каждый член общества смотрит один за другим и обязан доносом. Каждый принадлежит всем, а все каждому. Все рабы и в рабстве равны. В крайних случаях клевета и убийство, а главное – равенство. Первым делом понижается уровень образования, наук и талантов».* Вскоре после октябрьского переворота за понижение уровня образования взялся народный комиссариат по просвещению (Наркомпрос). Особое внимание уделял он преобразованию высшей школы.

Покорители университетов

В отличие от легендарных казачьих походов, завоевание и колонизация университетов не покрылись романтической дымкой, хотя и здесь были свои первопроходцы. Первый набег на высшее образование возглавили два профессора – П.К. Штернберг и М.А. Рейснер.

Статский советник Штернберг, автор известных некогда специалистам исследований по гравиметрии и астрометрии, до революции преподавал астрономию в Московском университете и на Высших женских курсах. Вместе с тем в 1906-1908 годах он входил в состав Военно-технического бюро Московского комитета РСДРП, где его знали под кличками «Эрот» и «Дедушка».

Превращение серьезного, казалось бы, ученого в активного революционера-подпольщика его биографы объясняли чтением нелегальной литературы; сотрудники Московского охранного отделения не исключали, однако, романтической версии, поскольку Штернберг, бросив жену, сошелся с В.Н. Яковлевой (агентом ЦК РСДРП) и летом 1914 года даже отправился вслед за ней в ссылку. По возвращении в Москву весной 1916 года он принял должность директора Московской обсерватории, а она заняла пост секретаря областного партийного бюро. В октябре 1917 года он возглавил штаб замоскворецкого ревкома, тогда как она стала членом партийной пятерки, руководившей восстанием в Москве.

В марте 1918 года Штернберга назначили начальником отдела высших учебных заведений Наркомпроса, а уже в апреле он подписал программу пролетаризации университетского образования. До летних вакаций он успел провести несколько заседаний комиссии, разбиравшей направления главного и вспомогательного ударов по академическому миру. Приглашенная на обсуждение профессура в унылом оцепенении внимала этим планам, изумляясь лютому, неестественному для ученого темпераменту бывшего астронома, но понимая, что только такого человека могла посетить идея обстрела Кремля из тяжелой артиллерии в октябре 1917 года.[1] Окончательно утратив прежние интересы к осени 1918 года, Штернберг сменил ручку на ружье и развелся с наукой, оставив ей свою обсерваторию со всей обстановкой и не озаботившись алиментами для безутешных красных преподавателей. Возведенный в ранг члена реввоенсовета сначала 2-й армии, затем Восточного фронта, он умчался на боевые позиции, где в январе 1920 года сложил свою буйную голову от пневмонии.

Профессор государственного права Рейснер принадлежал к своеобразному сорту подпольных деятелей, влюбленных в человечество, но не симпатизирующих, мягко говоря, отдельным его представителям. С детства мечтая найти рецепт спасения рода людского, он перепробовал теологию, мистику, толстовство и науку, пока не выбрал марксизм. Свою экологическую нишу он обнаружил в идеологии, организующей, по его представлениям, все формы общественной жизни. Не принятый ни в студенческой аудитории, ни в академической среде, он пустился было пропагандировать свои идеи на заводах, но и здесь что-то не заладилось. Тогда он сосредоточился на производстве печатной продукции, стал регулярно помещать свои сочинения в изданиях не только радикального, но и либерального толка, а во время Первой мировой войны завел собственный журнал «Рудин» – «журнальчик», по словам А. А. Блока, «до тошноты плюющийся злобой и грязный, но острый».[2]

Тем временем прославленный охотник на провокаторов В.Л.Бурцев выяснил, что пламенный правовед предлагал свои услуги Департаменту полиции, но был снисходительно отвергнут. Профессор стойко перенес презрение коллег, подозрения меньшевиков и недоверие большевиков и дождался-таки своего темного часа. После октябрьского переворота он выдвинул идею «пролетарского интуитивного права в виде революционного правосознания» и вступил, таким образом, в узкий круг вдохновителей красного террора. Ленин квалифицировал несгибаемого правоведа как первоклассного идеолога насилия и отправил заведовать соответствующими отделами в наркомате внутренних дел и наркомате юстиции.[3]

Получив вдруг уникальную возможность поквитаться с коллегами, Рейснер составил обвинительное заключение под грозным названием «Профессора против науки» и, придав ему форму публичной лекции, 6 октября 1918 года выступил в Политехническом музее. По утверждению неумолимого законоведа, вся интеллигенция, отрезанная от общенародного труда, обратилась «в уголовных односторонних книжников»; вся профессура, не пожелавшая принять «великих даров пролетарской революции», прекратила «двигать науку вперед и пошла против нее»; все университеты оказались по сути «специальными лабораториями по выработке буржуазного права и идеологии и подготовке слуг денежных королей».[4]

Продолжая сводить давние счеты с коллегами, Рейснер накропал первый проект революционного переустройства высшей школы, озвученный Штернбергом, а сам отвлекся на возведение Социалистической (в дальнейшем Коммунистической) академии. Впоследствии он с явным удовлетворением рассказывал новым дорогим коллегам о своих заслугах перед «святой наукой», заливая аудиторию липкими струями сладкого вкрадчивого голоса: *«В числе моих учеников есть трое ученых с европейскими именами, десять командиров Красной армии, четыре (особенно бархатная модуляция) председателя ЧК»*.[5]

Реформаторский зуд будоражил и наркома просвещения А.В. Луначарского, хотя его представления о высшем образовании и университетских традициях были несколько ограничены. Смолоду провел он около года в Цюрихе, сочетая занятия в университете с приятностью революционной богемы, немного омрачаемой, однако, внутрипартийными раздорами. Второй этап его обучения исчерпывался восьмимесячным одиночным заключением в Таганской тюрьме. *«Это было очень хорошее время,* – вспоминал он позднее. – *Я перечитал целую библиотеку книг, написал множество стихотворений, рассказов, трактатов...»*.[6] Интенсивное самообразование, трехлетняя ссылка и затем эмиграция превратили его в профессионального проповедника «принудительной философии диалектического материализма», по определению Н.О. Лосского. Впрочем, прежде чем окончательно опуститься до уровня партийного ортодокса, он вдоволь пошастал по обочинам столбовой дороги коммунистического вероучения, забредая подчас то в богоискательство, то в синдикализм, а то и в эмпириокритицизм, проклятый Лениным за непостижимую реакционность.

Соратники считали его человеком весьма просвещенным. Такую репутацию поддерживала и разносторонняя эрудиция, и декларации о защите памятников культуры от варварских набегов, и готовность осторожно заступаться за отдельных интеллектуалов, и широко разрекламированная отзывчивость наркома. Несравненно чаще других правителей отвлекался он от неустанных забот по спасению всего человечества (посредством революционного переустройства земного шара), чтобы похлопотать за какого-либо одного полезного соотечественника. Чуть ли не каждый ходатай уходил от него с рекомендательным письмом в какое-либо учреждение, куда сам же Луначарский заранее обращался с просьбой отказывать его псевдопротеже.[7] На всякий случай инструктировали и его секретаря: строго следить, чтобы нарком, быстро размякавший от свойственной ему впечатлительности, а также дамских слез, не подписывал бесчисленные прошения об ордерах на комнаты, костюмы или обувь.[8]

Однако и он становился порой строгим начальником, если подвластные ему служители «святого искусства» начинали почему-либо ерепениться и выходить из повиновения. Когда Мариинский театр после октябрьского переворота забастовал, именно Луначарский распорядился об аресте директора театра – пианиста и дирижера А.И. Зилоти. Но стоило лишь Ф.И. Шаляпину сорвать стачку артистов и увлечь саботажников на сцену, как отходчивое сердце Луначарского дрогнуло, и прощенного Зилоти освободили. Перед тем, как покинуть камеру, украшенную внутри надписью *«Здесь сидел вор Яшка Куликов»*, знаменитый пианист нацарапал на грязной стене: *«И ученик Листа Александр Зилоти»*.[9]

Особенно славился Луначарский своей способностью произносить бесконечные речи по любому поводу, в любое время и перед любой публикой. *«Никогда еще не говорили так много, чтобы сказать так мало»*, – отмечал Ипполит Тэн один из характерных признаков Великой французской революции. И Луначарский, словно прямой потомок якобинцев, находил в словоизвержении оптимальный выход своей энергии. *«Анатолий Васильевич думает только тогда, когда говорит»*, – сообщал он о себе с игривыми нотками в голосе.[10] Но, как только его выступление печатали по неправленной стенограмме, он испытывал жгучий стыд, поскольку опубликованный под его фамилией текст представлял собой, по его собственному признанию, «сплошную галиматью, где просто нельзя доискаться человеческого смысла».[11]

Свежий упитанный господин в самом расцвете сил, в зеленом френче, вызывающей бобровой шубе и с золотым пенсне, он все годы гражданской войны неустанно разъезжал по фронтам и фабрикам в качестве высокопоставленного агитатора. Излучая почти маниловское благодушие и лоснясь от самодовольства, он исторгал на ошеломленных слушателей фонтаны пышных фраз, а в перерывах между прилюдными словоизлияниями сочинял то пошлые, скудоумные пьесы, то очередные прожекты социалистического воспитания.

Завороженный собственный величием, он спешил просочиться в Историю на амплуа исполинского преобразователя искусства и культуры, не сознавая, что ему доступна лишь роль советского Хлестакова. Небесталанный некогда оратор и находчивый полемист, обладавший бойким пером, по возвращении из эмиграции он быстро утратил прежнюю индивидуальность, превратился в автора самой дешевой публицистики и сравнялся в лживости с прочими вождями, выделяясь среди них разве что «парикмахерским выражением примитивного эстетизма», по констатации Г.П. Федотова, и особой степенью суесловия и суемудрия. Злоязычная московская профессура, потрясенная некомпетентностью и пошлостью наркома, нарекла его Лупанарским (от латинского lupanar – публичный дом), но так и не перестала дивиться присущей ему «смеси эпикурейского разврата с социальными экспериментами, фантастического футуризма с хлестаковщиной».[12]

Университеты вообще он рассматривал как «кучу мусора» еще в начале 1918 года, но к «обновлению» их приступил лишь через несколько месяцев. Сочетание «дилетантской щедрости с административной беспомощностью», по выражению Троцкого, не позволило ему, однако, самостоятельно справиться с этой задачей.[13] В должности начальника тоталитарной системы образования он оказался по сути фигурой декоративной, да и функционировал скорее как расхлябанный конвоир, нежели суровый надзиратель в советской зоне воспитания. На протяжении всего периода военного коммунизма Наркомпросом управлял фактически заместитель наркома М.Н. Покровский – сын потомственного дворянина, историк по профессии и жрец коммунистической доктрины по призванию.

Этот маленький невзрачный человек, сумрачный педант с писклявым голосом был «точен и мертвенен», как примитивный механизм. В гимназии, где ему дали странное прозвище «Костяная яичница», Покровский сразу стал первым учеником за счет усидчивости и зубрежки; в университете он «выдавался большой начитанностью, бойкостью литературной речи и умением прошпиговать ее саркастическими шпильками по адресу противников».[14] Категоричность неустойчивых воззрений, болезненное самолюбие и нескрываемая зависть к более ярким и талантливым коллегам навсегда лишили его друзей, зато открыли дорогу на политическую арену. Прежде, чем обратиться в твердокаменного большевика, он проделал зигзагообразный путь от выступлений против марксизма до заигрывания с кадетской партией, от борьбы с либеральными взглядами до союза с Лениным и от расхождения с Лениным до сближения в эмиграции с Троцким.[15] В первой декаде октября 1917 года он собирался выставить свою кандидатуру на выборах в Учредительное собрание и «ленинский путчизм» его нисколько не привлекал. В начале 1918 года он входил во фракцию «левых коммунистов», но своевременно раскаялся в своем заблуждении и в мае того же года стал «главным блюстителем марксистской выдержанности всей системы образования».[16]

Отныне мысль его не ведала преград ни в море, ни на суше; ей были не страшны ни льды, ни облака. Когда она взмывала коршуном, он составлял стратегический план переноса столицы куда-нибудь на юг, например, в Одессу. Когда она рыскала степным волком, он предлагал продать кое-что из коллекции Эрмитажа для восполнения партийной казны. Когда же она ускользала щукой в океан науки, он принимал решение о ликвидации гуманитарных факультетов. Со свойственной ему ультимативностью он требовал покончить с «дворянской легендой» о беспощадном и бессмысленном пугачевском бунте и не стыдиться впредь «отдаленных родственников XVIII века», которых называли по традиции разбойниками.[17] В прошлом Покровский был учеником знаменитого В.О. Ключевского; после октябрьского переворота в этом «самовлюбленном квазимодо» его бывшие коллеги видели только «живопырца науки» и «позор для школы московских русских историков».[18]

Декретные маневры

Давным-давно предводитель правого крыла якобинцев Дантон провозгласил: *«Революция – это просто перераспределение собственности»*. Строго следуя формуле Дантона, комиссары народного просвещения распределяли в свою пользу всю как бы подведомственную им собственность, в том числе интеллектуальную, но привносили в этот передел еще особую степную специфику.

Для почина 2 августа 1918 года Покровский отдельным декретом отменил необходимость среднего образования. Все желающие старше 16 лет получали право поступления в высшие учебные заведения без предоставления диплома, аттестата или свидетельства об окончании какой-либо школы. К началу учебных занятий в сентябре обнаружилось, что «лица из среды пролетариата и беднейшего крестьянства» записываться в студенты отнюдь не торопились. Слегка огорошенный такой нерадивостью трудящихся масс, Покровский все же не пал духом и 13 ноября распорядился о продлении общепринятого срока зачисления в университеты до 1 января 1919 года, а также об отмене «всякого рода испытаний или экзаменов» для студентов первого семестра.[19]

С 1 октября 1918 года Покровский упразднил ученые степени доктора и магистра, а заодно и звание приват-доцента. Каждого, кто состоял в этом звании не менее трех лет (в том числе и самого Покровского), возводили в ранг профессора с правом участия в заседаниях факультета и Совета университета.[20] Смысл этой акции прояснил очередной декрет, зачатый в спешке революционного переустройства и рожденный недоношенным в январе 1919 года. Профессора и преподаватели, прослужившие в своей должности свыше 10 лет, подлежали теперь срочному переизбранию.[21]

К вящему огорчению пылкого реформатора, проведенная им декретная кампания университеты изнутри не взорвала и преподавателей не расколола. Неподготовленные слушатели с началом учебных занятий отсеялись, продолжительность факультетских заседаний с появлением на них бывших приват-доцентов, преображенных в «декретных» профессоров, конечно, возросла, но и такую маленькую победу Наркомпрос не мог праздновать, поскольку общее сопротивление большевизации только усилилось. Даже январские перевыборы не принесли Покровскому лавров разрушителя, ибо никто не покусился на должность своего учителя или старшего коллеги. Зато в Московском университете дружно забаллотировали двух большевиков – П.К.Штернберга и Я.М.Шатуновского.[22] В ответ обозленный Покровский замыслил аннулировать традиционные каникулы и приказал «соответствующим факультетам незамедлительно приступить к выработке учебных планов летнего семестра».[23]

Затем Покровский избрал тактику постепенного вытеснения противника из культурного пространства с захватом и освоением вражеского имущества. Еще в ноябре 1918 года Ленин объявил государственным достоянием «всякое как опубликованное, так и не опубликованное научное, литературное, музыкальное или художественное произведение, в чьих бы руках оно ни находилось». Наркомпрос выступал при этом в роли посредника между государством и автором. Любая попытка самовольного, без санкции Наркомпроса, издания, распространения или публичного исполнения какого-либо сочинения влекла за собой карательные меры в связи с нарушением государственной монополии.[24]

Предварительно Луначарский объявил Наркомпрос главным и единственным экспертом и оценщиком всех культурных сокровищ державы, учредив с этой целью Коллегию по делам музеев и охране памятников искусства и старины. Отныне даже Наркомат внешней торговли не имел права вывезти что-либо на продажу за рубежом без разрешения Наркомпроса. Всем магазинам, комиссионным конторам и отдельным торговцам предметами искусства вменялось в обязанность пройти регистрацию при Наркомпросе в течение трех дней; в противном случае мягкосердечный нарком обещал заключить в тюрьму всех виновных, конфисковав их имущество в пользу государства.[25]

Для максимального подчинения себе культуры страны Наркомпрос создал три дочерние фирмы: Государственный ученый совет (ГУС), Государственное издательство (Госиздат) и Главное управление профессионального образования (Главпрофобр).[26] Наряду с этим Наркомпрос проявил явный интерес ко всем другим видам собственности. Одно из постановлений правительства дало ему право занимать во временное или постоянное пользование земельные участки, сельские угодья, лесные дачи и даже месторождения полезных ископаемых для всяких «нужд трудового образования».[27] Другим постановлением Наркомпросу предоставили право реквизиции и конфискации изделий искусства и старины, музеев, коллекций, лабораторий, библиотек, музыкальных инструментов и предметов религиозных культов.[28] С тех пор Луначарский постоянно использовал ту или иную музейную усадьбу («колониальное имение Наркомпроса», по его определению) под свою персональную дачу.[29]

Попутно кондотьеры народного просвещения прихватили имущество и деньги Всероссийского учительского союза, нотные издательства, магазины и склады вместе со служащими; частные собрания икон и живописи; все архивы русских писателей, композиторов, художников и ученых, хранящиеся в библиотеках и музеях; всю фото- и кинопромышленность вместе с торговлей фото- и кинотоварами и сырьем для них.[30] Но в своей ненасытности они еще урвали отдельными декретами Политехнический музей, усадьбу Льва Толстого в Хамовниках, московский зоосад и даже заповедники на Южном Урале.[31] Кроме того, Луначарский возвел себя в сан главного управляющего всеми театрами страны.[32]

Нарком и его заместитель боролись самозабвенно; каждый наступал на своем фронте. Пока Луначарский обращал Троице-Сергиеву лавру в музей, подчиненный Наркомпросу, Покровский в апреле 1920 года протащил декрет о национализации всей печатной продукции в стране и предании суду «виновных в сокрытии запасов книг». В окончательном виде этот декрет преподнес Ленину другой крупный гуманист М.Ф. Владимирский – будущий нарком здравоохранения, а тогда еще единственный заместитель Дзержинского в НКВД.[33]

За три года декретного ратоборства Наркомпрос перевоплотился постепенно в неповторимого феодала, именовавшего своих многочисленных вассалов интеллигенцией. Ему требовалось лишь зафиксировать сложившуюся ситуацию номинально, что и было сделано 11 февраля 1921 года. В этот день Ленин подписал «Положение о Народном комиссариате по просвещению», закрепляющее за ним права собственности на воспитание, образование, интеллект и творчество всех рожденных в стране советов и вообще на все искусство, науку и культуру государства. И в тот же день было принято постановление об учреждении в Москве и Петрограде цехов по штамповке своих кадров– институтов по подготовке красной профессуры.[34]

Теперь бескрайний горизонт непросвещенного абсолютизма омрачали еще остатки университетской автономии. Собственно и автономии-то уже не было, а так, обрывки горестных воспоминаний закоренелых либералов о чем-то ушедшем и неповторимом, о каком-то уважении к личности, о полномочиях совета профессоров, о выборах наиболее достойных кандидатов на любой административный пост, о широких возможностях академических советов и студенческих собраний. Но такие воспоминания при диктатуре пролетариата таили в себе семена смуты.

Пролетарский десант

Либеральную крамолу и вольнодумство в университетах Покровский корчевал неустанно. До ранга вождя он не дотянул, зато функционером оказался способным и предприимчивым. Его хлопоты по изменению общественного сознания напоминали подчас работу какого-то странного гравера, призванного вытравить у покоренного населения память о несбывшемся и прочертить взамен жесткие прямые линии предуготованного. Но его беспокойная мысль, каких бы маниловских высей или полицейских низостей она ни достигала, всегда устремлялась в сторону казарменного идеала.

Армейский опыт давно показал, что повиновение есть основа воинской доблести. Для Покровского же повиновение начальству означало еще повиновение самой Догме. Оттого и высшие учебные заведения, а в особенности Московский университет как оплот культурных традиций, он приводил к смиренной кротости посредством милитаризации наряду с пролетаризацией. Первую задачу он решил с аракчеевской простотой: упразднил (самый любезный его сердцу глагол и поэтому излюбленный способ действий) должность проректора по студенческим делам и передал его функции военному комиссару, наделив последнего решающим голосом по всем вопросам университетской жизни и даже правом вмешиваться в распоряжения ректора.[35] Превратив каждый университет в новый, самобытный тип военного поселения, Покровский перекроил и смысл обучения: оно перевоплотилось в «учебно-трудовую повинность», условия которой «регулировали» соответствующие инструкции.[36]

Вторая задача оказалась посложнее, но Покровский не страшился трудностей погрома. К новому 1919 году он ликвидировал за ненадобностью юридические факультеты в стране. *«Действительно*, – тут же прокомментировал историк Ю.В. Готье лихую кавалерийскую атаку своего бывшего коллеги, – *в бесправной стране права знать не нужно»*.[37]

Через два года Наркомпрос закрыл историко-филологические факультеты как устарелые и бесполезные для диктатуры пролетариата.[38] Одних профессоров изгнали, других арестовали; часть рассыпали по отдельным институтам, а самых лояльных перевели на недавно образованный факультет общественных наук (ФОН). Последний выборный ректор Московского университета М.М. Новиков справился тогда у Покровского о причинах периодических арестов преподавателей. *«Вы как биолог должны знать, сколько крови и грязи бывает при рождении человека*, – мягко пояснил заместитель наркома. – *А мы рождаем целый новый мир». «Современная биология требует от всех присутствующих при рождении ребенка безукоризненной чистоты рук»*, – еще мягче возразил ректор.[39]

С профессурой медицинских факультетов кондотьеры народного просвещения заигрывали откровенно, оберегая здоровье правящей партии. Пролетаризацию врачебного образования осуществляли за счет целенаправленного подбора благонамеренных ассистентов и студентов и приема на старшие курсы фельдшеров. Такую же осторожность проявляли и по отношению к «полезным» институтам – техническим и агрономическим. Осенью 1919 года, проявив необычайную по тем временам дальновидность, Политбюро разрешило даже Наркомпросу возбуждать ходатайство об освобождении от мобилизации до десяти процентов «всех наличных студентов»; главным образом, медицинских факультетов и технических учебных заведений.[40] Ломкой же физико-математических факультетов Наркомпрос и вовсе пренебрег: в тот момент советская власть естествознанием еще не очень интересовалась.[41]

Весной 1920 года Покровский провел оригинальную боевую операцию – забросил десант из представителей коммунистического студенчества, канцелярских служащих и младшего технического персонала во все руководящие структуры высшей школы. Профессорские заседания сразу же обратились в митинги, после которых в каждый университетский закоулок ползли полчища сплетен, а в Наркомпрос сыпались мешки доносов. Через год, когда число наветов превысило возможности их восприятия, Покровскому пришлось признать, что этот метод большевизации уже отыграл свою роль.[42]

Накопив опыт классовых боев, Наркомпрос подготовил постановление о рабочих факультетах, подписанное Лениным 17 сентября 1920 года. Так на передовые позиции вышли ударные батальоны, укомплектованные делегатами от партийных комитетов и других органов власти. Чтобы скрасить будни «учебно-трудовой повинности», всем командированным на рабочие факультеты установили позднее стипендии в размере средней заработной платы.[43]

Когда рабочий факультет, которому присвоили имя Покровского, приступил к планомерному захвату лучших аудиторий и лабораторий, в университетах возникла ситуация, определяемая советским фольклором как пожар в публичном доме во время наводнения. Впрочем, не менее точно рассказал об этом А.Я.Вышинский – будущий ректор Московского университета, а затем прокурор Союза ССР. По его словам, рабочий факультет – «могучее орудие коммунистического преобразования нашего общества» – заполнили не обычные слушатели, а «крестоносцы пролетаризации»; с боевым кличем *«Даешь науку!»* они развернули настоящую гражданскую войну за большевизацию высшей школы.[44]

Для поддержки наступательного порыва новоявленных «крестоносцев» Покровский совершил неожиданный налет на главный неприятельский штаб, заменив Совет Московского университета своим карманным президиумом, которому поручил «выбирать» ректора. Одновременно он довел до общего сведения, что профессоров отныне будет назначать руководимый им ученый совет. По его замыслу, этим актом автономия уничтожалась полностью, а управление высшей школой переходило под непосредственный надзор пролетариата. *«Разрушение высшей школы, которое не удалось Победоносцеву и Кассо, удалось Луначарскому и Покровскому»*, – воскликнул на коллегии Наркомпроса Новиков и сложил с себя ректорские полномочия.[45]

В середине ноября того же 1920 года Покровский внедрил в Московский университет пару своих агентов – О.Б.Лепешинскую и Д.П.Боголепова. Их поддержала местная пятая колонна во главе с «декретным» профессором физики А.К.Тимирязевым – отпрыском престарелого пропагандиста и популяризатора дарвинизма (научные и педагогические достижения «декретного» профессора остались неизвестными, но однажды он все-таки произвел сенсацию, публично объявив теорию относительности опровергнутой).

Спустя 30 лет Лепешинская навеки прославила свое имя, надолго осрамив заодно советскую науку, мистическим открытием таинственного «живого вещества», не обладающего клеточной структурой. Но пока она еще занималась более прозаическим делом лазутчика в тылу противника. Кстати, свой непритязательный очерк о героике тех дней она так и озаглавила «Во вражеском стане». С присущим ей простодушием она поведала в нем о трудностях классовой борьбы в университете, о своих намерениях «сообщать, куда следует», по поводу крамольных реплик сотрудников и, наконец, о том, как она завербовала единственного единомышленника в лице факультетского сторожа.[46]

Боголепов же стал первым назначенным ректором Московского университета и вскоре заслужил тайную кличку «Митька-разбойник». Перед командировкой на этот пост бывший приват-доцент по финансовому праву, обращенный в «декретного» профессора советского права, в октябре 1920 года удостоился конфиденциальных ленинских инструкций: 1) наука только для бедных; 2) никакой свободы преподавания; 3) повышение материального обеспечения сотрудников, преданных советской власти.[47] Три директивы вождя трансформировались в три источника и три составные части вдохновения новоявленного профессора.

В задубевшем мышлении Боголепова громоздилась идея абсолютной некомпетентности всех «буржуазных специалистов»; их не следовало допускать не только к участию в социалистическом строительстве, но даже к исполнению своих профессиональных обязанностей. Такой вопиющий недостаток поддавался, однако, исправлению по рецепту Троцкого: *«Мы голодом заставим интеллигенцию работать на нас»*. Творчески преломляя эту формулу в своей практике, Боголепов пришел к убеждению, что угрозой лишения академического пайка можно «заставить любого контрреволюционного профессора читать курс марксизма». Одновременно он использовал и другой способ перевоспитания: скудные средства, отпущенные на образование, тратились исключительно для подготовки «своих людей» – поддержки рабочего факультета в ущерб прочим, «фильтрации» поступающих в университет по классовому признаку, дальнейшего «раскола и расслоения» студентов и преподавателей.

Оба метода позволяли добиться основной цели – рекрутирования новой, советской интеллигенции, представляющей собой «орудие пролетариата» и готовой, как учил Луначарский, к неуклонной борьбе против общечеловеческих ценностей.[48] Для такой реформированной «межклассовой прослойки» университетская автономия должна была означать, по мнению Боголепова, всего лишь «свободу приспособления к планам Наркомпроса». Действительно, как сказал впоследствии В.А. Маклаков (знаменитый адвокат и один из лидеров кадетской партии, именуемый в советских энциклопедических изданиях «белоэмигрантом»), «трудно строить жизнь части страны в противоречии с принципами, на которых построено целое; свободный Университет в деспотическом государстве есть аномалия».[49]

К весне 1921 года Боголепов разошелся во взглядах со своим шефом Покровским, допускавшим известную свободу научного исследования (разумеется, в рамках коммунистического вероучения) при отсутствии какой-либо «административной автономии». Не обладавший гибкостью Боголепов отстаивал свои позиции с агрессивной настырностью печенега и в конце концов сановникам надоел. Каменев начал прилюдно допытываться у него, совсем ли он разгромил университет или еще нет, а Покровский, испросив ленинскую санкцию, отрешил его от должности в мае 1921 года.[50] Добить академическую свободу Боголепов не успел; с ней распростились при следующем ректоре – историке В.П.Волгине с его заместителем философом А.В.Кубицким.

По ту сторону классовой борьбы

Наркомпрос нападал, демонстрируя характерную для феодала свирепость и неразборчивость в средствах. Университеты неумело оборонялись, проявляя свойственную крепостным выносливость и способность, негодуя, все-таки не преступать границы дозволенного. Еще недавно строптивая и своевольная профессура проходила свой курс учебно-трудовой повинности и приспособления к измору и насилию.

Государственного пособия, называемого с тех пор зарплатой, с трудом хватало на плохо пропеченный ржаной хлеб, да и тем спекулировали университетские сторожа. Чтобы как-то прокормиться, приходилось служить по совместительству сразу в нескольких местах. Тогда на стол у самых оборотистых попадали профессорские лакомства военного коммунизма: соленые сельди, зажаренные в касторовом масле, или печенье из картофельной шелухи с сахарином. Однако собачье мясо, лежавшее порой на прилавках Охотного ряда, особым спросом у московской интеллигенции не пользовалось.

У петроградских ученых были свои маленькие радости – пшено, выдаваемое взамен хлеба, необрушенное просо и даже необмолоченный овес. Иногда профессора рассказывали друг другу о новейших деликатесах: один съел кошку, другой зажарил конину на кашалотовом жире, третий попробовал крокодила, издохшего от голода в зоосаде, и уверял коллег, что мясо рептилии напоминает по вкусу осетрину.[51]

Немного легче стало после создания комиссии по улучшению быта ученых (КУБУ), распределявшей академические пайки (по 250 в Москве и Петрограде в 1920 году и почти по 2000 – в 1921).[52] Тем не менее для содержания семьи одни продавали на толкучке остатки имущества (иногда даже – страшно признать – часть домашней библиотеки), другие читали лекции в казармах за красноармейский паек, третьи искали нетривиальные пути. Академик П.П.Лазарев, например, генерировал всевозможные проекты (от электрической засолки рыбы до изучения Курской магнитной аномалии) и приглашал иногда коллег на какую-нибудь презентацию с комиссарами и бутербродами.[53]

Постепенно профессора свыклись с тотальным террором, смирились с неизбывной нуждой, притерпелись как-то и к жизни впроголодь. Не обученные работать локтями, каменевшие в бескрайних очередях, изможденные интеллигенты в обносках кое-как освоились с этим социалистическим подходом к изгвазданному прилавку. Не обладавшие полезными для пещерного существования навыками, они все же наловчились готовить несколько разных блюд из пары гнилых картофелин, не давиться баландой из пересохшей воблы и менять на черном рынке семейные реликвии на спички и хлеб, а иногда даже какао.

Тяжелее всего давалась адаптация к постоянному унижению. Сложная система издевательств включала в себя не только оскорбительные насмешки над банальными атрибутами интеллигенции (шляпа, очки, галстук, портфель), не только все виды трудовой повинности, когда седовласых профессоров принуждали колоть дрова, сбрасывать снег с крыш и чистить дворы от навоза, но, главное, надругательство над любимым делом и элементарным здравым смыслом. И чем более нещадно и мучительно стегал их пролетарский кнут, тем пряничней казалось совсем недавнее прошлое.

Уровень образования снижался прямо пропорционально успехам Наркомпроса. Академик Лазарев не мог опомниться от одного командированного для прохождения учебной повинности: не в состоянии изобразить два в квадрате, будущий студент начертил квадрат, внутри которого поместил цифру два. В лекциях по зоологии и сравнительной анатомии профессора Новикова студенты-большевики распознали враждебность к советской власти, о чем донесли начальству. В Московском высшем техническом училище (МВТУ) изъяли из программы курс по сопротивлению материалов, дабы не обременять пролетарских студентов непонятной математикой.[54] Пролетаризация высшего образования принесла с собою и новые нравы: в аудиториях теперь лузгали семечки, устилая полы слоями хрустящей шелухи, а в ухоженных университетских клиниках завелись вши, прозванные «семашками» (по фамилии наркома здравоохранения Семашко).

Не вступая в правящую партию, профессура пыталась сохранить достоинство в аполитичности. Наркомпрос окрестил такую позицию «циничным саботажем рабоче-крестьянской власти». Тогда диссиденты объединились и 16 января 1919 года официально зарегистрировали союз научных деятелей во главе с профессором МВТУ В.И-.Ясинским. Через полтора месяца в этом профсоюзе состояло свыше половины всех преподавателей высших учебных заведений Москвы и ее окрсстностей.[55]

В ответ на эту «вражескую уловку» Покровский распорядился об организации своего «Профсоюза работников просвещения и социалистической культуры». Большинство голодных и оборванных профессоров Москвы и Петрограда новое учреждение Покровского оставило без внимания, хотя перебежчикам посулили выдать бесплатно мануфактуру, провизию и, отдельно, сласти. В апреле 1922 года Наркомпрос повелел зачислить в свой профсоюз всех деятелей науки, не спрашивая их согласия.[56]

Профессора роптали традиционно – подавали корректные петиции на высочайшее имя, апеллируя к формальной логике и здравомыслию. Власти реагировали принципиально – игнорировали прошения, отправляя наиболее занимательные из них в партийный архив. Бесхитростные протестанты полагали, что их челобитные до главного вождя просто не доходят, хотя первую обещал «устроить» сам М. Горький. Откуда им было знать, какие эмоциональные волны поднимает в чиновниках каждая такая эпистола, какие пружины партийного механизма начинают скрипеть под тяжестью их укоров.

Между тем петиция от 14 декабря 1920 года, подписанная академиками и профессорами Московского и Петроградского университетов, чуть не пошатнула карьеру Покровского. Сдержанно перечислив самые выдающиеся нелепости, совершенные Наркомпросом за три года, подписанты констатировали: не имея ясного представления о высшем образовании, Наркомпрос подменяет науку суррогатом, а к ученым относится с явным подозрением. Далее следовал вывод: *«Признавая неизбежность отдельных ошибок при бурном революционном темпе жизни, мы не можем не отметить, что если деятельность того или другого учреждения слагается только из ошибок, то это указывает на существование в учреждении органических дефектов, требующих коренных изменений»*. Радикальное умозаключение завершалось скромной просьбой найти для высшей школы приличного бюрократа, способного к деловым контактам.[57]

Покровский огорчился настолько, что неуверенно заговорил об отставке, ссылаясь на крайнее переутомление и отсутствие «той свежести и бодрости, чтобы быть начеку каждую минуту».[58] Более правомерно было бы, однако, жаловаться на необычайную усталость интеллигенции, дошедшей до той степени душевного и физического изнеможения, которое в медицинской практике определяют термином «тяжелая астения».

Столь бесценного борца за разрушение высшего образования, как Покровский, оставили, конечно, в прежней должности. Зато Луначарский освободил место свадебного генерала (официально председателя) Главпрофобра. Одномоментно перебросили заведовать Госиздатом фактического руководителя (формально – заместителя председателя) Главпрофобра О.Ю. Шмидта (перед уходом он успел провести через коллегию Наркомпроса свой устав, отнимающий у профессоров последние надежды на участие в управлении высшей школой). Согласно просьбе трудящихся, в кресло начальника Главпрофобра спустили Е.А.Преображенского, только что смещенного с поста секретаря ЦК РКП(б). Он-то и задумал урезонить инакомыслящих через центральную прессу.

«Пролетарское государство открыто становится на сторону своих, – поучал Преображенский. – *И когда группа петроградских профессоров подняла протест против закрытия историко-филологических факультетов и, следовательно, рекомендовала нищей стране иметь лишнюю тысячу знатоков греческого, латинского и санскритского языков вместо тысячи нужных агрономов или нескольких тысяч квалифицированных рабочих, то можно ли серьезно говорить с такими людьми? Возражения против сокращения высшего образования приводятся и из других кругов и по другим мотивам. Все они совершенно неосновательны и не стоят ответа»*.[59]

Резолюция по типу знаменитого изречения армянского радио – *«Отвечаем: на глупые вопросы не отвечаем»*, – интеллигенцию почему-то не удовлетворила. Брожение нарастало, хотя об ослаблении аркана самовластья никто уже не мечтал. Всеобщая астения усугублялась, а вместе с ней обострялись чувства внутреннего беспокойства, безысходности и отчаяния. Астения, как смута, сама себя кормит, но порой перекармливает. Тогда астения кончается болезнью, как беспорядки – бунтом.

В состоянии раздражительной слабости, свойственном астеническому синдрому, физико-математический факультет Московского университета в конце января 1922 года собрался на очередное заседание. И тут кто-то предложил поднять университет на забастовку. Окончательно осознав себя пролетариями умственного труда, присутствующие дружно поддержали призыв к стачке и поручили декану В.В.Стратонову созвать общее собрание профессоров и преподавателей университета.

Хроника интеллигентного мятежа

Общее собрание в среду 1 февраля открыл Стратонов лаконичным сообщением: стачка обусловлена лишь голодом и нуждой и политической подоплеки не содержит. Не следует вместе с тем относиться к ней с предубеждением, ибо советская власть приветствует всякую забастовку в любом уголке планеты. Пора, видимо, признать, что просвещение и наука государству не по карману, а посему не лгать больше студентам о высшем образовании и закрыть университеты.

Благонамеренный ректор Волгин заявил о своем несогласии с уважаемым деканом и рекомендовал подать высокому начальству новое ходатайство. Его помощник, философ Кубицкий, которого астрофизик Костицын назвал «человеком из папье-маше, впитывающим все дурные запахи», обратился к студентам-коммунистам с просьбой «напустить» чекистов на зачинщиков крамолы, но юные большевики, неожиданно распалясь, сочли его пожелание провокационным. «Декретный» профессор Тимирязев от имени красных преподавателей потребовал, чтобы все «честные беспартийные» отмежевались от возмутителей спокойствия. Его тут же спросили, кого он собственно имел в виду, поскольку в зал приглашали только честных людей. Красный профессор стушевался и побелел. Публика развеселилась.[60]

Вспышка раздражения потеснила пассивность и привычку к подчинению. Долго копившееся недовольство пригасило на время страх перед репрессиями и стремление выжить любой ценой. Собравшиеся постановили бастовать и поручили делегации из пяти профессоров представлять интересы университета. Делегация оповестила о происшедшем другие учебные заведения, и к стачке примкнули Коммерческий институт и МВТУ - притон «кадетских политиканов» и рассадник либеральной смуты, по утверждению Покровского и Преображенского.[61] Впервые за 167 лет своего существования Московский университет намеренно прекратил занятия.

При известии о бунте ученых невольников управители Наркомпроса совершенно смешались. После подавления Кронштадтского восстания и крестьянских волнений ничто не предвещало нового мятежа, да и предводителя недоставало. И вот предводитель сыскался. Волею случая им оказался профессор астрономии Стратонов (поистине наблюдение за космическими телами в те годы роковым образом склоняло профессоров – то Штернберга, то теперь Стратонова – на непредсказуемые поступки).

Четверг промчался в тщетных обсуждениях. Обученные опытом репрессий смутьяны упорно совещались, справедливо опасаясь козней Наркомпроса. Последний же пребывал в смятении, колеблясь между жестокой расправой и неподобающими для кондотьеров уступками. Между тем от заросших инеем темных окон на Моховой улице разбегались неуместные слухи. Скандал в университете перед Генуэзской конференцией был очень некстати и при любом исходе грозил Наркомпросу крупными неприятностями.

Вечером 2 февраля члены Политбюро ознакомились с информацией о брожении в Московском университете и постановили: *«Поручить Наркомпросу стачку ликвидировать. Предложить Нарком[ату] фин[ансов] совместно с Наркомпросом изыскать средства для выплаты задолжности профессуре Высшей Школы и для уплаты январского и февральского жалованья по тарифным ставкам (или с приближением к ним). Образовать смешанную комиссию в составе Наркомпроса и представителей профессуры для рассмотрения экономического положения Высшей Школы вообще»*.[62]

В пятницу каждая сторона увидела свой просвет. Интеллигентные повстанцы порешили, наконец, домогаться аудиенции у самого батюшки-сюзерена. На выручку же Наркомпроса поспешил нарком здравоохранения Семашко, поклявшийся выслать чуть ли не весь медицинский факультет в провинциальные сыпнотифозные бараки, если его вассалы не сорвут забастовку в понедельник.

Оба лагеря затаились в ожидании. Время на глазах съеживалось. И тут профессор Д.Д. Плетнев показал взволнованным коллегам тропу наверх. Его пациент и покровитель, обязанный ему жизнью, заместитель председателя Совнаркома А.Д. Цюрупа пригласил делегацию профессоров вместе с Плетневым к себе в Кремль. Прием состоялся в субботу.

Цюрупу считали социалистом-идеалистом, одним из немногих советских сановников, способных понимать чужое горе и страдание. Он оправдал чаяния делегации. Он выразил ей искреннее сочувствие. Он благословил профессорские грезы о служении науке и просвещению. Он попросил господ ученых написать новое прошение и прекратить забастовку, а впредь при любых недоразумениях обращаться прямо к нему. Он предложил им избрать своих представителей от каждого высшего учебного заведения в специальную комиссию под председательством Луначарского. Он был милостив к строптивым интеллигентам. Его словесное подаяние и не согревало, и не одевало, и уж вовсе не утоляло голод, но вселяло все-таки иллюзии разрешения конфликта.

Воскресенье протянулось в томительном энтузиазме. В понедельник утром Плетнев вручил Цюрупе очередную петицию. Одна из ее копий сохранилась в ленинском фонде:

«В Совнарком
от преподавателей Московского университета

Московский университет, старейший в России, после 167-летнего служения русскому народу и науке прекратил было занятия.

Московская профессура неоднократно призывала власть вникнуть в остро критическое положение высшей школы. Она стремилась привлечь на угрожающую катастрофу внимание носителей высшей власти. Все было бесплодно, а иного пути к прискорбию преподавателей не оказалось.

Когда страна разорена, обнищала – последней ее надеждой должны быть знания и наука. Школу надо было оберегать до последней крайности. Вверженная в невежество страна исторически будет отброшена на несколько столетий. Она неминуемо станет добычей культурных соседей.

После разрушения средней школы теперь гибнет и высшая, почти лишенная материальных средств и отрезанная от мировой науки. Провинциальные университеты, десятки лет служившие с честью народу и науке, закрываются или превращаются в средние школы. Огонек науки едва теплится в столичных университетах.

Клиники, лаборатории, кабинеты получают ассигнования в десятки раз меньше, чем нужно. Аппараты изношены, новых не приобретается. Лечить и работать нечем: медикаменты и реактивы иссякают. Новой литературы почти нет, общение с заграничными учеными затруднено до крайности. Отопление скудное или его вовсе нет.

Преподаватели вознаграждаются во много раз меньше, чем нужно, чтобы научно работать. Они должны работать на стороне, совмещая по много должностей. Скудное содержание выплачивается им через 2–3 месяца и деньгами уже иной, меньшей ценности. Для ученой работы сил и времени не остается, преподавание ведется переутомленными людьми.

Профессура обессилела и изнемогает. Многие преждевременно умерли от истощения и непосильного для ученых физического труда. Иные кончили самоубийством. Большинство оставшихся, чтобы существовать, распродали имущество, книги.

Страна, раньше бедная научными силами, теперь ими обнищала. Московский университет не хочет вводить в обман ни представителей власти, ни учащуюся молодежь, ни народ. Надо решиться на одно из двух: или высшие учебные заведения закрыть, или прямо и решительно покончить с бывшим до сих пор отношением к высшей школе и ее преподавателям. Что для этого нужно – искренне желающим выхода будет указано.

Делегаты: проф. В.С.Гулевич, проф. В.А.Костицын, проф. А.П.Павлов, проф. Д.Д. Плетнев, проф. Г.В.Сергиевский, проф. В.В.Стратонов. 6/II–1922.»[63]

Пока Цюрупа вникал в содержание челобитной, пока машинистки строчили ее копии для осведомления членов Политбюро, профессорская делегация созвала общее собрание, перехватив инициативу у дрогнувшего медицинского факультета. Вечером того же 6 февраля Готье записал в своем дневнике:

«*Забастовка профессоров окончилась, слава Богу, благополучно. Делегация ходила к тов[арищу] Цюрупе, заместителю Ленина, который намылил голову Наркомпросу. Профессорам предложено избрать комитет, который пересмотрит бюджет Наркомпроса. Избраны Гулевич, Костицын, Стратонов, Д.Ф.Егоров и Сергиевский. Приказано возобновить выдачу академического пайка, прерванную по распоряжению Покровского. Таким образом, неожиданно для меня, профессора одержали победу. Большевики не пошли на новый погром Университета, и это надо считать и ново-*

стью и успехом. Между тем, они могли бы, если бы захотели, разделить, сменить и разгромить рыхлую среду профессоров. Завтра начинаются занятия».[64]

Возбужденные потерянностью Луначарского и протекцией Цюрупы, бунтовщики уверились в своем успехе и сложили легенду о шести днях, которые потрясли Наркомпрос. Наивные инсургенты не учли, что личность, как правило, проигрывает в схватке с безликим аппаратом. Наркомпрос же оправился быстро, – инфернальных сил в нем оставалось еще на несколько десятилетий, – но свою неприязнь к профессорам-обидчикам пока не афишировал, а донес до Ленина, безвыходно пребывавшего в агрессивном статусе.

Вождь мирового пролетариата отдыхал в подмосковной усадьбе с 17 января, почти не принимая посетителей. Сведения о событиях в столице и государстве он черпал преимущественно из прессы и ежедневных сводок информационного отдела ВЧК. На досадное происшествие в Московском университете он отреагировал совсем вяло, полагаясь, вероятно, на миротворческие усилия своего заместителя Цюрупы. Да и сводки ВЧК, преобразованной 6 февраля в ГПУ, не давали особого повода для беспокойства: бастующая профессура добивалась всего-то выплаты задержанного жалованья и получения обещанного продовольствия. В таком же духе взывали о помощи академики Н.Я. Марр и В.И. Вернадский еще 28 октября 1921 года, и обращение этих крупных, как уверяли вождя, специалистов поддержал почему-то Троцкий, предложивший «выделить группу действительных ученых и обеспечить их академическим пайком и повышенным окладом».[65] Но ухитрилась ведь профессура как-то прожить последние месяцы, не получая ни денег, ни продуктов питания; следовательно, протянет как-нибудь и дальше. Гораздо опаснее выглядели повсеместные стачки рабочих, требовавших то повышения зарплаты, то мыла, то мануфактуры.[66]

Тем временем в столице разгорелась новая смута. Соблазненные отсроченным поражением университета, показавшимся нечаянной победой, профессора МВТУ заявили протест и против назначенного им ректора и против рабочего факультета, 13 февраля прекратили занятия и сопротивлялись ровно две недели.

Отсутствие у повстанцев номенклатурного покровителя сказалось незамедлительно: 17 и 21 февраля на первой полосе «Правда» поместила заметки, озаглавленные «Кадеты за работой» и «Милюков только предполагает». Автор обеих публикаций, скрывшийся за инициалами Я.Я., доносил, будто высшая школа вообще и МВТУ в частности стали «ареной кадетской борьбы против советской власти», и московской профессурой «дирижируют» из Парижа.[67]

Тут вождь встрепенулся и поручил Каменеву и Сталину «вызвать» дюжину статей на ту же тему в центральной прессе, а если донос подтвердится, уволить 20–40 профессоров. В отличие от римского диктатора, вынужденного все делать самостоятельно, – сам пришел, сам увидел, сам победил, – основатель сатрапии нового типа оперировал специально подобранной информацией, не покидая кабинета, но в своих указаниях достигал порой античной лапидарности. Вот и теперь относительно бастующих профессоров он распорядился: *«Обдумать, подготовить и ударить сильно»*.[68]

Через три дня некто, замаскированный инициалами А.К., в псевдорепортаже под уже привычным названием «Кадеты за работой» обнародовал в «Известиях» фамилии главных бунтовщиков (В.И.Ясинский, Н.Р.Брилинг, П.А.Велихов, И.И.Куколевский и другие), осуществляющих «моральный белый террор» по отношению к покрасневшим преподавателям.[69] Автор облыжного текста был действительно озадачен. Чего им, этим профессорам, еще надо? Вспоможение в виде академического пайка неплохое, жалованье пристойное, да еще каждый консультирует на стороне. Так нет же, своего ректора желают и своих проректоров по хозяйственной и учебной части. Доколе, о вожди, кадеты будут злоупотреблять нашим долготерпением и вершить судьбу нашей высшей школы?

Как ни странно, 3 марта в «Известиях» напечатали ответ профессора Ясинского: *«В целях восстановления истины прошу Вас не отказать опубликовать следующее. Оставляя на совести автора статьи «Кадеты за работой», опубликованной в № 44 газеты «Известия» от 24 февраля,– освещение фактического положения дел в Высшем Московском Техническом Училище и его подозрения относительно связи профессуры училища с «Центральным Комитетом в Париже», я прошу исправить ошибку автора в отношении меня лично: я не только не являюсь членом Центрального Комитета партии к.-д. [конституционно-демократической], но не состою даже в числе ее рядовых членов, а был и остаюсь по сей день вне всяких партий или политических группировок».*[70] После этого пресса угомонилась.

Вождь вернулся в свои кремлевские покои 1 марта. В чахнущей надежде на восстановление работоспособности он попробовал заняться неотложными делами, но все было напрасно и 6 марта он вновь уехал в отпуск, сообщив предварительно Л.Б.Красину: *«Я болен и туп».*[71] По Москве же еще в конце февраля рассыпались слухи, что вождь бредит и что его преследует Божья Матерь.[72]

Проказы после смуты

К весне мятеж совсем скис, оставив у Наркомпроса и его вассалов чувство взаимного раздражения. Первый по-прежнему жаждал беспрекословного исполнения своих непогрешимых предписаний, вторые все еще питались иллюзиями служения своему делу.

Луначарский лавировал между разгневанной верховной властью и недовольными профессорами. Нарком нуждался прежде всего в первоклассном громоотводе. Наиболее подходящей фигурой для этой цели был Преображенский, не получивший высшего образования в буйной молодости, что в данной ситуации оказалось очень кстати. Его переставили по номенклатурной горизонтали так поспешно, что многие не успели разглядеть в нем черты козла отпущения.

В опустевшее кресло начальника Главпрофобра чуть ли не силой переместили Яковлеву – боевую подругу Штернберга: помимо изрядной чекистской практики и умения принимать точные решения в трудной ситуации, она обладала архиважным в тот момент дипломом об окончании физико-математического факультета, да еще специализировалась некогда по астрономии. С присущими ей, по заверению Луначарского, тактом и твердостью взялась она за дальнейшую реорганизацию высшей школы.[73]

В конце марта Главпрофобр сообщил о ликвидации физико-математических факультетов Воронежского, Иркутского, Нижегородского, Пермского и Томского университетов, а также о преобразовании Астраханского университета в медицинский институт и Ярославского – в педагогический. Воронежский университет, созданный на базе переведенного в этот город старинного Юрьевского университета, после долгих колебаний решили все-таки сохранить.[74]

Несмотря на демонстрацию повышенной активности, лишь каким-то непостижимым образом избежал Луначарский тягостных последствий ленинского негодования. Вождь мирового пролетариата высоко ценил безусловную эрудицию и столь же несомненную безнравственность своего наркома просвещения, однако при каждой его провинности вспыхивал и говорил окружающим: *«За это Луначарского следовало бы повесить»*. Вот и теперь, в начале апреля, за несколько дней до открытия Генуэзской конференции Ленин прикидывал не передать ли владение Наркомпросом Каменеву, но окончательный вердикт не вынес – то ли отвлекли репрессивные и хозяйственные хлопоты, то ли помиловал виноватого наркома, то ли вовсе по иной причине. С той весны Луначарский стал более рассеянным и менее доступным, осторожным до откровенной боязливости и особенно угодливым по отношению к самому высокому начальству.[75]

Крайне обеспокоенные умонастроением вождя мирового пролетариата, управители Наркомпроса ревностно восстанавливали в своей вотчине давешний порядок, чуть не порушенный беспардонными претензиями интеллектуальных крепостных. Для предотвращения очередных эксцессов нелишне было бы все-таки выдать служащим жалованье и паек за отработанные месяцы. Сердобольный Цюрупа предлагал Совнаркому дать законный ход коллективному заявлению оголодавших сотрудников медицинского факультета. Луначарский домогался согласия Политбюро на увеличение ассигнований его ведомству. Чекисты рапортовали высоким инстанциям о неутихающем недовольстве персонала высших и средних учебных заведений всей страны и угрозе серьезных волнений «на экономической и отчасти политической почве». Политбюро обсуждало вопрос о смете Главпрофобра и даже поручило Наркомпросу договориться с наркомом финансов о выплате задолженности преподавателям высших учебных заведений.[76] Но в мае наступило полное безденежье.

«*Никто и нигде не получает жалованья*, – отметил в своем дневнике пунктуальный летописец Готье. – *По слухам, большевики этим способом решили поправить свои дела. Но от недостатка денежных знаков теряется покупательная способность, и все дела стоят; цены даже несколько подешевели, но подешевели от недостатка спроса*».[77] (И кто сказал, будто нельзя вступить в одну реку дважды? Можно, особенно если считать рекой заболоченную старицу и воспроизводить в постсоветских условиях ситуацию 1922 года.)

Пренебрегая тем не менее собственными невзгодами, несколько десятков представителей столичной высшей школы регулярно держали совет в комиссии Луначарского, учрежденной после достопамятной встречи с Цюрупой. Нарком просвещения заседаниями отнюдь не манкировал; он вел их с обаятельной учтивостью; его деликатность граничила подчас с куртуазностью. С неизменной обходительностью и пустословием уговаривал он уважаемых профессоров представить докладную записку по каждому обсуждаемому вопросу, а получив запрошенные бумаги, с крестьянской расторопностью топил их в омуте своей канцелярии, словно негодный помет шелудивой суки.

Доверчивые интеллектуалы не скоро догадались, что за внешним обликом наркома просвещения скрывалась одна из тех тонких, чувствительных натур, которые способны утопить новорожденных щенят только в теплой воде, дабы малютки не простудились перед смертью. Но в конце апреля они опамятовались и от участия в совещательном фарсе отказались, о чем Стратонов, по поручению коллег, известил решительным письмом Рыкова, занимавшего тогда пост заместителя председателя Совнаркома. В мае делегацию профессоров призвали на заседание Большого Совнаркома.

Сначала Покровский и Луначарский продекламировали стандартно пламенные речи в защиту своих образовательных затей, присовокупив тезис о желательности полноценного финансирования высшей школы. Вслед за ними Стратонов констатировал, что на те мизерные средства, которые отпускают Наркомпросу, уберечь высшую школу от полного разрушения невозможно, а добавлять кладбище высшего образования к уже устроенному погосту среднего – не хотелось бы; поэтому нужны дополнительные денежные вливания, – *«мы вам об этом говорим прямо и серьезно»*.

Как вспоминал впоследствии Стратонов, его последняя фраза ввергла Дзержинского в состояние исступления. В обширном помещении стало сразу тесно от неистового крика главного чекиста: *«Вы различаете – мы и вы?! Вы себя противопоставляете рабоче-крестьянской власти?! Так мы сумеем показать, что вы должны ей подчиниться!... Я знаю, что профессура бастовала по указанию из Парижа. У меня на это есть доказательства! Вас нарочно заставили забастовать, чтобы помешать советской власти на Генуэзской конференции...»*.

Не сдержался и Рыков. Сперва он проговорился о своих обманутых надеждах, ибо полагал, что профессура принесет жалобу на Луначарского, а вместо этого она поддержала ходатайство наркома об увеличении ассигнований. Озлившись, Рыков ухватился за привычную демагогию: *«А что вы делаете для народа? Что вы сделали, например, для устранения голода на Волге?»*.*

Пришлось Стратонову парировать выпады. Рыкову он ответил вопросом: а что, собственно, власть позволила бы предпринять, если однажды арестовала уже общественных деятелей, пытавшихся помочь голодающим? Дзержинскому напомнил хорошо известный чекистам факт, что никаких инструкций из Парижа профессура не получала и никакие «документы» доказать противного не смогут.

---

* Осенью за эту тему ухватилась центральная пресса. Некто, укрывшийся за инициалами Н.П., принялся укорять ученых в нежелании помогать советской власти, которая их почему-то кормила в трудные годы военного коммунизма: *«Спрашивается, что дали за пять лет научные силы рабочим и крестьянам? Когда рабочие голодали, рабоче-крестьянская власть из своих скудных средств все же выделяла несколько тысяч академических пайков. Пусть каждый ученый, беря в рот кусок данного ему хлеба, спросит себя сам, что же он дал рабоче-крестьянской России? Может быть, это заставит у многих заговорить совесть»* (Правда, 1.IX.1922).

В заключение же он прибавил: *«Нарком внутренних дел обрушился на меня за якобы сделанное противопоставление «мы» и «вы». Но очевидно, что иначе выразиться я не мог. Если б, обращаясь к членам Совнаркома, вместо «вы» я сказал бы «мы», то можно было бы подумать, будто мы подозреваем членов Совнаркома в желании стать профессорами, тогда как эта карьера едва ли их соблазняет. Или же – можно было бы подумать, что мы, профессора, мечтаем стать членами Совнаркома, тогда как мы слишком скромны, чтобы мечтать о такой карьере...»*.[78] Смех в зале после этих слов Дзержинский не забыл и не простил.

Окаменелая бесформенность

Великий почин профессоров – неуклюжая стачка доведенных до отчаяния людей – не остался безнаказанным. Маленький эпизод бесславного прошлого оказался прелюдией к большой высылке интеллектуалов за границу осенью 1922 года, хотя слухи о возможном изгнании профессоров, неугодных Наркомпросу, бродили по Московскому университету еще в январе 1921 года.[79]

Непосредственного участия в составлении проскрипционных списков ни Луначарский, ни Покровский, по всей вероятности, не принимали; они были заняты другим – постановлением пленума ЦК РКП(б) от 16 мая 1922 года эти недюжинные гуманисты были «мобилизованы» в качестве государственных обвинителей на предстоящем эсеровском процессе.[80] Черновой проект грядущей депортации ученых подготовил за них известный чекист Агранов, расценивший профессорскую забастовку как политическую акцию и четко обозначивший основные группы смутьянов – профессура МВТУ, Пироговское общество врачей и ряд издательств.[81] Наряду с агентурными материалами, он использовал при этом, очевидно, и донос Луначарского на «отвратительную» профессуру МВТУ, адресованный Ленину.[82]

Лидер германских социал-демократов К. Каутский, внимательно следивший за развитием этой ситуации, не удержался от комментария. Первоначально большевики, потешался он, попробовали вызвать любовь к труду на благо общества пылкими тирадами. Когда страстные речи и несостоятельные прожекты целиком развалили систему просвещения, они ввели принудительный труд. Ленин долго ублажал себя иллюзией, будто высоколобые интеллектуалы, подчиненные вооруженным пролетариям, заработают лучше, чем при капитализме. Но опыт «показал ему, что острие штыка не есть подходящее средство для возбуждения охоты к труду». Тогда большевики пустили в ход тайную полицию, поскольку «для этих революционеров, как и для филистеров, и моральное поучение, и полиция одинаково служат средством воспитания добродетели».[83]

Четкое определение системы правления, установленной на руинах павшей империи, почти одновременно с Каутским дал последний российский посол в США Б.А. Бахметев в письме последнему российском послу во Франции В.А. Маклакову от 13 августа 1921 года: *«По своему характеру и личному составу высшая советская власть абсолютно лишена малейших элементов сентимента, и смесь необузданного фана-*

тизма и неограниченной аморальности и преступности создают власть жестокую и вряд ли способную считаться с человечностью и нормальными нравственными императивами».[84] Немного позднее эту аттестацию дополнила эмигрантская печать: *«И фашизм, и большевизм по всей своей психологии представляют собою духовную инерцию войны со свойственным ей фетишизмом насилия. <…> Фашизм есть чернорубашечный большевизм, а большевизм есть красный фашизм. Оба они так легко переходят один в другой потому, что ожесточенно соперничая между собою, они на деле родные братья, равно духовные дети недавнего мирового военного безумия и потому – одинаково ожесточенные враги демократического социализма…».*[85]

Сбагрив на Запад нелояльных преподавателей и затравив или запугав оставшихся, Наркомпрос взялся без помех лепить простого советского человека из каждого жителя страны опрокинутого здравого смысла и отливать незыблемые догмы из бесформенной когда-то стихии революции. Основные задачи советского студента – будущего «красного спеца» сформулировала в 1924 году член коллегии Наркомпроса Н.К. Крупская: 1) учиться марксизму и ленинизму; 2) дополнить пролетарское происхождение усвоением пролетарской идеологии; 3) вооружившись идеологией, преобразовать жизнь.[86] *«Нам необходимо, чтобы кадры интеллигенции были натренированы идеологически на определенный манер,* – вторил ей Бухарин. – *Да, мы будем штамповать интеллигентов, будет вырабатывать их, как на фабрике».* И пусть страна проиграет в отношении квалификации, зато у советских правителей будет *«прочная гарантия того, что поезд пойдет по надежным рельсам и не съедет где-нибудь под откос».*[87]

Отныне все дороги вели в коммунистический тупик, хотя кому-то он казался Третьим Римом. Подданным советской империи не подобало думать самостоятельно, независимо и нестандартно, ибо после октябрьского переворота «история прекратила течение свое», и жрецы коммунистического вероучения имели готовые ответы на любые вопросы прошлого, настоящего и будущего. *«Мыслить не полагается!* – констатировал М.Е. Салтыков-Щедрин «хлевные идеалы» самодержавия задолго до выступления Крупской и Бухарина. – *Добрый же сын отечества обязывается предаваться установленным телесным упражнениям и затем насыщаться, переваривать и извергать. Всякий же, кто обнаружит попытку мышления, будет яко пособник, укрыватель и соучастник злодейских замыслов…».*

Идеологи партии понимали или, скорее, предчувствовали, что просвещение таит в себе угрозу диктатуре, и апробировали имитацию прежнего образования. *«Сифилис и болезни, разнузданность и оправдание грабежа – почва, на которой придется строить воспитание нового поколения»,* – констатировал В.И. Вернадский еще 18 ноября 1917 года.[88] Результаты этого эксперимента, по словам Осоргина, превзошли все ожидания и опасения: *«Раньше делившаяся неравно на кучку высококультурных и миллионы безграмотных, Россия стала вся поголовно полуграмотной в изумительном поравнении сверху донизу, от властей до рабов, от писателя до писаря, от «рабочего у станка» до «служителя искусства»».*[89]

Не нуждаясь в независимых интеллектуалах, обладающих собственным мировоззрением и готовых отстаивать свои взгляды, паразитирующая партия стремилась вырастить особую, советскую интеллигенцию – самобытный клан, получивший в догматической лексике большевиков уничижительное наименование «межклассовой прослойки». Кардинальным свойством этой социальной прослойки должен был стать конформизм в каком угодно его варианте – от пугливого прагматизма осторожных обывателей до беспрекословного повиновения легковерных и нерассуждающих сограждан, от непоколебимого равнодушия давно, может быть, с детства уставших людей до подлинного или наигранного энтузиазма и державного патриотизма верноподданных. Всеобщий конформизм повышал устойчивость тоталитарного режима, обеспечивая стабильность традиционного массового патернализма с его неодолимой, как при наркотической зависимости, насущной потребностью в повиновении любой действующей власти.

В конечном счете цель коммунистического воспитания свелась к расщеплению общества до отдельных его элементов, наряду с построением сообщества нищих потребителей, объединенных на почве подневольного труда и неизбывного страха перед репрессиями, абсолютной покорности вождям и бескомпромиссной советской пошлости. Позднее, после того, как выяснилось, что социалистический Ахиллес никогда не догонит капиталистическую черепаху, партия допустила существование так называемой творческой интеллигенции, имевшей право на эрудицию и профессионализм, но при условии все того же универсального конформизма.

Выражение «творческая интеллигенция» звучало фактически так же бессмысленно, как трудящиеся рабочие или аграрные крестьяне, но услышать, что такое словосочетание представляет собой прямую тарабарщину, номенклатура была не в состоянии. Не способная улавливать оттенки речи, не постигала она и сути своего излюбленного принципа подмены, хотя использовала его на практике постоянно. Между тем, как только на определенное существительное навешивали одобренный начальством эпитет, первоначальное значение понятия тотчас же менялось на противоположное. Так возникли пролетарский гуманизм, означавший неугасимую ненависть к врагам, советский патриотизм, замешанный на безграничной ксенофобии, и творческая интеллигенция, лишенная права на оригинальность и самостоятельность суждений.

По мере социалистического строительства высоким инстанциям удалось обнаружить множество подвидов межклассовой прослойки – интеллигенцию советскую (иначе говоря, передовую) и буржуазную (очевидно, отсталую), городскую и сельскую, научную и художественную, военную и даже спортивную. Каждому интеллигенту, независимо от его принадлежности к тому или иному подвиду социальной прослойки, надлежало служить номенклатуре усердно и бессрочно, получая в награду что-либо, выделяющее его из общей массы: одним – похвальную грамоту или медаль, другим – особый паек или повышенное жалованье, третьим – персональные льготы. Тому же, кто все-таки сохранял способность видеть окружающее в своем, не санкционированном начальством ракурсе, оставалось обычно придерживаться старинного правила: *молчи и надейся*, как предлагали когда-то в древности, помещая это изречение над входом в тюрьму.

Слово и дело

Позируя Ю.П.Анненкову в 1921 году, вождь мирового пролетариата снисходительно пояснял изумленному художнику основы ленинизма. Однажды, оторвавшись от исписанных бумаг, Ленин произнес: *«Вообще, к интеллигенции, как вы, наверное, знаете, я большой симпатии не питаю, и наш лозунг «ликвидировать безграмотность» отнюдь не следует толковать как стремление к нарождению новой интеллигенции. «Ликвидировать безграмотность» следует лишь для того, чтобы каждый крестьянин, каждый рабочий мог самостоятельно, без чужой помощи читать наши декреты, приказы, воззвания. Цель – вполне практическая. Только и всего».*[1]

Идея погрома

Слово «интеллигенция», введенное в обиход писателем П.Д. Боборыкиным в шестидесятые годы XIX столетия, попало на российскую почву в самое подходящее время. Многочисленные сочинения популярного некогда литератора скоро забылись, насмешливый глагол «набоборыкать», произведенный из его фамилии, в языке не устоялся, а вот термин «интеллигенция», в отличие от неологизмов-однодневок, укоренился легко и прочно, вытеснив прежнее понятие – разночинцы. Под интеллигенцией подразумевали с тех пор неоднородный слой людей образованных и профессионально занимающихся умственной деятельностью.

В этом не совсем четком определении содержалось изначально и потаенное желание подчеркнуть свои, исконные преимущества перед западной цивилизацией. Болезненное осознание извечной российской отсталости и неизжитого рабства оказалось отменной питательной средой для появления на свет идеи духовного превосходства доморощенной интеллигенции над европейскими эрудитами и специалистами (несмотря на явственные различия между культурой западной и своей, по выражению П.Я. Чаадаева, «всецело заимствованной и подражательной»). Такой своеобразный державный патриотизм, представлявший собою по сути закамуфлированную форму психологической защиты, выглядел довольно естественным после позорной Крымской кампании и на фоне начатых земских реформ, хотя и не всегда соизмерялся с реальностью (лесковский косой левша, например, подковал английскую стальную блоху, да только веселая игрушка перестала после этого танцевать).

От своих предшественников разночинцев интеллигенция унаследовала дух протеста против той атмосферы, «где человеку нельзя сознавать себя человеком, а только верноподданным, где каждое свободное слово конфискуется, как контрабанда, а обладатель его получает почетное в нашем отечестве звание государственного преступника».[2] Романтические грезы о конституции и неприятие авторитарного режима способствовали консолидации инакомыслящих в некое подобие клана, лишенного отчетливых очертаний.

В конце XIX века интеллигенция выделилась в нестандартную, юридически не оформленную социальную группу из представителей всех сословий, но главным образом лиц свободных профессий и умственного труда, сплоченных идеей освободительного движения. Этой идее поклонялись с энтузиазмом первых христиан, за нее боролись, ради нее готовы были претерпеть любые испытания и даже пожертвовать собой. Такая самоотверженность объединяла радикально настроенную интеллигенцию в самобытный легальный орден, структурой которого была духовность, функцией – противостояние власти, а руководящим принципом поведения – девиз тамплиеров: *делай, что должно, и пусть будет, что будет.* Общественное сознание наделило членов нового ордена свойствами идеальных героев столетия: высоким профессионализмом, способностью творчески служить культуре, безупречной нравственностью и либеральными убеждениями.

Противодействие самодержавия, отвергавшего по традиции и компромисс со своими подданными, и необходимые реформы, усиливало притягательность освободительной идеи и усугубляло отчуждение интеллигенции от власти, загоняя в конечном счете одних во внутреннюю эмиграцию, а других – в оппозицию и подполье. Каждый из тех, кто уходил во внутреннюю эмиграцию, как будто стремился подтвердить на практике тезис В.О. Ключевского: *«Государству служат худшие люди, а лучшие – только худшими своими свойствами».* Участники непримиримой оппозиции, особенно в нелегальных условиях, меняли кругозор на догматизм, демократические воззрения – на фанатизм, этические нормы – на аморальность; они служили не культуре, а революции и поэтому к интеллигенции уже не принадлежали. Нельзя было причислить к ней соответственно и Ленина, хотя он вырос, по воспоминаниям современников, в интеллигентной семье.

Вождь был все-таки личностью необычной. Доктринер по природе, изумлявший меньшевиков своим авантюризмом и «варварской непосредственностью» действий, он даже ненавидел иначе, чем другие, – не только отдельных представителей рода человеческого, но целые людские пласты, или, как он повторял неустанно, классы. Неясно лишь, кто вызывал у него более захватывающую враждебность: трудолюбивые крестьяне с их отчаянным сопротивлением разбойничьим продовольственным отрядам или тот межсословный неопределенный слой людей совестливых и образованных, вечно сомневающихся и созидающих, которых он называл «гнилой интеллигенцией» (в отличие от еще только формируемой советской интеллигенции, лишенной прежнего духовного стержня и призванной всемерно укреплять его диктатуру).

Первоначально его ненависть проистекала из двух источников: безоговорочной убежденности в своем особом, вернее даже необыкновенном историческом предназначении и ксенофобии самого широкого диапазона. Его болезненная неприязнь, перераставшая эпизодически в удушливую злобу, распространялась на всех, кто обладал какой-нибудь собственностью, на всех, кто сохранял способность к самостоятельному мышлению и не принимал его взглядов, на все социальные группы и партии (за исключением единоверцев, которым он, впрочем, тоже не очень доверял), на целые государства (кроме, пожалуй, Германии) и особенно на родную страну. Узурпировав власть, он сразу же приобрел фобию ее потери и потому рассматривал всех инакомыслящих как строптивых иноверцев и еретиков, а следовательно, своих личных врагов и «контрреволюционеров».

Негативные переживания любого характера он не только не забывал и не вытеснял, а наоборот, сохранял и даже копил бережно, как другие – впечатления от любовных забав. Его избирательная память услужливо вытаскивала из минувшего подлинные и мнимые неприятности, обиды, оскорбления, голоса друзей, обернувшихся недругами, и лица недругов, ставших ярыми врагами. Из этого темного прошлого тоже исходила угроза его личной власти, его собственной империи, его религиозной вере в мировую революцию и свое предначертание. Растравленный воспоминаниями, он непрерывно защищался от воображаемой или действительной опасности всеми доступными ему способами – бранью, проклятиями, отлучением от партии, превентивной расправой.

Способность рассуждать все чаще выливалась у него в потребность осуждать, что вызывало восхищение боевых товарищей, принимавших его змеиную злобу за проявление глубокомыслия, и умиление М.Горького, самозабвенно наблюдавшего за работой этой «мыслящей гильотины». Писатель сравнивал ленинское мышление с «логикой топора» или «ударами молота» и приветствовал сокрушение того, «что давно пора уничтожить».[3] Публичное одобрение или, точнее, благословение всяческих уничтожений в сочетании с гуманистическими декларациями способствовали, в свою очередь, посвящению М. Горького в сан апостола социалистического реализма.

В отличие от больных неврастенией, обычно понимающих бессмысленность своих навязчивых страхов и опасений (открытых пространств или закрытых помещений, темноты, грозы, заразной болезни и т.д.), Ленин не постигал иррациональность своих переживаний. За годы гражданской войны он привык доверять, главным образом, сводкам чекистов да призракам, рожденным в его больной голове. Уже не только в любом инакомыслящем, но и чуть ли не в каждом мыслящем соотечественнике ему мерещился замаскированный или явный супостат, чрезвычайно опасный для коммунистического вероучения в силу прирожденной склонности к сомнениям, а посему подлежащий, сколько бы ни клялся потенциальный диссидент в своей невиновности, суровому наказанию. Совершенно утратив критику, он возвел ксенофобию в ранг государственной идеологии и, опровергая собственные догмы, наглядно продемонстрировал, как от соития патологического страха и утопической идеи рождаются тоталитарные механизмы, как классовая ненависть смыкается с расизмом и как аффективно суженное сознание вождя определяет казарменное бытие державы.

С упоением принимая каждое ленинское слово, точно откровение пророка, чекисты транслировали его расчетливую злобу поначалу во все уголки необъятной империи, а потом – и планеты. Вместе с тем, силясь угодить вождю, они без устали запугивали его то угрозой военной интервенции, то злодейскими заговорами эсеров или белоэмигрантов за рубежом и внутри страны, то антисоветскими происками организации американской помощи («АРА») или Всероссийского комитета помощи голодающим.[4]

Терзаемый невралгиями, головной болью и бессонницей, вождь все явственнее терял работоспособность с лета 1921 года. Зимой 1922 года, словно предчувствуя приближение катастрофы, он удалился в подмосковную усадьбу, дабы подкрепить увядающее здоровье и, не отвлекаясь на рассмотрение повседневных проблем, сосредоточиться на решении секретных государственных вопросов – выявлении прежде всего персональных врагов.

Просматривая на досуге «Известия», вождь обнаружил, что к 5 февраля в Москве зарегистрировано свыше 143 частных издательств. Взволнованный потенциальным разгулом гласности, он поручил управляющему делами Совнаркома Горбунову сугубо конфиденциально выяснить, как организован полицейский надзор за издательской деятельностью.[5]

Вскоре на глаза ему попался сборник статей «Освальд Шпенглер и закат Европы». Взглянув на фамилии авторов (Н.А. Бердяев, Я.М. Букшпан, Ф.А. Степун, С.Л. Франк), вождь предписал Горбунову проверить состав издательства, напечатавшего сомнительную книгу, силами и средствами чекистов.[6] Затем он вник в содержание сборника, обозвал его «литературным прикрытием белогвардейской организации» и 5 марта пустил по его следу заместителя председателя ГПУ Уншлихта.[7]

Через неделю бурный припадок раздражения вызвал у вождя Питирим Сорокин. Плотно обложив его печатной бранью (крепостник, реакционер, дипломированный лакей поповщины), вождь предложил «препроводить» видного социолога в страны буржуазной демократии.[8]

Спустя еще неделю внимание вождя застряло на духовенстве. Не тратя зря ни минуты, он тут же направил свои эпохальные указания В.М. Молотову: «*Именно теперь и только теперь, когда в голодных местностях едят людей и на дорогах валяются сотни, если не тысячи трупов, мы можем (и поэтому должны) провести изъятие церковных ценностей с самой бешеной и беспощадной энергией и не останавливаясь перед подавлением какого угодно сопротивления.<...> Чем большее число представителей реакционного духовенства и реакционной буржуазии удастся нам по этому поводу расстрелять, тем лучше. Надо именно теперь проучить эту публику так, чтобы на несколько десятков лет ни о каком сопротивлении они не смели и думать*».[9]

Весь апрель посвятил он заботам о своем здоровье, внешней политике и планам по искоренению остатков прочих партий. Кроме того, 2 мая он закончил очередную статью, где в присущей ему манере полузаборной литературы подвел философские и политические итоги кризиса мировой культуры: *«Старая буржуазная и империалистическая Европа, которая привыкла считать себя пупом земли, загнила и лопнула в первой империалистической бойне, как вонючий нарыв. Как бы ни хныкали по этому поводу Шпенглеры и все способные восторгаться (или хотя бы заниматься) им образованные мещане, но этот упадок старой Европы означает лишь один из эпизодов в истории падения мировой буржуазии, обожравшейся империалистическим грабежом и угнетением большинства населения земли»*.[10]

Следующий пик его активности наступил 15 мая. Вождь поручил наркому юстиции Д.И. Курскому найти формулировку, ставящую деятельность любых других партий в связь с международной буржуазией, и внести конкретные добавления в уголовный кодекс: о замене расстрела в некоторых случаях высылкой за границу, расширенном применении расстрела (или изгнания) и расстреле за недозволенное возвращение из эмиграции.[11] Энергичный самозванец, заброшенный в страну попечением германского военного командования и возглавивший октябрьский переворот, он задался целью построить свой, персональный вариант государственного капитализма на руинах завоеванной его единомышленниками империи, и тут места для сантиментов не было.

Идея изгнания своих врагов на чужбину осенила Ленина не менее года назад. Тогда он выразил желание радикально расправиться с беспартийными интеллектуалами, возбуждавшими в нем особое полифоническое чувство из смеси презрения, агрессии и подозрительности. Он всегда подозревал, что за красивыми фразами и благородными жестами этих людей скрывается приверженность к буржуазной идеологии, ибо привык руководствоваться принципом Робеспьера: *«Основная доблесть гражданина – недоверие»*. После Кронштадтского мятежа (28 февраля – 18 марта 1921 года) он окончательно удостоверился, что интеллигенция чуть ли не целиком состоит из меньшевиков и эсеров, «переодетых в модный кронштадтски-беспартийный наряд». Вождь не надумал только, каким образом их лучше покарать: то ли держать в тюрьме, то ли отправить навеки в Берлин, чтобы нахлебались «чистой демократии».[12] Зато теперь он точно знал, как поступить.

Не прошло и двух суток, как он потребовал от Курского «открыто выставить принципиальное и политически правдивое (а не только юридически-узкое) положение, мотивирующее суть и оправдание террора, его необходимость, его пределы». *«Суд должен не устранить террор*, – вразумлял вождь, – *обещать это было бы самообманом или обманом, а обосновать и узаконить его принципиально, ясно, без фальши и прикрас»*.[13] Хоть Робеспьер и предлагал своим единомышленникам изъять из лексикона слово «юриспруденция», вождь мирового пролетариата полагал целесообразным загнать стихию «революционного правосознания» в удобную для управления колею репрессивного правопорядка. Давным-давно, когда Ленин был еще лишь помощником присяжного поверенного, он не мог не слышать расхожее в конце XIX века выражение: *законы – дороги государства*. Неважно, что у нас хвалились обычно умением долго запрягать, чтобы вихрем носиться по бездорожью. Глава советской державы уготовил своим подданным светлый путь в виде перманентного террора, и сподвижникам предстояло вымостить указанную вождем трассу каменными плитами соответствующих законов. Новый уголовный кодекс с учетом ленинских пожеланий вступил в силу уже 1 июня 1922 года.

От юридических достижений интересы вождя переключились на экономические. Газета «Сельскохозяйственная жизнь» 6 мая напечатала статьи видных экономистов А.Л. Вайнштейна и Н.П. Огановского, позволивших себе слегка покритиковать декрет об едином натуральном налоге. Политбюро в своем заседании 11 мая узрело в этой заметке «агитацию» за уменьшение продналога. Несколько дней вождь крепился, но 16 мая отдал распоряжение заместителю наркома земледелия Н. Осинскому: редактора сместить, авторов взять под особый надзор и собрать обо всех подробные сведения.[14]

Ненормальная подозрительность, отягощенная к тому времени чрезвычайной внушаемостью, почти незамедлительно переливалась у вождя в непоколебимую убежденность. Поскольку ГПУ как раз заканчивало подготовку судебного процесса над правыми эсерами, он расценил невинное выступление в прессе как враждебную вылазку членов этой партии. И 1 июня газету «Сельскохозяйственная жизнь» закрыли.

Теперь каждый оппонент казался ему оппозиционером, посягающим на завоеванную им власть. Чувство собственной непогрешимости и непреклонная уверенность в постоянных неприятельских происках толкали его на как бы целесообразные (всякий раз применительно ко вновь открывшимся обстоятельствам) и очень целенаправленные агрессивные действия. Достигнув точки кипения, вождь набросал для ГПУ инструкции «о высылке за границу писателей и профессоров, помогающих контрреволюции», и 19 мая отправил свое послание, надписав на конверте: *«т[оварищу] Дзержинскому. Лично, секретно, зашить»*.

На Политбюро Ленин предписал возложить цензорские функции, обязав сподвижников в течение 2–3 часов в неделю просматривать всевозможные публикации и составлять отзывы о политической благонадежности их авторов. От ГПУ он потребовал «собрать систематические сведения» о всех профессорах и писателях. В заключение он показал, как анализировать периодическую печать. Проявив известную терпимость к журналу «Новая Россия», он обрушился на журнал Русского технического общества «Экономист», где сотрудничали, в частности, Н.А.Бердяев, Б.Д.Бруцкус, Н.Д.Кондратьев и П.А.Сорокин: «Все это явные контрреволюционеры, пособники Антанты, организация ее слуг и шпионов и растлителей учащейся молодежи»; почти все «законнейшие кандидаты на высылку за границу»; и вообще всех таких «военных шпионов» надо «излавливать постоянно и систематически и высылать за границу».[15] С 1 июня издание журнала «Экономист» прекратили. Вместе с ним похоронили и другой «вестник буржуазной идеологии» – журнал «Экономическое возрождение».

Очередное подтверждение своей прозорливой подозрительности Ленин получил 22 мая, когда нарком здравоохранения Семашко донес о «важных и опасных течениях», замеченных на II Всероссийском съезде врачебных секций. По словам наркома, непокорные врачи восхваляли медицину земскую в противовес советской, желали демократии, стремились «стать вне общепрофессионального рабочего движения» и мечтали о собственном печатном органе. Рассвирепевший вождь тут же послал записку Сталину с предложением поручить Дзержинскому и Семашко «выработать план мер»; 26 мая Политбюро продублировало ленинское распоряжение в форме своей директивы.[16] Быть может, с этого момента тесная спайка между ГПУ и Наркомздравом стала нерасторжимой.

В старину, чтобы заявить о лиходействе, достаточно было воскликнуть *Слово и дело!*, указав перстом виновного. Тотчас ярыги – низшие чины архаичной полиции –

тащили злодея в острог для допроса. Но Ленин реформировал эту ветхозаветную практику. Его государево слово давно надлежало рассматривать как основное государственное дело. Отныне же чуть ли не всякое (даже случайно оброненное) недовольное ленинское слово должно было возбуждать очередное уголовное дело. Он лично дал показания на государственных преступников. Помимо буржуазии, духовенства, крестьянства и членов иных партий, в их число вошли беспартийные философы, юристы, социологи, экономисты, специалисты по сельскому хозяйству, литераторы и вообще всякие профессора. Дополнить этот список он не успел: 25 мая его хватил удар.

Чуть ли не на следующий день по Москве рассыпались диковинные слухи, зафиксированные для последующих поколений добросовестным летописцем – историком Ю.В. Готье: *«Упорные и настойчивые разговоры, что у Ленина прогрессивный паралич уже в очень дальней стадии. Хороший финал для вождя русской революции; лучший и самый достойный из всех возможных. Он умирает от сифилиса, заразив и погубив сифилисом всю Россию»*.[17] Одновременно по врачебным кругам разошелся анекдот о расщеплении психики вождя мирового пролетариата; на вопрос какого-то иностранца, сколько в стране настоящих коммунистов, он якобы долго молчал, загибая пальцы в мучительных подсчетах, а потом изрек: *«Настоящих только три – первый Ленин, второй Ульянов и третий я»*.

Физиками, биологами, генетиками и прочими интеллектуалами пришлось заниматься ленинским ученикам и наследникам, сложившим из множества вязких и злобных слов своего наставника государственную идеологию – советский религиозный гибрид, представлявший собой причудливую смесь извращенных заповедей и криминальных установок, коллективного мифотворчества и популистских лозунгов. На сваях этого худосочного вероучения они усердно сооружали тот небывалый дворец социализма (или гигантский фаланстер, как назвал его французский утопист Фурье), где слову исправно служили, где слову с воодушевлением поклонялись и где всем за каждым и каждому за всеми надлежало подглядывать и подслушивать.

Восприемники идеи

Бережно подхватив идею государственного погрома «гнилой интеллигенции» из ослабевших рук обезумевшего вождя, члены Политбюро взялись за дело. Для разминки 26 мая заслушали ленинское мнение о «белогвардейской литературе» в изложении Дзержинского. Договорились «обязать членов Политбюро уделять 2–3 часа в неделю на просмотр ряда некоммунистических изданий». Поручили тройке в составе Н.Л.Мещерякова (начальника Главного управления по делам печати), Я.С.Агранова (особоуполномоченного чекиста, надзиравшего за искусством, а с ноября 1922 года по февраль 1923 года начальника Особого бюро по делам административной высылки «антисоветских элементов») и А.С.Бубнова (заведующего отделом агитации и пропаганды ЦК РКП) подготовить план распределения книг среди верховных цензоров.[18]

Тугоподвижность охранительного мышления у каждого участника этой тройки сочеталась с чрезвычайно развитой способностью чуять запах крамолы задолго до его возникновения. Возглавивший тройку Мещеряков еще в феврале 1922 года ощутил смрад инакомыслия в стране, о чем незамедлительно доложил высокому начальству. Встревоженное Оргбюро ЦК РКП(б) 3 марта постановило: закрыть журналы «Вестник литературы» и «Летопись Дома литераторов», потребовать от Центрального политотдела Госиздата усилить надзор за деятельностью местных цензур и предоставить право на получение заграничных изданий только членам ЦК РКП(б) и Президиума ВЦИК, членам Исполкома Коминтерна и Президиума ОГПУ, наркомам и другим особо ответственным товарищам.[19]

В конце мая блеснул своим даром сугубой бдительности лучший фальсификатор карательного ведомства Агранов. Всего за пять дней он сочинил и 1 июня представил Дзержинскому совершенно секретный меморандум относительно антисоветской интеллигенции:

«Докладная записка
об антисоветских группировках среди интеллигенции

1. Введение. Новая экономическая политика советской власти создала опасность объединения и консолидации сил буржуазных и мелкобуржуазных групп, находящих себе все усиливающуюся опору в условия развития НЭПа. Антисоветская интеллигенция широко использует открывшиеся ей возможности организации и собирания своих сил, созданные мирным курсом Советской власти и ослаблением деятельности репрессивных органов. Тревожным симптомом организации будущего сплоченного контрреволюционного фронта является стихийное нарождение значительного числа частных общественных союзов (научных, экономических, религиозных и пр.) и частных издательств, вокруг которых группируются антисоветские элементы. Мощь антисоветской интеллигенции и ее сплоченных группировок усиливается еще и тем обстоятельством, что в широких кругах членов ком[мунистической] партии в связи с ликвидацией фронтов и НЭПом установилось определенное «мирное» ликвидаторское настроение. Ослабление репрессий окрылило надежды антисоветской интеллигенции и в последнее время различные ее слои в различных формах ведут против Советской власти упорную контрреволюционную работу. Главной ареной борьбы против Советской власти антисоветской интеллигенцией избраны высшие учебные заведения, различные общества, печать, различные ведомственные съезды, театр, кооперация, тресты, торговые учреждения и в последнее время религия и др.

2. Деятельность антисоветской интеллигенции в высших учебных заведениях. Как студенчество, так и антисоветская профессура в высших учебных заведениях ведут контрреволюционную работу главным образом в двух направлениях: а) борьба за «автономию» высшей школы и б) за улучшение материального положения профессуры и студенчества. Борьба за «автономию», как в кругах активного антисоветского студенчества, так и профессуры имеет в сущности цели исключительно политические, направленные против влияния в высшей школе коммунистической партии и классового

принципа в школе. Под разными поводами и предлогами контрреволюционное студенчество и профессура главным образом городов Москвы и Петрограда стремятся к воцарению в высшей школе определенных принципов, отвечающих их политическим воззрениям.

На этой почве в высшей школе ведется упорная затаенная борьба в продолжение всего существования Советской власти. В последнее время борьбы за гегемонию профессуры в высшей школе приобрела особенно острые формы, причем наши противники нисколько не стесняются в средствах достижения своих целей. Сознавая свою силу (благодаря малому количеству красной профессуры) контрреволюционные элементы в высшей школе создают благоприятную почву для воспитания студенчества в антикоммунистическом и антисоветском духе. Контрреволюционные элементы в высшей школе создают и укрепляют свои партийные организации (ячейки с[оциалистов]-р[еволюционеров], меньшевиков, кадетов). Борьба за улучшение материального положения профессуры и студенчества, точно так же, как и борьба за «автономию», используется антисоветскими элементами ВУЗ [высших учебных заведений] в качестве орудия политической борьбы. Последнее обстоятельство, как нельзя лучше вскрылось в недавних забастовках в вышей школе (в Московском Университете, Высшем техническом училище и проч.). ГПУ получены сведения, что московская профессура, руководимая «объединенным советом профессоров», подготавливает новую забастовку на экономической почве, рассчитывая начать таковую в первый день процесса с[оциалистов]-р[еволюционеров]. Застрельщиком этого выступления является профессура Высшего технического училища. Эта забастовка по расчетам профессоров должна увлечь за собой также технический персонал высших учебных заведений, а равно и студенчество. Такое же выступление подготавливается и в Петрограде. Положение в высшей школе требует принятия ряда решительных мероприятий по прекращению и предупреждению контрреволюционных выступлений профессуры.

3. Деятельность антисоветской интеллигенции в различных обществах. Вокруг возникших за последнее время частных обществ (научных, торгово-промышленных и проч.) сплачиваются уцелевшие от разгрома революции антисоветские элементы, которые в первые годы Советской власти не проявили особой активности и поэтому оставались нетронутыми карательными органами. В последнее время замечается определенная концентрация в частных обществах контрреволюционных групп, которые выступают в общественной жизни страны с определенными политическими целями в той или иной степени замаскированными, но определенно направленными к свержению Советской власти. Например, Пироговское общество, существующее полуофициально, имеет тенденцию играть традиционную роль искусно прикрытой политической оппозиции против Советской власти. В самом порядке регистрации частных обществ существует явная неразбериха. В то время, как одно ведомство не разрешает открытие какого-либо общества, другое регистрирует то же общество.

4. Деятельность частных издательств. Разрешение Советской властью частных издательств и периодической печати дало в руки антисоветской интеллигенции мо-

гучее орудие борьбы, которым она не преминула воспользоваться. В столичных городах и в провинции появилось значительное количество изданий с более или менее ярко выраженными антисоветскими тенденциями: журналы «Экономист», «Экономическое возрождение», «Летопись дома литераторов», журнал Пироговского о[бщест]ва и проч.

Вокруг некоторых издательств организовываются политические группы, остающиеся до сих пор наиболее непримиримыми противниками Советской власти; например, в издательстве «Задруга» группируются члены партии н[ародных] с[оциалистов] (Мельгунов, Мякотин, Пешехонов др.) и некоторые члены ЦК партии кадетов (Кизеветтер); вокруг издательства «Берег» группируются преимущественно члены ЦК партии кадетов – бывшие члены Тактического центра, Национального центра, Совета общественных деятелей, привлекавшиеся к суду 1920 г[оду] и впоследствии выпущенные из тюрьмы. Издательство «Книга» находится в руках ЦК меньшевиков.

Частная печать дает возможность, во-первых, объединения определенных к[онтр]р[еволюционных]. группировок вокруг определенных политических лозунгов и, во-вторых, наводнения книжного рынка антикоммунистической литературой, поповско-мистическими изданиями и разного рода порнографией. Вместе с тем некоторыми центральными ведомствами Советской власти допущена у себя фактическая свобода печати, позволяющая использовать некоторые специальные органы для противосоветской пропаганды (Наркомзем, Наркомздрав).

5. Деятельность антисоветской интеллигенции на различных ведомственных Съездах. Съезды и Всероссийские совещания спецов, устраиваемые различными наркоматами используются контрреволюционной интеллигенцией для организации своих сил во всероссийском масштабе, для проведения решений, противоречащих политике Советской власти. Эти съезды используются также как трибуны для антикоммунистической пропаганды. Например, съезд с[ельско].-хоз[яйственной] кооперации использован эсерами для созыва Х совета партии. История со съездом Главкустпрома в этом отношении является также весьма показательной. Особенно характерным в этом отношении является Всероссийский съезд врачей, объявивших поход против Советской медицины, выявивший тенденцию врачей стать вне общепрофессионального рабочего движения и сорганизоваться путем своего печатного органа. Подобные опасные течения проявились и на Всероссийском съезде земотделов.

6. Деятельность антисоветской интеллигенции в кооперации, трестах и торговых учреждениях. Наиболее удобным местом для объединения и концентрации антисоветских элементов (эсеры, меньшевики, кадеты, народные социалисты) является кооперация. С одной стороны – благодаря тому, что в кооперативных органах работает слишком мало коммунистов и, с другой – потому что кооперация дает антисоветским элементам широкую возможность непосредственного сближения с широкими слоями трудовых элементов Республики. В связи с большими правами, предоставленными кооперации, антисоветские элементы в ней не только концентрируют, сплачивают свои силы, [но также] имеют возможность обогащать свои организации материальными

средствами. Эти же явления следует отметить и в трестах, в торговых учреждениях и объединениях.

7. Деятельность антисоветской интеллигенции в вопросах религии. Изъятие церковных ценностей и раскол православной церкви используется главным образом черносотенной интеллигенцией. Помимо обычной агитации против изъятия ценностей и прямого сопротивления последнему, высшая черносотенная интеллигенция как духовная, так и из числа верующих мирян, заметно оживилась и подготавливает почву для единого религиозного фронта по борьбе с атеизмом Советской власти.

Все вышеизложенное указывает на то, что в процессе развития НЭПа происходит определенная кристаллизация и сплочение противосоветских групп и организаций, оформляющих политические стремления нарождающейся буржуазии. В недалеком будущем при современном темпе развития эти группировки могут сложиться в опасную силу, противостоящую Советской власти. Общее положение Республики выдвигает необходимость решительного проведения ряда мероприятий, могущих предотвратить возможные политические осложнения.

Особоуполномоченный ГПУ Я. Агранов. Москва, 1 июня 1922 г[ода].»[20]

Вслед за Аграновым недурно проявили себя чиновники Совнаркома, подготовив декрет о генеральном цензурном заведении, подписанный А.И. Рыковым 6 июня, но опубликованный только через две с половиной недели: *«В целях объединения всех видов цензуры печатных произведений учреждается Главное Управление по делам литературы и издательства при Народном Комиссариате Просвещения и его местные органы – при Губернских Отделах Народного Образования. <…> Надзор за зрелищами и театральными представлениями возлагается на заведующих Губернскими Отделами Народного Образования»*.[21] Наркомат просвещения, куда входила новая организация, именуемая обычно Главлитом, становился, таким образом, одним из филиалов ГПУ, призванных непрестанно следить за установлением в стране убогого единомыслия.

В первой декаде июня ближние соратники вождя мирового пролетариата устроили конструктивное совещание. Скрытое от мира в недрах бывшего Центрального партийного архива, соответствующее постановление, основанное на домыслах Агранова, но под названием «Докладная записка ГПУ в Политбюро ЦК РКП(б)», осталось светильником абсурда в буднях мракобесия для всех последующих вождей:

«Протокол № 10

Заседания Политбюро от 8 июня 1922 года.

Присутствовали: члены Политбюро т.т. Каменев, Сталин, Троцкий, Рыков, Зиновьев, кандидаты – т . Калинин, члены ЦК – т.т. Радек, Сокольников, с совещательным голосом – т. Цюрупа.

8. – Об антисоветских группировках среди интеллигенции (Уншлихт).

а) Принять (с поправками) следующее предложение т.Уншлихта:

1. В целях обеспечения порядка в в[ысших] у[чебных] заведениях образовать комиссию из представителей Главпрофобра и ГПУ (Яковлева и Уншлихт) и представителя Оргбюро ЦК для разработки мероприятий по вопросам:

а) о фильтрации студентов к началу будущего учебного года;

б) об установлении строгого ограничения приема студентов непролетарского происхождения;

в) об установлении свидетельств политической благонадежности для студентов, не командированных профессиональными и партийными организациями и не освобожденных от взноса платы за право учения.

Созыв комиссии за т.Уншлихтом, срок недельный.

2. Той же комиссии (см. п.1) выработать правила для собраний и союзов студенчества и профессуры.

Предложить Политотделу Госиздата совместно с ГПУ произвести тщательную проверку всех печатных органов, издаваемых частными обществами, секциями спецов при Профсоюзах и отдельными наркоматами (Наркомзем, Наркомпрос и пр.).

б) Пункты 3-й и 4-й проекта постановления (см. приложение) принять в основе, внеся следующие поправки: в пункте 3-м «ГПУ» заменить «НКВД». Конец пункта 3 изменить: «Местные съезды или совещания спецов разрешаются Губисполкомами с предварительным запросом заключения местных органов ГПУ (Губотделов)».

Для окончательной формулировки п.п.3 и 4, выработки форм проведения и рассмотрения вопроса о необходимости проведения в законодательном порядке создать комиссию в составе т.т.Курского, Дзержинского и Енукидзе. Созыв комиссии за т. Енукидзе. Срок работы – недельный .

в) Пункт 5-й передать в ту же комиссию с обязательным вызовом Томского или Рудзутака.

г) Предложить ВЦИК издать постановление о создании особого совещания из представителей НКИД и НКЮ, которому предоставить право в тех случаях, когда имеется возможность не прибегать к более суровому наказанию, заменять его высылкой за границу или в определенные пункты РСФСР.

д) Для окончательного рассмотрения списка подлежащих высылке верхушек враждебных интеллигентских группировок образовать комиссию в составе т.т.Уншлихта, Курского и Каменева.

е) Вопрос о закрытии изданий и органов печати, не соответствующих направлению советской политики (журнал Пироговского общества и т.п.), передать в ту же комиссию (см. п. «д»).

ж) Пункт 8-й проекта постановления отклонить.

9. – О директиве в связи с Всероссийским съездом врачей (Уншлихт).

а) Общие меры, вызванные съездом врачей, отложить до конца эсеровского процесса.

б) Вопрос об аресте некоторого числа врачей, который необходимо произвести немедленно, передать в комиссию т.Уншлихта, Курского и Каменева (см. п. 8-д).

в) Предложить ГПУ внимательнейшим образом следить за поведением врачей и других интеллигентских группировок во время процесса эсеров и не допускать никаких демонстраций, речей и т.п.

Приложение к п<ункту> 8-б пр<отокола> ПБ № 10 от 8.VI.22 г.

Предложения тов.Уншлихта, сданные в комиссию.

3. Установить, что ни один съезд или Всероссийское совещание спецов (врачей, агрономов, инженеров, адвокатов и проч,) не может созываться без соответствующего на то разрешения НКВД. Местные съезды или совещания спецов разрешаются губисполкомами с предварительным запросом заключения местных органов ГПУ (Губотделов).

4. Поручить ГПУ через аппарат Наркомвнудела произвести с 10.VI перерегистрацию всех обществ и союзов (научных, религиозных, академических и проч.) и не допускать открытия новых обществ и союзов без соответствующей регистрации ГПУ. Незарегистрированные общества и союзы объявить нелегальными и подлежащими немедленной ликвидации.

5. Предложить ВЦСПС не допускать образования и функционирования союзов спецов помимо общепрофессиональных объединений, а существующие секции спецов при профсоюзах взять на особый учет и под особое наблюдение. Уставы для секций спецов должны быть пересмотрены при участии ГПУ. Разрешения на образование секций спецов при профобъединениях могут быть даны ВЦСПС только по соглашению с ГПУ».[22]

В этом постановлении удалось заложить все мыслимые и немыслимые мины под культуру, творчество и процветание страны. Последующие вспышки абсурда были совершенно неизбежны. Но индуцированные Лениным пламенные революционеры умели лишь мастерски разрушать и способностью к долгосрочным прогнозам не отличались. Увлеченные идеей тотального полицейского контроля, они внесли еще дополнительные положения в инструкцию для Уншлихта:

«Все объединения научных работников утверждаются Главпрофобром и регистрируются в НКВД.

Студенческие общества утверждаются правлением ВУЗа и регистрируются в НКВД и его местных органах в общем порядке, согласно постановлению ВЦИК от 12 июня 1922 года (см. «Известия» № 1573).

До начала учебного года все студенты (кроме членов РКП, РКСМ) обязаны представить отзыв ГПУ по месту нахождения данного ВУЗа о лояльном отношении к советской власти. Командированные профсоюзом – отзыв секретариата профсоюза, рабфаковцы – отзыв Президиума рабочего факультета.

На будущее соответствующую инструкцию должен выработать Наркомпрос вместе с ГПУ».[23]

Когда заурядный обыватель высказывает идеи величия или преследования, взволнованные родственники обращаются прежде всего к врачу. Но с кем советоваться, если нелепые реформаторские или репрессивные взгляды принадлежат главе государства? Кто попытается разубедить лидера новой сатрапии, даже если его безапелляционные воззрения противоречат действительности и несут прямой вред стране? И кто позовет врача, если категорические и совершенно не доступные коррекции суждения диктатора полностью овладевают сознанием окружающих?

Примерка идеи

Пока Ленин страдал от паралитических припадков, пока он учился заново говорить, читать, писать и считать, пока западная общественность переживала по поводу судебного процесса над эсеровской партией, проходившего в Москве с 8 июня по 7 августа, соратники вождя мирового пролетариата готовили проскрипции. С энтузиазмом исполняя повеление вождя, верховная тройка погромщиков (Каменев, Курский, Уншлихт) 31 июля рассмотрела и 2 августа утвердила списки «антисоветской интеллигенции».

На зарубежное заклание наметили поначалу 197 интеллектуалов: 53 в Петрограде, 67 – в Москве и 77 – на Украине; осенью перечень потенциальных изгнанников увеличили на несколько десятков человек, добавив к нему, в частности, 33 фамилии московских студентов. Списки изгнанников возглавляли профессор кафедры социологии Петроградского университета П.А.Сорокин, профессор кафедры астрономии и декан физико-математического факультета Московского университета В.В. Стратонов и ректор Харьковского технологического института, один из самых крупных в стране специалистов по сахароварению И.А. Красуский. Относительно некоторых столичных кандидатов на высылку тройка обменялась мнениями; украинский список приняли сразу, не входя в обсуждение отдельных лиц, поскольку означенную опись уже одобрил республиканский ЦК партии.[24]

Основные «осиные гнезда» инакомыслящих обнаружили в Московском и Петроградском университетах, сельскохозяйственной академии и агрономическом институте, Московском высшем техническом училище и Петроградском политехническом институте, коммерческом и археологическом институтах, Русском техническом и Вольном экономическом обществах. Чистке по принципу умственной полноценности подлежали правоведы и философы, историки и литераторы, агрономы и экономисты, инженеры и врачи. Свыше трети предназначенных к изгнанию с Украины составили именно врачи. Впрочем, учитывая извечный дефицит в стране людей с высшим медицинским образованием, большинству врачей поменяли западное направление ссылки на северное и восточное; полтора десятка самых своенравных докторов поставили выслать в Оренбургскую губернию и в Киргизский край с полукочевым населением.

Особое негодование у ленинских сподвижников вызывали нераскаявшиеся члены упраздненных партий (в том числе бывшие депутаты разогнанного большевиками Учредительного собрания). Над кадетами – центром притяжения «гнилой интеллигенции» – они чинили расправы непрестанно с 1918 года. С наиболее упорными меньшевиками разобрались по понятиям зимой 1922 года: основную часть загнали в заштатные города отдаленных губерний под надзор тайной полиции (с целью использования в качестве человеческого фактора на будущих политических процессах), а тех, кто страдал цингой или чахоткой (в том числе историка Б.И. Николаевского и социал-демократа с 1894 года Ф.И. Дана), 19 января отпустили из Бутырской тюрьмы на волю, намереваясь без промедления выпроводить их в Ригу. Заранее позаботиться о латвийских визах в карательном ведомстве попросту забыли; поэтому меньшевиков, уже отсидевших в заключении почти одиннадцать месяцев якобы за подготовку Кронштадского мятежа, на пару недель, до получения виз, вернули в знакомые камеры, а в самом начале февраля выкинули, наконец, в Латвию, выдав им пособие в размере 13 долларов на всю оставшуюся жизнь и напутствие – ни в чем себе не отказывать. В первых числах июля в Москве задержали 85 меньшевиков, обойденных вниманием властей при облаве в 1921 году; в августе к ним присоединили еще 17 социал-демократов из Минска. Осенью двоих из этой партии арестованных (бывших членов ЦК РСДРП А.А. Югова и П.А. Гарви) выслали в Германию, а остальных – в Сибирь, Туркестан и Олонецкую губернию.[25]

Поскольку эсеров удачно репрессировали в начале августа 1922 года, на карающий серп пролетарской диктатуры выпала обязанность подрезать прежде всего бывших народных социалистов (представителей запрещенной в 1918 году Трудовой народно-социалистической партии). Руководителей этой партии – В.А. Мякотина, С.П. Мельгунова, А.В. Пешехонова – заново разоблачили как участников «контрреволюционных организаций», ликвидированных чекистами несколько лет назад.

Историк, публицист, сотрудник журнала «Русское богатство», Мякотин до октябрьского переворота подвергался аресту дважды (в 1901 и 1911 годах). Весной 1918 года он уехал из Москвы на Кубань, а спустя два года, просматривая советскую прессу, с удивлением обнаружил, что его не только зачислили в состав «Тактического центра» (подпольного объединения контрреволюционных партий, по заверениям советских энциклопедических изданий), но и заочно приговорили к высшей мере наказания. Позднее он узнал, что «Тактический центр» изобрели следователи ВЧК, включив в эту «организацию» несколько членов «Совета общественных деятелей», «Национального центра» и «Союза возрождения России». Осенью 1920 года его задержали в Екатеринодаре и как важного преступника доставили в Москву прямо к Агранову. На допросе Мякотин, не заметивший каких-либо различий между жандармами и большевиками, держался твердо, памятуя старое правило: *«О себе говори, что хочешь, о других же – ничего»*.[26] Временно освобожденный из Бутырской тюрьмы в апреле 1921 года, он подлежал теперь пожизненному изгнанию (советские энциклопедические издания настойчиво отправляли его почему-то в добровольную эмиграцию с 1918 года).

Историк, публицист, редактор журнала «Голос минувшего», основатель кооперативного издательства «Задруга», Мельгунов еще в 1920 году был приговорен к расстрелу, замененному десятилетним заключением. По ходатайству Академии наук, знаменитой Веры Фигнер и теоретика анархизма князя П.А. Кропоткина его выпустили из тюрьмы в феврале 1921 года, чуть ли не в день похорон князя. Вновь арестованный летом 1922 года, Мельгунов избежал дальнейших преследований лишь благодаря поручительству наркома внешней торговли Красина и прошению Веры Фигнер о его высылке. На прощание с ним встретился сам будущий председатель ОГПУ Менжинский. Сначала чекист выразил историку свое сочувствие: *«Каждую ночь ждете звонка, да и работать вряд ли удается при таком количестве обысков; двадцать у вас уже было? Все вверх дном, верно. Да, я вас понимаю…»* Затем добавил: *«Мы вас выпустим, только с условием не возвращаться». «Вернусь через два года, вы больше не продержитесь»,* – выпалил Мельгунов. *«Нет, я думаю, шесть лет еще пробудем»,* – устало отозвался Менжинский.[27]

Вместе с Мельгуновым навсегда уезжали наиболее квалифицированные сотрудники книгоиздательства «Задруга». Им инкриминировали открытие зарубежного филиала, публикацию писем Короленко к Луначарскому, «недопустимых к распространению», и отказ «печатно отмежеваться от заграничного отдела». В декабре 1922 года Политбюро распорядилось о ликвидации книгоиздательства «Задруга».[28]

Земский статистик, публицист, сотрудник журнала «Русское богатство», министр продовольствия Временного правительства, Пешехонов в январе 1922 года постановлением Политбюро ЦК РКП(б) был отстранен от работы в Центральном статистическом Бюро Украины. В феврале Ленин разрешил ему заниматься статистикой торговой или санитарной (но никакой иной), а Уншлихту и шефу украинских чекистов Манцеву предписал установить за Пешехоновым строгую слежку. Легко угадав невысказанное желание вождя, Уншлихт вытребовал простодушного статистика в Москву. В июне Пешехонову дали должность научного сотрудника наркомата земледелия, а вместо квартиры – позволение снять дачу за 90 верст от столицы; в июле его задержали прямо на улице и в августе внесли в проскрипционный реестр, чтобы через месяц спровадить «контрреволюционного интеллигента» в насильственную эмиграцию. В ноябре того же года, уже за границей, Пешехонов подготовил к печати несколько очерков. *«Меня схватили за шиворот и выбросили сначала из Украины, а потом вышвырнули и из России,* – писал он. – *Более тяжкого удара большевики не могли нанести мне. Более тяжкого и мучительного, более тяжкого и оскорбительного».*[29]

О таких же чувствах унижения и жизненного краха вспоминал позднее писатель М.А. Осоргин. Впервые арестованный в 1905 году за связь с эсерами, он бежал за границу, провел в эмиграции десять лет, вернулся в 1916 году, печатался в газетах и журнале «Голос минувшего», выпустил несколько книг, стал первым после революции председателем Всероссийского союза журналистов. В 1919 году он был заключен в Лубянскую тюрьму, но вскоре отпущен по ходатайству поэта Ю.К. Балтрушайтиса. В бесноватом 1921 году его вновь репрессировали за участие в деятельности Всероссийского Комитета помощи голодающим. Через год, в последний раз заполняя анкету перед изгнанием, на вопрос: *«Как вы относитесь к советской власти?»* – он ответил: *«С удивлением».*[30]

Аналогичным методом вышвыривания избавлялись и от других участников Всероссийского Комитета помощи голодающим, репрессированных еще год назад.[31] Не ясно, как реагировал на это М. Горький – формально один из организаторов Комитета: возмутился ли он беспрецедентной полицейской акцией или, наоборот, позволил уговорить себя в ее целесообразности? Так или иначе, но летом 1922 года, когда Прокопович и Кускова прибыли в Берлин, Горький написал им: *«Приездом вашим не удивлен, ибо еще в апреле знал, что всех членов Комитета решено «выселить» из России»*.[32]

В одной шеренге с «меньшевиствующими и кадетскими элементами» Всероссийского Комитета помощи голодающим стояли различные кооператоры: члены Центрального союза потребительских общество (Центросоюза) – «носители социально реакционной идеологии», сидевшие под стражей с 1920 года, и сотрудники кооперативных издательств «Агроном», «Берег», «Логос». Как и служащих «Задруги», их обвиняли в пропаганде «идеологии буржуазной реставрации», по определению Бубнова.[33] В том же 1922 году эти издательства прикончили, равно как только что возобновленный журнал Пироговского общества «Общественный врач» и журнал Петроградского философского общества «Мысль».

Подручным вождя мирового пролетариата не довелось даже ломать себе голову над составлением списка «противосоветской интеллигенции». Достаточно было выбрать наиболее ярких авторов и редакторов запрещенных изданий. Ленинский перечень лиц, в которых советское государство больше не нуждалось, сразу приобретал, таким образом, окончательный вид. В этот феноменальный свиток вошли и редактор ненавистной большевикам и давно закрытой газеты «Русские ведомости» В.А. Розенберг; и литературный критик Ю.И. Айхенвальд, публично осудивший убийство Н.С. Гумилева и называвший высоко ценимого Троцким поэта-большевика В.Я. Брюсова то «преодоленной бездарностью», то «эхом чужих эпиграфов»; и петроградские журналисты Н.М. Волковысский и Б.И. Харитон (редакторы сначала закрытой по решению Оргбюро «Летописи Дома литераторов», а затем малоизвестного и, как положено, без задержки добитого журнала «Литературные записки»), ожидавшие ареста после печатных доносов на них поэта С.М. Городецкого; и, главное, целая команда философов –Н.А. Бердяев, С.Н. Булгаков, Б.П. Вышеславцев, И.А. Ильин, Л.П. Карсавин, И.И. Лапшин, Н.О. Лосский, Ф.А. Степун, С.Л. Франк.

Много лет спустя, в период горбачевской перестройки, журналисты нашли броское определение принудительной эмиграции интеллектуального потенциала государства, назвав депортацию 1922 года «Философским пароходом». Сочная метафора вошла в обиход на закате советской империи, когда догмы былых фанатиков, окаменевшие в форме идеологии развязных демагогов, стали рассыпаться в мелкую пыль, и в страну с покалеченной памятью нескольких поколений потекли труды российских мыслителей, искателей «интеллигентской правды», по выражению Бердяева.

Литературный образ «Философского парохода» создавал, однако, обманчивое впечатление однократной полицейской операции, нацеленной преимущественно против небольшой группы высоколобых интеллектуалов – идейных противников коммунистического вероучения. На самом деле погром инакомыслящих не ограничивался ни временными рамками второй половины 1922 года, ни профессиональной принадлежностью высылаемых. Прямые наследники пресловутого Охранного отделения без устали выискивали крамолу в каторжной советской империи. В том же 1922 году коллегия ОГПУ, вдохновленная свежими репрессивными идеями вождя мирового пролетариата, умудрилась обнаружить в Петрограде целое скопище «контрреволюционных белогвардейских элементов» и 28 июня приняла постановление по чистке города и его окрестностей:

«1–а) Одной из первых задач очистки Питера от контрреволюционных белогвардейских элементов и их партийных группировок, безусловным [следует] признать удаление из Питера эсеров, меньшевиков и активно содействующих им лиц, занятых в хозяйственных учреждениях Петрограда и губернии, в отдельных трестах и т.д. Эту чистку произвести в порядке перебросок, переводов в другие местности и порядке ареста, изоляции, высылки.

–б) Также произвести чистку от сотрудничества меньшевиков, эсеров и активно содействующих им из учреждений, профсоюзов и других массовых пролетарских организаций.

2. Наряду с этим из Петрограда удалить всех видных эсеровско-меньшевистских белогвардейских политических деятелей, представителей интеллигенции и лиц свободных профессий, которые могут идеологически и политически оформлять, руководить контрреволюционной работой на местах и которые оказывают всяческое активное содействие контрреволюционным начинаниям.

3. Признать необходимым произвести чистку и удаление из Питера контрреволюционного студенчества, порядок этого удаления разработать особо с соответствующими органами.

4. С особенным вниманием, осторожностью и тщательностью произвести чистку как целых групп, так и отдельных лиц эсеров и меньшевиков (и тех из них, которые прикрываются беспартийностью) среди пролетариата по фабрикам, заводам. Все активные и видные меньшевики и эсеры подлежат безусловному удалению из Петрограда и губернии без права возврата. Такому же удалению подлежат все активно действующие против пролетарской революции и активно противодействующие Советской власти более молодые меньшевики и эсеры, и те из них, которые именуют себя беспартийными, а также лица, исключенные из рядов нашей партии и проявляющие себя активно контрреволюционно.

5. Чистку и удаление из Питера не считать единовременным мероприятием против контрреволюционных партий, а поставить ее более систематически и производить беспрерывно по мере обнаружения эсеровско-меньшевистских организаций, отдельных групп и лиц. Устранение из фабрик и заводов производить за пределы Питера без права возврата с тем, чтобы эти лица не могли переходить из одного завода на другой. За нарушение этого подвергать более суровым мерам наказания и строгой изоляции.

6. Приезжающих на жительство в Питер меньшевиков и эсеров немедленно удалять из Петрограда. За неисполнение подвергать репрессивным взысканиям и безусловному удалению.

7. Главную чистку и удаление из Питера активных эсеровских [и] меньшевистских белогвардейских элементов произвести в 4-х месячный срок. В дальнейшем – по мере обнаружения таковых.

8. В порядке партдисциплины обязать всех хозяйственных работников, председателей трестов и заводоуправлений не принимать на заводы меньшевиков и эсеров, а также активных участников и руководителей волынок, носящих политический характер, и желавших придать последним такое значение. Вменить в обязанность строго за этим следить, возлагая на них всю ответственность. Невыполнение рассматривать как попустительство контрреволюции и привлекать за таковое к партответственности и партвзысканию.

9. Признать необходимым удаление от преподавания реакционную профессуру, преподающую общественные науки. Войти в ЦК РКП для утверждения последнего.

10. Также подлежит выселению из Петрограда и Петроградской губернии белое офицерство (колчаковцы, врангелевцы, дениковцы и т.д.).

11. Поручить тов[арищу] Мессингу от имени комиссии ЦК по очистке Петроградской губ[ернии] от контрреволюционных элементов провести эти предложения в ЦК РКП.»[34]

Охранительные традиции Российской империи, основанные, по Салтыкову-Щедрину, на «принципе обуздания», большевики сумели довести до логического завершения. Сколько жителей Петрограда изгнали в отдаленные губернии только во второй половине 1922 года, вряд ли удастся когда-нибудь установить. В годы сталинского правления «философское» судоходство по внутренним водам (с массовой депортацией жителей бывшей столицы) приобретало особенно интенсивный характер после каких-либо экстремальных событий, в частности, после убийства С.М. Кирова.

Воплощение идеи в материю

Истомленный болезнью, вынужденным бездельем и неутоляемой ненавистью, верховный вождь напряженно ждал всходов посеянной им идеи. От эмоциональной нагрузки возникала длительная головная боль и заметно портилось настроение. Доверенные врачи тоже изрядно досаждали своей заботливостью: читать газеты разрешили еще 18 июля, а политические свидания по-прежнему запрещали до конца августа. Верные соратники навещали, конечно, по-дружески чуть ли не ежедневно, начиная с 11 июля, но желанную информацию не привозили. Наконец 18 августа он прочитал в газете декрет ВЦИК от 10 августа об административной высылке «лиц, причастных к контрреволюционным выступлениям».[35] Вечером того же 18 августа в нетерпеливые руки вождя мирового пролетариата опустилась служебная записка Уншлихта:

«Согласно Вашего распоряжения посылаю списки интеллигенции по Москве, Пи-

теру и Украине, утвержденные Политбюро. Операция производилась в Москве и Питере с 16-го на 17-ое, по Украине с 17 на 18-ое .

Московской публике сегодня объявлено постановление о высылке за границу и предупреждение, что самовольный въезд в РСФСР карается расстрелом. Завтра выяснится вопрос с визами. Ежедневно буду Вам посылать сводку о ходе высылки.

С ком[мунистическим] приветом. Уншлихт.

Все с нетерпением ждем полного восстановления Ваших сил и здоровья. 18.8.22 г[ода]».[36]

Благостная весть о массовых арестах возбудила у Ленина чувство глубокого и продолжительного удовлетворения. Идея неизбывной виновности всех мыслящих соотечественников дала, наконец-то, первые ростки. Пресные будни вновь обрели для него долгожданное содержание. Через сутки он даже объявил лечащему врачу: *«Сегодня, пожалуй, первый день, что совершенно не болела голова»*. Умиленный доктор тотчас записал в своем дневнике, что последние три дня вождь производит впечатление здорового человека.[37]

Пелена иллюзий затмила, очевидно, в тот день клиническую картину болезни. Вождю еще только предстояло оклематься до весьма относительного и недолгого улучшения самочувствия. Старания врачей способствовали неустойчивому восстановлению его физического состояния, зато усилия чекистов поддерживали его боевой дух. Полицейская операция продолжалась. В администрацию учреждений, где работали арестованные, 22 августа ГПУ разослало однотипные уведомления:

«Настоящим ГПУ сообщает, что профессор 1-го Государственного университета Стратонов Всеволод Викторович 17 августа с[его] г[ода] арестован за антисоветскую деятельность. На основании декрета Совета Народных комиссаров от 30 июля 1919 года «Об ограничении прав на вознаграждение лиц, привлеченных к следствию или суду», распубликованного в № 168 «Известий ВЦИК» от 1 августа 1919 года, гражданин Стратонов В.В. подлежит немедленному увольнению со службы (статья 1-я) и лишению со дня ареста получаемого им до сих пор содержания (статья 2-я).

Зам[еститель] пред[седателя] ГПУ – Уншлихт.

Нач[альник] С[екретного] О[тдела] ГПУ – Самсонов.»

Аналогичные извещения поступили в Московский университет по поводу его бывшего ректора, профессора кафедры зоологии М.М. Новикова, профессора кафедры русской истории, члена-корреспондента Российской Академии наук А.А. Кизеветтера, профессора юридического факультета, председателя Московского психологического общества И.А. Ильина, профессора кафедры международного права А.Л. Байкова и других ученых. Всем арестованным предложили выехать за границу и всех, давших в этом подписку, вскоре выпустили из-под стражи для сборов в дорогу и «ликвидации своих дел». Не пожелавшим навсегда покинуть родную страну за собственный счет посулили изринуть в ближайшие сроки за счет ГПУ и под конвоем. Обещанию этому приходилось верить, поскольку исходило оно непосредственно от начальника Главпрофобра (Главного управления профессионального образования) Яковлевой – совсем недавно еще важной персоны в системе ВЧК – ОГПУ.[38]

В чем конкретно проштрафился каждый представитель «гнилой интеллигенции», официально не сообщали. Растерянной профессуре пришлось самостоятельно отыскивать хоть какое-нибудь объяснение алогичным действиям властей. Наиболее оригинальную трактовку своей высылки предложил Лосский: *«Меня изгоняют из России, как за год до того изгнали из Петроградского университета, ставя мне в вину только мою религиозно-философскую идеологию. Значит, сами мои противники втайне признают истинным тезис: сознанием определяется бытие, дух господствует над материей»*. Его попутчик на «Философском пароходе», профессор по кафедре агрономии Б.Н. Одинцов, бывший проректор Петроградского университета, склонялся к более реалистичному истолкованию: *«За что же нас выслали? Что это глупость или испуг? Я думаю то и другое. Правители России, несмотря на свою наглость, настолько трусливы, что боятся каждого независимо и честно высказанного мнения и по глупости ссылают нас туда, где мы имеем полную возможность сказать ту правду, которую они хотят скрыть от себя и от всего света»*.[39]

Соображения Одинцова нечаянно подтвердил Г.Л. Пятаков (председатель Главного концессионного комитета и председатель Верховного трибунала на эсеровском процессе) в приватной беседе со своим старым знакомым Питиримом Сорокиным: *«В России происходят два процесса. Один – это восстановление буржуазного общества; другой – это процесс приспособления к этому советской власти. Первый процесс идет быстрее, чем второй. Это создает угрозу нашему существованию. Наша задача – замедлить развитие первого процесса, а ты и остальные, кого мы высылаем, ускоряете его. Вот почему вас высылают. Возможно, года через два-три мы пригласим вас назад»*.[40]

Для непосредственных исполнителей ленинских репрессивных идей мотивы принудительной эмиграции ученых и литераторов оставались непонятными. Один из следователей отмахивался от недоумевающих профессоров маловразумительным заявлением, будто он только открывает дела, тогда как «обвинительный материал» предъявят заключенным более осведомленным товарищи; другой же как-то раз брякнул сгоряча: *«А черт их знает, почему они вас высылают»*. Петроградский следователь, уличивший Лосского и Лапшина в тайных антисоветских воззрениях, кузнец по профессии и чекист по призванию, изложил арестованным философам собственное мнение: *«Наши старшие решили выслать вас за границу, а по-моему вас надо просто к стенке поставить»*.[41]

Краткосрочное оживление в практику петроградских криминалистов внесло выяснение обстоятельств антисоветской деятельности профессора Д.Ф. Селиванова, в записной книжке которого нашли информацию, напоминающую зашифрованные шпионские сообщения, например, «Метакса – 5» или «Гонолулу – 3». До конца поверить, что профессор, страстный куровод, записывал, сколько яиц снесли его обожаемые куры, чекисты так и не смогли, но все же обвинили Селиванова лишь в «буржуазном методе преподавания математики инженерам».[42] Такое определение казалось впоследствии почти анекдотичным. Между тем украинские чекисты умудрились найти еще более емкие и поразительные формулировки: «политически подозрителен»; «внешне лоялен, но в сущности крайне вреден»; «тип несомненно вредный во всех отношениях»; «имеет связь с князьями церкви»; «пользуется громадным авторитетом»; «видный юрист скрывается в должности курьера, очевидно, с целью».

Московские чекисты держались проще. Не успел Осоргин поинтересоваться, в чем его обвиняют, как следователь отрезал: *«Оставьте, товарищ, это не важно! Ни к чему задавать пустые вопросы!»*. Тогда неуемный писатель полюбопытствовал, почему его не допрашивали, и услышал в ответ: *«Это, товарищ, потом, а то мы не успеваем. Вам-то ведь все равно!»*. Когда же Осоргин засомневался, подписывать ли ему бумагу о своем согласии на высылку, чекист искренне удивился: *«Ну, как же это не хотеть за границу? А я вам советую добровольно, а то сидеть придется долго»*. Эту рекомендацию Осоргин полностью оценил позднее, когда стоял на палубе парохода, идущего в Германию, и думал об утраченном отечестве: *«Отдохнуть от царственной полицейской длани, давящей на темя, от тупого, идиотского глаза, заглядывающего под мозговую покрышку, желающего читать мысли, еще не умея читать по-печатному! Разве не завидуют нам, насильственно изгоняемым, все, кто не могут выехать из России по собственной воле?»*[43] В действительности зависть к высылаемым испытывали лишь те, кому чудилось по обыкновению, будто лучше *там*, где нас нет; те же, кому было хорошо известно, что *там* не лучше, *там* – иначе, изгнанникам сочувствовали.

Бывшие члены Всероссийского Комитета помощи голодающим догадывались, наверное, что гуманизм и милосердие подрывают устои советской власти. Одному из участников этого комитета, в прошлом секретарю Л.Н. Толстого, а затем хранителю его музея, В.Ф. Булгакову инкриминировали в придачу пропаганду «реакционного толстовства». В декабре 1922 года эту формулировку подправили, приписав Булгакову «антисоветскую деятельность, выразившуюся в резкой критике советской власти и агитации против службы в Красной армии». Такое же обвинение предъявили и В.Г. Черткову – публицисту, издателю, близкому другу Л.Н. Толстого и будущему редактору Полного собрания его сочинений. В январе 1923 года Черткова вознамерились было перевоспитать в голодном Крыму под гласным надзором чекистов, но в феврале почему-то передумали и оставили в Москве. Булгакова выгнали за границу в марте 1923 года, а вернуться домой позволили только через 26 лет.[44]

Для большинства высылаемых причудливость ленинского мышления казалась непостижимой, а немудреные и одноцветные оценки вождя (юристы – реакционеры, философы – белогвардейцы, экономисты и социологи – крепостники) никак не вмещались в сознание. Вскормленные мифами XIX века, они свято верили, будто увидят небо в алмазах, – надо, мол, только непрерывно трудиться и просвещать народ. Тайные романтики, простосердечные идеалисты, неисправимые либералы, разве могли они предугадать, какую шутку учудит провидение – поставит их перед дилеммой: либо чужое небо, но только с неизбежной ностальгией, либо свое, но только в крупную клетку; да еще лишит права выбора, словно в насмешку над их концепцией свободы воли. Разве могли они вообразить еще лет пять назад, в какую пропасть устремится империя, вздернутая на дыбы категорическим приказом штурмовать небо. Потом, когда попробует страна выбраться из семидесятилетней трясины, появится и очередная расхожая метафора «свет в конце туннеля» – еще одна волшебная сказка для взрослых, мечта о покое перед неотвратимым приступом боли. Ведь до сих пор у нас бывали иногда лишь просветы между туннелями, хотя чаще всего за «свет в конце туннеля» принимали отблеск фонаря в глухой пещере.

Колебания идеи

Солнечным утром 31 августа «Правда» преподнесла населению невнятную передовую, написанную, по всей вероятности, Троцким, под заголовком «Первое предостережение». Особого внимания заслуживал в ней следующий абзац: *«Кадетствующие и эсерствующие круги интеллигенции, вообразив, что НЭП дает им новую опору для контрреволюционной работы, усиленно повели таковую, поддерживая тесную связь с заграничными белогвардейцами. Советская власть, обнаружившая слишком много терпения, дала, наконец, первое предостережение: наиболее активные контрреволюционные элементы из профессоров, врачей, агрономов и пр. высылаются частью за границу, частью в северные губернии. Для рабочих и крестьян все это служит напоминанием о том, что им скорее нужно иметь свою рабоче-крестьянскую интеллигенцию».*[45] Это сообщение можно было расценивать по существу и как нешаблонный сеанс дрессировки не арестованных пока еще интеллектуалов, и как некий поворотный пункт – свидетельство того, что партия не удовлетворена безраздельным господством только над физическими телами своих подданных и всерьез притязает на владение их душами.

В тот же день специальная комиссия под председательством Дзержинского рассмотрела прошения нескольких большевиков, пытавшихся сохранить для пользы государства хоть кого-то из высылаемых. Издателю и критику А.К. Воронскому удалось отстоять Е.И. Замятина под предлогом важной работы писателя в журнале «Красная новь». Председатель Высшего совета народного хозяйства (ВСНХ) П.А. Богданов, действуя в содружестве с заведующей Главпрофобром Яковлевой, выпросил для советской науки профессора медицинского факультета Московского университета В.Е.Фомина и профессора Московского высшего технического училища И.И. Куколевского. Совет сельскохозяйственной Академии, заместитель наркома земледелия Н. Осинский, нарком финансов М.К.Владимиров и заместитель управляющего делами Совнаркома А.В. Смольянинов извлекли из объятий ГПУ профессоров Н.Д. Кондратьева, А.А. Рыбникова и Л.Н. Юровского.[46] В 1930 году ученых снова арестовали, приписав им участие в мифической «Трудовой крестьянской партии». Затем вспомнили про экономистов, изрядно досадивших недужному вождю мирового пролетариата, но оставленных на время в состоянии нестабильного покоя. В 1930 году профессора Н.П. Огановского переселили в тюрьму, в 1931 – в концлагерь, а в 1933 – выслали в Башкирию; профессора Я.М. Букшпана, изрядно помурыжив в заключении, расстреляли в 1939 году.

Несколько человек выпали из команды высылаемых настолько неожиданно, что изгнанники насторожились и даже намекали впоследствии на «какие-то таинственные пути», освободившие отдельных профессоров от насильственной эмиграции.[47] В действительности ничего загадочного в этом не было. Будущие члены-корреспонденты АН СССР Н.А. Изгарышев, Т.П. Кравец и Н.Р. Бриллинг все еще томились в тюрьме, поскольку их считали «главными руководителями преподавательской коллегии во время февральской забастовки». Химика Изгарышева отпустили на волю по настоянию Богданова в конце 1922 года. Физик Кравец находился в заключении до января 1923 года; затем его отправили на три года в Иркутскую губернию под гласный надзор чекистов, причем в виде необычайной милости самого Рыкова избавили от пересылки по этапу и препроводили в Сибирь с особым конвоем. На долю автора многочисленных трудов по автомобилестроению, двигателям внутреннего сгорания и теплотехнике Брилинга выпали более тяжкие испытания: прежде чем стать действительным членом Академии артиллерийских наук (1947) и членом-корреспондентом АН СССР (1953), он вновь посидел за решеткой по «делу Промпартии» (1930) и до 1932 года заведовал тюремным конструкторским бюро по проектированию танковых и авиационных моторов.

Профессора И.А. Артоболевский, П.А. Велихов, И.Х. Озеров, П.И. Пальчинский и Н.Д. Тяпкин, как доложили вождю чекисты, по-прежнему содержались под стражей по обвинению «в контрреволюционной деятельности»[48]. Профессора Петровской сельскохозяйственной академии, священника Артоболевского в декабре 1922 года приговорили к трехлетнему тюремному заключению «за противодействие изъятию церковных ценностей», в январе 1933 года вновь арестовали и выслали на три года в Северный край, а в феврале 1938 года расстреляли. Проректора Московского Высшего Технического училища Велихова летом 1923 года отпустили домой, а в мае 1930 года расстреляли. Профессора Озерова, до революции преподававшего финансовое право в Петербургском и Московском университетах, а при советской власти служившего в Наркомате финансов, в январе 1930 года арестовали и через семь месяцев приговорили к высшей мере наказания, замененной десятью годами лишения свободы. Профессора Петроградского горного института, председателя Русского технического общества Пальчинского арестовали в апреле 1928 года во время подготовки судебного процесса по «Шахтинскому делу», расстреляли в мае 1929 года по «делу о контрреволюционной вредительской организации в золото-платиновой промышленности», а спустя еще полтора года, на судебном процессе по «делу Промпартии» посмертно возвели в ранг инициатора создания вымышленного «Инженерного Центра». Профессора Тяпкина – «по убеждению монархиста», бывшего ректора Московского института инженеров путей сообщения, начальника Управления внутренних водных путей и шоссейных дорог во время Первой мировой войны, председателя Комиссии по введению метрической системы в России – 14 апреля 1923 года выслали в Новониколаевск, где он через пять лет скончался. Строго соблюдая ленинские заветы по профилактике инакомыслия, большевики старательно пропалывали мнимую оппозицию.

Нарком внешней торговли Красин отправил Дзержинскому собственноручное ходатайство:

«Дорогой Феликс Эдмундович!

Мне сообщили о предстоящей высылке из Питера за границу профессора Ефима Лукьяновича Зубашева.

Зубашев один из лучших (я думаю, у нас лучший) специалистов по сахарному делу и технологии органических веществ. Ему теперь, вероятно, 68–70 лет, болел астмой еще когда я имел с ним дело, лет 20 тому назад. За все время Сов<етской> власти работал у нас, хотя имел бы возможность уехать в Сибирь, на юг или за границу. Не думаю, чтобы хотел и мог нам навредить.

Убедительно прошу ознакомиться с его делом и уверен, придете к выводу, что старика не за что и не следует трогать. Ведь даже и врага лежачего не бьют, этот, повторяю, никогда и нигде против Советской власти не выступал.

С коммунистическим приветом. Л. Красин. 27/VIII–1922 г.».[49]

Плохо усваивал нарком ленинское искусство рассудочной свирепости. Ровно год назад возражал против ликвидации Всероссийского комитета помощи голодающим, советуя вождю мирового пролетариата не компрометировать советскую власть перед всем миром. Вот и теперь не удержался.

Между тем еще 3 марта 1922 года Ленин втолковывал приближенным: *«Величайшая ошибка думать, что НЭП положил конец террору»*. Через несколько месяцев неутомимый толмач ленинских идей Зиновьев разъяснял на Всероссийской конференции РКП(б): *«Мы не думаем отказываться от репрессий. Но они должны занять не то место теперь, какое занимали в эпоху военного коммунизма. Мы умели прибегать к решительным мерам в разгар гражданской войны. Теперь мы можем прибегать и к более сложным, не таким механическим мерам»*.[50]

Не внял Красин категорическим предостережениям и в ответ на свое прошение получил начертанную красным карандашом резолюцию Дзержинского: *«Отказать. Ф.Д. 1/IX.»*. Так и не нашлось председателю промышленно-экономического отделения Русского технического общества, бывшему ректору Томского технологического института, профессору Петроградского агрономического института Зубашеву места в советской действительности. Хоть государство еще и не начинало выздоравливать от голодомора, яростно косившего население разоренной страны по окончании гражданской войны, большевики уже не нуждались ни в Зубашеве, ни в Красуском – пусть даже высококвалифицированных технологах в области пищевой промышленности, зато бывших членах запрещенной кадетской партии. Эта ситуация немного напоминала убийства врачей во время холерных бунтов предыдущих столетий, но такого рода ассоциации в 1922 году никому в голову не приходили.

Профессору Зубашеву не довелось услышать мало-мальски внятный ответ на вопрос, почему его обвиняют в том, что он якобы не примирился с советской властью. *«На это имеются факты, которые будут предъявлены тогда, когда власти найдут это нужным»*, – брякнул ему следователь. *«В огромном большинстве случаев изгнанниками бывают или преступники или герои*, – написал через полтора месяца Зубашев в тетради своей попутчицы на немецком пароходе. – *По отношению ко мне ни то, ни другое не приложимо: преступления я не совершил, но и геройства ни в чем не проявил. Моя высылка есть плод недоразумения, а может быть, что и более вероятно, необходимая дань демагогии современной власти. В первую революцию [в] 1906 г[оду] я был выслан из Томска за пределы Томской губ[ернии] и Степного Генерал-губернаторства в Европейскую Россию как революционер. Теперь меня изгоняют далее на Запад, из пределов России как контрреволюционера. И в том, и в другом случае я украшен чужими перьями»*.[51]

Сами чекисты претендовали, как выяснилось, на трех специалистов. В Москве они выпустили из тюрьмы потомственного дворянина Симбирской губернии инженера А.В. Сахарова, а дело его прекратили «по секретным соображениям ГПУ». В 1926 году инженер еще числился в Центральной комиссии по улучшению быта ученых, потом исчез.

Дзержинский заступился за В.Н. Крохмаля – юриста по профессии, основателя революционного союза в Киеве и организатора легендарного массового побега из Лукьяновской тюрьмы в 1902 году. Один из лидеров меньшевиков и товарищ (заместитель) председателя комиссии по выборам в Учредительное собрание, Крохмаль возбуждал у петроградских чекистов гнетущее желание первосортной расправы. Однако весной 1920 года арестованного по делу Центросоюза Крохмаля неожиданно оправдали судьи Московского трибунала. Вот и теперь, увидев его фамилию в списках высылаемых, Дзержинский отправил в Петроград сердитую телефонограмму: «*Несмотря на мое распоряжение не арестовывать Крохмаля, его у Вас арестовали. Прошу немедленно сделать распоряжение об его освобождении. Пришлите срочно объяснение о нарушении Петроградским ГПУ моего распоряжения*». В мае 1925 года Крохмаля опять задержали (по агентурным данным, он собирал и передавал деньги соловецким заключенным), но в июле отпустили. На протяжении последующих восьми лет он изрядно бедствовал, а в 1933 году скоропостижно умер, успев всего лишь дважды получить персональную пенсию, которую выхлопотали ему на шестидесятилетие старые большевики.[52]

Украинских чекистов привлекли достоинства профессора Харьковского технологического института Я.В. Столярова: «*В прошлом статский советник. Профессором состоит с 1903 г[ода]. Монархист по убеждению. Недавно прибыл из Владикавказа, куда бежал при отступлении Деникина, где по непроверенным сведениям служил на бронепоезде. Около месяца служил в Наркомпросе и просил назначить его профессором института, так как Красуский [ректор института] не хотел принять его в свой лагерь. Такое отношение к нему со стороны Красуского и его группы подает некоторую надежду на возможность использования его в качестве «яблока раздора» между профессурой, тем более что все его поведение и отношение к этой компании говорит за то, что он не прочь открыто вступить в борьбу с ними. Наркомпрос характеристику подтверждает и считает, что Столяров в настоящее время безвреден в политическом отношении и по тем же мотивам может быть использован по линии ГПУ*». В 1926 году Столяров служил деканом инженерно-строительного факультета того же Харьковского технологического института.[53]

Не обошлось, как исстари ведется, и без курьезов. Профессор Петроградского университета по кафедре русской истории В.Н. Строев отсидел положенный срок в Крестах, получил распоряжение о высылке вместе с Карсавиным и Лосским, спустил за бесценок остатки библиотеки и настроился на скорый отъезд. Но тут перед ним извинились и в заграничном паспорте отказали, поскольку спутали его с профессором В.А. Десницким-Строевым – специалистом по истории русской литературы. Такого удара Строев не ждал, но выдержал его бестрепетно, как настоящий историк. Позднее он все-таки вырвался в Берлин.[54]

В июне 1922 года, словно с целью компенсации прекращенных изданий, вышел в свет первый номер журнала «Право и жизнь». Советский правовед и будущий член-корреспондент Академии наук СССР А.Н. Трайнин поместил в нем статью «О революционной законности». Автор высказывал надежду на введение правопорядка, «торжество нормы над инстинктом», ограничение «державных прав и монархической воли революционной стихии» и завершение полосы «правовой импровизации, когда революционный инстинкт служит одновременно и критерием и источником судебной истины», а власть желает быть свободной даже от собственных законов. Но уже через год он пришел к выводу: в связи с насаждением и кодификацией нынешнего революционного права пора усваивать сложности догматического анализа, ибо «правильное истолкование и усвоение нового законодательства недостижимо без догматической его разработки».[55]

Советский законовед, выступавший в открытой печати с цензурным арканом на шее, не мог, разумеется, выразить свои взгляды яснее. Между тем в октябре 1922 года проблему советского права обсуждали и на проходившем в Берлине съезде русских юристов. Не скованные всепобеждающим страхом, эмигранты высказывались без обиняков: *«Советское право – предмет исследования в будущем не юристов, а психиатров. Советское право направлено не только против добрых нравов, но и против разума и против законов логики. Советское право не есть право, потому что основано на идеях бесправия и угнетения»*. Принятые съездом резолюции гласили: *«Советское законодательство представляет собой совокупность формальных, мертвящих жизнь постановлений, не могущих заслуживать название право и имеющих единственною целью насильственное поддержание власти коммунистической партии методом устрашения. <...> По самому существу большевистской власти, отрицающей основные начала права, невозможно какое-либо правовое обеспечение судьбы лиц, возвращающихся в Россию»*.[56]

Дозревание идеи

После искусной терапии противосифилитическими препаратами Ленин оправился настолько, что врачебный консилиум 11 сентября 1922 года разрешил ему исполнять прежние обязанности с 1 октября. Но еще 4 сентября, до окончания лечения, вождь вызвал к себе Дзержинского для обсуждения развернутой программы превращения эпизодических погромов интеллигенции в перманентные. Творчески развивая ленинскую науку ненависти, вождь ГПУ в тот же вечер приступил к изложению соответствующих указаний своему заместителю Уншлихту:

«Директивы В[ладимира] И[льича]. С[овершенно] секретно. 4/IX.

Продолжить неуклонно высылку активной антисоветской интеллигенции (и меньшевиков в первую очередь) за границу.

Тщательно составлять списки, проверяя их и обязуя наших литераторов давать отзывы. Распределить между ними всю литературу. Составлять списки враждебных нам кооператоров. Подвергнуть проверке всех участников сборников «Мысль» и «Задруга».

Ф. Дзержинский.

Т[оварищ] Уншлихт! У нас в этой области большое рвачество и кустарничество. У нас нет с отъездом Агранова лица достаточно компетентного, лица, который этим делом занимался бы сейчас. Зарайский слишком мал для руководителя. Это подручный. Мне кажется, что дело не двинется, если не возьмет этого на себя сам т[оварищ] Менжинский. Переговорите с ним, дав ему эту мою записку.

Необходимо выработать план, постоянно коррегируя его и дополняя. Надо всю интеллигенцию разбить по группам. Примерно: 1) беллетристы, 2) публицисты и политики, 3) экономисты (здесь необходимы подгруппы: а) финансисты, б) топливники, в) транспортники, г) торговля, д) кооперация и т.д.), 4) техники (здесь тоже подгруппы: 1) инженеры, 2) агрономы, 3) врачи, 4) генштабисты и т.д.), 5) профессора и преподаватели и т.д. и т.д.

Сведения должны собираться всеми нашими отделами и стекаться в отдел по интеллигенции. На каждого интеллигента должно быть дело. Каждая группа и подгруппа должны быть освещаемы всесторонне компетентными товарищами, между которыми эти группы должны распределяться нашим отделом. Сведения должны проверяться с разных сторон так, чтобы наше заключение было безошибочно и бесповоротно, чего до сих пор не было из-за спешности и односторонности освещения. Надо в плане далее наметить очередность заданий и освещения групп. Надо помнить, что задачей нашего отдела должна быть не только высылка, а содействие выпрямлению линии по отношению к спецам, т.е. внесение в их ряды разложения и выдвижение тех, кто готов без оговорок поддерживать Советскую власть.<...>

Необходимо также вести наблюдение за всей ведомственной литературой НКЗе-

ма, ВСНХ, НКФ, НКПС и других. Например, авторы сборника НКФ[инансов] № 2 «Очер[едные] вопр[осы] фин[ансовой] политики» – явно белогвардейцы, как А.А. Соколов. О принятом решении и выраб[отанном] плане сообщите мне.

5/IX Ф. Дзержинский».[57]

По-прежнему скучая в подмосковной усадьбе, Ленин подумывал о судьбах изгоняемых. Сам он достаточно натерпелся от безденежья в первые годы эмиграции и теперь полагал, что честные интеллектуалы не сумеют ни адаптироваться на чужбине, ни добыть средства на жизнь, подобно большевикам, ограблением банков или другими способами экспроприации. Никому не нужные в предельно эгоистичном западном мире, они должны были, по его мнению, медленно погибать от голода и печали. Ну, а если кто-либо из них рискнет вернуться, его немедленно расстреляют. От предвкушения подобного финала вождя охватывало вожделение экстремиста. Ослепляющая ненависть его обычно бодрила, молодила, дарила ему блаженное ощущение полноты бытия.

Сам того не подозревая, он пытался воскресить древнюю легенду о таинственной стране Эльдорадо, где даже унитазы отливают из чистого золота. Давным-давно ощутил он себя пророком, получившим откровение о точных координатах этого светлого царства – призрака, где каждый его приверженец, независимо от его способностей, удовлетворит все свои интересы из общей кормушки. Штыками и пулеметами своих единоверцев гнал он туда бестолковое население империи почти пять лет, пока не выяснил вдруг, что какие-то злокозненные интеллектуалы, не пожелавшие различить в нем подлинного мессию, вознамерились остановить панургово стадо его подданных на финишной прямой.

Высоколобые профессора с их перманентной рефлексией подкапывались, понимаете ли, с разных сторон под фундамент его вероучения. И вот теперь, когда центр международного рабочего движения навеки переместился в Москву, многоречивые скептики, не способные признать историческое право его партии руководить сначала одной страной, а в будущем – всей планетой, надумали противодействовать его величественным замыслам. Пусть отныне разглагольствуют за рубежом, в затхлой европейской провинции, – это, может быть, даже целесообразно для разложения буржуазной идеологии. Надо, пожалуй, заслать туда еще сотню-другую прелых либералов, подкинуть их, как дрожжи для брожения умов, возмущения трудящихся (и, разумеется, безработных) масс и разжигания революции. Практическая польза от тотального революционного подъема превыше сегодняшних хозяйственных и прочих интересов.

Тем временем его недруги – «просчитавшиеся мечтатели, кавалеры осмеянного ордена русских интеллигентных чудаков», по определению Осоргина, – прощались с родными и близкими, распродавали либо раздаривали имущество и всякую всячину, украшавшую раньше обыкновенный быт, и паковали скудные пожитки. Взять с собой можно было по пять фунтов стерлингов наличными и по два предмета каждого наименования (например, две шубы, две пары кальсон, два носовых платка); вывозить семейные ценности и золотые вещи (вплоть до нательных крестов) запрещалось.

Чекисты спешили отрапортовать вождю об исполнении его директивы, но процедура изгнания незаметно затягивалась. Сначала канцелярия ГПУ не справилась в намеченные сроки с изготовлением заграничных паспортов. Потом заартачились немцы, дипломатично объяснив некоторые различия между своим государством и российским захолустьем – традиционным местом ссылки неугодных властям. Выяснив, однако, от кого именно пожелали избавиться большевики, германское правительство согласилось выдать визу каждому, кто подаст соответствующее заявление, без каких-либо проволочек. В Москве следователю ГПУ пришлось даже обратиться к таким ярым крамольникам, как инженер В.И. Ясинский, возглавлявший комиссию по улучшению быта ученых (КУБУ), и агроном А.И. Угримов, председатель Российского общества сельского хозяйства, и умолять «дорогих профессоров» о помощи в сборе этих прошений; в Петрограде же выпустили из тюрьмы философа Лосского и журналиста Волковысского, предложив им срочно озаботиться визами для всех «переселенцев».[58]

Непредвиденные оттяжки крайне беспокоили Ленина. Вконец раздосадованный, он еще раз просмотрел списки «активной антисоветской интеллигенции» и 17 сентября затребовал от Уншлихта пометки: *«Кто выслан, кто сидит, кто (и почему) избавлен от высылки»*. Через день пришел утешительный рапорт еще одного участника погрома. Заместитель начальника секретно-оперативного управления и одновременно начальник особого отдела ГПУ Г.Г. Ягода кратко, по-военному, отразил предначертанную чекистами судьбу каждого персонажа в личном ленинском списке и добавил, что первая партия интеллигентов уезжает из столицы 29 сентября, несколько человек находится под стражей, а большинство, кроме пока еще незаменимых и поэтому как бы прощенных, собирается в путь.[59]

Проштудировав скверную машинопись, накаленный диктатор временно остыл. Его идея профилактической чистки инакомыслящих явно обрастала плотью. Его директивы, продиктованные страхом и агрессией, обрели характер заповеди, которой подчиняются без раздумий и колебаний. Полностью лишенный этических и социальных представлений, он показал, что можно не признавать за обывателями вообще никаких прав и на местах руководствоваться принципом: начальники приходят и уходят, а инструкция вождя остается. Тому, кто сменит его на капитанском мостике советской державы, достаточно будет просто указывать то или иное направление движения, после чего штурманы-чекисты проложат государственный курс в точном соответствии со всеми колебаниями умонастроения верховного правителя. Его наследнику надлежало также помнить, что патентованная харизма вождя всей страны ирреальных советов обеспечена лишь тому партийному лидеру, который изловчится выступать перед своими подданными сразу в трех лицах – верховного идеолога, верховного чекиста и верховного экономиста.

Реализация идеи

Последние дни сентября Ленина не покидало приподнятое настроение. Его болезнь как будто отступала, работоспособность медленно восстанавливалась. И верный Ягода отличился: услал-таки первый отряд изгнанников (вместе с Питиримом Сорокиным, Пешехоновым и двумя участниками Всероссийского Комитета помощи голодающим И.П. Матвеевым и Н.Е. Смирновым) поездом в Латвию, да еще с опережением графика, 23 сентября. Скромные одесские чекисты ухитрились, однако, спровадить в Турцию полтора десятка преподавателей и профессоров Новороссийского университета (в том числе историка А.В. Флоровского и физиолога Б.П. Бабкина) на пять дней раньше московских коллег.[60] Вынужденные эмигранты очутились в Константинополе уже 19 сентября, но вождь мирового пролетариата не воздал должное этому успеху черноморских охранников единомыслия. В те дни его занимал, главным образом, погром интеллектуалов в Москве.

Очередная более многочисленная группа «переселенцев» отправилась из Москвы в Петроград 29 сентября, чтобы уже на следующий день отплыть на германском пароходе в неведомое. На Николаевском вокзале их провожала кучка студентов и всего один старый профессор – М.А. Мензбир. Только теперь вождь ненадолго расслабился, что не мешало ему, как и прежде, пристально следить за безвозмездным экспортом советского интеллекта капиталистическим соседям. В октябре он обратил свое негодование на видного когда-то единомышленника, профессора Н.А. Рожкова – автора 12-томной «Русской истории в сравнительно-историческом освещении».

Сын Екатеринбургского инспектора народных училищ, потомственный дворянин Рожков вырос в семье с твердыми, как он не преминул отметить в автобиографии, «консервативными, самодержавными и православными» устоями. По окончании гимназии с серебряной медалью он поступил на историко-филологический факультет Московского университета, где приобрел стойкое влечение к постижению минувшего, либеральные народнические взгляды и выговор «со внесением в штрафную книгу» за участие в студенческих беспорядках. Завершив университетское образование с дипломом первой степени (1891), он вернулся на Урал и шесть лет прослужил учителем древних языков в Пермской гимназии, работая одновременно над магистерской диссертацией.[61]

Обладая врожденной потребностью в ясности и конкретности при догматическом складе мышления, Рожков увлеченно рылся в архивах и вдохновенно загонял сведения, обнаруженные в писцовых книгах, в придуманные изначально схемы. С присущим ему простосердечным доктринерством он подготовил свою диссертацию, принятую Милюковым «с живейшим интересом» и безжалостно раскритикованную на диспуте Ключевским.[62] Методологическое несовершенство исследования, убедительно аргументированное Ключевским, не стало тем не менее препятствием для избрания Рожкова приват-доцентом Московского университета (1898).

К тому времени он покинул обветшалые позиции народничества и перебрался в полевые укрепления марксизма, а в самом начале XX века сблизился с профессиональными революционерами. С той же «простодушной прямолинейностью ума», по выражению Кизеветтера, но и неспособностью спекулировать на популистских лозунгах, весной 1905 года он вступил во фракцию большевиков, летом возглавил литераторскую группу Московского комитета партии, а осенью принялся трубить на митингах и в печати о необходимости вооруженного восстания. Образованная аудитория находила его речи малосодержательными или просто пустыми; большевики же восхищались его «замечательной пропагандистской одаренностью».[63]

Неискушенные слушатели, особенно молодежь, внимали ему нередко с волнением: звучный голос и звонкие декларации Рожкова заманивали их в извечную западню традиционного российского бунта. Об этом его умении кружить головы юным романтикам рассказал впоследствии Осоргин: *«Когда к нам ненароком попал в учителя греческого языка будущий профессор истории Николай Рожков, выражавшийся членораздельно, мы приняли карельскую березу марксистского лба за подлинные сократовские шишки, – и немалая часть его учеников уверовала в прусского бородатого бога».*[64]

Весной 1906 года Рожков познакомился с Лениным, а осенью того же года, после непродолжительного ареста (с 10 июля по 22 августа), вошел в состав Петербургского комитета партии и поселился рядом с будущим вождем мирового пролетариата в Финляндии, в дачном поселке Куоккала. Чем расположил он к себе Ленина – неизменным добродушием и уравновешенностью, стойким оптимизмом или феноменальной работоспособностью, – теперь уже, наверное, не существенно. Гораздо важнее другое: с начала сентября 1906 года до середины мая 1907 года они встречались и совещались ежедневно, хотя мысль Рожкова далеко не всегда достигала той гибкости и безропотности, чтобы поспеть за каждым изгибом или крутым поворотом ленинских воззрений.[65] Иногда у них возникали разногласия (в частности, по аграрному вопросу), и все же 23 июля 1907 года на заседании большевистской фракции III конференции РСДРП Ленин и Рожков сделали важное совместное заявление: *«Мы считаем метод террора не достигшим цели. <...> Сейчас единственным методом борьбы должна являться научная пропаганда и Государственная дума как агитационная трибуна».*[66]

Эпизодические расхождения во взглядах с Лениным нисколько не отражались на взаимоотношениях Рожкова с другими персонами из большевистской фракции. Ленинским соратникам чрезвычайно импонировали и веселый нрав, и конспиративное мастерство, и необыкновенное спокойствие Рожкова в экстремальных ситуациях, за которыми он наблюдал как бы со стороны – скорее с интересом историка, а не политика. Среди партийных преданий сохранился рассказ о том, как при выступлениях меньшевиков на пятом съезде РСДРП (в мае 1907 года) Рожков часами травил скабрезные анекдоты настолько смачно и занимательно, что завлекал к себе в кулуары значительную часть делегатов; в результате такой своеобразной политической технологии число голосовавших вместе с большевиками заметно увеличивалось.[67]

В мае 1908 года Рожкова, объявленного в розыск полгода назад, задержали и после 25 месяцев тюремного заключения отправили в сибирскую ссылку. Долгая изоляция его не ожесточила и не опустошила, а лишь исцелила от экстремизма. В разгаре Первой мировой войны кто-то из ссыльнопоселенцев спросил у него, удастся ли свергнуть самодержавие и во что выльется революция в Российской империи. *«Революция?* – отозвался Рожков. – *Какие она формы примет? Она выльется в пу-га-чёв-щи-ну. Вот во что она выльется».*[68]

По возвращении из ссылки в марте 1917 года Рожков оказался втянутым в затяжной конфликт с ортодоксальными большевиками. Даже через много лет ему не сумели простить ни его участия в работе Временного правительства в качестве товарища (заместителя) министра почт и телеграфов, ни его перехода в ряды меньшевиков с избранием членом ЦК РСДРП, ни его высказываний по поводу преждевременности и антидемократического характера октябрьского переворота. Он же вел себя, как ни в чем не бывало: читал лекции, корпел над очередной своей книгой и внимательно следил за всем происходящим в стране.

С прежней своей простотой 11 января 1919 года Рожков воззвал к Ленину о необходимости разрешить свободную торговлю и содействовать частной инициативе, ибо «продовольственная политика построена на ложном основании», а экономическое положение государства отчаянное. Нельзя, пояснял он, в XX веке превращать страну в конгломерат средневековых замкнутых местных рынков. Он не сомневался, что его попытка образумить вождя выглядит как смешное донкихотство, и тем не менее старательно выводил на скверной бумаге: *«Я пишу Вам это письмо не потому, что надеюсь быть Вами услышанным и понятым, а по той причине, что не могу молчать...».*[69] Наивный социал-демократ, он адресовался к Ленину не только потому, что по традиции российских еретиков не мог молчать, но и потому, что втайне уповал на потенциальную готовность некоронованного российского повелителя прислушаться к разумным доводам былого соратника. Более того, он посоветовал главе советского правительства стать «единоличным диктатором», дабы никто иной не претендовал на верховную власть в стране. Бесхитростный историк, разве мог он предполагать, что формальная дееспособность вождя мирового пролетариата еще не свидетельствует о полной его вменяемости.

Письмо Рожкова пришлось Ленину по нраву и 29 января он удостоил историка благосклонным посланием. Отвергнув идею единоличной диктатуры как «совсем пустяк», вождь мирового пролетариата выразил надежду на сближение и предложил Рожкову поступить на советскую службу, чтобы помочь государственной монополии и не помышлять впредь о свободной торговле. В ответном письме от 4 февраля Рожков снова высказался о необходимости диктатуры и подчеркнул, что «хозяйственную разруху можно избыть только с иностранной, именно американской помощью».[70] Простосердечный историк совершенно упустил из виду, что лезть со своими рекомендациями к фактическому диктатору всея Руси неразумно и весьма опасно.

В ночь на 25 февраля 1921 года Рожкова вместе с другими руководителями меньшевиков взяли под стражу как заложников. На третьи сутки после их задержания разгорелось восстание в Кронштадте. В апреле полыхавший гневом Ленин обвинил арестованных меньшевистских лидеров в организации Кронштадтского мятежа, и послушные сподвижники транслировали, как обычно, суждение своего предводителя в специальном постановлении Политбюро. Вождь мирового пролетариата пожелал сгноить бывшего соратника в тюремной камере, однако через три месяца заключения, по решению Президиума ВЧК, Рожкова скоропалительно отпустили на волю и даже доставили домой в казенном автомобиле.[71]

За три недели до освобождения историк снова обратился к Ленину, надеясь акцентировать его внимание – в связи с введением НЭПа – на необходимости установления в стране «какого-то правового порядка», хотя бы частично ограничивающего диктатуру. *«Рабов ленивых и лукавых,* – подчеркивал Рожков, – *пиявок, которые без пользы для дела будут сосать все тот же казенный тощий кошелек, Вы, может быть, и найдете, но настоящие предприниматели не пойдут без юридических гарантий».*[72]

Глава советского правительства вовсе не собирался ни отвечать на последнее письмо закоснелого меньшевика, ни предавать забвению своеволие былого соратника, позволившего себе обзавестись собственными взглядами на экономику и политику. Вынести безапелляционное решение о дальнейшей судьбе Рожкова ему, однако, никак не удавалось из-за множества репрессивных забот и серии инсультов в первой половине 1922 года. Как только в середине лета 1922 года у Ленина восстановилась способность водить пером по бумаге, он сперва похвастал своим почерком, представлявшим собой, с его точки зрения, нечто среднее «между каллиграфическим и паралитическим», в записке Каменеву, а спустя четыре дня, 16 июля накатал пространную и не совсем связанную директиву Сталину.[73] В ней он потребовал безжалостно вытурить из страны и «неисправимого» Рожкова, и всех народных социалистов, начиная с Пешехонова, и вообще всех инакомыслящих. *«Арестовать несколько сот и без объявления мотивов – выезжайте, господа!»* – распорядился вождь мирового пролетариата, возмечтав при этом: *«Очистим Россию надолго»*.

Вникнув в содержание эпохального ленинского послания, генеральный секретарь тут же ознакомил с ним соответствующих исполнителей. На следующий день старательный Ягода самолично снял с этой директивы две рукописных копии; одна из них сохранилась в партийном архиве, а вторая – в карательном ведомстве как инструкция к единственно правильным в такого рода ситуациях действиям. Тем не менее Рожкова арестовали лишь 28 сентября, когда ленинское терпение истощилось окончательно. Затем жену Рожкова вызвали в ГПУ, где предложили заполнить анкету для выезда в Германию и выдали валюту для обустройства за рубежом.[74]

Боязливое вмешательство Зиновьева, полагавшего, что образ мыслей Рожкова поменялся кардинально, положение не исправило, а только усилило раздражение вождя мирового пролетариата.[75] Ленин приказал выпроводить врага, и 26 октября Политбюро с ним согласилось. Но Рожков прислал в «Известия» заявление о своем разрыве с меньшевиками. Удовлетворенное Политбюро отложило выдворение, и 7 декабря Рожкова выпустили из тюрьмы. Ленин разбесновался и настоял на своем. В отличие от отдельных доверчивых сподвижников, он-то твердо знал, что старый друг хуже новых двух; он не сомневался, что все меньшевики готовы печатно каяться и выходить из партии, лишь бы остаться в родной стране, и поэтому 13 декабря продиктовал по телефону свое волеизъявление: выгнать Рожкова либо за границу, либо в Псков.[76] Политбюро еще раз пересмотрело собственную резолюцию и 14 декабря постановило выслать своевольного историка в Псков, пригрозив при первом же антисоветском выступлении упечь его за кордон навечно.[77] На сборы ему дали, как ни странно, целый месяц. В псковскую ссылку под гласный надзор чекистов Рожков уехал 15 января 1923 года.*

В ноябре Ленин подумал о судьбе другого меньшевика– бывшего сподвижника А.Н. Потресова, входившего некогда и в «Союз борьбы за освобождение рабочего класса», и в редакцию газеты «Искра». Известный социал-демократ, предпочитавший мыслить самостоятельно, Потресов уязвил вождя мирового пролетариата еще в 1906 году, обнаружив в ленинских писаниях одни лишь «схематично упрощенные, коротенькие мысли» в сочетании с «грандиозно-утопическими претензиями». Обидчика арестовали 1 сентября 1919 года, но после повторных ходатайств лидеров меньшевиков, Красина и Луначарского освободили 7 ноября того же года с лишением права выезда из Москвы. Никакого смысла в таком запрете не было, поскольку в тюрьме у Потресова проявился туберкулез позвоночника, и с тех пор он был вынужден почти все время проводить в постели, да еще в гипсовом корсете.[78]

Последующие репрессии его не коснулись (возможно, из-за болезни); обиженный Потресов жаловался по этому поводу, что его уже совсем забыли, – и ошибался. Вождь не только вспомнил, но и справился о нем у чекистов. Растерянный Уншлихт отозвался запиской: *«На Ваш запрос сообщаю, что гр[ажданин] Потресов по решению комиссии Политбюро не был включен в список высылаемых за границу»*.[79] Вождь изволил разгневаться. Уншлихт смешался. Потресов же начал подавать прошения о лечении за рубежом, но соответствующее разрешение получил только спустя два года, после врачебного приговора к скорой смерти. В конце февраля 1925 года гражданин Потресов, именуемый с тех пор «белоэмигрантом», встретился с другими изгнанниками.

Сколько российских граждан, виновных лишь в умственной полноценности, получили статус вынужденных «переселенцев» осенью 1922 года, осталось, надо полагать, неизвестным. По непроверенным сведениям эмигрантской печати, из Москвы, Петрограда, Казани, Харькова, Киева и Одессы чекисты выслали за границу свыше 200 ученых и преподавателей с семьями.[80] Сюда надо прибавить не менее 60 политических заключенных в Грузии, извещенных о предстоящей депортации еще в сентябре, но попавших в Берлин только в начале декабря.[81] В ту осень Пришвин записал в своем дневнике: *«В Москве и Петербурге арестовано и высылается за границу около*

---

*Через четыре месяца после смерти вождя мирового пролетариата Дзержинский вернул Рожкова из захолустья («где он может пользоваться большим научным авторитетом») в Москву («где аппарат наш за ним мог бы наблюдать»). Несостоявшегося эмигранта назначили профессором Московского университета, Института красной профессуры и Академии коммунистического воспитания, редактором отдела русской истории Большой советской энциклопедии и директором Государственного Исторического музея. На валюту, выданную чекистами для переселения в Германию, он купил просторную комнату в коммунальной квартире и два с половиной года прожил в относительном душевном покое и напряженных трудах. В ночь на 3 февраля 1927 года в возрасте 58 лет Рожков скоропостижно скончался «от припадка грудной жабы». Друзей, учеников и постаревших соратников покойного в газетных сообщениях о похоронах просили «венков не возлагать».

200 литераторов, профессоров, инженеров. И все наркомы занимаются литературой. Даются громадные средства на литературу. Время садического совокупления власти с литературой».[82]

По материалам Центрального архива ФСБ России, летом и осенью 1922 года подверглись репрессиям 225 человек; 67 из них вместе с семьями выпроводили в зарубежную ссылку.[83] Однако считать эту информацию достаточно полной нельзя хотя бы потому, что в списке ФСБ не упомянуты члены запрещенных партий, литераторы и ученые, отправленные в насильственную эмиграцию из Грузии и Украины (из Киева, Харькова и Одессы).

Подлинное число репрессированных не знал, по всей вероятности, и сам Ленин. Во всяком случае в его описи инакомыслящих не значились ни отдельные преподаватели Казанского университета (например, профессор И.А. Стратонов, заместитель декана историко-филологического факультета), ни бывшие соратники, сохранившие социал-демократические убеждения (в частности, Гарви и Югов), ни многие врачи, сосланные в Оренбургскую губернию или Киргизский край по доносу наркома здравоохранения Семашко, ни такие известные всем профессиональным революционерам адвокаты, как В.А. Жданов, Н.К. Муравьев и А.С. Тагер, защищавшие подсудимых на эсеровском процессе. И уж никак не могли попасть в этот реестр ни директор Пушкинского дома, академик Н.А. Котляревский, ни специалист по минералогии, кристаллографии и вулканологии Ф.Ю. Левинсон-Лессинг, ни режиссер и драматург Н.Н. Евреинов, ни беллетрист и драматург В.А. Рышков, прибывшие в Германию вторым рейсом «Философского парохода» вместе с высланными интеллектуалами, которым довелось провести в тюрьмах Петрограда от 40 до 68 суток.[84] Впоследствии Котляревский и Левинсон-Лессинг вернулись в Ленинград; вслед за ними запросился обратно Пешехонов, но Политбюро сочло его возвращение нежелательным и поручило Зиновьеву сочинить обоснование отказа.[85]

Период немедленных и нередко стихийных массовых расправ в декабре 1922 года завершился. Настала пора подводить итоги и приступать к очередному этапу социалистического строительства – продуманным, спланированным и превентивным репрессиям против каждого, кто способен согрешить против советской власти даже в пугливых помыслах.

Еще не пролетел и год после начала депортации, как Дзержинский уведомил Политбюро о первых результатах затеянной Лениным уникальной полицейской акции: *«Из своего опыта на транспорте должен сказать, что спецы, оставшиеся у нас, самые худшие, без инициативы, без характера. Тянут лямку, чтобы жить. Самые лучшие, подвижные и инициативные у нас спецы это полученные нами и почему-либо не расстрелянные – от Колчака, Деникина и Врангеля. Думаю, что мы из эмигрантов могли бы получить немало спецов инициативных. Только для этого не надо давать общей амнистии, а нужным нам спецам давать индивидуальные прощения и прием в русское гражданство с тем, чтобы они обязались определенное время (1-2 года) работать там, где мы укажем, чтобы доказали свою искренность раскаяния».*[86]

Застывшая идея

Кончилось, как будто навсегда, время строить, беречь, творить – настало время разрушать, терять, ненавидеть. Исполнилось, казалось бы, пророчество инока Филофея, посулившего великому князю Василию III, отцу Ивана Грозного, преображение Москвы в Третий Рим с неизбежным посему финалом истории, ибо «четвертому не бывать». Стала осуществляться, похоже, мессианская идея всемирной коммунистической империи с мистическим центром планеты в Кремле. И ушли в предания дни, когда люди изгоняли бесов, – теперь бесы изгоняли людей. Инженерные поезда и философские пароходы тащились на запад – бесы слетались на восток. Сменив Лысую гору на московские холмы, они, самодовольные и бесцеремонные, жаждали всеобщего признания.

К этой истерической потребности оказаться в центре внимания всей планеты примешивалась изрядная доля совместного страха в связи с учиненными преступлениями. Большевикам постоянно мерещилась расплата за содеянное; страх перед ней вынуждал их холить и лелеять тайную полицию. К пятой годовщине ее образования секретарь ЦК РКП(б) Молотов и заведующий отделом агитации и пропаганды ЦК РКП(б) Бубнов изготовили и 8 декабря 1922 года разослали по стране циркуляр, вменяющий в обязанность всем большевикам обсудить «меры моральной и материальной поддержки органов ГПУ со стороны партии и широких масс».[87]

Между тем неутомимый Дзержинский, натасканный Лениным на запах мысли вообще и всякого инакомыслия в особенности, продолжал охоту на людей. Мотивировка его активности внешне напоминала принципы британской контрразведки XVI века: 1) излишние опасения сопряжены с меньшим риском, чем недостаточные, 2) безопасность государства всегда мнимая; 3) наибольшую угрозу таит в себе впечатление безопасности.

Сомнительно, однако, чтобы он всерьез изучал опыт спецслужб далекого прошлого. Скорее энергию Дзержинского, как, вероятно, и его предшественников, генерировало определенное эмоциональное состояние, возбуждавшее мысль о превентивном насилии и устранявшее сомнения вкупе с христианской моралью. Ведь идеи такого рода не зависают в атмосфере на столетия и не перемещаются воздушными потоками из страны в страну, – они воспроизводятся заново, из века в век на основе сходных переживаний и только шлифуются эпохой, традициями и характером того или иного человека. Дзержинский тоже внес свой, самобытный, вклад в репрессивную практику – тотальную подозрительность и холодную лютость массового террора.

Даже возглавив ВСНХ и сосредоточив внимание на экономических проблемах, он остался человеком одной карательной идеи (при довольно бережном отношении к новым сотрудникам). Его воззрения, высказанные Менжинскому в начале февраля 1926 года, отличались прежней категоричностью и максимализмом: *«Наше государство не может быть в безопасности без прав ОГПУ, за которые мы как ведомство держимся»*. Теория и практика наркомата юстиции не имели, по его мнению, ничего общего с диктатурой пролетариата, а представляли собой *«либеральную жвачку буржуазного лицемерия»;* для пользы государства *«во главе прокуратуры должны быть борцы за победу революции, а не люди статей и параграфов...»*.[88]

Тоталитарный режим покоится на всеобщем повиновении, скрепленном насилием и лишенном каких-либо колебаний и тем более оттенков мысли, поскольку вождь думает и решает за всех. Но осмысление действительности всегда порождает сомнение. Для оправдания тотального террора достаточно даже тех, кто рискует иногда усомниться, приравнять к злостным еретикам или, по марксистско-ленинской терминологии, – к оппозиционерам.

Так, спустя почти семь десятилетий была сделана нестандартная попытка обосновать и по существу обелить агрессию вождя по отношению к инакомыслящим или, иными словами, ленинский опыт негативной селекции в пределах отдельно взятой страны. С этой целью всех изгнанников объявили просто-напросто «носителями идей, способных нарушить хрупкий гражданский мир, который начал устанавливаться в стране». Такая логическая акробатика позволила скромно, без всякого нажима подчеркнуть милосердие советских вельмож и, в первую очередь, Ленина, заменившего убийство интеллектуалов гуманной высылкой, хотя *«с точки зрения революционного правосознания ничего не стоило и расстрелять»*. После этого можно было и как бы объективно посетовать: *«Беда той власти, которая не может позволить себе роскошь иметь оппозицию, но горе и той оппозиции, которая не хочет понять власть...»*.[89]

Весь этот пассаж особенно впечатляет, если вспомнить, что ситуацию искоренения всякой возможности самостоятельного мышления в условиях безграничного деспотизма предвидел еще Достоевский в своих «Бесах»: *«В мире одного только не достает: послушания. Жажда образования есть уже жажда аристократическая. Чуть-чуть семейство или любовь, вот уже и желание собственности. Мы уморим желание: мы пустим пьянство, сплетни, донос; мы пустим неслыханный разврат; мы всякого гения потушим в младенчестве. Все к одному знаменателю, полное равенство»*.

Сдержанный и печальный В.Ф. Ходасевич прогнозировал в 1922 году: *«Как бы ни напрягали мы силы для сохранения культуры – ей предстоит полоса временного упадка и помрачения»*.[90] Через полтора десятка лет П.Л. Капица уже констатировал: *«Развитие нашей промышленности поражает отсутствием творчества... В отношении прогресса науки и техники мы полная колония Запада... Все обычные заверения, которые делаются публично, что у нас в Союзе науке лучше, чем где бы то ни было, – неправда»*.[91] Ему вторил за рубежом Осоргин: *«Больше всего поражает научная отсталость; за немногими (прекрасными, изумительными) исключениями, русские ученые – типичные гимназисты. Я просматриваю академические издания, отчеты о лекциях, восторги «достижений» и поражаюсь их малости и их наивности»*.[92] Упомянутые Осоргиным «немногие исключения» на общем свинцовом фоне свидетельствовали лишь о поразительном разгоне, взятом страной до катастрофы 1917 года.

Ровно через 80 лет после вечерней облавы на инакомыслящих, 16 августа 2002 года, в прессе промелькнуло нежданное сообщение: ФСБ рассекретило дела двух пассажиров «Философского парохода» – земского статистика Алексея Пешехонова и заведующего библиотекой петроградского Дома литераторов Виктора Ирецкого.[93] Отдельным российским подданным померещился на миг луч света в подземелье минувшего, но затем возник ряд вопросов. Как надо было расценивать эту информацию? Означала ли она, что «Философский пароход» вошел, наконец, в тихую гавань и дела остальных невольных «переселенцев» ожидают своей очереди на раскрытие? Или же в тех делах по-прежнему содержалась некая тайна, оглашение которой угрожало безопасности государства? Как простому постсоветскому человеку относиться впредь к высланным интеллектуалам: рассматривать ли их как лиц, безвинно пострадавших от большевиков или по-прежнему как «белоэмигрантов»? И разрешат ли, в конце концов, власти «Философскому пароходу» вернуться к причалу или его пассажирам суждено скитаться в океане прошедшего, подобно матросам «Летучего Голландца»?

Комментируя сообщение прессы, статс-секретарь ФСБ России заявил: *«Необходимо уточнить – высылка интеллигенции в 1922 году из Советской России была не «акцией Политбюро и ГПУ», а акцией Политбюро, выполненной силами ГПУ, которое было инструментом в руках партии в борьбе с теми, кого посчитали инакомыслящими. ГПУ действовало в соответствии с существовавшими тогда нормами законодательства, в частности, с нормами Уголовного кодекса того времени»*. Иными словами, Ленин скомандовал, услужливое Политбюро распоряжение своего предводителя подхватило, а чекисты просто исполнили приказ, не вникая в его суть. Но разве исполнение преступного приказа служило когда-нибудь оправданием для исполнителя? И разве не Уншлихт и Дзержинский непосредственно определяли судьбы инакомыслящих, возглавляя специальные комиссии Политбюро по бесцельным и в сущности преступным поставкам российских интеллектуалов в западные страны?

Погром инакомыслящих в 1922 году поставил тех подданных советской державы, кого большевики презрительно именовали «гнилой интеллигенцией», перед дилеммой: либо внутренняя эмиграция с неизбежным риском репрессий и почти полной утратой надежды на самореализацию, либо рабская покорность любому начальству в зыбкой надежде на самосохранение и частичное удовлетворение творческой потребности. Но принимающие большевизм, как писал Бертран Рассел в 1920 году, «становятся невосприимчивыми к доказательствам науки и совершают интеллектуальное самоубийство».[94] Британский философ не мог только предугадать, что «интеллектуальное самоубийство» сопровождается обычно и самоубийством моральным.

По мере укрепления железного занавеса и превращения страны в гигантский социалистический концлагерь так называемая советская интеллигенция все более теряла свою самостоятельность и способность к независимым суждениям. Поскольку правящая партия рассматривала некомпетентность как один из признаков благонадежности, а публичные заверения в безраздельной преданности утопической догме и верховному вождю – как одно из проявлений профессионализма, инструкция и директива все более жестко ограничивали чуть ли не любую творческую активность. Когда этот процесс приобрел, казалось бы, необратимый характер, номенклатура столкнулась с неразрешимым противоречием: опасаясь потерять власть, она беспощадно подавляла всякое инакомыслие и одобряла всевозможный бред (типа, например, «мичуринского учения» академика Т.Д. Лысенко); нуждаясь в квалифицированных специалистах (хотя бы для повышения обороноспособности государства), она была вынуждена разрешать иногда свободу научного творчества и тем самым поощряла инакомыслие. Этот номенклатурный парадокс стал в конечном счете одной из предпосылок развала коммунистической системы.

* * *

Планомерно уничтожая культуру в собственной стране, Ленин заслужил фактически славу Герострата. Но рожденная его больным сознанием идея непрерывного погрома инакомыслящих законсервировалась на десятилетия. Уголовные дела на мыслителей и созидателей в дальнейшем множились и почковались непрестанно, возникали из ничего и фабриковались в нечто, вызревали из коллективных представлений маргиналов и материализовались сами собой из первобытных страхов. Наследники Герострата тоже знали, какая дорога ведет к храму...

II
УКРОЩЕНИЕ СТРОПТИВЫХ

Благонадежность, шпионаж, цензура,
Проскрипции, доносы и террор –
Вот достижения
И гений революций!

Максимилиан Волошин

Но вечно жалок мне изгнанник,
Как заключенный, как больной,
Темна твоя дорога, странник,
Полынью пахнет хлеб чужой.
А здесь, в глухом чаду пожара
Остаток юности губя,
Мы ни единого удара
Не отклонили от себя...

Анна Ахматова

Ни с кем не говори. Не пей вина.
Оставь свой дом. Оставь сестру и брата.
Оставь людей. Твоя душа должна
Почувствовать: к былому нет возврата.
Былое надо разлюбить. Потом
Настанет время разлюбить природу,
И быть все безразличней, – день за днем,
Неделю за неделей, год от году.
И медленно умрут твои мечты.
И будет тьма кругом. И в жизни новой
Отчетливо тогда увидишь ты
Крест деревянный и венок терновый.

Георгий Адамович

Проблема выбора на заре социализма

Одна запятая способна решить судьбу человека, а порой даже целого поколения. «Изгнать его, нельзя оставить» – и «Философский пароход» отплывал на Запад. «Изгнать его нельзя, оставить» – и полезные для большевиков интеллектуалы навсегда оседали в социалистической зоне. Такая участь ожидала и знаменитого физиолога Ивана Петровича Павлова.

В начале нэпа петроградских журналистов привлекала одна и та же одноактная пьеса. Академик Павлов разыгрывал ее по утрам в трамвае с юношеским пылом и неуемностью. По дороге до Военно-медицинской академии он успевал вдрызг разнести советскую власть за голод и перераспределение продуктов питания в свою пользу, за притеснения церкви и верующих, за утрату той минимальной свободы, которая отличала прежний режим от нынешнего.[1]

Пассажиры внимали ему с робким одобрением, закрывая лица газетами. Своим молчанием они, как обычно, кричали о потаенной солидарности и поощряли к очередным репризам. Но отдельные обитатели бывшей столицы впадали в раздумье. Поскольку все традиционные понятия перевернулись в ошалелом XX столетии, мало кого занимало, почему эмигрировал тот или иной ученый. Не только конкретный повод, но и подспудные основания, пусть даже вовсе не проясненные, как бы сами собою в таких случаях подразумевались. Гораздо чаще возникали другие вопросы: из-за чего остался здесь академик Павлов, хотя мог бы и выехать, и где гарантии его безопасности?

Неудачный эксперимент

Обуздывать свой темперамент он обучился еще смолоду и чрезмерной несдержанностью или неосторожностью нисколько не выделялся; в изысканиях же своих был предельно осмотрительным, уравновешенным и скрупулезным. Автор блестящих исследований по физиологии кровообращения, пищеварения и высшей нервной деятельности, лауреат Нобелевской премии 1904 года, член Петербургской Академии наук с 1907 года и не мог быть иным.

Когда-то он безоговорочно принял воззвание Пастера об умножении и украшении лабораторий, ибо «они храм будущего богатства и благосостояния народа; в них человечество растет, укрепляется и улучшается; в них оно обучается читать в творениях природы, в то время как его собственные создания часто представляют собою творения варварства, фантазии и разрушения». Словно продолжая мысль Пастера, в апреле 1917 года Павлов утверждал: *«За великой французской революцией числится и великий грех – казнить гениального Лавуазье и заявить ему, просящему об отсрочке для окончания каких-то важных химических опытов, что республика не нуждается в ученых и их опытах. Но протекшее столетие произвело решительный переворот и в этом отношении в человеческих умах, и теперь нельзя бояться такой демократии, которая бы позабыла про вечно царственную роль науки в человеческой жизни»*.[2]

Сам он служил Научной Истине ревностно и бескомпромиссно, как рыцарь Прекрасной Даме, с поразительной целеустремленностью, хотя и с готовностью пересмотреть свои воззрения при четких доказательствах их ошибочности. Искренне «страдая», по его выражению, в качестве академика, он не уставал благодарить возлюбленную свою науку, которая «не только наполняет жизнь интересом и радостью, но дает опору и чувство собственного достоинства».[3] В 1904 году он писал в автобиографии: *«Должен почесть мою жизнь счастливою, удавшеюся. Я получил высшее, что можно требовать от жизни, полное оправдание тех принципов, с которыми вступил в жизнь. Мечтал найти радость жизни в умственной работе, в науке – и нашел. <...>*

Искал в товарищи жизни только хорошего человека и нашел его в моей жене. <...> Отказался от практичности с ее хитрыми и не всегда безупречными приемами – и не только не вижу причины жалеть об этом, но это-то и составляет одну из утех моего настоящего».[4]

Каким-то непостижимым образом удалось ему навсегда сохранить и чистосердечность, и непосредственность, и восторг перед красотой и загадками природы, и азарт охотника за ее тайнами. Седобородый ученый так и остался любознательным студентом, способным напрочь забыть о выпускных экзаменах ради увлекательных опытов; молодым человеком, танцующим среди ночи на безлюдной площади оттого, что дождался появления на зимнем небе Сириуса; нуждающимся приват-доцентом, зачарованным энтомологией.[5] В один печальный день, когда у него вдруг погибли куколки, его еще и забаллотировали на кафедру физиологии Петербургского университета; на сетования жены по поводу стесненного материального положения и обманутых ожиданий он с досадой ответил: *«Тут случилось действительное несчастье, погибли все бабочки, а ты беспокоишься из-за какого-то вздора».*[6]

С возрастом он не менялся, – может быть, только седел. С прежним энтузиазмом составлял он свои коллекции бабочек и растений, картин и почтовых марок, но особую страстность вкладывал в собирание фактов – результатов бесчисленных экспериментальных наблюдений. И корень познания не терял с годами своей сладости, а незрелые плоды его вселяли радужные надежды. Современников все так же восхищали сжатая и воодушевленная речь академика, его богатая мимика и жестикуляция, присущий ему поразительный дар откровенности и, главное, легендарная независимость. Американские коллеги то сравнивали его с политическими ораторами, то высказывали предположение: если бы Павлов не был ведущим физиологом мира, он легко мог бы стать величайшим драматическим актером. Но жена ученого возражала: *«Мой муж – это мальчик, только мальчик. Он заботится только о своей лабораторной работе, он не обращает внимания ни на что иное. Он ни к чему другому не способен».*[7]

Академик В.И. Вернадский считал Павлова классиком естествознания и ставил вровень с Аристотелем, Коперником и Галиллеем.[8] Он же был еще задорным игроком в добрые деревенские городки и похвалялся своей неутомимостью в метком вышибании чурок с кона.

После октябрьского переворота, когда фантасмагория пресловутого Хитрова рынка обернулась вдруг всероссийской реальностью, когда настало время разрушать, время попирать вековые традиции и принципы, время отливать унитазы из чистого золота и забивать гвозди яйцами Фаберже, пришлось Павлову убедиться, что все революции одинаково равнодушны и к ученым, и к их опытам. Он пережил все лишения военного коммунизма, унижение обысков и реквизиций, тревогу за родных и друзей, смерть сына и тяжелую пневмонию.

Человек прежде аполитичный, умеренный либерал по мировоззрению, теперь он настойчиво демонстрировал неприязнь к советской власти, определяя ее как «худший вид жандармского произвола былых времен, доведенный до неслыханно утрированных пределов».[9] В своих лекциях он неоднократно повторял: если то, что делают большевики с Россией, эксперимент, то для такого эксперимента он пожалел бы дать даже лягушку.[10] По воспоминаниям П.Л.Капицы, «без стеснения, в самых резких выражениях он критиковал и даже ругал руководство, крестился у каждой церкви, носил царские ордена, на которые до революции не обращал внимания...».[11]

Ученики испытывали постоянное беспокойство за него, тем более уместное, что в прессе звучали прямые угрозы по его адресу. В криминальном государстве даже элементарная порядочность становилась бунтом. Павлов же не умел ни лицемерить, ни приспособляться и глубоко презирал тех, кого историк Смутного времени назвал «телом и духом перегибательные». Бравируя своим инакомыслием, он повторял себе и, очевидно, окружающим: *«Черт с ними! Пусть расстреляют. Все равно жизнь кончена, а я сделаю то, что требовало от меня мое достоинство»*.[12]

К лету 1920 года он тем не менее выдохся. Публичные эскапады удовлетворения не приносили. От негодования по поводу холода и мрака не становилось ни теплее, ни светлее. «Наполни смыслом каждое мгновенье», – предлагал совсем еще недавно Киплинг в своем знаменитом стихотворении «Если...»; Павлову оно очень нравилось. Но о каком смысле можно было говорить на протяжении трехлетнего хаоса, абсурда повседневности, беспросветного безвременья, когда живые порой завидовали умершим.

Все формальные возможности продолжать научную работу показались ему исчерпанными. Тогда он отправил в Москву два письма. Первое, написанное четким разборчивым почерком, по старой орфографии, с помарками и вставками, получил нарком просвещения А.В. Луначарский, второе – управляющий делами Совнаркома В.Д.Бонч-Бруевич.

Бег на месте

Навеки простуженные паровозы тащили почту из Петрограда в Москву больше недели. Когда же, наконец, письмо ученого улеглось перед Луначарским, нарком сразу просчитал все pro et contra и прикинул, как избежать неприятностей. Проще всего было бы переложить окончательное решение на плечи главы государства, но гораздо эффектнее – создать у вождя впечатление, будто определенный вердикт он вынес совершенно самостоятельно. На следующий день нарком передал Ленину павловское послание, предварив его своей запиской:

«Дорогой Владимир Ильич, посылаю Вам очень интересное письмо великого физиолога Павлова.

Что касается его обывательского настроения и политического младенчества, то оно, так сказать, само собой разумеется. Но для меня интересней вопрос об его отправке за границу.

Как Вы знаете, мы дважды предлагали ему уехать за границу (один раз Горький). Оба раза он ответил так: я хочу быть лояльным по отношению к советской власти, между тем я за многое ее осуждаю. Если меня будут спрашивать за границей, я должен буду сказать правду, а поэтому предпочитаю не давать никаких обещаний о молчании.

При таких условиях я не решался возбудить в последних инстанциях (т.е. в органах ЧК) вопрос об его отсылке за границу. Теперь, как Вы увидите, он на этом настаивает. Будьте так добры, Владимир Ильич, ответьте мне на этот вопрос.<...> 21.VI.1920. А. Луначарский».[13]

«В Совет народных комиссаров
академика И.П. Павлова

Прошение

Всю мою жизнь я предпочитал прямой открытый образ действия. Кроме натуры, не без влияния на это была и моя полустолетняя деятельность в научной физиологической лаборатории: ведь природу хитростью не возьмешь. Так же решаюсь поступить и в данном случае.

Я покорнейше прошу Совет народных комиссаров разрешить мне начать переписку (хотя бы и контролируемую) с моими заграничными научными друзьями и товарищами о приискании мне места вне родины, на котором я мог бы достаточно пропитываться с моей диетой и без помехи продолжать мою научную работу, которую смею считать очень важною и на которую мой мозг еще вполне способен и к которой, может быть, он особенно приспособлен в силу огромного собираемого за большой срок материала и чрезвычайной сосредоточенности моей мысли на ней. Оставаясь сейчас в России, я не могу вести этой работы не только в желательном размере и с полною плодотворностию, но, я боюсь, и совсем. И это по многим существенным для меня основаниям, не считая еще чрезвычайныя и большею частию сейчас непреодолимыя материальныя затруднения всякого рода в теперешних русских лабораториях и отсутствие общения, связи со всесветской научной работой. Вот эти основания.

Я никогда политикой не занимался активно, никогда ни к какой политической партии не принадлежал, не желая поступаться свободой моей мысли, к которой так привык в лаборатории и которая так нужна для успешного отыскания истины, – и не желая отвлекаться от раз избранного жизненного дела. Но это не значило, что я закрываю глаза на окружающую меня действительность. Нет, с привычною лабораторною тщательностию я скоплял в голове и мои общия жизненныя наблюдения, их систематизировал, анализировал и делал из них заключения. И вот теперь я как стародавний экспериментатор жизни, хотя и элементарной, глубоко убежден, что проделываемый над Россией социальный опыт обречен на непременную неудачу и ничего в результате, кроме политической и культурной гибели моей родины, не даст. Меня безотступно гнетет эта мысль и мешает сосредоточиваться на моей научной работе. Вдали это настроение, естественно, более или менее постепенно ослабеет.

Затем я не захочу и не смогу поневоле переделаться в социалиста или коммуниста, т.е. отказаться от всего своего, сделаться крепостным рабом других. Я хочу иметь в моем полном распоряжении плоды моей умственной работы, которая ея идейной стороной, в виде научных результатов и без национализации есть и будет полезна всем людям. Я хочу ими, помимо создания для себя некоторых удобств и удовольствий, наградить, отблагодарить тех, кто помогал мне самоотверженно, в течение моей жизни, особенно в нелегком начальном периоде моей научной деятельности, и, конечно, на первом месте мою жену, обеспечить ея старость, если она переживет меня. Это второе.

Третье. Хотя сейчас я совмещаю три должности, значит, получаю жалованье в трех местах, всего в общей сумме 25 тысяч рублей в месяц, однако за недостатком средств принужден исполнять в соответствующий сезон работу огородника (в мои годы не всегда легкую) и постоянно действовать дома в роли прислуги, помощника жены по кухне и содержанию квартиры в чистоте, что все вместе отнимает у меня большое и лучшее время дня. Несмотря на это, мне и моей жене приходится питаться плохо и в количественном и в качественном отношениях (годами не видеть белого хлеба, неделями и месяцами не иметь ни молока, никакого мяса, прокармливаясь главным образом черным, большею частию недоброкачественным хлебом, пшеном, тоже плоховатым и т.п.), что естественно ведет к нашему постепенному похуданию и обессилению. И это после полувековой напряженнейшей научной работы, увенчавшейся ценными результатами, признанными всем научным миром.

В силу всего этого покорнейше прошу дать мне с женою свободу оставления России и разрешить то же членам моей семьи, которые согласятся сопровождать нас, чтобы помочь нам их молодыми силами, когда мы сделаемся дряхлыми, а также не препятствовать теперешнюю нашу собственность (квартирную обстановку) превратить в такую ценность, которая позволила бы нам, хотя бы на первое время, сносно устроиться на чужбине.

Академик Ив.П. Павлов.

Петроград, июня 11 дня 1920 года».[14]

Просмотрев прошение, вождь мирового пролетариата размышлял недолго. Исполнить просьбу Павлова, отпустить его за рубеж нельзя: мало ли что он там навспоминает, наговорит, напишет. Расправиться в той или иной манере с единственным в стране нобелевским лауреатом даже ему было неудобно. Рациональность якобинцев по отношению к инакомыслящим вождю безусловно импонировала, хотя он заменил гильотину – старомодный, слишком индивидуальный и низкопроизводительный метод радикального лечения общества – расстрелом как способом более массовым и созвучным техническому прогрессу. Но сейчас очень хотелось и невинность соблюсти, и капитал приобрести. К тому же вчера вечером он читал Гёте на немецком языке и немного расслабился.

Все-таки живой академик лучше мертвого мученика, а кое-какие архиважные идеи ученого еще могут весьма пригодиться при социалистическом строительстве. Значит, нужно ублаготворить его материально. Это, конечно, против большевистского канона, требующего осчастливить человечество всеобщим равенством в рабстве, но в данном случае допустимо исключение, выгодно оттеняющее основное правило. И Ленин поручил Луначарскому заготовить распоряжение о сверхнормальном пайке и комфортабельной обстановке для «большой культурной ценности» в виде академика Павлова.

Свой автограф на соответствующих указаниях председателю Петроградского Совета Г.Е. Зиновьеву вождь оставил 25 июня.[15] Аналогичные инструкции Луначарский адресовал А.Е. Бадаеву – комиссару продовольствия Петрограда и Северной области. К павловскому прошению кто-то из служащих центрального аппарата добавил: *«Владимир Ильич послал письмо т[оварищу] Зиновьеву (через Енукидзе), составленное Луначарским. Физиолога Павлова за границу не пускать, предоставить ему условия, при которых бы он ни в чем не нуждался».*[16] Затем куколка дела о нереализованных чаяниях профессора обратилась в бабочку, упорхнувшую в архив.

Промелькнули два-три дня, и к Ленину неожиданно обратился Бонч-Бруевич. Управляющему делами Совнаркома только что доставили с оказией короткое письмо Павлова, в котором тот просил поддержать его ходатайство об эмиграции. Снова вникать в завершенную проблему вождь не стал, дозволив Бонч-Бруевичу самому предпринять необходимые шаги.

В своем ответном послании Бонч-Бруевич заверил Павлова в том, что советская власть и он лично сделают все возможное, дабы снабдить ученого всем, чего бы он только ни пожелал. Одновременно Бонч-Бруевич призвал Зиновьева обеспечить «выдающегося человека, гордость и славу ученой России» так, чтобы тот ни в чем не нуждался.[17] Зиновьев тут же начертал резолюцию: *«Т[оварищу]. Митрофанову. Я Вам передал уже письмо Ленина по этому поводу. Что сделано? Прошу мне сообщить. 2/V11 – 1920».*[18]

Между тем Ленин расщедрился настолько, что 27 августа предписал вернуть Павлову пять реквизированных у него золотых медалей. Соратники всполошились: прецедентов возвращения такой добычи прежним владельцам еще не было. Член коллегии ВЧК В.А. Аванесов принес официальные возражения. Обмен мнениями по этому поводу продлился больше месяца, и только 30 сентября протест сиятельного чекиста отклонили на заседании Совнаркома. Первую плату за лояльность непослушному академику постановили внести его же имуществом. Взгляды на собственность и разбой у Ленина и Аванесова полностью совпадали, но принцип политической целесообразности перевесил-таки кредо знатных громил. Репутация вождя стоила, в конце концов, больше пяти награбленных медалей.

Вот теперь все были довольны. Луначарский и Бонч-Бруевич отстояли «культурную ценность», не понеся личных потерь в многотрудной борьбе, послушный Зиновьев предложил таинственному Митрофанову отреагировать, а Ленин отдал директивы, достойные большого государственного деятеля. Каждому диктатору приятно вломиться в историю в образе рассудительного и справедливого джентльмена. Лишь в жизни

Павлова ничего не изменилось. Зато в Европе заклубились слухи о несчастном нобелевском лауреате, будто бы торгующем спичками на углу Невского проспекта и Садовой, чтобы заработать себе на хлеб.

Милость вождя

Прямодушным ученым помогает иногда судьба, путая карты в чиновных играх. В сентябре 1920 года неумолимый рок в форме брюшного тифа настиг бывшего полномочного представителя РСФСР в Швеции В.В. Воровского. Состояние больного оказалось настолько тяжелым, что советское правительство обратилось к его друзьям в Стокгольме, заклиная их во что бы то ни стало прислать для видного сановника медикаменты и продовольствие. В полной уверенности, что эта просьба исходила непосредственно от Ленина, скандинавские социал-демократы исполнили ее охотно и без особого промедления.[19]

Узнав о нуждах большевиков, институт Нобелевских премий побудил Центральный комитет Правления шведского Красного Креста 9 ноября 1920 года направить на имя Ленина скромное ходатайство, сопровождаемое солидным гуманитарным грузом. Бесхитростные шведы просили всего лишь отпустить Павлова к ним, обещая предоставить ему возможность «в благоприятной и спокойной обстановке проводить свои великие исследования», а в качестве выкупа за горемычного академика предлагали значительную партию различных лекарств.[20]

Уведомление о враждебных происках скандинавских гуманистов Луначарского врасплох не застало, но обеспокоило. Немного поразмыслив, нарком просвещения счел за благо еще раз уклониться от какого-либо собственного решения по поводу возможной эмиграции нобелевского лауреата и 12 ноября 1920 года переправил Горькому пакет с официальными бумагами и сопроводительной запиской: *«Посылаю Вам документы, касающиеся академика Павлова, и прошу Вас немедленно ответить мне, если возможно, то по телефону, относительно мер, которые можно принять для некоторого улучшения положения, указанного в письме, а также относительно того, поддерживаете ли Вы отъезд Павлова за границу»*.[21]

Никакой симпатии к всемирно известному физиологу Горький не испытывал, называл его «основоположником церкви рефлексологической» и одному из своих корреспондентов признавался напрямик: *«Он не по вкусу души моей»*.[22] Что посоветовал патриарх социалистического реализма главарю советского просвещения, осталось неизвестным; во всяком случае ни тот, ни другой не собирались делиться своими съестными припасами и дровами с вольнолюбивым академиком.

Тем временем шведское послание вождю мирового пролетариата прорвалось через морские и сухопутные преграды и 2 января 1921 года достигло адресата. Рассматривать такую корреспонденцию как новогодний сюрприз Ленин, разумеется, не мог. *«Дело скандальное»*, – мрачно констатировал он и наказал новому управляющему делами Совнаркома Н.П.Горбунову заготовить проект ответа, непременно согласовав его с наркомом здравоохранения Н.А. Семашко и заместителем наркома просвещения М.Н. Покровским.[23]

Ситуация сложилась тут же довольно занятная и даже замысловатая. Угроза эмиграции прославленного ученого привела в движение чиновный аппарат. Это противоречило марксистско-ленинской диалектике, где всякое движение считалось способом существования материи, но соответствовало социалистической реальности, в которой любая прихоть вождя (не говоря уже об его глобальных идеях) вызывала движение масс.

Можно полагать, что Горбунов понимал свою задачу несколько шире, чем очертил ее вождь. Потомок крупного московского финансиста, химик по образованию, он тихо поклонялся науке и пытался поддержать отдельных ее представителей. В 1917 году он заразился от Луначарского большевистским популизмом. С той поры интересы революции стали для него высшей моралью, но теперь служебные обязанности наложились на его прежние увлечения. Заказанный ему проект он завершил к 5 января и немедленно услал на отзыв Покровскому. Осмотрительный Покровский предпочел почему-то держаться в стороне. Он бегло проглядел проект, целиком его одобрил и с тем же фельдъегерем вернул Горбунову вместе с товарищеским приветом.[24] Одновременно с другим курьером он отправил Ленину докладную записку Э.С. Енчмена – своего ученого консультанта, посетившего павловскую лабораторию в рождественские дни.

Из рапорта Енчмена следовало, что летние инструкции вождя мирового пролетариата петроградские власти успешно проигнорировали. Новое лабораторное здание стояло закрытым и замороженным из-за отсутствия дров. Эксперименты проходили в неприспособленном помещении при свете лучины. Пища для животных содержала ядовитые примеси, и все подопытные собаки издохли, а около десятка недавно приобретенных существовали только за счет пайков голодных сотрудников. Почти всех помощников Павлова забрало военное ведомство, а сам ученый в свои 70 с лишним лет ежедневно преодолевал пешком двенадцать верст, чтобы два часа побыть на рабочем месте.[25]

На следующий день, 6 января, Ленин ознакомился с проектом ответа шведам и предложил перевести его на хороший немецкий язык, предварительно выяснив у Семашко и Покровского, не следует ли добавить в текст, что Павлов вовсе не хотел уезжать и что ему уже даны какие-то льготы.[26] Покровский промолчал. Семашко после трехдневных раздумий пришел к заключению: упоминать, будто Павлов не собирался эмигрировать, рискованно – слишком уж много он «брюзжит», а относительно льгот можно сказать, что ему, в отличие от всех прочих граждан, предоставлены «благоприятные продовольственные условия» и возвращены «крупные золотые вещи».[27]

После этого дело о невыезде академика Павлова спустилось с наркомовских орбит на уровень конкретно исполнительских. Горбунов запрашивал дополнительные сведения у Енчмена, регулярно говорил по прямому проводу с Петроградом, дважды передавал срочные телефонограммы загадочному Митрофанову прямо в Зимний Дворец, требуя сообщить о практических мерах по созданию Павлову «исключительно благоприятных условий», и, наконец, 21 января набросал проект постановления Совнаркома на ту же тему.[28] Покровский без колебаний одобрил и этот проект, а 24 января его скрепил своей подписью Ленин.

Желательно было все же заручиться еще согласием своенравного академика на помощь инстанций. Для этого 25 января к нему отрядили одного из секретарей Совнаркома с документальным свидетельством неуклонной заботы советской власти, давно мечтающей облегчить участь Павлова. В сопроводительной записке Луначарский высказывал осторожное предположение, что ученый, независимо от исхода мирных переговоров, отрешится все же от претензий к большевикам, всей душой стремящимся устроить его жизнь «настолько комфортабельно, насколько это мыслимо в нашей обнищавшей в великих испытаниях стране».[29]

Пока продолжался диалог о миролюбии, 27 января откликнулся, наконец-то, непостижимый Митрофанов. Он был печален. По его словам, восьми сотрудникам академика уже выдали дополнительный паек, одежду и обувь; собакам отпустили корм «без урезки»; топлива в лаборатории больше, чем в больницах и детских приютах, а пилы, топоры и прочие хозяйственные принадлежности поставили туда прямо из Смольного. Но Павлов отказывается и от особого пайка, и от автомобиля, заявляя, что не станет пользоваться привилегиями, которых лишены его коллеги. Улучшить его положение можно, лишь выделив семейные пайки наиболее крупным ученым Петрограда.[30]

Каким-то непродуктивным получился короткий морозный день 27 января у вождя мирового пролетариата. Мало ему своего скверного самочувствия и паникерского настроя этого несуразного Митрофанова, так еще и Горький принес очередное ходатайство. Прихожане церкви при Военно-медицинской академии подали петицию об отмене распоряжения петроградских властей, пожелавших преобразовать их святилище в клуб. Церковь эта имеет историческое значение, говорилось в прошении, существует с основания академии, «и доски с именами врачей, погибших при исполнении своего долга, почти за двухстолетний промежуток времени покрывают ее стены». Чтобы не раздражать лишний раз Павлова – профессора этой академии, пришлось вождю письменно усомниться в своевременности означенного постановления.[31]

Вслед за тем Ленин переключил свое внимание на мелочи приземленного бытия прочих ученых. Эти наивные люди сетовали, что Академии наук отпущено всего 197 пайков вместо обещанных 397. Погибающие от голода ученые выражали трепетную надежду на исправление просчета, допущенного в какой-нибудь канцелярии. Напрасно уповали они на арифметические погрешности – в числе пайков большевики никогда не ошибались: 200 из них сократили чиновники Наркомпроса по санкции все того же Луначарского.[32] Буржуазных профессоров, по замыслу профессиональных революционеров, следовало перековать в ратоборцев за советскую власть, а лишения, бедность и нищета, как заверял еще Наполеон, – школа хороших солдат.

Между тем официальные переговоры с Павловым близились к завершению. В последний день января непокорного академика умолили все-таки принять условия временного компромисса, и на сцену выступил сам А.Б. Халатов – очень влиятельный вельможа из наркомата продовольствия. Месячную стоимость нобелевского лауреата он определил несколько архаично, но по-своему весомо:

мука пшеничная 70 фунтов
мясо 25 –"–
рыба свежая 12 –"–
икра черная 13 –"–
пшено 10 –"–
крупа гречневая 10 –"–
рис или манка 10 –"–
бобы (горох, фасоль,
чечевица и др.) 10 –"–
сахар 5 –"–
масло сливочное 6 –"–
масло растительное 2 –"–
сыр 4 –"–
соль 4 –"–
какао 1 –"–
кофе 1 –"–
чай 1 –"–
сухие фрукты 5 –"–
мыло 3 –"–
папиросы 750 штук
спички 10 коробков.[33]

Можно полагать, что чечевичную похлебку большевики рассматривали как непреходящую ценность. Отсюда проистекала их уверенность в том, будто пайком можно купить любого человека. Осознать, что Павлов – личность совершенно иного порядка, они были просто не в состоянии, но, исполняя приказ вождя, действительно отоварили академика по высшему разряду. Даже так называемый усиленный паек, утвержденный постановлением Совнаркома от 30 ноября 1920 года «для ответственных, незаменимых и необходимых сотрудников центральных учреждений РСФСР в Москве», был значительно меньше, чем у беспартийного физиолога, тогда как ответственные работники Петрограда, поделенные на три категории по степени преданности тоталитарному режиму и партийному стажу, не смели и мечтать о московской пайке.[34]

Вот теперь наступила пора официальных сообщений. Надо было поблагодарить шведов за лекарства и отклонить их просьбу о выезде Павлова из принципа: такие ученые себе нужнее. Со своим ответным письмом капиталистам на немецком языке вождь ознакомился в начале февраля, но вручение его через представительство РСФСР в Швеции отложил на пару недель.[35] Сначала следовало напечатать в «Известиях» постановление Совнаркома «Об условиях, обеспечивающих научную работу академика И.П.Павлова и его сотрудников».

Первый пункт этого постановления не выходил за рамки ритуальных партийных резолюций. В нем предусматривалось образование специальной комиссии во главе с М.Горьким для претворения в жизнь, как говорили позднее, исторического решения советского правительства. Зато содержание остальных трех пунктов оказалось ошеломительным.

Совнарком брал на себя обязательство не только отпечатать в лучшей типографии роскошное издание научных работ Павлова, но также оставить за ним право собственности на эту публикацию в стране и за рубежом. Академику и его жене выделяли особый паек, равный по калорийности двум академическим. Мало того, ему уступали в пожизненное пользование занимаемую им квартиру, да еще сулили обставить ее, а заодно и лабораторию с максимальными удобствами.[36]

Милость вождя выглядела поистине беспримерной. Фактически он пожаловал Павлову, только ему, единственному гражданину на одной шестой части земной суши, право на жизнь, на труд, на владение интеллектуальной собственностью и своим имуществом и в конечном счете – самим характером и уникальностью постановления – право на свободу и личную неприкосновенность.

В этой своеобразной охранной грамоте чекистам почудилось, видимо, что-то нарочитое и неоправданное. Осенью 1921 года они затормозили поездку Павлова сначала в Америку, а потом в Финляндию. Упрямый академик, считавший унизительными все советские процедуры получения заграничного паспорта, обратился к Луначарскому, а тот, в свою очередь, – к Ленину. Вождь приказал заместителю председателя ВЧК Уншлихту выдать нужные бумаги «тотчас, без малейшей задержки, без всяких формальностей».[37] Почтительный Уншлихт подавил огорчение и отвалил академику полноценную визу без типичных издевательств, именуемых обычно соблюдением необходимых процедур.[38] С этого дня Павлов обрел еще право на свободу передвижения по планете и встречи с иностранными коллегами.

Тогда же, вероятно, начал складываться миф о неустанной заботе и трогательном внимании Ленина к развитию науки и нуждам ученых. И десятки лет один и тот же хрестоматийный пример бережного отношения вождя к строптивому академику фигурировал в бесчисленных статьях и монографиях.

Из какой безделицы, однако, произрастают порой такие мифы, особенно если невольные прародители – в частности, подлинные авторы отдельных ленинских записок Горбунов и Луначарский – умалчивают о тайне их происхождения. Впрочем, Луначарский успел кое-что рассказать о подоплеке несостоявшейся эмиграции Павлова.

Летом того же 1921 года он предложил Совнаркому наобещать оплату золотом трем артистам (В.Н.Давыдову, М.Н.Ермоловой и Ф.И.Шаляпину), двум композиторам (А.К.Глазунову и Н.К.Метнеру) и персонально М.Горькому. *«Ни одного золотого рубля реально мы выдавать не будем»*, – аргументировал Луначарский; для содержания этих лиц понадобятся все те же академические пайки и все та же помощь натурой, наряду с небольшой суммой в советских рублях. Зато *«мы не только прекратим толки о том, что мы морим оставшихся еще у нас в пределах РСФСР всемирно извест-*

ных российских граждан, но, наоборот, сможем сделать из этого весьма яркую иллюстрацию нашей заботы о культуре». Столь же откровенно изливался он относительно научных кадров: *«Я потому не включил ни одного великого ученого в мою шестерку, что кроме Павлова, об ученых у нас персональных запросов из-за границы не было».*[39] Нарком просвещения твердо усвоил старую королевскую формулу: свой престиж дороже чужого обеда.

Цена индульгенции

Природа не скупа, а бережлива. Всего три возможности, с точки зрения классической физиологии, открывает она перед теми, кто очутился в экстремальной ситуации: нападение, бегство или так называемое аффективное застывание, когда каменеет человек от ужаса, безнадежности и бессилия. Извечная людская потребность в самооправдании требует, однако, пристойной драпировки поступков и спрятанных за ними чувств. Оттого, наверное, импульсивное нападение стали все чаще нарекать войной или схваткой за справедливость, неблагозвучное слово бегство – заменять мелодичной эмиграцией, тогда как безотчетное стремление замереть, приспособиться к чрезвычайному положению – презрительно именовать подчас беспринципностью хамелеона.

Затаиться, приноровиться к обстоятельствам Павлов не мог, даже если бы и захотел в минуту крайней усталости, – слишком крупной личностью оказался. Непосредственно участвовать в борьбе тоже был не в силах – это противоречило его характеру и профессии. Вписать свой раздел в «науку расставанья» по существу не сумел – уж очень интенсивной была у него эмоция запечатления, лежащая в основе неквасного патриотизма. Поэт прав: *«Моцарт отечества не выбирает».* И Павлову предстояло найти свой вариант достойного поведения.

Ему надо было претерпеть не всегда удачные шутки знакомых; так, известный острослов, академик А.Н.Крылов попросил его в голодное время об одолжении: *«Возьмите меня к себе в собаки».*[40] Ему довелось перенести унижение бесцеремонным заигрыванием Зиновьева, когда тот называл его в своих речах то «исполином», то «научной звездой первой величины» и визгливо восхвалял за «работу на марксизм».[41] Ему пришлось принимать различные знаки внимания властей – от экипажа из бывших придворных конюшен, а затем персонального автомобиля до миллионных ассигнований на возведение физиологической резиденции в Колтушах.

Его современница Марина Цветаева просила для себя совсем немного: *«За этот ад, за этот бред, пошли мне сад на старость лет».* Ему-то жилось несравнимо легче, чем ей. И сад был, и уникальная лаборатория, и всемирное признание... Вот только душевного покоя не хватало. И оставался он прежним диссидентом.

В период военного коммунизма его внимание привлекли особенности поведения отдельных экспериментальных животных. Проанализировав свои наблюдения, он пришел к выводу о несомненном существовании врожденного рефлекса свободы, который удавалось моделировать голодом. Достаточно было несколько дней не кормить собаку с выраженным рефлексом свободы, чтобы она, отощав, становилась послушной.

Открытие столь актуального рефлекса побудило академика к социальным обобщениям. Поскольку диктатура пролетариата означала лишение свободы, бестрепетно объяснял он потрясенным слушателям в обществе естествоиспытателей 12 ноября 1922 года, *«большевики преуспели, так как проделали над страной тот же опыт, что физиолог с собачкой»*.[42]

Дальнейшие размышления привели его к построению собственной физиологической концепции последствий октябрьского переворота. Совместное воздействие террора и голода, утверждал Павлов, преобразует рефлекс свободы в рефлекс рабской покорности, закладывая одновременно основу массовых невротических расстройств. У подданных советской державы возникает парадоксальное состояние высшей нервной деятельности, когда теряется способность к восприятию сильных возбудителей, то есть реальности, но сохраняется готовность к восприятию одних лишь слабых возбудителей, то есть слов. В итоге слова в советской России подменяют действительность.

По возвращении из зарубежной командировки в сентябре 1923 года Павлов немедленно прочитал студентам политическую лекцию о рефлексе свободы, об отсутствии признаков мировой революции, о беспорядках в странах, потерпевших поражение в Первой мировой войне, о советской крепостной действительности и падении культуры. Советская власть, сказал он, создала «межживотные отношения между людьми, которые существуют в джунглях между зверями».[43] Вскоре его вызвали в ГПУ; сняв показания, следователь протянул ему протокол допроса, любезно предложив подписаться... в качестве свидетеля.[44] Ленинская индульгенция охраняла ученого не хуже первобытных табу, но компрометирующий материал чекисты на всякий случай подбирали.

Затем стенограмма пресловутой лекции перекочевала с Гороховой улицы в Ленинграде на письменный стол Бухарина в Москве. Идеолог партии, упрекавший всех ученых, в том числе Пастера, в «умственной слепоте» и непонимании классового антагонизма, вдоволь покуражился в печати над человеком, лишенным возможности вступить с ним в открытую дискуссию, но все же опознал в Павлове представителя «честной науки» и нечаянно прославил его инакомыслие.[45]

В 1925 году Павлов опять набедокурил в свойственной ему манере. Как только из Военно-медицинской академии «вычистили» студентов-потомков духовенства, он подал начальству рапорт, в котором просил считать его, сына рязанского священника, тоже «вычищенным» из учреждения, где он прослужил несколько десятков лет. На свою кафедру он больше не заглядывал. Целый год из Военно-медицинской академии ему ежемесячно посылали домой жалованье; он же предлагал курьеру чай, но деньги не принимал.[46]

На этот раз бухаринских ошибок с паблисити большевики не повторили. В академических кругах обсудили, конечно, мотив добровольной отставки заслуженного ординарного профессора, еще недавно тайного советника Павлова из образцово-показательного высшего учебного заведения, но такую срамоту на общий обзор не выставляли. Да еще в 1928-1929 годах пресса побушевала немного, когда он громогласно воспротивился «освежению» Академии наук за счет партийных кадров, сгоряча назвал «лакейством» вынужденное решение академика Вернадского и других коллег подчиниться требованию высших инстанций, а потом уговорил маститых ученых провалить большевистских кандидатов при тайном голосовании.[47]

На повторном собрании Академии наук, поставленной перед необходимостью исполнить волю правящей партии и принять в свои ряды трех большевиков, язвительный академик Крылов, вспомнив «Капитанскую дочку», посоветовал Павлову: *«Плюнь, батюшка, поцелуй у злодея ручку»*.[48] Но присоединиться к «резолюции Савельича», склониться перед насилием, проявить хотя бы показное смирение, сложив в кармане традиционный российский кукиш, было для него равносильно измене самому себе.

Он так и не занял почетное место в строю конформистов, только голос его звучал в дальнейшем все глуше, а письменные протесты ученого против «многолетнего террора и безудержного своеволия власти» читали лишь члены правительства. И даже не столько читали, сколько просматривали с раздражением, испытывая, видимо, желание лягнуть, укусить, расклевать, но карательных мер не применяли. Их удерживали не только мистические опасения нарушить ленинские заветы, не только оглядка на западные страны и не только привычка к столь именитому диссиденту. Нет. Павлов был крайне нужен советской власти.

В азарте оригинальных экспериментов он, увлеченный их неожиданными результатами, вознамерился было свести всю сложную внутреннюю жизнь человека к достаточно механистической игре безусловных и условных рефлексов, замерить элементы духа, получить, наконец, позитивные знания в противовес метафизическим и противопоставить «объективную» рефлексологию «субъективной» психологии. Когда он опомнился, увидел, что духовная жизнь человека неизмеримо шире собачьих рефлексов, и признал существование психологии как самостоятельной научной дисциплины, было уже поздно. Советская пропаганда провозгласила его основоположником самого передового, единственно верного и глубоко материалистического учения о высшей нервной деятельности.

Именно такой Павлов был для Ленина полезнее многих соратников. Пылкая религиозность вождя чуть ли не с юных лет приняла форму страстного нигилизма, включавшего в себя воинствующий атеизм. В отличие от естествоиспытателей и философов, он не искал ответа на вопрос Паскаля, как материальное тело соединяется с духом, ибо признавал лишь механику человеческих отношений и отвергал духовную природу личности. Психологические проблемы для него просто не существовали (впрочем, как и этические). Поразительную машинальность его мышления не могли закамуфлировать ни присущее ему византийское вероломство, ни ханская равнодушная жестокость, ни иезуитская неразборчивость в средствах. Ленин предпочитал решения лобовые, прямолинейные – от механического заключения Брестского мира и ограбления всех сограждан до массовых казней и реставрации феодализма в отдельно взятой стране.

Классовое озарение снизошло на него в том возрасте, когда его сверстники еще только строили романтические планы на жизнь. Получив откровение, он тут же выдвинул себя на пост повитухи мировой революции, хотя слухи о ее мнимом зачатии даже не успели произрасти. С тех пор он без устали пророчил финал человеческой истории в форме светлого царства коммунизма и готовился к установлению автократии с одержимостью проповедника запрещенной секты, посвященного в революционный промысел. Стойкая идея власти превратила его в злобного старца еще в молодости; его биологический возраст не соответствовал поэтому паспортному – уже в 34 года он был для сподвижников Ильичем и мудрым стариком.[49]

Поскольку именно ему и только ему открылась вся истина целиком, прочим представителям рода человеческого следовало не дурить, а подчиняться его указаниям, не сомневаясь в его прорицаниях и не отклоняясь от предначертанной им трассы. Всякий, кто обладал аналитическими способностями и чувством ответственности, возбуждал в нем подозрения. Каждый, кто пытался ему возражать, а тем более опровергать его сегодняшние суждения, заслуживал презрения, ненависти и площадной брани. Он делал ставку на посредственность и некомпетентность, исполнительность и безынициативность, пошлость и профанацию.

Но как же мешали ему всегда высоколобые интеллектуалы, для которых поиск истины был важнее ее достижения. Все они казались вождю скрытыми ревизионистами, похожими на вероотступника Эдуарда Бернштейна с его пониманием социализма как недоступного морально-этического идеала и его еретической формулой: «*Конечная цель – ничто, движение – все!*».

Когда же Ленин, став, наконец, диктатором, получил возможность повсеместно насаждать свое вероучение и обсеменить весь земной шар идеями повального насилия и террора, он увидел, как недостает ему научно доказанной материализации духа, низведения личности до примитивного набора рефлексов. Ему не довелось теоретически обосновать утилитарную важность павловской концепции; этим занялся Бухарин – «золотое дитя революции», как называли его нередко ленинские гвардейцы.

Более эрудированный и гибкий, по сравнению с ортодоксальными большевиками, Бухарин первым среди вождей уяснил себе, какой бесценный подарок для марксистской схоластики представляет собой павловская доктрина, построенная на фундаменте пусть совершенно незамысловатых, зато производивших впечатление особой точности и непогрешимости экспериментов. Рассуждения Бухарина отличались простотой, свойственной, пожалуй, Евклидовой геометрии. Первая аксиома гласила: руководство страны понимает в биологии и физиологии много больше, чем Павлов в области общественных наук. Согласно второй аксиоме, «учение об условных рефлексах целиком льет воду на мельницу материализма». Отсюда следовал вывод: «революционная целесообразность» диктует необходимость активного содействия подобным исследованиям, методологические особенности и результаты которых «суть орудия из железного инвентаря материалистической идеологии».[50] После этого павловская школа получила в монопольное владение советскую психологию, физиологию и медицину.

Иной раз Павлова разрешали бранить почти непотребно: Семашко мог называть его «реакционным профессором», М. Горький – «сыном дьякона и черносотенцем», В.В.Куйбышев – просто «черносотенцем». Тогда Бухарин пускался на его защиту, доказывая, что воспитывался академик, как и полуобразованные большевики, на нигилистических опусах Д.Д. Писарева «и, несмотря на все свое ворчанье, идеологически работает на нас», на коммунистическую партию.[51] Догматик вселенского насилия и перераспределения всякой собственности, Бухарин, прежде так сладко грезивший о мировой революции, после собственных невзгод возжелал «социалистического гуманизма» и воспылал дружелюбием к закоренелому диссиденту.

Особого значения, однако, бухаринское заступничество не имело, ибо все хулители академика дружно декларировали: своей научной работой Павлов укреплял и укрепляет основы марксизма-ленинизма. Рефлекторную теорию, «гениальную в своей простоте и прозрачной ясности», возвели в ранг абсолютного оружия, наносящего «смертельный удар» таинственной духовной сущности человека и «буржуазной психологии – последнему убежищу идеализма и религиозной мистики».[52] И пока западная психология и медицина искали новые пути в лабиринте познания, используя в качестве фонаря концепцию Фрейда, советская наука торжественно обнаружила свой, самобытный тупик, похоронив попутно фрейдизм.

Самому Павлову присвоили впоследствии звание «непоколебимого боевого материалиста и борца с идейными врагами».[53] Он же симпатизировал позитивизму, с интересом читал Огюста Конта и Герберта Спенсера, а вступать в сплоченную шеренгу советских идеологов вовсе не собирался. Наиболее талантливому своему ученику П.К.Анохину он сказал однажды: *«Вы хотите думать по диалектическому материализму, дело Ваше, я Вам не препятствую в этом. Но условные рефлексы к этому не притягивайте. Этого я не хочу».*[54] Тем не менее его уравняли в ранге с «великим преобразователем природы» – бывшим дорожным мастером, доморощенным часовщиком и садоводом-любителем И.В. Мичуриным.

Павлов рассматривал религию «как естественный и законный человеческий инстинкт» и сомневался, сумеет ли наука – позитивное знание – заменить веру «для слабого типа людей».[55] *«Я лично не верю в существование Бога, каким он представляется верующим в него»,* – говорил он. – *Для меня рок, судьба, Бог, природа – одно и то же, называйте, как хотите».*[56] Однако многие жители Ленинграда считали его человеком глубоко религиозным, поскольку он, несмотря на вакханалии «воинствующих безбожников», продолжал посещать свою приходскую церковь. Рассказывали, как однажды, выйдя на паперть, он присел на лавочку отдохнуть. Проходивший мимо красноармеец поинтересовался, был ли он в храме, и, услышав утвердительный ответ, посочувствовал академику: *«Ишь, надурманился религиозным дурманом, даже ходить не можешь. Эх, темнота, непросвещенность».*[57] Такие курьезы добавляли ему популярности среди верующих.

«*Гонение нашим Правительством религии и покровительство воинствующему атеизму есть большая и вредная последствиями государственная ошибка,* – взывал он к властителям, не теряя надежды если не на разум, то хотя бы на минимальное их здравомыслие. – *Я сознательный атеист-рационалист и поэтому не смогу быть заподозрен в каком бы то ни было профессиональном пристрастии...*».[58] Но, словно в насмешку над ним, упрощенную до фальсификации теорию условных рефлексов беспрестанно использовали в атеистической пропаганде, наряду с цитатами, наструганными из допущенных цензурой сочинений Маркса и Ленина.

Он совершенно не учитывал ни весомость своих, порою вскользь оброненных, высказываний, ни традиционный российский патернализм и уж никак не мог предвидеть, что большевики подвергнут его самому тяжкому испытанию – искушению властью, ничем не ограниченной в пределах его ведомства. Он не предполагал, что обладание безраздельной по сути властью губительно для ученого. Между тем его безоглядная увлеченность своими открытиями и возможность нечаянно или целенаправленно навязывать коллегам свою точку зрения, наряду с безотказным финансированием его экспериментов и предоставленным ему правом самому комплектовать штаты своего учреждения, обусловливали подавление иных воззрений на физиологические процессы и других научных школ.

Его персональный нравственный иммунитет вовсе не мог служить препятствием для банальных карьеристов, мелких жуликов и махровых аферистов, занимавших руководящие посты в советской науке. И он не замечал, как сам превращался постепенно в апостола биологической епархии, а его паства, нуждаясь в своем предводителе, привыкала воспринимать всякое его суждение, в том числе и ошибочное, как откровение пророка, трактующего тот или иной физиологический феномен с «единственно правильных» позиций.

Прикрываясь его именем, паранаучные проходимцы в упорных схоластических битвах сводили счеты с соперниками. Увенчанные премиями дельцы выдавали собственные домыслы за триумфальные достижения «самой передовой» советской науки и отливали из его экспериментов заказные догмы, незыблемые, как чугунные чушки. Правоверные ленинцы боролись за чистоту павловского учения с неукротимой страстью фанатичной старой девы, допускающей возможность одного лишь непорочного зачатия. И все вместе с упоением помогали партии корчевать остатки здравого смысла в окончательно замороченной стране.

Не отставали от них и чекисты. Многовековая практика пыток и дрессировки животных обзавелась «научными доказательствами» в застенках НКВД. Описанный Павловым «инстинкт свободы» советские следователи окончательно реконструировали в условный рефлекс рабской покорности, возродив, в частности, старинное истязание длительным лишением сна. Арестованных низводили до уровня элементарных биологических особей, у которых сохранялись одни лишь рефлексы класса позвоночных, ввергали в состояние, «когда спасение ассоциировалось только с одной ответной реакцией – принятием того, что им говорили».[59]

Используя такие древние и безотказные механизмы, как полуголодное существование и безысходную нищету, перманентный террор и принудительный отупляющий труд, партия неустанно ковала простых советских людей в покоренной стране. Повышенная внушаемость обитателей социалистической державы, естественная в условиях постоянного (нередко чрезвычайного) психического напряжения, выполняла функции архимедова рычага, предназначенного для полной модификации массового сознания, замены метафизического понятия души казарменной диалектикой рефлексов. Миллионам заключенных в зоне социалистического прозябания надлежало избавиться от присущего каждому индивиду стремления к самостоятельному мышлению, отрешиться от вредной для большевиков старорежимной привычки к персональной ответственности перед последующими поколениями, забыть о чувстве собственного достоинства и проникнуться ощущением неизбывного счастья в пожизненном рабстве.

Предвидеть такой резонанс своих исследований старый ученый никак не мог. Ведь был он человеком рациональным, нормальным физиологом; разновидности иррационального мышления всерьез не изучал и уж вовсе не предполагал, что палачи и плуты способны обратить его слова в универсальную ловушку. Отстаивая свою независимость, он забыл старинное предупреждение: не верьте вождям, дары приносящим. И не дано ему было предугадать, какие диковинные и отвратные плоды созреют на одном из побегов сладкого корня познания.

Приравненный к высшей номенклатуре, он позволял себе то несдержанность в обхождении с нижестоящими, то какую-нибудь дерзость, немыслимую для советских вельмож. Как-то раз делегация научных работников пожаловалась на грубость Павлова ленинградскому наместнику С.М. Кирову, но тот ответил: *«Ничем не могу вам помочь»*. Сам же академик мог, например, потребовать от начальника ленинградских чекистов немедленно освободить своего арестованного сотрудника, угрожая в случае заминки обращением непосредственно к «господину Сталину», – и брошенного в тюрьму человека тут же отпускали на волю.[60]

Старательно подавляемое недовольство сановников вольнодумным академиком все-таки выплеснулось однажды, да еще в день его 80-летия, на страницы центральной печати: *«К сожалению, в лице И.П. Павлова мы имеем как раз тот пример, когда объективно революционному смыслу учения сопутствуют, скажем прямо, реакционные субъективные взгляды в социальных вопросах. У всех еще свежа в памяти социальная концепция маститого академика. Его уверенность, что только Германия является виновницей империалистической войны и заслуженно пострадала по версальскому договору, его отношение к мировой и Октябрьской революции как печальнейшему историческому факту, его ламентации «против разрушения культурных ценностей невежественными коммунистами», его обвинения руководящей партии в невежстве и третировании науки, наконец, его возмущения классовой политикой партии в высшей школе и демонстрация во время выборов в Академию наук – все это характеризует политическую физиономию академика Павлова с достаточной выпуклостью и ясностью. Эти воззрения крупного ученого отнюдь не базируются на научной основе: будучи направлены против пролетариата с его великими социалистическими задачами, они в то же время антикультурны и противодействуют дальнейшему прогрессу науки»*. Тем не менее Совнарком СССР признал необходимым «дальнейшее обеспечение наиболее благоприятных условий для научно-исследовательской работы руководимой И.П. Павловым физиологической лаборатории».[61]

В последующие годы советские правители неизменно афишировали свое почтение по отношению к всемирно известному ученому. Каганович и Молотов задумали даже отметить его 85-летие (27 сентября 1934 года) по высшему разряду: послать ему приветствие от лица Совнаркома СССР, ассигновать один миллион рублей на его биологическую станцию; учредить ежегодную государственную премию имени Павлова (двадцать тысяч рублей) за лучшую научную работу по физиологии и пять ежемесячных стипендий имени Павлова (по пятьсот рублей) для молодых ученых; выпустить в свет собрание сочинений академика и, главное, «в печати осветить юбилей Павлова примерно, как юбилей Мичурина». Отдыхавший на Кавказе Сталин откликнулся на это предложение без промедления: *«Павлов, конечно, не Мичурин. Мичурин политически наш, а Павлов не наш. Нужно, чтобы эта разница не была смазана в печати, особенно в «Известиях» у Бухарина. Никакого ордена ему не следует давать, если даже он хотел бы получить его. Во всем остальном согласен».*[62]

Для Павлова, между тем, наступило время потерь, и явные, казалось бы, его успехи стали оборачиваться на поверку неудачами. Постоянная государственная поддержка обеспечивала ему такие возможности для выполнения экспериментальных работ, о каких он раньше не мечтал. С неизменной неутомимостью продолжал он свои исследования, но все чаще затруднялся с адекватным объяснением полученных результатов. Он оставался общепризнанным научным лидером, автором классических трудов по физиологии пищеварения и кровообращения, но западные ученые уже склонялись к мысли о недостаточности серьезности концепции условных рефлексов и постепенно сворачивали на иной путь, который предложил его британский коллега Чарлз Шеррингтон, удостоенный в 1932 году Нобелевской премии за фундаментальные открытия в области нейрофизиологии.[63]

Менялось с годами и отношение академика к советской власти. Первые признаки трансформации его взглядов подметил А.Л. Чижевский, посетивший Павлова в 1926 году. Именитый диссидент произнес тогда небольшой монолог: *«Сейчас каждый ученый должен быть на своем посту и помогать им, большевикам. Иначе – хаос, анархия, глад и моровая язва. Я не большевик и не разделяю их программы. Что они задумали – по-моему слишком рано: еще человек не созрел для коммунизма. <...> Я, несмотря на свой возраст, несу тяготы науки, и не только во имя науки, но и для того, чтобы прославить Россию, хотя бы и большевистскую, чтобы нас признали во всем мире, а не считали дикарями, поправшими все свойственное до сих пор человеку. Многие думают, что большевики покупают Павлова, – не верьте этому. Павлов не продается, но Павлов пришел к логическому выводу: надо помогать большевикам во всем хорошем, что у них есть. А у них есть такие замечательные вещи, которые и не снились там, за границей».*[64]

Державный патриотизм академика ничуть не мешал ему с прежней горячностью критиковать большевиков. Не понимая подоплеки беспрерывных и бесчисленных арестов, усматривая в них не то «безмерное усердное искание врагов режима», не то банальный метод устрашения, он пытался разъяснить властителям, что перманентные репрессии вызывают лишь всеобщее исчезновение «жизненной энергии и интереса к жизни». Так называемого вредительства не существует, писал он 20 августа 1930 года, заступаясь, как всегда, за арестованных ученых (в том числе за академика Д.Н. Прянишникова), а есть только «последствия упадка энергии и интереса».[65]

«*Вы сеете по культурному миру не революцию, а с огромным успехом фашизм,* – в отчаянии обвинял он правителей 21 декабря 1934 года, через три недели после убийства Кирова. – *До Вашей революции фашизма не было*».[66] Но его «чепуховые письма», по определению Молотова, вызывали у генерального секретаря и его приспешников лишь досаду и скуку. Нацизм импонировал советским вождям, о чем Карл Каутский (один из лидеров германской социал-демократии, получивший от Ленина кличку «ренегат») говорил еще в 1930 году, а Павлов, как и многие советские подданные, догадался позднее.

Ощущение горечи от всего происходящего в стране и мире не покидало ученого. Мысли о совершенной им некогда ошибке томили его, и он не скрывал их от правительства: «*Когда я встречаюсь с новыми случаями из отрицательной полосы нашей жизни (а их легион), я терзаюсь ядовитым укором, что оставался и остаюсь среди нея*». Но такое признание никакого отклика, по мнению Молотова, не заслуживало; по поводу же политических воззрений академика верный соратник генерального секретаря отзывался автоматически шаблонным демагогическим стрекотом.[67]

И все же Павлов не сдался, не согнулся, не подчинился, а выбрал «свободу быть просто самим собой». Применительно к нему «инстинкт свободы» оказался не столько врожденным рефлексом, сколько неутолимой и притом осознанной потребностью духа. Вот только обстоятельства сложились так, что его умеренный либерализм трансформировался, в конце концов, в государственный советский патриотизм, весьма напоминавший конформизм. Он словно бы не замечал, как расплачивались его соотечественники за ускоренную индустриализацию страны, не протестовал против уничтожения мифических кулаков и разорения сельского хозяйства и даже в 1932-1933 годах, во время организованного партией голода на Украине, с легким сердцем отоваривался в закрытом распределителе, который содержали чекисты под вывеской Комиссии содействия ученым. О своем примирении с большевиками он сам объявил на приеме в Кремле делегатов XV Международного физиологического конгресса 17 августа 1935 года. Участники этого конгресса провозгласили его главой физиологов мира (Princeps physiologorum mundi) и возвели фактически в сан священной особы (Persona sacrosancta); он же предложил тост: «*За великих социальных экспериментаторов!*». И добавил: «*Вся моя жизнь состояла из экспериментов. Наше правительство тоже экспериментатор, только несравненно более высокой категории. Я страстно желаю жить, чтобы увидеть победное завершение этого исторического социального эксперимента*».[68]

Распространяться о причинах столь неожиданного для многих компромисса он не стал. В качестве одного из реальных мотивов резкого изменения взглядов давешнего диссидента называли его опасения за судьбу младшего сына Всеволода – бывшего офицера белой армии, который возвратился к отцу из эмиграции. Допускали также, что Павлов внял, наконец, уговорам близких, полтора десятка лет трепетавших от страха за него. Кое-кто полагал, что академик, человек весьма почтенного возраста, мог просто устать столько лет подряд ерепениться и противостоять большевикам в одиночку. Кроме того, прослушав доклады участников Международного физиологического конгресса, он мог почувствовать потребность в самооправдании за то, что не рискнул преодолеть собственный жизненный стереотип, скрыться за границей или стать «невозвращенцем» и начать все заново в далеком зарубежье. Но скорее всего он, внимательно следивший за развитием европейских событий, пришел к выводу о необходимости консолидации общества перед лицом нараставшей военной угрозы со стороны фашистской Германии. И в этом ему помог Бухарин.

Среди своих заслуг перед партией опальный Бухарин несколько раз упоминал о том, как он распропагандировал академика Павлова «на антифашистских германских тонах». В пространном заявлении на имя Молотова от 1 декабря 1936 года Бухарин писал: *«Павлов Иван Петрович. Он один стоит многих, помноженных друг на друга. В четыре глаза я с ним виделся, его переводил на нашу сторону, ему внушал уважение к авторитету Сталина. Я помню, как ему я рассказывал откровенно, что директивы внешней политики Литвинову дает Сталин (он очень восхищался внешней политикой в противоположность внутренней), и как это на него подействовало. Об этом ведь никто не знал. А я это делал. Почему? Очень просто: потому что по уму и сердцу я люблю наше общее дело, партию, Сталина»*.[69]

Вряд ли Бухарину удались в достаточной мере его сеансы внушения наяву. Во всяком случае Павлов не распинался в своем почтении к советскому диктатору. Вместо этого примерно за год до смерти он завещал Капице: *«Знаете, Петр Леонидович, ведь я только один здесь говорю, что думаю, а вот я умру, вы должны это делать, ведь это так нужно для нашей родины, а теперь эту родину я как-то особенно полюбил, когда она в этом тяжелом положении...»*.[70] Такую модель поведения трудно было объяснить с позиций экспериментальной физиологии, хотя она вполне соответствовала некогда отвергаемой им психологии человека, но только человека от рождения независимого.

Пожизненный пассажир «Философского парохода»

Практика большевизма опровергла знаменитый тезис Декарта: мыслю, значит, существую. Подданным советской державы надлежало помнить, что за них думает вождь, а в монотонной своей повседневности довольствоваться неписанным правилом: существую, ибо повинуюсь. Интеллектуалов, органически не способных отказаться от права на самостоятельное мышление, карали почти автоматически; в период военного коммунизма их заключали под стражу и нередко расстреливали, а в 1922 году начали высылать: одних – в Сибирь, других – в Германию. Осенью 1922 года подвергся депортации и профессор Петроградского университета Лапшин.

Изгнание

Философ, культуролог, музыковед Иван Иванович Лапшин родился в Москве в 1870 году, окончил историко-филологический факультет Петербургского университета – в 1893, стал доктором философии – в 1906 и профессором – в 1913. К чтению лекций по истории философии и педагогики он приступил еще в 1897 году, когда его избрали приват-доцентом Петербургского университета. Наряду с этим он преподавал логику в Александровском лицее, занимался теорией познания и вопросами творчества, исследовал взаимоотношения искусства, науки и морали, увлекался театром и музыкой, поддерживал дружеские отношения с семьей Н.А. Римского-Корсакова и даже выступал иногда как певец-любитель.

Не испытывая никакого интереса к текущей политике, он не состоял ни в одной из общеизвестных российских партий и не участвовал в каких-либо общественных движениях, хотя и позволял себе порою высказывания либерального характера. Целиком поглощенный своим делом, он, человек ошеломительной эрудиции, совершенно не замечал, однако, упражнений Ленина и его приверженцев в том, что большевики нарекли марксистской диалектикой, и, должно быть, поэтому так и не понял, почему 16 августа 1922 года его бросили в тюрьму, а через три месяца выдворили в Германию.

Между тем, примерно за месяц до ареста Лапшина негласно удостоили высокой чести, включив его в самый первый «список антисоветской интеллигенции Петрограда» под номером 27. За какие проступки или, вернее, заслуги попал он в тот нелепый реестр ученых и литераторов, тайно приговоренных к пожизненному изгнанию, осталось для него непостижимым. Формально ему инкриминировали получение материальной поддержки от некой «зарубежной белой организации».[1] В действительности можно было предполагать какой-то иной повод для принудительного «переселения» философа из социалистического эдема в капиталистическую преисподнюю. То ли сам петроградский наместник Зиновьев признал Лапшина политическим противником, поскольку тот излишне часто цитировал Маха и Авенариуса, охаянных Лениным за «субъективный идеализм». То ли кому-то из присяжных толмачей ленинской злобы померещилась некая, пока еще не очень ясная угроза, исходящая от «сторонника неокантианства» и «философа-идеалиста», как именовали впоследствии Лапшина советские энциклопедические издания. То ли просто настало, по определению М.М. Пришвина, «время садического совокупления власти с литературой».[2]

Расстрелять философа с 25-летним стажем безупречной преподавательской и научной деятельности было, конечно, нетрудно и патронов не жалко, да только в чем обвинить? Следователь Петроградской ЧК, не получивший до революции никакого образования и оттого, наверное, подозревавший каждого интеллектуала в злодейских антисоветских умыслах, мечтал «поставить к стенке» всех высылаемых, однако оттенок времени уже немного изменился. Все-таки в 1922 году большевики уже добивались международного признания советской власти, пытались продемонстрировать коренные отличия пролетарской диктатуры от «варварских деспотий», по выражению Н.О. Лосского, и даже приняли новый уголовный кодекс.[3] Помиловать «неокантианца» вообще-то можно было, но как-то боязно: слишком уж образованный, а потому – «не наш человек». Наилучшим выходом в таком случае представлялась депортация: с глаз долой – из головы вон; и ему хорошо, и вождям облегчение.

Начальники советского профессионального образования (за исключением Луначарского) изгнание Лапшина признали целесообразным и своевременным, несмотря на ходатайство администрации Петроградского университета, считавшей ученого «единственным крупным и незаменимым» специалистом по истории и теории эстетики. Сам же философ перебираться на чужбину не хотел. Из-за очень высокой степени близорукости он чуть ли не сызмала стремился всячески избегать любых изменений своего жизненного стереотипа и оттого, скорее всего, остался убежденным холостяком, хотя никто не рискнул бы назвать его женоненавистником. С тем же дефектом зрения была связана отчасти и феноменальная рассеянность философа, изумлявшая подчас его друзей и поклонников. Никому не казалось странным поэтому, что он приходил в уныние от одной только мысли о необходимости какой-либо дальней поездки, а на вокзале чувствовал себя совершенно растерянным и глубоко несчастным. Предстоящее расставание с Петроградом и, главное, худо-бедно налаженным бытием, пусть полуголодным в последние годы, зато таким несказанно привычным, настолько удручало философа, что сокамерники, не знакомые с ним прежде, рассматривали его как человека «чистейшей души, но скучноватого».[4]

На первом и единственным допросе Лапшин попытался как-то объяснить следователю, почему переселение в другую страну для него по сути неприемлемо: *«Эмигрировать за границу, порвав связь с родиной и с моей деятельностью здесь, я б лично не чувствовал ни малейшего желания; образ же русских эмигрантов, находящихся за гран[ицей], мне совершенно не известен, т[ак] к[ак] никаких сведений о взглядах эмигрантов не имею, не читая русскую эмигрантскую литературу и не находясь с таковыми в переписке. Кроме того, добавлю, что я никакого общения с контрреволюционными элементами не имею, в каких-либо к[онтр]р[еволюционных] выступлениях не участвовал и к советской власти всегда держал себя лояльно»*.[5]

Тем временем официальную точку зрения по поводу изгнания «антисоветской интеллигенции» изложил Троцкий в интервью американской журналистке Луизе Брайант (жене Джона Рида), опубликованном в Москве 30 августа и через пять дней перепечатанном с купюрами в эмигрантской прессе: *«Те элементы, которые мы высылаем или будем высылать, сами по себе политически ничтожны. Но они – потенциальные орудия в руках наших возможных врагов. В случае новых военных осложнений, – а они, несмотря на все наше миролюбие, не исключены, – все эти непримиримые и неисправимые элементы окажутся военно-политической агентурой врага. И мы будем вынуждены расстреливать их по законам войны. Вот почему мы предпочитаем сейчас, в спокойный период, выслать их заблаговременно. И я выражаю надежду, что вы не откажетесь признать нашу предусмотрительную гуманность и возьмете на себя ее защиту перед общественным мнением».*[6]

За рубежом

Свой арест и последующее изгнание Лапшин воспринял достаточно сдержанно, словно предполагал такую возможность. Недаром в одной из своих работ, напечатанной в том же 1922 году, он подчеркивал: *«И великие философские изобретения удостаивались премий, но главным образом в виде цикуты, костра или тюремного заключения».*[7] На борту «Философского парохода» его настроение сразу повысилось: он удвоил свой рацион за счет спутников, отказавшихся от еды из-за морской болезни, «и почувствовав себя хорошо в интеллектуальном окружении, вновь обрел свойственные его характеру живость и веселость».[8]

С января 1923 года он проживал в Праге и вместе с Лосским работал в Русском институте.[9] Через год Лапшин, как вспоминал впоследствии сын Лосского, «выявил свою многогранную интеллектуальность на почве музыковедения» как самый любимый публикой и наиболее частый комментатор исторического цикла концертов русской музыки: *«Иван Иванович завладевал вниманием слушателей свободно-разговорным изложением, оживленным «мозаикой» (употребляя его выражение) литературных, а в данном случае и напетых музыкальных цитат. Помнится, в частности, одна, на концерте, посвященном Даргомыжскому, <…> тема, позднее использованная Чайковским для собственной оперы «Мазепа». Тут Лапшин сам сел за рояль и провел, аккомпанируя себе, сравнительную характеристику арий, обращаемых Кочубеем к своим истязателям и повествующих о «кладах», из которых первый – честь, «пытка отняла», а второй – любимую дочь Марию – «Мазепа этот клад украл». Версию Чайковского И[ван] И[ванович] исполнил нарочито монотонно, версию же Даргомыжского возгласил с таким страстным пафосом, что публика разразилась аплодисментами и тем самым как бы вынудила его прервать на этом лекцию и уступить место профессиональным участникам концерта».*[10]

Весной 1931 года Лапшин перенес инфаркт миокарда, осложнившийся тяжелой сердечной недостаточностью, но выкарабкался и напрочь забыл о загрудинной боли и отеках ног.[11] Его внимание по-прежнему привлекали проблемы художественного творчества и внутренней взаимосвязи абсолютных ценностей – истины, добра и красоты. Очерки философа об эстетике Пушкина, Гоголя, Тургенева, Достоевского, Толстого и работу «Феноменология религиозного сознания в русской литературе», опубликованную на французском языке, его коллега Лосский рассматривал как важный вклад в изучение русской культуры.[12]

О возвращении в СССР Лапшин старался не думать; он отчетливо сознавал, что в атмосфере всеобщего равенства в рабстве свободная мысль погибнет от удушья, не успев родиться. Для него действительно не было места в стране, где свирепствовал перманентный террор, где бывшие российские подданные трансформировались в нерассуждающих сталинских верноподданных и где номенклатура употребляла глагол «философствовать» почти как бранное слово, не тая своего презрения к столь никчемному времяпрепровождению. Рассчитывать на какую-либо модификацию этого строя, застывшего в своей ненависти к инакомыслящим, было бы так же нелепо, как верить кающемуся преступнику, способному, по словам Лапшина, «только размазывать перед собой присущую его подлой натуре грязь».[13]

Тем не менее иллюзии о смягчении советского режима, представлявшие собой по сути «безнадежную апелляцию к чуду», но заметно всколыхнувшие эмигрантские круги после Второй мировой войны, не обошли философа стороной. Пока Лосский и Бердяев выступали с лекциями в парижском «Обществе советских патриотов» и печатались в газете «Советский патриот», профессор Лапшин корпел над книгой о русской музыке. В 1947 году капитальный труд «Ruska hudba. Profily skladatelu» («Русская музыка. Портреты композиторов»), опубликованный на чешском языке, появился, наконец, на прилавках. Посылая Лосскому долгожданную книгу, Лапшин писал: *«Почти все, о чем здесь повествуется, я не только прослушал, но видел, играл и пел»*.[14]

Не замедлил поделиться он своей творческой удачей и с оставшимися в СССР друзьями. Несколько экземпляров аполитичной, в сущности патриотической книги, отправленных заказными бандеролями, так и не достигли адресатов не то по вине почтового ведомства, которое издавна принято упрекать в нерадивости, не то из-за бдительности вездесущей цензуры, усмотревшей, вероятно, в многочисленных музыкальных иллюстрациях особый шифр для шпионских донесений.

Тогда Лапшин обратился за содействием к сотрудникам советских учреждений в Праге, и свершилось чудо: 28 февраля 1948 года М.Н. Римскому-Корсакову (сыну композитора) доставили вдруг книгу вынужденного эмигранта. Через три месяца Римский-Корсаков уведомил Лапшина: *«Елена Дмитриевна Стасова очень бы хотела иметь Вашу книгу»*.[15]

Потомственная дворянка, дочь популярного петербургского адвоката и племянница авторитетного художественного и музыкального критика, Стасова встречалась когда-то с Лапшиным на концертах. Однажды, еще студентом, как вспоминал профессор через несколько десятков лет, он провожал ее в школу для рабочих, где она давала уроки.[16] С тех пор их пути разошлись: он выбрал творчество, она – призрак коммунизма.

Рано овдовев, Стасова – член партии с 1898 года и ответственный секретарь ЦК РКП(б) в 1919-1920 годах, участница всех революций в России и неудачных попыток государственного переворота в Германии – ревностно служила сперва Ленину, потом Сталину, искренне полагая, что трудится на благо социализма. В 1938 году она впала в немилость, как и многие старые большевики, но все-таки уцелела и еще восемь лет редактировала журнал «Интернациональная литература» на французском языке.

Отправленная, как выражались когда-то, на заслуженный отдых, Стасова принялась имитировать былую активность чтением публичных лекций о деяниях верховных вождей и в 1948 году допустила «грубейшую политическую ошибку», упомянув в одном из выступлений фамилию «врага народа» Бухарина. Комиссия партийного контроля (КПК) тотчас же отвесила ей полноценную оплеуху в форме выговора «за восхваление Бухарина, клевету на Ленина и искажение истории партии». Как разъяснил позднее председатель КПК М.Ф. Шкирятов, партия не могла простить ей политическую ошибку; вот если бы она совершила «ошибку по линии бытового разложения», то выговор с нее сняли бы, конечно, быстро.[17]

В тусклых буднях послевоенных сталинских репрессий ей оставалось на будущее лишь заполнять свое одиночество осторожными воспоминаниями о людях и событиях далекого и еще безмятежного прошлого. Много лет назад, когда она занимала видное положение в партии, ей доводилось неоднократно заступатсья за арестованных чекистами сограждан, ручаться за их лояльное отношение к советской власти, а однажды в 1919 году защищать от репрессий сына Н.А. Римского-Корсакова.[18] Вот и теперь она испытала вдруг потребность возобновить прежнее знакомство с Лапшиным и, может быть, даже помочь ему вернуться в СССР.

Вскоре между ними завязалась переписка. Его письма сохранились среди бумаг Стасовой; ее письма, по-видимому, пропали. Разбирать его неровный почерк ей было, наверное, не очень просто; сама же она пользовалась нередко пишущей машинкой.

Переписка о возвращении

Прага, октябрь, 1948.

Глубокоуважаемая Елена Дмитриевна, очень благодарю Вас за любезное сообщение сведений о рукописях Мусоргского и Даргомыжского. Я решился беспокоить Вас справкой о них только вследствие моей большой любви к их творениям. Я когда-то был на репетициях и первых представлениях «Хованщины», а позднее участвовал (на мелких ролях) в исполнении «Бориса» на квартире А.Н. Молас.

Что касается моей высылки, то она имела место при следующих обстоятельствах. В 1922 году постановлением Советской власти (по предложению Зиновьева) я был вместе с другими учеными и писателями выслан за границу (19 ноября) в Берлин. Оттуда я был приглашен, вместе с другими, покойным Президентом Чехословацкой республики [Т. Масариком] для продолжения научных занятий в Прагу. В Праге я напечатал свыше 2000 страниц ученых работ, в том числе свыше 40 листов по р[усской] литературе, о философском значении р[усской] науки (по сербско-хорватски), о р[усском] актере (по-английски), о р[усской] музыке (брошюра 1925 и книга 1947), по психологии изобретения. Кроме того, была переиздана «Философия изобретения», напечатанная впервые в СССР. Перевел «Введение в философию» Джеймса. Я не принимал никогда участия в каких-либо политических организациях русских, чешских или немецких.

В июне месяце, я надеюсь, будет принято мое прошение о принятии меня в советское гражданство, и я получу соответствующую анкету от советского консульства. Если бы Вы пожелали иметь еще какие-нибудь сведения о моем curriculum vitae за время моего пребывания за границей, то я немедленно их Вам сообщу. Еще раз горячо благодарю Вас за Ваше внимание. Искренне преданный Вам И. Лапшин.

P.S. Я не хотел уезжать за границу и хлопотал, но безуспешно об оставлении. Театр (бывший Александринский), где я служил литературным экспертом, поддерживал мое ходатайство и писал к Вам, но, очевидно, решение высшей власти было неотменимо.[19]

Прага, май, 1949.

<...>Я не получал никакого личного обвинения и не подвергался ни одному допросу, но всем высылаемым было объявлено общее обвинение в агитации – постоянном противодействии начинаниям Советской власти. Суровый приговор был заменен высылкой за границу (в Берлин), Троцкий писал по этому поводу в газете «Мы гуманны». Я не противодействовал Советской власти, не находился ни в какой тайной переписке с заграницей и, как я писал Вам, исполнял все поручения, даваемые мне Советским правительством. <...>

До объявления мне приговора я непрерывно продолжал читать лекции в Университете, Институте Истории Искусств, Институте живого слова, в Театральном училище и на Интендантских курсах (практические занятия по введению в философию). В Берлине я и некоторые другие профессора получили от Чехословацкого Правительства приглашение продолжить научную работу в Праге, куда я и приехал 15 января 1923 года. С тех пор я продолжал работать до настоящего времени. <...>

Мое письмо придет к Вам с некоторым запозданием, потому что я имел в виду написать Вам, уже побывав в Советском консульстве. Секретарь консульства Н.Н. Кравченко сказал мне, что через месяц я могу получить анкету, по предоставлении прошения о зачислении меня в советские граждане и автобиографии. <...>

Я никогда не думаю о «курносой гадине», как называл Чайковский смерть, думая вместе со Спинозой, что в жизни мы должны всегда руководствоваться медитацией о жизни, а не о смерти, предаваясь посильному творческому труду, как бы он ни был скромен, до самого конца. Так думал и незабвенный Владимир Васильевич [Стасов].[20]

Прага, 8 августа 1949.

<...> Мое прошение о возвращении Советского подданства подано мною и принято в Советском консульстве; окончательное решение зависит от Верховного Совета. <...>[21]

Посольство СССР в Чехословацкой Республике 27 июля 1949 года

Справка

Выдана гражданину Лапшину Ивану Ивановичу в том, что от него принято заявление с ходатайством о приеме его в советское гражданство.

Заведующий консульским отделом

Посольства СССР в Чехословакии М. Матвеев[22]

Прага, 18 августа 1949.

<...> Каюсь, что не датировал моих писем. Я, как и Вы, имею один (оперированный от катаракты) глаз, который хорошо видит, другой, неоперированный, видит плохо, но я продолжаю работать по мере сил. <...>[23]

Прага, 8 октября 1949.

<...> Это письмо придет с запозданием, так как я по нездоровью не мог ходить на почту. <...> Последнее время я чувствую себя неважно – страдаю бессонницей. Продолжаю работать. <...>[24]

Прага, 16 ноября 1949.

Глубокоуважаемая Елена Дмитриевна, все это время я хворал и только третьего дня имел возможность побывать в Советском консульстве – товарищ Клещинов сообщил мне, что мое прошение о возвращении мне прав Советского гражданства находится в Москве в Управлении консульств Министерства Иностранных Дел, Кузнецкий мост дом № 23-й. Если утверждение в гражданстве потребует много времени, то я боюсь, что мне не удастся его получить. Когда я подавал мое прошение, секретарь посольства сказал мне, что я получу утверждение, может быть, года через два. Я едва ли проживу так долго. Во всяком случае я очень дорожу возможностью скорейшего утверждения в Советском гражданстве и был бы горячо признателен Вам, если бы Вы могли этому посодействовать. <...> Я тоже и по той же причине, как и Вы, не бываю ни в опере, ни в концертах, только хожу днем по библиотекам и продолжаю работать для Университетского Восточного Семинария. <...>[25]

Письмо Стасовой Молотову. 8 декабря 1949 г[ода]

Дорогой Вячеслав Михайлович,

Обращаюсь к Вам по делу профессора Ивана Ивановича Лапшина, которого я знала еще студентом Петербургского университета в первых годах нашего века. В 1922 г[оду] его по распоряжению Зиновьева выслали из Петербурга за границу против его воли и несмотря на ходатайства Университета и Александринского театра. Все это время он жил и преподавал в Пражском университете. Из его печатных трудов (по-русски и по-чешски) вижу, что все это время он выступал с пропагандой русской музыки. Он поклонник «могучей кучки» и на этой почве я и познакомилась с ним в свое время. У меня есть его книга на чешском языке «Русская музыка» – история русской музыки со времен Глинки и до наших дней.

Он все время стремился вернуться на родину, но только сейчас, т.е. в нынешнем году, подал заявление в наше консульство в Праге о восстановлении его Советского гражданства.

Вот я и прошу, если это возможно, разрешить ему вернуться на родину.

Ваша Елена Стасова.[26]

Прага, 18 февраля 1950.

<...> *Михаил Алексеевич Клещинов, которого я видел в Посольстве СССР в Праге, утверждает, что мое прошение было послано в Москву в августе месяце 1949 года.* <...>[27]

Министерство Иностранных Дел СССР
Консульское Управление 7 марта 1950 года

Гр[аждан]ке Стасовой Е.Д.

Консульский отдел Посольства СССР в Чехословакии сообщил нам, что гр[аждани]н Лапшин И.И. с ходатайством о приеме его в гражданство СССР не обращался.

Заместитель начальника
Консульского Управления МИД СССР Конжуков[28]

Прага, 26 апреля 1950.

<...> *Вчера (25 апреля) я был в консульстве. Михаил Алексеевич Клещинов сказал мне, что не нужно подавать новое прошение о советском гражданстве, так как консульство пять дней тому назад послало в Москву новую бумагу относительно моего прошения.* <...> *Вы правы – мне нездоровится последнее время, в следующем письме я сообщу Вам, какие тревоги, связанные с квартирным вопросом волнуют меня.* <...>[29]

Прага, 15 июня 1950.

<...> *Я надеюсь, что я останусь на прежней квартире (я почти 10 лет живу в кухне и очень доволен моим жилищем). Моя бессонница прошла, но физические силы мои слабеют – я не могу много ходить и носить тяжести. Добрые друзья и соседи мне помогают. В глубокой старости, даже в том случае, когда голова еще хорошо работает, становится трудно приспособляться к новым сложным жизненным условиям.* <...>[30]

Прага, 28 июня 1950.

<...> *Сегодня (среда 28 июня) я был в Советском консульстве с новыми заявлениями (три в Президиум Верховного Совета и одно в консульский отдел при Посольстве СССР в Праге) и новою автобиографией (три экземпляра в Президиум Верховного Совета и один в консульский отдел при Посольстве СССР в Праге). Я представил эти бумаги Ивану Михайловичу Рябову, но он не принял их, сказавши, что консульство послало мое заявление (от 27 июля 1949) в 1950 году бумагой под № 210, какого именно числа, он не мог мне сказать. Может быть, эта бумага ошибочно попала в несоответствующее отделение Министерства – не знаю.* <...>

Мне грустно думать, что я, может быть, так и не получу восстановления Советского гражданства. Недолго мне еще маячить на свете, и все же хотелось бы еще поработать в научной области на пользу моего отечества и умереть советским гражданином. <...>

Моя книга о русской музыке на чешском языке почти распродана, но мои надежды на новое издание на чешском языке весьма слабы, несмотря на лестные отзывы о книге в Чехословакии, во Франции, в Швейцарии и в Югославии. <...>[31]

Прага, июль 1950.

<...> *Мой квартирный вопрос, наконец, благополучно разрешился, и я остаюсь по-прежнему жить в той кухне, в которой обитаю уже около десяти лет.* <...>[32]

Прага, 26 июля 1950.

Глубокоуважаемая и дорогая Елена Дмитриевна, я был сегодня и в Советском консульстве и в Посольстве. Они сообщили мне, что Ваш запрос не был получен в Консульстве. Мое прошение о восстановлении прав Советского гражданства (от 27 июля 1949 года) было послано в Управление Мин[истерства] Ин[остранных] Дел в Москву 1 июня 1950 года под № 210. <...>[33]

Прага, 1 августа 1950.

<...> *В моем прошении я выражаю желание продолжать мою научную и литературную работу в интересах СССР не для Праги, а в Праге. Состояние моего здоровья требует, чтобы я продолжил мою работу, не изменяя сложившихся для меня условий жизни. Я еще сохранил работоспособность (а утрата ее была бы для меня горше смерти, и я надеюсь помереть еще за работой), но мое здоровье плохо. Мое зрение, вполне достаточно для чтения и писания, но на улице в полумраке я уже теряюсь и вообще плохо ориентируюсь в пространстве.* <...>[34]

Прага, 10 октября 1950.

<...> *В пятницу 6 октября я был вызван секретарем Советского консульства Юрием Анатольевичем Бармичевым в Советское консульства по поводу моего прошения о восстановлении Советского гражданства. Он просил меня сообщить ему главнейшие биографические сведения. Наша беседа была непродолжительна; он обещал уведомить меня, когда будет получена бумага от Верховного Совета по данному вопросу.* <...>

Издательство Orbis прислало мне формальный отказ от переиздания моей книги о русской музыке. <...>[35]

Прага, 21 марта 1951.

<...> *О судьбе моего прошения не имею никаких новых известий.* <...>[36]

Прага, 4 июля 1951.

Глубокоуважаемая и дорогая Елена Дмитриевна,

В Вашем последнем письме Вы жалуетесь на некоторое недомогание. Позвольте мне по этому поводу сказать Вам, что у Уильяма Джеймса – психолога, две книги которого я перевел когда-то на русский языке, есть замечательная статья о скрытых энергиях, в которой он убедительно доказывает, что человек, чувствующий крайний упадок сил, и не подозревает, что в его организме остаются еще очень большие запасы сил, которые он может успешно мобилизовать при условии, если он продолжает верить в то, что недомогание можно преодолеть. И я уверен, что и Вы его преодолеете, но я советовал бы Вам не злоупотреблять чтением корректур, ограничиваясь одной или двумя.

И до полуночи неробкими шагами
Все буду я идти к заветным берегам,
Туда, где на горе, под новыми звездами,
Весь пламенеющий победными огнями,
Меня дождется мой заветный храм.[37]

Душевно преданный Вам Иван Лапшин[38]

Конец пути

Бывший российский гражданин, профессор Петроградского университета Лапшин умер от повторного инфаркта миокарда в Праге 17 ноября 1952 года в возрасте 82 лет. Через три дня после его кончины, 20 ноября, в Праге открылся политический судебный процесс (аналогичный московским судилищам в период Большого террора) по делу бывшего генерального секретаря коммунистической партии Чехословакии Рудольфа Сланского, и суетная пресса просто не обратила внимания на такое заурядное событие, как долгое угасание и смерть одинокого эмигранта, высланного из социалистической обители блаженных ровно 30 лет назад.

О похоронах Лапшина рассказал в своих мемуарах его коллега Лосский: *«В характере Ивана Ивановича было сочетание добрых свойств русского интеллигента и английского джентльмена. Приятно поэтому думать, что пражское общество высоко ценило его. От друзей и почитателей был большой венок свежих хризантем, кроме того, многие приносили букеты цветов. Отпевал его протоиерей Михаил Васнецов, сын художника Виктора Васнецова. В России он был астрономом, а в эмиграции стал священником»*. Надо добавить только, что религиозным человеком Лапшин не был, но как-то раз обратился к Михаилу Васнецову с просьбой: *«Если Вы не можете назвать меня христианином, то назовите христолюбцем»*.[39]

Ответа на свое ходатайство о советском гражданстве он так и не получил. Впоследствии «Философская энциклопедия» нарекла его «белоэмигрантом».[40] Немецкий философ Фихте, которого он нередко цитировал, заметил однажды: *«Быть свободным – ничто. Стать свободным – это небо»*. Лапшину довелось, однако, не только родиться, но и остаться свободным, что мало кому удавалось в очумелом XX столетии.

День поминовения

Зло, как известно, не гибнет, а лишь меняет обличья. И добро, в сущности, не побеждает, а в лучшем случае успешно противоборствует. Духовная потребность в сопротивлении принимает порой неожиданные формы. Так, в 1974 году из мордовских лагерей просочилась на волю идея ежегодного Дня политзаключенного.[1] Инакомыслящий по призванию и астроном по профессии, Кронид Любарский, предложивший отмечать этот день 30 октября, явно не подозревал тогда, какой вызов бросил он тем самым всеобъемлющей сталинской системе пропагандистских подмен и подлогов.

В начале XIX века Наполеон провозгласил: *«Пушка убила феодализм, чернила убьют нынешний общественный строй»*. Сталинский карандаш оказался, однако, более грозным оружием, нежели чернила. Полностью извратив само понятие права, подменив его собственными представлениями о политической и экономической выгоде, генеральный секретарь вознамерился превратить миллионы простых советских заключенных в бесплатную трудовую армию. Для осуществления этого проекта он устроил самобытный номенклатурный чемпионат по переломам.

Разминка

Весной 1929 года Сталина одолевали заботы о стабилизации его диктатуры. Прилежный ленинский ученик, он старался облечь плотью и кровью заветы своего наставника, но тщетные попытки раздуть революционный пожар то в Европе, то в Азии, принесли ему одни огорчения, усугубленные безмерными затратами валютных средств.

Сталинская империя не оправилась еще от последствий Первой мировой и гражданской войн, она нуждалась в инвестициях для развития тяжелой промышленности, но надежды на получение долгосрочных займов или кредитов от презираемой большевиками западной цивилизации оставались такими же эфемерными, как табачный дым в кабинете вождя. Иностранные концессии одна за другой закрывались, а самые настойчивые концессионеры обращались в международные суды, требуя возмещения многомиллионных убытков опять-таки в твердой валюте.

Для оздоровления социалистического хозяйства правящая партия использовала два приема, хорошо известных с глубокой древности, но получивших экстраординарный размах и масштабность только в исполнении большевиков. Прежде всего, по воспоминаниям бывшего советского разведчика Вальтера Кривицкого, сталинские агенты запустили в оборот около ста миллионов фальшивых стодолларовых банкнот, изготовленных на печатных станках ОГПУ. С 1928 года потоки фальшивых долларов устремились в казначейство США из государств Восточной и Западной Европы, через Нью-Йорк и Сан-Франциско, Монреаль и Гавану; «отмыванию» фальсификатов, их обмену на подлинные купюры активно способствовали гангстеры Чикаго и бандиты Берлина.[2]

По традиции, пустившей глубокие корни с 1918 года, чекисты не обошли вниманием и обитателей своего государства: *«В ОГПУ учредили специальный валютный отдел и применили все мыслимые и немыслимые методы – от обмана до террора, – чтобы выкачивать из населения ценности и иностранную валюту. Эта кампания достигла апогея в так называемой «долларовой парилке» – систематическом вымогательстве у советских граждан переводов и вспомоществований, поступавших от родственников в Америке. Многие жертвы этих операций держались в тюрьмах и подвергались пыткам до тех пор, пока из-за границы не поступали суммы выкупа».*[3]

Ни производство фальшивых долларов, ни массовое ограбление сограждан не способствовали, однако, подъему сельского хозяйства и развитию тяжелой промышленности. Не оправдались пока еще и надежды на постоянный приток валютной выручки от распродажи на аукционах Берлина, Вены и Лондона драгоценностей российского императорского дома, реквизированных частных коллекций и «лишних предметов» из музейных фондов (картин итальянских, голландских и французских художников из Эрмитажа, Михайловского и Гатчинского дворцов, старинных ковров и гобеленов, антикварной мебели и уникальных серебряных и бронзовых изделий). В железный занавес, плотно окружавший страну ирреальных советов, все громче стучался вполне реальный экономический кризис.

Напутствия тренеров

Решения и поступки Сталина в той ситуации, если рассматривать их с моральных позиций XIX столетия, выглядели настолько неоправданными, непостижимыми или просто неадекватными, что даже у близких соратников возникало подчас желание объяснить мышление вождя некими психическими отклонениями. Но напрасно употребляли в связи с этим многозначительное греческое слово «паранойя» – собственных бредовых мыслей у генерального секретаря ЦК ВКП(б) тогда еще не было.

Некоторые особенности сталинской психики той поры описал А. Таска – член Политбюро ЦК Итальянской коммунистической партии, посетивший Москву в конце 1928 года: *«Перечитайте всю его продукцию: вы не найдете ни одной собственной идеи. Он без зазрения совести пережевывает идеи, украденные у других, и преподносит их нам в этой своей схематической форме, создавая иллюзию силы мысли, которой нет. Идеи для него – это пешки, которые он двигает, чтобы выигрывать одну партию за другой. <...> Сталин – плагиатор, потому что не может им не быть, потому что в интеллектуальном плане он посредственен и бесплоден, и потому, что он втайне завидует интеллектуальному превосходству Троцкого, Бухарина и других, чего он им простить не в состоянии. Он пользуется их идеями от раза к разу, от случая к случаю, в зависимости от обстоятельств. А потом, присвоив себе эти идеи, переходит в атаку против обворованных, ибо для него важны не принципы, но монополия на власть».*[4]

Недоучившийся семинарист, оттягавший у соперников ленинское наследство, «любимый вождь советского народа», как величала его рептильная пресса, за время своего единоличного правления наполнил практику большевизма бурсацкими традициями, буйными дремучими нравами, отполированными его же собственным криминальным опытом. Неоднократно принимался он размышлять над актуальными вопросами: где найти уйму безответных работяг, чтобы *слямзить* и *притырить* результаты их труда, как *обломать рога* своенравным подданным и заставить мужиков бесплатно намывать золото тоннами, кому *въехать в загорбок*, чтобы сократить число едоков на подвластной ему территории и набить зерном закрома родины? И как *облапошить* остальных соотечественников?

Снова и снова вспоминал он один из ленинских заветов по управлению государством: *«Величайшая ошибка думать, что НЭП положил конец террору. Мы еще вернемся к террору и к террору экономическому»*.[5]

Не раз вынимал он из книжного шкафа весьма полезную вещицу Троцкого «Терроризм и коммунизм», полагая, что высказанное в ней положение о «милитаризации труда» имеет кардинальное значение для «текущего момента»: *«Во всем мире господствует ныне наемный труд, который желтые газетчики всех стран в качестве высшей свободы противопоставляют советскому «рабству». Мы же, наоборот, капиталистическому рабству противопоставляем общественно нормированный труд на основе хозяйственного плана, обязательного для всего народа и, следовательно, принудительного для каждого работника страны. <...> Если плановое хозяйство немыслимо без трудовой повинности, то эта последняя неосуществима без устранения фикции свободы труда, без замены ее принципом обязательности, который дополняется реальностью принуждения»*.[6]

Дельные соображения встречались иногда и у самых отпетых оппозиционеров. Вот, например, крупный советский чиновник Пятаков, не сумевший своевременно поменять политическую ориентацию и поддержавший в 1927 году Троцкого, настрочил когда-то пространную докладную записку, в которой доказывал целесообразность освоения таких необжитых районов, как Норильское месторождение полиметаллических руд, Киргизская степь, Нерчинский каторжный округ и остров Сахалин, «для разгрузки мест заключения и производительного использования рабочей силы заключенных».[7] Председатель ОГПУ и по совместительству председатель Высшего Совета Народного Хозяйства (ВСНХ) Дзержинский расценил оригинальную идею Пятакова как проект «организации каторжных поселений». Такую прямолинейность, даже при совершенно секретном рассмотрении сложных задач советской каторги, генеральный секретарь не одобрял, ибо речь шла о предстоящих достижениях социалистического хозяйствования (позднее о великих стройках коммунизма).

Вместе с тем кое-какие свежие мысли имело смысл почерпнуть и в секретных бумагах Дзержинского. Его распоряжения в период гражданской войны отличались настоящей большевистской принципиальностью: *«Надо применить все меры репрессий по отношению к тем, которые мешают поднятию производительности [труда], и одновременно улучшить положение тех рабочих, которые будут работать не за страх, а за совесть»*. Когда же советской власти пришлось ввести НЭП, в суждения первого чекиста закралась, на взгляд генерального секретаря, некоторая непоследовательность. То он требовал *«беспощадного уничтожения преступлений и бесхозяйственности по намеченной системе и плану (определенные кампании с широким оповещением и предупреждением) путем изъятия и наказаний (вплоть до террора)»*, то предлагал оставить высшую меру наказания только для явных врагов (изменников и шпионов, мятежников и бандитов), а все прочие правонарушения карать изоляцией и принудительным трудом. То он настаивал на четкой *«организации принудительного труда (каторжных работ)»* и создании концентрационных лагерей *«с колонизацией незаселенных мест и с железной дисциплиной»*, то приходил вдруг к *«безошибочному»* умозаключению: *«Чтобы наша система государственного капитализма, то есть само советское государство, не обанкротилась, необходимо разрешить проблему госаппаратов»*.[8]

Во многом соглашаясь с Дзержинским, генеральный секретарь не мог, однако, принять его идею «колонизировать Север и безлюдные и безинтеллигентные местности» преимущественно «изъятым чиновничеством». Каждому, без какого-либо исключения, подданному советской державы следовало преисполниться неизбывным восторгом подневольного труда и возводить величественное здание социализма там, где прикажет начальство: одним на привычном рабочем месте, другим же в пустыне или в тундре, куда их доставят на государственном транспорте и под конвоем. Каждый обитатель одной шестой части земной суши, принадлежащей его партии, обязан, в конце концов, неустанно бороться за светлое будущее тысячелетнего советского государства, за счастье освобождения от мук собственного выбора и оков личной ответственности, за радость прожить по команде гражданина начальника так, чтобы потомки завидовали и подражали предкам.

Кстати сказать, эксперимент такого рода уже проводился в Российской империи с 1898 по 1909 годы. Тысячи заключенных проложили тогда Амурскую колесную дорогу, знаменитую «Колесуху», протянувшуюся через тайгу и болота на расстояние около 2000 километров и соединившую Хабаровск с Благовещенском. Чудом выжившие каторжане сравнивали истязание трудом на амурских болотах и сопках с теми нравами и обычаями, которые господствовали некогда на американских плантациях и были известны читателям по роману «Хижина дяди Тома»; только рабы на Дальнем Востоке отличались белым цветом кожи, да вместо кнута надсмотрщика их подгонял приклад винтовки в руках конвоира.

Однако в докладе Главного Тюремного Управления от 1900 года слышалось сдержанное удовлетворение этим феноменальным трактом: *«Примера подобного сооружения по его грандиозности, по тем затруднениям, с которыми сопряжена была прокладка дороги в пустынной, почти незаселенной и малодоступной местности, еще не было в тюремной практике других государств. Достаточно сказать, что арестантам пришлось не только сделать своим трудом все, что требовалось для дороги со всеми ее станционными и мостовыми сооружениями, на протяжении нескольких сотен верст, но раньше того расчистить леса, провести временные пути сообщения, устроить жилища и организовать водоснабжение, доставку одежды, пищи и всех других материалов и запасов, при отсутствии возможности делать закупки на месте работ»*.[9]

Игнорировать идеи сомнительных сподвижников, пусть даже обернувшихся несомненными противниками (вроде Троцкого и Пятакова), или драгоценный опыт чиновников царского режима было бы непростительно для государственного деятеля. Такое пренебрежение граничило с позорным ротозейством, тогда как одна из наиважнейших заповедей бурсы гласила: *не зевай!,* ибо *кто смел, тот и съел.* Как Ленину осенью 1917 года нельзя было упустить ни одного шанса, чтобы захватить власть, так генеральному секретарю теперь надо было найти неординарное решение, чтобы упрочить свое всевластие, а заодно прикончить опостылевший НЭП.

Первый удар

В понедельник 13 мая на Сталина накатило вдохновение. Вооружившись карандашом, он начертал на обрывке листа из школьной тетради (сбереженном в назидание потомкам среди прочих сугубо секретных архивных документов) короткий ответ на все проблемы сразу. Рачительный помощник тут же переблелил сталинский черновик, а услужливое Политбюро утвердило богатую идею генерального секретаря, слово в слово повторив ее в своем протоколе от 16 мая (здесь и далее полностью сохранена лексика оригинала):

«30. – Об использовании труда уголовных арестантов.

Перейти на систему массового использования за плату труда уголовных арестантов, имеющих приговор не менее 3-х лет, в районе Ухты, Индиго и т.д. Поручить комиссии в составе т[оварищей] Янсона, Ягоды, Крыленко, Толмачева, Угланова подробно рассмотреть вопрос и определить конкретные условия использования арестантского труда на базе существующих законов и существующей практики.»[10]

Словно по волшебству распахнулись тут перед вождями советского народа заманчивые перспективы полного искоренения политических противников и перманентной мобилизации «уголовных арестантов». В принципе руки у них были развязаны уже после недурно сфабрикованного в 1928 году «Шахтинского дела». Но только после апрельского пленума ЦК ВКП (б) 1929 года, когда Сталин внятно сформулировал тезис относительно обострения классовой борьбы по мере продвижения к социализму, стало ясно, что правящая партия завладела неисчерпаемыми ресурсами «вредителей» и прочих как бы уголовных преступников, костями которых и следовало вымостить столбовую дорогу в коммунизм.

Пришла, наконец, пора «наступления на буржуазную интеллигенцию», ликвидации индивидуального крестьянства, представлявшего собою «последний капиталистический класс» и грандиозного перелома всего народного хозяйства.[11] Приблизилось и время неизбежной расправы с верными боевыми товарищами, ибо, как заметил еще герцог Медичи, нет ведь такой заповеди, чтобы прощать нашим друзьям.

Каждому, кто усомнится в неизбывной мудрости генерального секретаря или в безукоризненности действий его отряда меченосцев, предстояло отныне получить ярлык «вредителя» и нести уголовную ответственность не только за собственные оплошности (в том числе неосторожные высказывания), но и за любые беды и неприятности в советской державе – от неурожая и голода до вспышек инфекционных заболеваний и дефицита мыла на складах и в магазинах. С подобной задачей неплохо справлялись когда-то колдуны и шаманы, безошибочно определявшие, каких именно представителей первобытного племени следовало подвергнуть тому или иному наказанию за проливной дождь, ураганный ветер или затмение солнца. Но для ускоренной индустриализации отсталой страны требовалось искусно спровоцированное массовое умопомешательство на вредительстве.

Еще удар

Главный авторитет страны по переломам обходился обычно тройкой исполнителей, но в этот раз подобрал себе пятерых ассистентов – большевиков надежных и расторопных, а вместе с тем весьма усердных и не замеченных еще ни в левом, ни в правом уклоне. Во главе комиссии он поставил петербургского рабочего Н.М. Янсона, человека, хоть и не получившего образования, зато члена партии с 1905 года и наркома юстиции РСФСР – с 1928. В коллеги к нему генеральный секретарь отрядил заместителя председателя ОГПУ Г.Г.Ягоду, прокурора РСФСР Н.В.Крыленко, наркома внутренних дел РСФСР В.Н. Толмачева и наркома труда СССР Н.А.Угланова.

Комиссия Янсона взялась за дело безотлагательно и через неделю отрапортовала о первых плодах своих стараний. Вникнув в содержание соответствующего донесения, вожди выразили свое удовлетворение в форме постановления Политбюро от 23 мая:

«18. – Об использовании труда уголовных арестантов.

Принять предложение комиссии о поручении ОГПУ приступить к организации концентрационного лагеря в районе Ухты. Необходимую для этого сумму определить в советском порядке».[12]

Настал черед и карательным органам показать, что они тоже не лыком шиты. Уже 28 июня в Усть-Сысольске (ныне Сыктывкар) открылось Управление северных лагерей особого назначения (УСЕВЛОН) ОГПУ. Вслед за ним была учреждена Ухтинская экспедиция ОГПУ. На Ухту потянулись этапы. Десяткам тысяч заключенных предстояло добывать для государства валюту на лесоповале, вручную прокладывать сотни километров дорог в Коми АССР, заниматься изысканиями нефти.[13]

Тем временем команда Янсона включила в свой основной состав двух свежих участников: заместителя председателя Совнаркома РСФСР и, одновременно, секретаря ЦК ВКП (б) А.П. Смирнова и старшего помощника прокурора Верховного суда СССР Р.П.Катаняна. Воодушевленная доверием высоких инстанций, великолепная семерка приступила к мозговому штурму новых юридических и экономических рубежей. Через месяц ответственное задание партии и правительства было выполнено, о чем Янсон тотчас проинформировал генерального секретаря:

«Народный комиссар юстиции РСФСР. Секретно
22 июня 1929 г. № ПКЛ – 226 – 29 – с.
В Политбюро ЦК ВКП (б) тов[арищу] Сталину

Во исполнение постановления Политбюро об использовании труда уголовных арестантов и в дополнение к принятым Политбюро постановлениям (протоколы № 80 от 13.05.29 и № 81 от 23.05.29) посылаю Вам проект постановления Политбюро о практических мероприятиях по организации концентрационных лагерей, считая этим работу комиссии законченной.

Прошу поставить этот вопрос на обсуждение ближайшего заседания Политбюро ЦК с вызовом при его рассмотрении всех членов комиссии.

Для сведения прилагаю: а) протоколы заседания комиссии от 13 и 19 июня с[его] г[ода]; б) справку т[оварища] Ягоды, разъясняющую пункт 4 прилагаемого проекта постановления Политбюро.

С коммунистическим приветом. Н.Янсон».[14]

Протоколы заседаний комиссии и справка Ягоды исчезли, к сожалению, в пучине бумаг входящих, а также исходящих. Невозможно поэтому выяснить, как Янсон расшифровал таинственное слово «Индиго», запечатленное сначала в директиве генерального секретаря, а потом в постановлении Политбюро от 16 мая. Вряд ли вождь подразумевал реку Индигирку в Якутской АССР; к тому же северо-восточные лагеря для добычи золота в бассейнах Индигирки и Колымы чекисты открыли только в апреле 1932 года. Скорее всего имелась в виду река Индига, протекающая по Малоземельской тундре, и, вероятно, Индигская губа Баренцева моря. Во всяком случае еще в 1924 году Главный концессионный комитет СССР вел переговоры с британскими промышленниками о строительстве заполярной железной дороги от реки Обь до бухты Индига.[15]

Великий перелом

Проект постановления Политбюро, составленный комиссией Янсона, пришелся властителям по вкусу. Свое одобрение по этому поводу они высказали на заседании Политбюро 27 июня:

«11. – Об использовании труда уголовно-заключенных.

а) Утвердить предложения комиссии Политбюро (см. приложение № 3) с соответствующим оформлением в советском порядке.

б) Именовать в дальнейшем концентрационные лагеря «исправительно-трудовыми лагерями».

в) Поручить т[оварищам] Янсону и Ягоде выработать и оформить положение об исправительно-трудовых лагерях.

г) Поручить комиссии провести обследование домов заключения и принудительных работ, дисциплины, режима в них».[16]

Сущность данного постановления раскрывалась в специальном приложении:

«Приложение № 3 к п[ункту] 11 пр[отокола] П[олитбюро] № 86.

ОБ ИСПОЛЬЗОВАНИИ ТРУДА УГОЛОВНО-ЗАКЛЮЧЕННЫХ.

Утверждено Политбюро ЦК ВКП (б) 27.06.1929 г.

1. Осужденных судебными органами Союза и союзных республик к лишению свободы на сроки на три года и выше, передать и передавать впредь для отбытия лишения свободы в лагеря, организуемые ОГПУ.

Предоставить судам право в исключительных случаях при вынесении приговоров при явной непригодности для физического труда или смягчающих обстоятельствах, особо оговаривать в приговоре замену лагеря другим видом лишения свободы.

ПРИМЕЧАНИЕ: Отбор уже осужденных, передаваемых на основании этого постановления, производят на местах специальные комиссии под председательством представителя НКЮ [наркомата юстиции] в составе представителей ОГПУ и НКВД.

2. ОГПУ для приема этих заключенных расширить существующие и организовать новые концентрационные лагеря (на территории Ухты и других отдаленных районов) в целях колонизации этих районов и эксплуатации их природных богатств путем применения труда лишенных свободы.

3. Для постепенной колонизации районов, в которых будут организованы концентрационные лагеря, предложить ОГПУ, вместе с НКЮ РСФСР и другими заинтересованными ведомствами в срочном порядке разработать ряд мероприятий, положив в основу их следующие принципы:

а) досрочный перевод на вольное поселение в этом же районе заключенных, заслуживающих своим поведением или отличившихся на работе, хотя и не отбывших назначенного им срока лишения свободы, с оказанием им необходимой помощи;

б) оставление на поселении в данном районе с наделением землей заключенных, отбывших положенный им срок лишения свободы, но лишенных судом права свободного выбора места жительства;

в) заселение теми заключенными, которые отбыли срок лишения свободы, но добровольно пожелают остаться на поселении в данном районе.

4. На заключенных этой группы, отбывающих изоляцию в концентрационных лагерях ОГПУ, распространить действующее Положение о лагерях ОГПУ как по оплате труда заключенных, так и по содержанию их, режиму, внутреннему распорядку и т.п.

5. Все остальные осужденные к лишению свободы и не подпадающие под действие п[ункта] 1 настоящего постановления, остаются в ведении НКВД союзных республик, которые должны пересмотреть свою сеть мест лишения свободы в целях пра-

вильного территориального размещения их применительно к следующему назначению: а) места лишения свободы для лиц, присужденных до трех лет; б) места лишения свободы для подследственных и в) пересыльные пункты.

6. Предложить НКВД союзных республик свою дальнейшую работу вести в направлении полного использования лиц, лишенных свободы от 1 года до 3-х лет в специально организованных сельскохозяйственных или промышленных колониях с целью сокращения до минимума нынешние места лишения свободы, сохранив за остающимися только функции изоляторов для лиц, находящихся под следствием, и пересыльных пунктов.[17]

Теперь одному из нижестоящих правительственных учреждений предстояло преобразовать пока еще тайный замысел вождей в некий вариант официального узаконения. С этим поручением отлично справился Совнарком СССР, выпустив 11 июля идентичное по содержанию постановление под грифом *«Не подлежит опубликованию»* и с указанием: *«Ввести в жизнь немедленно»*. Под документом подписались председатель Совнаркома СССР Я.Э. Рудзутак, управляющий делами Н.П. Горбунов и секретарь И.И. Мирошников.[18] Знаменательную дату 11 июля не провозгласили Днем простого советского труженика и не объявили государственным праздником, хотя с того заурядного теплого дня 11 июля 1929 года и начался по сути крестный путь всех будущих Иванов Денисовичей.

Для внесения необходимых изменений в советское законодательство Совнарком образовал новую комиссию во главе с тем же Янсоном. Помимо Крыленко, Катаняна и Толмачева, в нее включили прокурора Верховного суда СССР П.А. Красикова, отлично зарекомендовавшего себя при фабрикации «Шахтинского дела», наркома юстиции (и по совместительству прокурора) Украины В.И. Порайко и особоуполномоченного при коллегии ОГПУ В.Д. Фельдмана. Забыв о летнем отдыхе, члены комиссии проработали в поте лица около двух месяцев и в начале осени подготовили нужные бумаги.

Не прохлаждалось в летней праздности и руководство НКВД, озабоченное составлением обширной программы неотложных преобразований пенитенциарной системы. Для самоокупаемости концентрационных лагерей была намечена, в частности, «организация лесозаготовительных и других колоний в Уральской области, Северном крае, Сибирском крае, Ивановской промышленной области» на основе хозрасчета. Для повышения производительности труда и снижения себестоимости выпускаемой продукции столичное начальство запланировало ввести в практику новые правила поощрения «уголовных арестантов»:

«1. Установление продолжительности рабочего дня для заключенного по фактической выработке им урока, назначаемого по средней норме выработки вольнонаемного рабочего соответствующей квалификации при прочих одинаковых условиях.

2. Установление дифференцированного пайка в зависимости от выработки урока.

3. Установление порядка применения досрочного освобождения и зачета рабочих дней лишь по отношению к вырабатывающим урок».[19]

Награждение участников

Первые итоги своей тихой революции генеральный секретарь подвел глубокой осенью 1929 года. В статье под названием «Год великого перелома», напечатанной в «Правде» 7 ноября, он поздравил партию с началом «решительного наступления на капиталистические элементы города и деревни» и с «небывалыми достижениями на всех фронтах социалистического строительства», скромно умолчав о собственной роли в решении сразу всех экономических проблем социализма. Само определение «великий перелом» принадлежало когда-то бывшему сталинскому соратнику и председателю Исполкома Коминтерна Зиновьеву.[20] Однако какие-либо ссылки на прежнего единомышленника, навсегда исключенного из числа вождей и лишь в 1928 году ненадолго восстановленного в партии, генеральный секретарь рассматривал, мягко говоря, как неуместные.

Истекавший 1929 год, как уведомил Сталин своих подданных, ознаменовался «могучим трудовым подъемом» жителей советской державы, ускоренным темпом индустриализации и несомненными завоеваниями «в деле хлебозаготовок».[21] Упоминать о рентабельности рабского труда заключенных, самоокупаемости концентрационных лагерей и быстром снижении уровня безработицы он счел, надо полагать, нецелесообразным. На явную тенденцию к перевоспитанию трудящихся масс он просто не обратил внимания, хотя лагерный жаргон все глубже въедался в лексику чуть ли не каждого советского человека.

Партия высоко оценила беспрестанные заботы «дорогого вождя» о благосостоянии его государства. В день своего 50-летия 21 декабря 1929 года Сталин получил несколько новых титулов, в том числе «самого выдающегося теоретика ленинизма», «организатора и руководителя социалистической индустриализации и коллективизации», «рулевого большевизма» и «знаменосца пролетарской диктатуры».[22]

Вслед за генеральным секретарем с докладом о «значительных достижениях» правящей партии «в области карательной политики» выступил Янсон на совещании судебных и прокурорских работников в 1930 году. По его словам, число приговоренных к принудительным работам выросло с 15,3 процентов в первой половине 1928 года до 51,7 процента во второй половине 1929 года при увеличении общего числа осужденных после Великого перелома на 141,6 процента.[23] Много лет спустя стали известны и другие цифры: если в 1928 году в северных концентрационных лагерях СССР содержалось до 30 тысяч заключенных, то в 1930 году – уже 662 257.[24]

Убедительную победу команды Янсона над обитателями социалистической зоны отметили позднее. Первым репрессировали Толмачева: сначала ему довелось провести свыше трех лет в одном из придуманных при его содействии «исправительно-трудовых» лагерей, потом по приговору Военной коллегии Верховного суда СССР его казнили. Угланова расстреляли в 1937 году, Крыленко, Смирнова, Ягоду и Янсона – в 1938.[25] Как говорили пираты капитана Флинта, *«мертвые не кусаются»*. Неизвестно, впрочем, довелось ли когда-нибудь генеральному секретарю отвлечься от своих методических заплечных хлопот, чтобы полистать на досуге «Остров сокровищ»; да и зачем ему надо было брать в руки какой-то чужеземный роман, когда сам он предпочитал, как полагали современники, более строгую формулировку: *нет человека – нет проблемы*.

Катанян уцелел. После десятилетнего лагерного перевоспитания в Красноярском крае и недолгой казахстанской ссылки ему пришлось отбывать повторный срок в Карагандинской области до января 1955 года. Когда его отпустили на волю, ему исполнилось 74 года; он вернулся в Москву и прожил на пенсии до 85 лет.[26] В последующем, когда многим советским верноподданным, пропущенным через сталинскую мясорубку, предоставили право на посмертное восстановление доброго имени и даже партийного стажа, всех, кроме Ягоды, реабилитировали.

С руководством Совнаркома и представителями второй комиссии тоже разобрались по понятиям. Порайко расстреляли в 1937 году, Горбунова, Мирошникова, Рудзутака и Фельдмана – в 1938.[27] Еще до начала Большого террора Горбунов успел преподнести генеральному секретарю необычный подарок.[28] Заступив на должность начальника комплексной Таджикско-Памирской экспедиции, он назвал самую высокую (7495 метров) гору в советской части Памира пиком Сталина и даже совершил героическое восхождение на эту вершину (в период хрущевской оттепели ее переименовали в пик Коммунизма, а после распада СССР нарекли пиком Осмоила Сомони в честь основателя таджикской государственности). В 1935 году Горбунов стал первым советским академиком-географом и непременным секретарем Академии наук СССР. Однако экзотический сувенир в виде горной вершины и академическое звание дарителя только раззадорили Сталина. Генеральный секретарь твердо знал, что незаменимых людей нет и быть не может, а временно полезные встречаются на каждому шагу; поэтому всякий мавр, аккуратно исполнивший порученное ему дело, заслуживал примерного наказания. Горбунова реабилитировали в 1954 году, остальных – в 1956.

Проклятие фараона не распространилось лишь на очень старого большевика Красикова. Когда-то среди профессиональных революционеров бродили слухи о нападавшем на него по временам неодолимом влечении к употреблению горячительных напитков и способности промотать партийные деньги в каком-нибудь «веселом заведении». После октябрьского переворота, когда он возглавил следственную комиссию по борьбе с контрреволюцией, пошли разговоры о его склонности к получению крупных взяток от арестованных жителей Петрограда.[29] Затем он увлекся богоборчеством и насущными проблемами советского права. В 1933 году его назначили заместителем председателя Верховного суда СССР, в 1938 – отстранили от этой должности, но разрешили продолжить плодотворную деятельность в качестве члена Центрального Совета Союза воинствующих безбожников. В августе 1939 года он скоропостижно скончался в ожидании ареста на курорте и был похоронен с минимальными почестями в Железноводске. На ограде могилы повесили дощечку с его фамилией; на просьбу жены приписать, кроме того, «член партии с 1892 года» секретарь местного горкома возразил: *«Мы не знаем его стажа, может быть, он сейчас уже вне партии».*[30]

После Великого перелома политические заключенные в сталинской каторжной империи пропали надолго, а в обиход вошла всенародная идея фальсификации, халтуры и всяческого вздора, нареченная на лагерном жаргоне емким понятием *туфта*.

Для нескончаемых строек коммунизма советский карательный аппарат исправно штамповал одних только «уголовных арестантов», заполнявших «внутренние» зоны. Прочее население, обитавшее в районах «внешней» зоны, вожди наградили неизбывным страхом, немного подтаявшим в период позднего реабилитанса, и ликующей ложью о невиданных трудовых свершениях и трогательном единстве народа и партии.

Сугубое рвение в создании самых бесстыдных небылиц о положении в стране после Великого перелома проявил М.Горький. Любитель певчих птиц, он выступал нередко в роли сталинской канарейки, самозабвенно прославлявшей в центральной прессе достижения социалистического строительства и массовых репрессий. В марте 1931 года ему удалась особенно заливистая трель относительно простых советских заключенных: *«Принудительный труд советская власть не применяет даже в домах заключения, где безграмотные преступники обязаны учиться грамоте и где крестьяне пользуются правом отпуска на сельскохозяйственные работы в деревню, к своим семьям».*[31]

В то время, как потерянное поколение на Западе медленно выздоравливало от безумия Первой мировой войны, обманутое, ограбленное и голодное поколение на Востоке выстилало своими телами почтовый тракт в светлое будущее номенклатуры. Сталинских «уголовных арестантов» сменили несколько униженных и обворованных поколений, в пожизненном экстазе нищеты трудившихся ради убогого благополучия паразитирующей партии. Как писал Чаадаев за сто лет до Великого перелома, *«в России все носит печать рабства – нравы, стремления, образование и даже вплоть до самой свободы, если только последняя может существовать в этой среде».*

Концепция Энгельса о роли труда в происхождении человека навсегда заворожила советских вельмож своей простотой и прагматичностью. Строго следуя по предначертанному верховными вождями пути, они сделали принудительный труд своего народонаселения основой собственного благоденствия, прославили его как единственно допустимое «дело доблести и геройства» и не заметили, как сами обратились в роботов ими же построенной и совершенно не способной к реформированию системы. Представить себе, что человека создает творчество, они были просто не в состоянии. Более того, инициативность, неординарность, самобытность подчиненных они воспринимали подчас как прямую угрозу тоталитарному режиму. В итоге отсталая страна была обречена на еще большее отставание от западной цивилизации. Индустриальные рывки способствовали увеличению количества выплавленной стали, но не меняли качество технологии, во всяком случае до тех пор, пока агентам большевиков не удавалось купить или украсть какие-нибудь изобретения «тлетворного запада».

* * *

В 1991 году Верховный Совет Российской федерации объявил 30 октября Днем политзаключенного. Тогда казалось, что 30 октября останется навсегда Днем печали и памяти. Теперь, похоже, 30 октября становится еще и Днем напоминания о том, что большевики, как слепни, не переводятся никогда, а лишь меняют имена и обличья…

III
ЗАЛОЖНИКИ КРАСНОЙ ХИМЕРЫ

Мы любим плоть – и вкус ее, и цвет,
И душный, смертный плоти запах...
Виновны ль мы, коль хрустнет ваш скелет
В тяжелых, нежных наших лапах?

Александр Блок

В дни, когда Справедливость ослепшая меч обнажает,
В дни, когда спазмы любви выворачивают народы,
В дни, когда пулемет вещает о сущности братства...

Максимилиан Волошин

А я иду – за мной беда,
Не прямо и не косо,
А в никуда и в никогда,
Как поезда с откоса.

Анна Ахматова

Лунная рапсодия

Природа дурака совершенно не исследована. Даже люди вполне здравомыслящие не дают однозначного определения этому понятию и включают в него то глупца или безумца, то шутника или юродивого, то мистификатора или сумасброда. Народное творчество выделяет зато особую породу дураков, способных побрататься с серым волком или жениться на зеленой лягушке, обсуждать с замшелой щукой проблемы бытия и лихо, как в автомобиле, ездить на печке. Короче говоря, вести себя нестандартно, поступать не так, как все, или просто чудить. *«Было у отца три сына: двое умных, а один беспартийный»*, – объяснял пропагандист гнилой интеллигенции в зените зрелого застоя.

Повесть тревожного времени

Москва была всегда обильна чудаками, пренебрегавшими настойчивой рекомендацией тоталитарного режима: не высовывайся! В 1926 году один из них опубликовал в майском номере «Нового мира» необычную «Повесть непогашенной луны».

В начале того периода в жизни страны, который окрестили поздним реабилитансом, загуляла по Москве легенда, будто наборщики 1926 года, вспомнив свои дореволюционные подвиги, вынесли из типографии то ли гранки этой повести, то ли часть конфискованного тиража журнала, и с тех пор, вот уже лет тридцать, хранилась эта крамольная проза на чердаках каких-то подмосковных дач. Потом стала заходить на кухни тогда еще не совсем привычных отдельных квартир тамиздатовская книга небольшого формата в мягкой обложке, потертой от многих рук и перепрятываний.

Причудливым языком полузабытых лет говорила она о странной смерти командарма Гаврилова. Героя гражданской войны, только что выздоровевшего от язвы желудка, зачем-то отправил на операцию не врач, а руководитель государства, и командарм, «человек, обросший легендами, тот, который имел волю и право посылать людей убивать себе подобных и умирать», безропотно лег на операционный стол, подчиняясь приказу и предчувствуя неизбежность своей гибели. Повесть проглатывали, затаив дыхание и не сомневаясь, что поводом к ее написанию действительно послужила, вопреки заверениям автора, смерть М.В.Фрунзе; а окончив чтение, были готовы поверить в подлинность еще одной легенды, утверждавшей, что измученный ночными допросами Б.А.Пильняк «полностью признался» перед расстрелом в своих вредительских устремлениях и даже тайных контрреволюционных связях с дочерью Фудзиямы.

Минули еще несколько десятков лет и стало ясно, что в прошлом затаилось не менее двух загадок, одна из которых связана с внезапной кончиной наркома по военным и морским делам, а другая – с самой «Повестью непогашенной луны». Если Пильняк выпустил в свет всего лишь очередную новеллу, своеобразный художественный вымысел, то почему вокруг его произведения разгорелся многолетний скандал, стоивший автору головы? Если же он, человек бесконечно далекий от медицины, рассказал о доподлинных событиях, то откуда почерпнул нужные сведения?

Современники сразу же сумели заглянуть под маски персонажей повести. По одному лишь описанию внешности и упоминанию об орехово-зуевском подполье и «полководческих доблестях» читатели догадывались, что за командармом Гавриловым стоял Фрунзе. Прототипом негорбящегося человека в «доме номер первый» явно послужил Сталин. Казалось даже, что Пильняк местами проговаривался вполне намеренно, описывая, например, как в кабинет негорбящегося человека входили двое «из той тройки, которая вершила». Подозревали также, что за революционером «из стаи славных», дважды промелькнувшим на страницах повести под партийной кличкой «Потап», скрывался Ворошилов, хотя до октябрьского переворота это конспиративное имя носил старый большевик, переводчик Маркса и с 1925 года редактор «Известий» И.И. Скворцов, обладавший еще и литературным псевдонимом «Степанов». Нельзя было исключить вместе с тем, что вспомнил Пильняк некого товарища Пахома – председателя Коломенского военно-революционного комитета в 1917 году – и переиначил его в Потапа.

В друге командарма, выведенном под фамилией Попов, литераторы легко узнавали редактора журнала «Красная Новь» Воронского, что тот немедленно и по собственной инициативе подтвердил в письме М. Горькому: *«А зовут меня Александром Кон-*

стантиновичем, сыном Поповым, из семинаристов».[1] Для врачей не составляло труда определить истинные фамилии хирургов: В.Н.Розанова писатель назвал Лозовским, И.И.Грекова – Кокосовым. Незаметным «хлороформатором» был А.Д.Очкин – впоследствии один из ведущих хирургов лечебно-санитарного управления Кремля. В списке действующих лиц отсутствовал лишь третий участник операции – знаменитый хирург А.В.Мартынов, ассистировавший Розанову.

Пильняк находился за границей, когда умер Фрунзе. Домой писатель вернулся только во второй половине ноября 1925 года, предпринял самостоятельное расследование случившегося и уже 9 января 1926 года закончил свою повесть, небрежно замаскировав ее документальную основу.

Автор сборника мрачных легенд социализма А.В.Антонов-Овсеенко уверял, будто какие-то детали происшедшего поведал Пильняку известный чекист Я.С.Агранов; писатель якобы показал это на следствии.[2] Ни болтуном, ни чудаком Агранова не считали; напротив, был он чекистом настолько правильным, правоверным и преданным своему партийному долгу, что запах крови сам собой появлялся в воздухе, как только ему поручали вести следствие. Даже главная военная прокуратура, рассматривавшая дело Агранова в 1955 году, не сочла возможным его реабилитировать, так как в своей карательной деятельности «он допускал систематические нарушения социалистической законности».[3] Просто общение с одаренными людьми, оценка их лояльности и вербовка сексотов в писательских и окололитературных кругах входили в служебные обязанности Агранова; поэтому и выступал он в качестве приятеля Пильняка (обсуждавшего с ним свою повесть еще на стадии рукописи), друга Бабеля или поклонника Зощенко; поэтому и вел задушевные беседы с Андреем Белым, обхаживал Маяковского, даже сблизился с его возлюбленной Лилей Брик и без всякого стеснения, на глазах родных уволок в архив тайной полиции предсмертное письмо поэта.[4]

Как видно из материалов следственного дела Пильняка, в повести он «открыто отобразил все свои троцкистские взгляды» прежде всего под влиянием Воронского.[5] Вот тут никакого секрета и не было. Более того, сам Воронский писал Горькому в начале июля 1926 года: *«С высокими людьми после пильняковской вещи у меня довольно натянутые отношения. Меня обвиняют в инспирации Пильняка. Кое-что он, правда, узнал от меня, но в самом главном я неповинен».*[6]

Горький возмутился повестью сразу по прочтении. Неприязнь к Пильнаку укоренилась в его памяти еще весной 1921 года, а теперь пустила свежие побеги. В своем непоколебимом злопамятстве Горький окостенел настолько, что даже через девять лет в праздничном (7 ноября 1935 года) доносе секретарю ЦК ВКП(б) А.А. Андрееву не скрывал своих чувств: *«Существует "меценатство" и весьма часто литератор ценится не по заслугам его, а по симпатиям. Пильняку прощается рассказ о смерти т[оварища] Фрунзе – рассказ, утверждающий, что операция была не нужна и сделали ее по настоянию ЦК».*[7] Распаленный праведным гневом, патриарх социалистического реализма не пытался отыскать иных зачинщиков «сплетни» (так определил он повесть Пильняка) и упустил из внимания, что Воронский считал себя виновным лишь частично.

Впрочем, два других смутьяна – активный сторонник Троцкого, партийный публицист К.Б. Радек и редактор «Нового мира» В.П. Полонский – и не скрывали от друзей и знакомых своей причастности к «идеологической диверсии». Первый добавил кое-что к рассказу Воронского, второй же напечатал повесть в своем журнале, проигнорировав соредакторов Скворцова-Степанова и Луначарского.[8]

Между тем повесть содержала такие медицинские подробности, о каких писатель, ни соответствующим образованием, ни собственным опытом болезни не обладавший, не мог иметь представления. О течении наркоза с точным указанием его продолжительности, репликах хирургов во время консилиума и операции или шоке и смерти от передозировки хлороформа он мог услышать только от врача. Контакты же Пильняка с официальной медициной носили преимущественно светский характер. Лишь изредка посещал он поликлинику ЦЕКУБУ в Гагаринском переулке (в основном с целью получения путевки в санаторий; правда, жаловался иногда на радикулит) и довольно часто бывал в Доме ученых, где собиралась наиболее известная профессура.

Высоко ценимые сталинским окружением Розанов и Очкин правила секретности блюли неукоснительно; Греков уехал в свою ленинградскую клинику еще в начале ноября; Мартынов с литераторами практически не общался. Оставался тем не менее еще один человек, чье любопытство заглушало порой элементарную осторожность, а знание тайн Кремлевского двора выглядело почти непристойным, с точки зрения надзирающих и карающих органов. Это был профессор Д.Д.Плетнев, срочно вызванный к умирающему Фрунзе для проведения, как стали говорить впоследствии, реанимационных мероприятий.

Где писатель впервые познакомился с профессором, наверное, не так уж важно, но точек жизненных пересечений оказалось у них достаточно. Они могли встречаться на заседаниях московского литературно-художественного кружка, куда Пильняк наезжал с 1915 года, а Плетнев ходил регулярно чуть ли не со дня основания. Они могли беседовать в уютной квартире известного московского эрудита и остроумца Г.А.Рачинского, у которого еще Андрей Белый – «бирюзовый учитель, мучитель, властитель, дурак», – учился культуре, или в каком-нибудь доме между Пречистенкой и Арбатом, где столичная интеллигенция обсуждала свои проблемы за традиционным вечерним чаем. Они могли видеть друг друга в Доме ученых или в первом санатории ЦЕКУБУ «Узкое», где писатель увлеченно работал, а профессор время от времени отвлекался от городской суеты.

Органически не способный строго придерживаться приличий и условностей тоталитарного общества, профессор поговорить умел и внимал себе подчас не без потаенного удовольствия. В застольной беседе с приятной компанией он мог легко сорваться на километровые монологи, размечаемые, словно дорожными указателями, поощрительными репликами окружающих. Возможности для заманчивой игры в вопросы и ответы открывались перед ним если не ежедневно, то довольно часто. Врожденная общительность, усугубленная профессиональными привычками любимого студентами лектора, делала его увлекательным и неистощимым рассказчиком. По мнению современников, он и пострадал в 1937 году «за длинный язык», но не поделиться с близкими и частью знакомых очередной сенсацией было для него по меньшей мере затруднительно.

А сведениями Плетнев располагал незаурядными, ибо не раз консультировал и самого Фрунзе, и его жену, да еще провел почти сутки у постели умирающего наркома и составил собственное суждение о причине фатального исхода. Если именно он поведал Пильняку свои умозаключения, то можно предположить, что третий участник операции не упоминается в повести не случайно: Мартынов был одним из самых близких друзей Плетнева. Но есть и еще одно необычное косвенное свидетельство того, что профессор действительно выложил писателю какую-то долю накопленной им информации.

В 1936 году Плетнев выпустил в свет руководство для врачей «Болезни сердца». В одной из его глав профессор сетовал, что иногда приходится лишь констатировать сам факт скоропостижной смерти при наркозе хлороформом, «давая ему не объясняющее существа явления название идиосинкразия».[9] Ни фармакологи, ни хирурги этим плетневским определением по отношению к наркотическим препаратам не пользовались. Пильняк же, описывая течение наркоза десятью годами раньше, подчеркивал: *«Есть организмы, которые к тем или иным наркотикам чувствуют идиосинкразию, – Гаврилова усыпляли уже двадцать семь минут»*. В результате командарм умер на операционном столе; *«это был сердечный шок: организм, не принимавший хлороформа, был хлороформом отравлен»*.[10]

Сложное слово из греческих корней «идиосинкразия»– совершенно чужеродное в лексике писателя. Данный термин означает повышенную чувствительность к какому-либо веществу, которая проявляется немедленной реакцией организма. Это слово нельзя употреблять с глаголом «чувствовать» и распространять на 27 минут введения больного в наркоз. Пильняк внес в свой текст услышанное им звучное понятие, не представляя себе ни его смысла, ни стоящей за ним клинической картины, но в целом отразив, очевидно, мнение Плетнева по поводу операции и наркоза.

Как всякий литератор, не имеющий врачебного образования и подгоняемый сенсацией, Пильняк не смог избежать медицинских оплошностей. С его легкого пера соскочила и все еще фланирует легенда о ненужности злосчастной операции. Через несколько десятков лет историк Р.А. Медведев уже полностью перенес акцент с наркоза на хирургическое вмешательство; по его версии, Фрунзе умер «во время неумело и халатно проведенной медицинской операции».[11] Так что же случилось на самом деле осенью 1925 года?

Репортаж

По сообщениям центральных газет, Фрунзе испытывал болезненные ощущения в животе на протяжении почти десяти лет. После хирургического вмешательства по поводу острого аппендицита в 1916 году у него стали появляться время от времени признаки кишечного кровотечения. Значительное кровотечение с болью в области двенадцатиперстной кишки возникало трижды, последний раз – в начале сентября 1925 года после падения из автомобиля. Постельный режим и консервативное лечение способствовали заметному улучшению его самочувствия. Тем не менее повторяющиеся приступы боли (в области двенадцатиперстной кишки, выхода желудка и желчного пузыря, а также рубца после операции аппендэктомии), «которые приковывали тов[арища] Фрунзе к постели и иногда на многие недели», послужили основанием для обсуждения его состояния на трех развернутых консилиумах с привлечением московских и ленинградских терапевтов и хирургов.[12]

Участники первого консилиума (двенадцать известных врачей под председательством наркома здравоохранения РСФСР Семашко) 8 октября пришли к заключению, «что здесь налицо вся картина язвенного процесса в области двенадцатиперстной кишки, угрожающего как повторными кровотечениями, так и прободением самой язвы, хотя бы даже и заглохшей на время в результате лечения», и рекомендовали хирургическое вмешательство. Следующий консилиум состоялся 24 октября; семнадцать консультантов констатировали: *«Давность заболевания и наклонность к кровотечению, могущему оказаться жизненно опасным, не дают права рисковать дальнейшим выжидательным лечением. Предлагая операцию, необходимо, однако, предупредить, что операция может оказаться <...> трудной и серьезной; необходимо также считаться с тем, что операция не является радикальной, что возможны рецидивы и что операция не избавляет больного от необходимости и в дальнейшем в течение некоторого времени соблюдать известный режим и продолжать лечение»*. Последний непродолжительный консилиум всего из четырех врачей 27 октября постановил перевести Фрунзе из Кремлевской больницы в Боткинскую (бывшую Солдатёнковскую).

В четверг 29 октября Розанов приступил к операции в 12 часов 40 минут; ему ассистировали Греков и Мартынов; наркоз проводил Очкин. На операции присутствовали сотрудники лечебно-санитарного управления Кремля: П.Н.Обросов, А.М.Касаткин, А.Ю.Канель, Л.Г.Левин. При вскрытии брюшной полости были обнаружены плотные сращения сальника в области слепой кишки (последствия перенесенного в прошлом хирургического вмешательства по поводу острого аппендицита), сращение выходной (привратниковой) части желудка и двенадцатиперстной кишки со смещением их кверху и кзади, сращение желчного пузыря с двенадцатиперстной кишкой, диффузное уплотнение привратника и небольшой рубец в начале двенадцатиперстной кишки, по-видимому, на месте зажившей язвы. После разделения спаек брюшная полость была закрыта наглухо трехэтажным швом.

Отмечено также, что больной трудно засыпал и плохо переносил наркоз. Общая продолжительность операции составила 35 минут, наркоза – 65 минут; при этом израсходовано 60 г хлороформа и 140 г эфира. В связи с «падением пульса» во время наркоза пришлось прибегать «к вспрыскиваниям, возбуждающим сердечную деятельность», а в течение всего послеоперационного периода – бороться с сердечной недостаточностью (иными словами, проводить реанимационные мероприятия). Помимо четырех врачей, непосредственно занятых в операции, и наблюдавшего за ними начальника лечебной комиссии ЦК РКП(б) Обросова, в реанимации участвовали Б.И. Нейман – хирург отделения Розанова и срочно вызванный профессор Плетнев. Однако все лечебные воздействия оказались безуспешными и через 39 часов Фрунзе скончался «при явлениях паралича сердца».

Спустя десять минут после его смерти (в 5 часов 50 минут 31 октября) в больницу прибыли И.В. Сталин, А.И. Рыков, А.С. Бубнов, И.С. Уншлихт, А.С. Енукидзе и А.И. Микоян. Вторично они собрались у тела покойного в то же утро перед вскрытием в анатомическом театре Боткинской больницы, куда приехали, кроме того, остальные члены Политбюро, члены ЦИК, Совнаркома и Реввоенсовета СССР, а также делегации Иваново-Вознесенских рабочих. Патологоанатомическое исследование производил именитый кремлевский прозектор А.И. Абрикосов в присутствии врачей, принимавших участие в операции и реанимации, шефа Главного военно-санитарного управления РККА З.П. Соловьева и других лиц, в том числе новых наблюдателей от лечебно-санитарного управления Кремля. Таким образом, вопрос о жизни и смерти Фрунзе находился под неусыпным контролем вышестоящих инстанций.

В очень подробном, составленном по всем медицинским канонам протоколе вскрытия зафиксированы: обширные плотные спайки в области слепой кишки и выходной части желудка с резким сужением этого отдела (по терминологии того времени, многолетний спаечный процесс назван фибрознопластическим перитонитом); линейный рубец от зажившей язвы выходной части желудка и большая глубокая хроническая (каллезная) язва двенадцатиперстной кишки с очень плотными краями, мозолистым дном и рубцовым уплотнением серозного покрова соответственно ее расположению (явным следствием перенесенного в прошлом прободения); эрозии слизистой оболочки желудка и двенадцатиперстной кишки, послужившие причиной кишечных кровотечений; признаки начинающегося острого перитонита. Однако в анатомическом диагнозе речь шла о зажившей круглой язве двенадцатиперстной кишки. Наряду с этим прозектор упомянул: «Обнаруженные при вскрытии недоразвития аорты и артерий, а также сохранившаяся зобная железа являются основой для предположения о нестойкости организма по отношению к наркозу и в смысле плохой сопротивляемости его по отношению к инфекции».[13] И все же основной вопрос: почему возникла сердечная недостаточность, приведшая к смертельному исходу, – Абрикосов оставил без ответа.

Между тем общее недоумение возрастало и даже просочилось в прессу. Одним из поводов к этому оказалась заметка под названием «Товарищ Фрунзе выздоравливает», напечатанная как раз в день его смерти. На различных предприятиях резонно спрашивали: с какой целью выполнялась операция, почему Фрунзе согласился на нее (ведь с язвой можно прожить долго и без помощи хирурга), какая причина смерти и почему, наконец, была опубликована дезинформация в популярной газете?[14]

В связи с этим Греков дал интервью, помещенное в различных вариациях в ряде столичных и провинциальных изданий.[15] По словам профессора, операция была совершенно необходимой, ибо в противном случае больной был неизлечим и «даже находился под угрозой внезапной смерти», что окончательно подтвердил второй консилиум в пятницу 23 октября (ничтожное расхождение с официальной информацией, согласно которой консилиум прошел в субботу 24 октября, осталось незамеченным). Сам Фрунзе считал, что болезнь делает его инвалидом, и потому «просил только оперировать его по возможности скорее», невзирая на предупреждение профессора об опасности смертельного исхода. Операция относилась к разряду относительно легких и была выполнена по всем правилам хирургического искусства, но наркоз протекал тяжело, хотя и проводился опытным наркотизатором. Печальный исход операции у крепкого и энергичного человека представлялся бы просто необъяснимым, если бы не обнаруженные при вскрытии ненормальная (очевидно, врожденная) узость сосудов и сохранившаяся зобная железа. Несколько неожиданной оказалась заключительная часть интервью: *«К больному после операции никого не допускали, но, когда тов[арищу] Фрунзе сообщили, что ему прислал записку тов[арищ] Сталин, он попросил записку прочесть и радостно улыбнулся»*.

В конечном счете комментарии Грекова не столько прояснили, сколько еще больше запутали и без того расплывчатую картину происшедшего. Непривычный ажиотаж прессы вместе с чрезвычайно пространным изложением истории болезни и протокола патологоанатомического исследования порождали у читателей удивление, недоверие и даже настороженность. Как заметил однажды Дон-Аминадо, *«самый опасный вид рассказчиков – очевидцы»*.

Показания свидетелей

Приглушенные голоса трезвых очевидцев тех событий трудно различимы в навязчивом грохоте и лязге официальных реляций. Немногие приобщенные к обрывкам тайн Кремлевского двора молчали в оцепенении, словно заложники. Ритуальные дневники, столь обычные для просвещенных слоев общества в XIX столетии, при тоталитарном режиме представляли смертельную угрозу для всех упоминаемых в бесхитростных записях, да и для самого автора, а потому велись крайне редко. Перлюстрированная корреспонденция в ужасе уничтожалась самими адресатами. Даже фотографии с изображением посторонних лиц сжигали в 1930-е годы, дабы при обыске не возник вопрос: кто запечатлен на снимке? Безгласное общество выращивало слухи и строило лаконичные легенды.

И все-таки внезапная смерть прославленного сорокалетнего полководца вызвала в стране такой эмоциональный резонанс, что различные сведения о нем самом и последних днях его жизни, течении болезни и обстоятельствах, связанных с роковой операцией, хлынули в печать сразу после его гибели и этот поток не иссякал долгие годы. Важными свидетельствами стали воспоминания родных и друзей, короткие заметки соратников и просто знакомых, отдельные архивные материалы и даже статьи в медицинских журналах, не имеющие на первый взгляд прямого отношения к случившемуся.

Официальную точку зрения высказал Енукидзе: *«Нажитая в каторге болезнь скосила его»*.[16] На самом деле старший брат Фрунзе, работавший земским врачом, нашел у него признаки «катара желудка» на фоне «сильного утомления» еще летом 1906 года.[17] Из Владимирского централа (1907–1909 годы) Фрунзе писал родным, что у него начал болеть желудок.[18] Приступы боли в подложечной области заметно участились и усилились после перенесенной в 1916 году операции по поводу острого аппендицита, но, считая свое заболевание не опасным, он всерьез не лечился и лекарствами пользовался очень редко, предпочитая «спасительную питьевую соду».

Время от времени, обычно после резких эмоциональных и физических перегрузок, изжога и боль становились трудно переносимыми и сопровождались, возможно, желудочно-кишечным кровотечением. Тогда жене удавалось уложить его в постель на несколько дней. Повздорившие между собой В.И.Чапаев и Д.А.Фурманов однажды застали его в таком положении. Бледный и замученный командарм мирил своих подчиненных, лежа в полумраке, не в силах подняться с кровати.[19]

Весной 1922 года его самочувствие настолько ухудшилось, что было решено отправить его на лечение за границу, в Карлсбад (ныне Карлови-Вари). Об этом так и не реализованном намерении свидетельствовала телеграмма, полученная наркомом по военным делам Грузии Ш.З. Элиавой из Москвы 23 июня 1922 года: *«Согласно постановления консилиума врачей при ЦК РКП тов[арищ] Фрунзе еще в мае должен был выехать за границу для лечения. Несмотря на это, он под всякими предлогами до сих пор оттягивал свой отъезд, продолжая работать. Вчера уже после получения всех документов совершенно отказался от заграничной поездки и двадцать девятого июня выезжает к Вам в Боржом. Положение здоровья серьезнее, чем он, видимо, думает. Если курс лечения в Боржоме будет неудачен, придется прибегнуть к хирургии. Крайне необходимо создать в Боржоме условия, сколько-нибудь заменяющие Карлсбад. Не откажите в соответствующих распоряжениях. Необходимы три–четыре комнаты, возможно изолированные. Состоящий для особых поручений Сиротинский».*[20]

В сопровождении (или, может быть, под присмотром) К.Е. Ворошилова он отбыл все-таки положенный срок на знаменитом грузинском курорте, после чего его состояние немного улучшилось. На протяжении последующих двух лет он обращал внимание на свое здоровье, только когда очередной приступ боли лишал работоспособности; после отдыха трудился с удвоенной энергией. В октябре 1924 года вместе с К.Е. Ворошиловым провел на охоте в Азербайджане целый месяц; думать там о диете или сколько-нибудь регулярном питании было совершенно невозможно, и все же Фрунзе поправился, окреп и чувствовал себя превосходно.[21]

Перед странствием по закавказским угодьям он, правда, немного воспрял в Крыму, где вечерами катался в автомобиле по горному шоссе и отстреливал зайцев, привлеченных светом фар. Такой, скорее браконьерский, чем джентльменский способ истребления зверей (фактически убийства ради убийства) списывали на его охотничий темперамент.[22] Впрочем, другие вожди поступали не лучше.

В июле 1925 года он дважды попадал в автомобильные аварии, но отделывался лишь множественными ушибами. Через неделю после второго такого происшествия съездил с Ворошиловым на охоту в подмосковный заказник. Вернувшись через сутки домой, нарком снова выглядел, по свидетельству Ворошилова, бодрым и жизнерадостным. В первых числах сентября он опять получил значительные ушибы, вдруг выпав почему-то из автомобиля на полном ходу.[23] На этот раз он взял отпуск и 7 сентября уехал в Крым в сопровождении П.В. Мандрыки – главного врача Московского военного госпиталя № 3.

В эти дни в Мухолатке отдыхали Сталин, Шкирятов и все тот же Ворошилов. В ответ на их настойчивые расспросы Мандрыка рассказал о кишечном кровотечении у своего подопечного, длящемся уже восемь дней. Но Фрунзе рвался на охоту и после долгих препирательств добился-таки своего. Несколько часов он бродил по камням Ай-Петри в сопровождении Мандрыки, Шкирятова и Ворошилова, после чего вновь почувствовал себя вполне сносно.

Тем временем в Мухолатке появились срочно вызванные из Москвы врачи Розанов и Касаткин с обслуживающим персоналом. Мандрыку от лечения отстранили, а больного уложили на пару недель в постель. *«Приезд московских врачей подействовал на Михаила Васильевича скверно*, – вспоминал Ворошилов. – *Он неоднократно твердил мне, что чувствует себя хорошо, что все недомогания скоро пройдут и т.п. и только когда анализ подтвердил наличие не прекратившегося кровоизлияния, Михаил Васильевич стал серьезнее относиться к состоянию своего здоровья и склоняться к мысли об операции»*. Обратно в Москву все отдыхающие выехали 29 сентября: большинство – на очередной пленум ЦК РКП(б), проходивший с 3 по 10 октября, Фрунзе – в Кремлевскую больницу. Таким образом, полноценного отдыха на этот раз он не получил.

Через неделю после госпитализации состоялся первый консилиум. Из двенадцати его участников независимое суждение о диагнозе и лечении могли высказать экспромтом только два хирурга (Греков и Мартынов) и два терапевта (Г.Ф. Ланг и Плетнев). Терапевт П.И. Елистратов и невролог В.В. Крамер, лечившие ранее Ленина и постоянно консультирующие в Кремлевской амбулатории, хирург Н.Н. Бурденко, пользовавшийся, как стало известно впоследствии, «абсолютным научным авторитетом непосредственно у И.В. Сталина»,[24] начальник лечебной комиссии ЦК РКП(б) Обросов и нарком здравоохранения РСФСР Семашко могли либо предложить заранее заготовленное и согласованное с инстанциями решение, либо присоединиться к мнению большинства. Осторожный Розанов предпочитал от операции воздержаться; эту позицию разделяли заведующий терапевтическим отделением Кремлевской больницы Левин и главный врач той же больницы Канель, не скрывавшая своего мнения и от больного; экспансивный Греков настаивал на необходимости хирургического вмешательства. В итоге первый консилиум окончательного решения не вынес, отложив его до получения результатов дополнительных исследований и выздоровления Фрунзе от простуды, начавшейся по дороге из Крыма в Москву.

Позднее бюро Общества старых большевиков, возмущенных нелепой гибелью своего боевого товарища, призвало Семашко к ответу. Из доклада наркома здравоохранения 19 ноября 1925 года выяснилось, что состав консилиума определяла лечебная комиссия ЦК РКП(б), а Розанова приглашали к себе Сталин и Зиновьев. Осмотрительный хирург попытался хотя бы отсрочить операцию, но его постигла неудача, поскольку генеральный секретарь твердо высказался за ее выполнение.[25]

Эта встреча могла произойти, очевидно, лишь перед вторым консилиумом, на который были приглашены дополнительно заместитель начальника лечебно-санитарного управления Кремля М.С. Металликов, его подчиненный рентгенолог С.Р. Френкель, консультанты того же управления В.А. Александров и А.М. Касаткин, а также (может быть, по просьбе Фрунзе) Мандрыка. По утверждению Ворошилова, семнадцать лучших врачей страны единогласно пришли к выводу о необходимости хирургического вмешательства; теперь и Розанов «был уверенно за операцию». Такое настойчивое подчеркивание единодушия консилиума, участие в нем медицинских администраторов и врачей, обязанных подчиняться партийной дисциплине, и наконец, радикальное изменение взглядов Розанова после беседы со Сталиным и Зиновьевым указывали лишь на то, что предложенная лечебной комиссией ЦК РКП(б) резолюция об операции была принята, возможно, простым голосованием.

Парадоксальность ситуации заключалась, однако, в том, что Фрунзе действительно нуждался в оперативном лечении. Резкое органическое сужение выходной части желудка (стеноз превратника), повторные кишечные кровотечения и наличие глубокой хронической каллезной язвы, не поддающейся терапевтическому лечению, были и остаются прямыми показаниями к хирургическому вмешательству, а в те годы специально выделяли еще и социальное показание – восстановление трудоспособности больного в кратчайшие сроки.[26] Все это не могли не учитывать профессора, обладавшие не только независимым суждением, но и большим практическим опытом, и Греков был совершенно прав, настаивая на операции и объясняя в своих последующих интервью ее абсолютную необходимость. Единое мнение консультантов относительно врачебной тактики сомнений не вызывает. Но придти к единогласному решению они могли без какого-либо дополнительного давления. По существу от консилиума требовалось только установить характер и объем хирургического вмешательства и получить согласие больного на операцию.

После решения консилиума Фрунзе оказался в положении былинного богатыря на перепутье, и это состояние внутренней раздвоенности четко проявилось в его общении с окружающими. С официальными лицами он держался, как прежде, с присущей ему сдержанностью и привычным для всех хладнокровием. Казался бодрым, полным энергии и планов на будущее. Принимал у подчиненных служебные доклады. Отрапортовал Рыкову, что болезнь не представляет непосредственной угрозы для его жизни, но мешает ему отдаться работе «с таким напряжением сил, которого требуют его честь, его любовь к рабочему классу, его преданность революции».[27] С веселой улыбкой уведомил Бухарина о своем стремлении выздороветь окончательно и бесповоротно при помощи хирургического ножа.[28] *«С какой уверенностью, что выйдет победителем, он шел на эту операцию!»* – восклицал Орджоникидзе на траурном заседании в Тифлисе и цитировал телеграмму Фрунзе, полученную в ответ на запрос о состоянии его здоровья: *«Прекрасно, в четверг оперируюсь, привет. 28 октября. Михаил».*[29]

За неделю до этой телеграммы Фрунзе писал жене: *«Я сейчас совсем здоров. Боюсь, как бы не отказались от операции».*[30]

Сохранилось и его последнее письмо лечившейся в Ялте жене: «*Ну вот, наконец, подошел и конец моим испытаниям! Завтра утром я переезжаю в Солдатенковскую больницу, а послезавтра (в четверг) будет и операция. Когда ты получишь это письмо, вероятно, в твоих руках уже будет телеграмма, извещающая о ее результатах. Я сейчас чувствую себя абсолютно здоровым и даже как-то смешно не только идти, а даже думать об операции. Тем не менее оба консилиума постановили ее делать. Лично этим решением удовлетворен. Пусть уж раз навсегда разглядят хорошенько, что там есть, и попытаются наметить настоящее лечение. У меня самого все чаще и чаще мелькает мысль, что ничего серьезного нет, ибо, в противном случае, как-то трудно объяснять факты моей быстрой поправки после отдыха и лечения. Ну, уж теперь недолго ждать...».*[31] Телеграмма о смерти мужа опередила письмо. Так и не прочитанное адресатом, оно вернулось в Москву и было сдано в архив.

Однако от людей более наблюдательных и тонкокожих, чем вожди у престола, не ускользнула эмоциональная напряженность больного. Если в конце сентября он шутливо относился к состоянию своего здоровья и возможным перспективам лечения, то 27 октября прибывший из Китая советский военный атташе А.И. Егоров уловил «некоторую нервозность». *«Он, не знающий колебаний в бою, на коне, с винтовкой и маузером в руках, испытывал некоторые сомнения перед операцией»*, – заметил Воронский.[32] Перед переводом в хирургическое отделение он, по словам И.М. Гронского (его соседа в Кремлевской больнице), оставался, как всегда, спокойным и говорил ровно, но только без своей обычной приветливой улыбки – у него стало «сосредоточенно серьезное лицо».[33] *«Под внешне бодрым цветущим видом он скрывал расшатанную нервную систему»*, – заключил Х.Г. Раковский, психиатр по первой профессии.[34]

Лишь с наиболее близкими людьми поделился Фрунзе снедавшей его тревогой. Навестившую его в больнице жену М.П. Томского он встретил словами: *«Вот побрился и новую белую рубашку одел. Чувствую, Мария Ивановна, что на смерть иду, а умирать-то не хочется».*[35] И.К. Гамбургу передал свою последнюю волю: *«Ты знаешь, что я могу умереть под ножом. Это не обязательно, но может случиться. Никто не может быть гарантирован от случайностей. Я тоже думаю, что операция пройдет благополучно, но на всякий случай, если что произойдет со мною, я прошу тебя пойти в ЦК и сказать о моем желании быть похороненным в Шуе».*[36] И ту же просьбу – похоронить в Шуе на Осиновой горке – повторил самым близким друзьям: И.Е. Любимову и А.К. Воронскому. Последнее желание полководца попросту проигнорировали; на политических весах перетянули в те дни бесспорные заслуги Фрунзе перед партией и государством. Его торжественно похоронили на «красном погосте» – у Кремлевской стены.

Всего год назад Бухарин потешил вождей озорным изречением: *«Завещания (в отличие от заветов) выполняй всегда наоборот».*[37] После смерти Фрунзе бухаринская шутка стала похожей на партийное правило.

Операция

Чем сильнее тревога больного перед хирургическим вмешательством, чем острее его опасения в неблагоприятном исходе последнего, тем выше вероятность осложнений во время наркоза и операции. Эту простую истину слышат ныне студенты медицинских институтов на лекциях по способам предоперационной подготовки; понимали ее, наверное, и друзья Фрунзе, настойчиво советуя ему уклониться от предлагаемой операции. И все же утром 28 октября он был выписан из Кремлевской больницы в Потешном дворце и поступил в Боткинскую. На следующий день Розанов либо не обратил внимания на эмоциональное возбуждение больного, либо не придал ему особого значения, и в этом заключалась первая ошибка, случившаяся в тот роковой четверг. Но можно ли говорить вообще о «неумело и халатно» проведенной операции?

Спустя год, на 1-м Всеукраинском съезде хирургов Розанов, Греков и Мартынов были названы в числе восьми лучших отечественных хирургов, создающих собственные крупные клинические школы. Самый молодой из них, 53-летний Розанов – потомок врача, прослужившего в Староекатерининской больнице для чернорабочих свыше пятидесяти лет, человека, частной практикой тяготившегося и приходившего в замешательство, когда больной пытался вручить ему гонорар, – сначала собирался стать психиатром, но еще студентом второго курса медицинского факультета попал под безоговорочное влияние популярного в Москве хирурга С.П. Галицкого. Прежде, чем допустить Розанова к операционному столу, Галицкий долго тренировал терпеливого и почтительного ученика, заставляя его накладывать швы на разваренной брюкве и развивать осязание (прощупывать малейшие шероховатости предмета через все более толстую материю). Время было тогда неспешное и, в конце концов, Галицкий вырастил профессионала, который приобрел от своего учителя умение производить точный быстрый разрез без нажима, «нежную бережливость к тканям» и на редкость «мягкое туше».

К осени 1925 года Розанов накопил огромный практический опыт за 14 лет работы в Староекатерининской больнице для чернорабочих (с двухлетним перерывом для службы военным хирургом на Дальнем Востоке в период русско-японской войны) и 15 лет – в Солдатёнковской больнице. Но потребности в скрупулезном анализе своих наблюдений или в проведении самостоятельных исследований с непредсказуемыми результатами он никогда не испытывал – его привлекал не научный поиск, а жизненный успех.

Одаренный хирург, одинаково легко оперирующий на органах шеи и брюшной полости и всегда готовый в экстренной ситуации произвести ампутацию конечности или пластику черепа, он отличался неизменным спокойствием и выдержкой. Его способность сразу найти оптимальный выход при любой неожиданности, возникающей в ходе операции, лишь подтверждала высокий уровень профессионализма. Однако при всей своей великолепной хирургической технике он никогда не стремился к радикальным вмешательствам и даже при несомненном язвенном кровотечении полагал, что «лечение должно быть выжидательным, если нет нарастания грозных симптомов».

Нередко идеализируя деятельность врача и считая своим долгом безграничное служение больному (качества, свойственные лучшим представителям классической медицины), он требовал того же от подчиненных. Его ассистенты жили, как и он, при больнице, дежурили через сутки и свободных дней после бессонной смены не имели. По ночам он регулярно появлялся в отделении не только по вызову дежурных докторов, но и с целью воспитания чувства ответственности у своего персонала. Стойкий оптимизм, простота и сердечность по отношению к больным поддерживали сопутствующую ему славу тонкого диагноста и искусного целителя.[38]

За операционным столом донской казак Греков казался антиподом Розанова. Прирожденный лидер и блестящий хирург импульсивного типа, обладавший особым «искусством тампонады», он никогда не терялся в затруднительных положениях и оперировал всех подряд (в том числе собственных сотрудников и даже близких родственников), но ассистировал чаще всего неважно – здесь ему не хватало выдержки и терпения. При редкостном самообладании традиционного академического педантизма ему тоже недоставало: оттого и руки в предоперационной драил с меньшим усердием, чем другие; и работал вдохновенно, вдвое или втрое быстрее коллег; и новые варианты хирургического вмешательства придумывал с ходу, во время операции, словно его легкие скорые руки подталкивали или даже опережали мысль.

Человек необычайно азартный, с жаром отстаивающий свои убеждения, он отличался безграничной преданностью медицине вообще и хирургии в частности, наряду с глубокой верой в необозримые возможности науки и безграничным любопытством истинного естествоиспытателя. Подчас вспыльчивый в клинике, где он мог мгновенно истратить часть своего весьма богатого, как, впрочем, и у Розанова, запаса простонародных и крепких выражений, он становился аккуратным, гибким и находчивым в обществе и на трибуне, но в каждом его выступлении задушевность сочеталась с каким-то тихим лукавством.

Очень добрый и доброжелательный, он и французскую школу медицины предпочитал немецкой именно за то, что первая всерьез изучала проблемы боли и обезболивания. Как и Розанов, он не терпел обмана, но извинял погрешности подчиненных, понимал их ошибки и всегда выступал благородным защитником своих младших товарищей.

Однажды его сотруднице угрожало уголовное преследование из-за оставленной в брюшной полости на операции марлевой салфетки. Греков немедленно выступил в хирургическом обществе с обширным докладом о забываемых в животе инструментах и тампонах. Его коллеги испытали чувство непреходящего восторга и тут же сложили легенду о впечатлительных представителях прокуратуры, которые не возбудили уголовное дело, услышав на заседании о бремени и риске повседневного труда хирурга. Скорее всего, однако, прокуратура решила избежать конфликта из опасений, обычных для общества, где право заменяют личные связи. Ведь совершенно лишенный тщеславия и не способный сдержать раздражение, если кто-нибудь называл его профессором, непредсказуемый Греков вошел в ограниченный круг особо доверенных кремлевских целителей еще в 1920 году, когда он прооперировал по поводу острого аппендицита петроградского наместника Зиновьева, и с тех пор в случае крайней необходимости (или крайнего возмущения) имел возможность обратиться за помощью к любому из своих высокопоставленных пациентов.[39]

Отдельные недостатки своих коллег как бы уравновешивал, а их достоинства подчеркивал третий участник операции – рассудительный и методичный Мартынов. Сын врача – помещика небогатого дворянского рода, он выделялся среди лучших хирургов того времени не столько даже всесторонней образованностью и безукоризненной корректностью, объективностью и терпимостью, сколько исключительным сознанием своей ответственности за судьбу больного. Всей своей деятельностью он словно стремился подтвердить на практике точность принципа Рене Лериша: хирургия – не ремесло артиста, а наука самаритянина.

Никогда не злоупотребляя своей очень высокой хирургической техникой, он как бы неторопливо выполнял отдельные приемы, а заканчивал операции неожиданно быстро. Атмосфера в операционной была при этом необыкновенно спокойной; «в ней отсутствовала та нервирующая присутствующих напряженность, которая характерна для некоторых больших хирургов и далеко не всегда служит к их украшению».[40] Современники единодушно называли его «хирургической совестью» и в 1925 году избрали председателем Общества российских хирургов. Его подпись в официальном сообщении о выполненной Фрунзе операции сама по себе служила достаточной гарантией достоверности изложенного.

Каждый из этих трех врачей возглавлял собственную клиническую школу; у каждого из них выработался с годами персональный хирургический почерк. Тем не менее они регулярно встречались на консилиумах, а в экстраординарных ситуациях предпочитали оперировать совместно. Чаще всего им сопутствовал успех (в 1927 году, например, Мартынов и Греков буквально спасли жизнь 78-летнему академику И.П. Павлову, удалив у него большой камень из общего желчного протока), но бывали, естественно, и неудачи (так, в 1933 году знаменитый психиатр П.Б. Ганнушкин, у которого обнаружили рак толстой кишки, скончался во время экстренного хирургического вмешательства, предпринятого Розановым и Мартыновым в связи с прободением слепой кишки).

Кому-то могла почудиться неприкрытая перестраховка при соединении в одну бригаду троих столь незаурядных хирургов, но в конце октября 1925 года они оказались вместе по иным соображениям. Греков был увлечен тогда операцией пилоропластики (рассечение или иссечение части выходного отдела желудка) и выполнял ее виртуозно. Мартынов доказывал целесообразность резекции желудка (удаление части желудка) или гастроэнтеростомии (соединение желудка с тонкой кишкой), а пилоропластику при таком язвенном процессе, какой развился у Фрунзе, считал неприемлемой. Розанов предпочитал гастроэнтеростомию, но не отказывался и от пилоропластики. Все трое уже успели накопить немалый опыт соответствующего хирургического вмешательства. Учитывая этот опыт и принципиальную позицию каждого хирурга, можно сказать, что первоначально была запланирована более щадящая операция пилоропластики (поэтому Греков стал первым ассистентом), хотя не исключалась и резекция желудка или гастроэнтеростомия (тогда ведущую роль по ходу операции получал Мартынов).

В действительности же хирургическое вмешательство у Фрунзе ограничилось лишь ревизией органов брюшной полости и рассечением части спаек. Но говорить о «неумело и халатно» проведенной операции здесь не приходится. Речь может идти только о какой-то веской причине, помешавшей хирургам произвести намеченную и безусловно необходимую операцию.

Наркоз

Согласно официальному сообщению, больной трудно засыпал и плохо переносил наркоз. Приступить к операции смогли поэтому только через 30 минут от начала наркоза. Столь значительная задержка с оперативным вмешательством возможна лишь в том случае, когда больного не удается перевести в хирургическую стадию наркоза вследствие растянутой во времени стадии психического и двигательного возбуждения.

Стадия возбуждения при наркозе хлороформом заметно короче и менее выражена, чем при наркозе эфиром. По данным тех лет, больной «засыпал» в среднем через 11–12 минут при вдыхании хлороформа и 17–18 минут – при использовании эфира.

Напрашивается вывод: для общего обезболивания у Фрунзе применили сначала эфир, но затем из-за резкого и длительного возбуждения перешли на анестезию хлороформом. В таком случае в течение первых примерно 20 минут было истрачено 140 г эфира, а последующих 45 минут – 60 г хлороформа; иными словами, расход эфира составил 7 г/мин, хлороформа – 1,33 г/мин.

Уже к началу Первой мировой войны было установлено, что хлороформ представляет собой токсичное наркотическое средство. Разница между наркотической и смертельной дозой хлороформа оказалась настолько мала, а угроза передозировки настолько велика, что применение его каждый раз напоминало игру с огнем. Благополучный исход операции зависел не только от концентрации хлороформа во вдыхаемом воздухе и скорости его поступления в организм, но прежде всего от опытности наркотизатора. Тем не менее хлороформ продолжали использовать из-за мощного наркотического действия, строго дозируя препарат во избежание интоксикации.

Впоследствии один из самых авторитетных фармакологов страны М.П. Николаев подчеркивал: *«Хлороформ действует приблизительно в 4 раза сильнее, чем эфир. В связи с этим и расход хлороформа для наркотизирования значительно меньше: при обычном применении накапыванием на маску для вдыхания на 1 час операции в среднем расходуют до 40 мл хлороформа или 150 мл эфира».*[41] Иначе говоря, скорость поступления хлороформа в организм не должна превышать в среднем 0,66 мл/мин, или 1 г/мин, а эфира – 2,5 мл/мин, или 1,75 г/мин.

Возможность комбинированного наркоза эфиром и хлороформом и допустимые при этом дозы препаратов Николаев вообще не разбирал. Однако еще в самом начале

XX века и фармакологи и хирурги знали, что совместное использование эфира и хлороформа резко усиливает не только их наркотическое, но и токсическое действие; поэтому при комбинации данных препаратов их дозы уменьшали. Часть хирургов полагала, что такое сочетание вообще никаких преимуществ не дает, а представляет собой лишь совмещение недостатков обоих препаратов.

Нетрудно заметить, что расход эфира и хлороформа в единицу времени у Фрунзе явно превосходил максимальные пределы, не говоря уже о комбинации наркотических средств. Но в 1925 году эти препараты дозировали, быть может, иначе? Результаты немногочисленных специальных исследований по данному поводу, начиная с 1925 года, однозначны: для обеспечения безопасности наркоза при различных операциях необходимо, чтобы расход хлороформа не достигал 1 г/мин. Указывали и оптимальные параметры: от 0,5–0,6 г/мин хлороформа или 1,2–1,5 г/мин эфира у большинства больных до 0,8 г/мин хлороформа или 5 г/мин эфира у лиц, злоупотребляющих алкоголем. Отмечали также, что смерть при использовании хлороформа наступает вдвое чаще, чем при анестезии эфиром, и «жертвой хлороформного наркоза» нередко становятся «по странной игре судьбы люди во цвете лет и сил».[42] Неблагоприятный исход обусловлен чаще всего неумением или невниманием наркотизатора и в первую очередь небрежным обращением с хлороформом, который льют на маску бесконтрольно, как безобидное вещество, так что расход препарата в начале наркоза превышает 1 г/мин.

Трагический исход операции оставался для Грекова непонятным, пока Абрикосов не нашел при вскрытии ненормальную узость сосудов и сохранившуюся зобную железу. Не объясняя конкретную причину смерти, эти изменения позволяли перенести акцент с хирургического вмешательства и, главное, наркоза на фатальные врожденные нарушения. Согласно протоколу вскрытия, поперечник восходящей аорты достигал у погибшего 7 см, грудной– 5 см и нижнего отдела брюшной аорты – 3 см, а все крупные артерии были «более тонки, чем это соответствовало телосложению».

Патологическая анатомия – дисциплина достаточно точная, и тот же Абрикосов в том же 1925 году опубликовал показатели нормальной ширины аорты, составившие для восходящей ее части 7 см, грудной – 4,5–6 см, брюшной (измеренной не в нижнем отделе) – 3,5–4,5 см.[43] Если пренебречь тем, что прозектору только показалось относительно других артерий и в непосредственных цифровых данных не отразилось, то вопрос о ненормальной узости сосудов снимается вообще.

В области зобной железы Абрикосов обнаружил жировое тело массой 50 граммов, в связи с чем высказал предположение об особой «тимической конституции» (или «лимфатическом статусе») покойного. В объяснения, почему он рассматривает жировую ткань в качестве функционирующей зобной железы и почему он не выполнил необходимого в таких случаях специального морфологического исследования, прозектор не вдавался. Как бы в ответ на это заявление последовала серия статей из института судебной медицины, разъяснявших в частности, что масса зобной железы отражает обычно лишь скорость наступления смерти и в норме подвержена значительным индивидуальным колебаниям – в среднем от 7 до 50 граммов.[44]

Сам Абрикосов двумя годами ранее называл лимфатический статус особой аномалией, при которой разрастание или сохранение функционирующей зобной железы сочетается с увеличением селезенки и лимфатических желез и уменьшением размеров надпочечников. Поскольку зобная железа у Фрунзе оказалась полностью замещенной жировой тканью и, следовательно, не функционировала, а прочие патологические изменения, свойственные лимфатическому статусу, отсутствовали, диагноз «тимической конституции» не имел под собой оснований.

Между тем Абрикосов не мог не знать исследований своего сотрудника И.В. Давыдовского, ставшего впоследствии одним из самых крупных патологов страны. Анализируя работу московских прозектур в 1923–1924 годах, Давыдовский описал два вида смерти при наркозе: внезапную, наступающую иногда на операционном столе при тимической конституции, и последовательную, когда человек умирает через несколько часов или иногда дней после операции от неумолимо прогрессирующей сердечной недостаточности, обусловленной отравлением хлороформом.[45]

Выступая перед журналистами, Греков немного слукавил по своей укоренившейся привычке защищать попавшего в беду врача. Предполагали, что Абрикосов, составляя патологоанатомический диагноз, руководствовался теми же соображениями. Впрочем секрет полишинеля все равно выдал М.Е. Кольцов: *«Можем ли мы упрекнуть бедное сердце за сдачу перед шестьюдесятью граммами хлороформа после того, как оно выдержало два года смертничества, веревку палача на шее, владимирскую каторгу, верхоленскую ссылку, три года гражданской войны?»*.[46] Но никто и не собирался упрекать в чем-либо как сердце погибшего, так и прямого виновника его остановки – доктора Очкина.

В середине 1920-х годов к проведению наркоза привлекали нередко операционных сестер. Ни анестезиологов, ни сестер-анестезисток в стране не было и в помине. Еще в 1950-е годы операционные сестры (особенно прошедшие войну) давали масочный наркоз с такой непостижимой ловкостью, что, увидев однажды это искусство во время студенческой практики, можно было завидовать потом всю оставшуюся врачебную жизнь. Розанов предпочитал, чтобы общим обезболиванием занимался врач – «опытный наркотизатор, изучивший все нюансы хлороформирования». Выступление в этой роли Очкина, его любимого ученика, выглядело, на первый взгляд, совершенно естественным.

Очкина, как и Розанова, не смутило выраженное эмоциональное напряжение больного, и операцию не отменили. Вскоре после начала наркоза у Фрунзе возникло психическое и двигательное возбуждение. Под настороженными взглядами присутствующих на операции наблюдателей из лечебной комиссии ЦК РКП(б) Очкин чувствовал себя, по всей вероятности, достаточно неуютно. Стадия возбуждения больного затягивалась, и соответственно этому возрастало беспокойство (или, может быть, даже смятение) наркотизатора. Не исключено, что горячий Греков подлил в огонь свою каплю масла какой-нибудь раздраженной репликой, и тогда Очкин то ли в растерянности, то ли вполне сознательно перешел на анестезию хлороформом, сразу же передозировав наркотический препарат. В этой ситуации приступать к операции не следовало, но хирурги все же начали ее, совершая очередную ошибку в течение получаса.

Наркоз протекал по-прежнему тяжело. Как упоминалось в официальных сообщениях, «ввиду падения пульса» приходилось прибегать «к впрыскиваниям, возбуждающим сердечную деятельность». Наиболее вероятно, что при этом вводили внутрисердечно адреналин, согласно обычным рекомендациям тех лет (о том, что использование адреналина при наркозе хлороформом способно вызывать необратимые нарушения сердечного ритма, узнали значительно позднее). Не исключено, что после сердечно-сосудистых осложнений Очкин вернулся к анестезии эфиром, но тогда степень передозировки хлороформа в единицу времени еще более возрастает. Через 39 часов Фрунзе погиб от сердечной недостаточности, обусловленной интоксикацией наркотическими средствами вследствие рокового сцепления случайных обстоятельств.

Спустя три недели в своем отчете на бюро Общества старых большевиков Семашко подтвердил, что единственной причиной смерти Фрунзе стало неадекватное проведение наркоза. В качестве наркома здравоохранения он высказал запоздалые сожаления: если бы сам присутствовал на операции, то, наверное, остановил наркоз. Но как матерый аппаратный деятель заодно притопил конкурента, указав на некомпетентность Обросова: он, Семашко, уже «выставил» его из Наркомздрава и, хотя ЦК РКП(б) и ЦИК ему по-прежнему доверяют, Обросов не справился с возложенными на него обязанностями политического контролера медицины.[47]

Признание Семашко свидетельствовало по существу о фальсификации результатов патологоанатомического исследования. В таком случае возникал очередной вопрос: что же хотел скрыть Абрикосов – низкую или, наоборот, высокую квалификацию своего коллеги?

Растерянность Очкина вполне могла бы объясняться его недостаточной компетенцией в основных проблемах общего обезболивания. Полноценного практического опыта по общей анестезии в 1925 году у него и не могло быть; следовательно, морального права браться за столь ответственный наркоз он не имел.

Однако Греков в одном из своих интервью упомянул, что общее обезболивание осуществлял «опытный наркотизатор». Если Греков опять не схитрил, пытаясь выгородить коллегу, то опытный наркотизатор не мог не знать все опасности общей анестезии вообще и передозировки хлороформа в частности. Не мог Очкин не обратить внимания и на постоянно цитируемые на протяжении четверти века высказывания ведущих немецких врачей и прежде всего лауреата Нобелевской премии Т.Кохера: *«По заявлению значительного числа компетентных хирургов, они только с того времени узнали, что такое душевное спокойствие при наркозе, когда дали хлороформу полную отставку».* Не мог Очкин вычеркнуть из памяти однозначный вывод коллег из Боткинской больницы: наркоз хлороформом гораздо опаснее общего обезболивания эфиром. И не должен был Очкин игнорировать принципиальную точку зрения своего непосредственного руководителя Розанова, склонного даже сложные операции на органах брюшной полости выполнять под местной анестезией, а к 1922 году уже забывшего, когда он делал гастроэнтеростомию под общим обезболиванием.[48].Пренебрежение мнением коллег ставит под сомнение возможность трагической случайности и требует ответа на вопрос: не применил ли Очкин хлороформ намеренно, действуя в интересах лиц, которым смерть Фрунзе была на руку?

Либеральный большевик

Так кому же мешал прославленный полководец? Ответ на такой вопрос отнюдь не лежит на поверхности, ибо явных врагов у Фрунзе просто не было. Его соратников поражали необычайная для тех жестоких лет мягкость в общении, скромность, напоминающая порой застенчивость, врожденная корректность и сдержанность по отношению к подчиненным. Эстонского военного атташе покорили его простота и искренняя любезность. Юная Г.И.Серебрякова навсегда запомнила его неповторимую приветливость, благодушие и доброту, но ощутила какое-то противоречие между ореолом этого немногословного и серьезного человека и его способностью оставаться «необыкновенно нежным семьянином, веселым и по-мальчишески шаловливым». Друзей пленяли в нем внутренняя правдивость и гармоничность, прямодушие и открытость, естественность, доходившая почти до детской непосредственности, и легкость, с которой он шел навстречу опасности. И практически все, не сговариваясь, определяли основную особенность его личности одним понятием: обаяние.[49]

Все же согласиться с этой штатской мягкостью в руководителе военного ведомства профессиональным революционерам оказалось трудно. Пожизненно влюбленный в мировую революцию Троцкий сумел увидеть в характере своего преемника всего две основных черты: личную храбрость и «мужество решимости», создающее подлинного военачальника. Другие настойчиво выделяли его редкостную выдержку и самообладание, твердую волю и непреклонность при выполнении принятого решения, несомненный талант полководца и преданность военному делу и при этом невольно вплетали в свои рассказы яркие небылицы в духе героики гражданской войны о безраздельной ненависти к врагам и беззаветной отваге красного витязя.

В действительности известный боевик, смолоду не расстававшийся с оружием и ценивший его, как ребенок любимую игрушку, страстный охотник, бивший утку влет, незаурядный военачальник, потерявший только при штурме Перекопа до 10 тысяч бойцов, сам не мог убить человека. Каждый раз этому что-то препятствовало: то застрявшая в пистолете гильза – при нападении на полицейского, то дети в доме – при его аресте в 1907 году. В период октябрьских боев 1917 года в Москве он участвовал в атаке на здание Метрополя – и не стрелял. Во время левоэсеровской смуты ездил с Бубновым в броневике к захваченному телеграфу и в район Покровских казарм, ходил с венгерскими солдатами в разведку – и снова не стрелял. На реке Белой поднимал в контратаку полки Чапаевской дивизии, но подобранную с земли винтовку держал в руке лишь как символ сражения. Командуя Туркестанским фронтом, однажды ошеломил подчиненных отвагой и хладнокровием; главарь мятежного отряда наставил на него револьвер, а Фрунзе даже не потрудился вынуть из кобуры собственное оружие и только медленно отчеканил: *«Ошибку простить можно, предательство – никогда»*.

Как и многие романтические изречения, эта фраза родилась от потребности в психологической защите и подсознательного лицемерия. Для разоружения кавалерийских частей, якобы завязавших сношения с басмачами, Фрунзе предложили скрытно окружить мятежные отряды во время совещания с их предводителями. Командующий Туркестанским фронтом возмутился, назвал этот план вероломным и ... согласился. И пока обманутые полевые командиры хватались за свои наганы и браунинги, красноармейцы открыли пулеметный огонь по обреченным частям.[50] Так что за диковинной бравадой командарма таились самые противоречивые чувства – от безусловной храбрости до элементарного стыда, от надежды на самооправдание до той подавленности, за которой может последовать суицидальная попытка.

Одно из наиболее странных его приключений вполне соответствовало жанру вестерна. Красные офицеры взахлеб рассказывали, как неустрашимый командарм, преследуемый чуть ли не сотней махновцев, выбивал их на выбор из маузера, словно куропаток. Но и эту чисто кинематографическую легенду вдребезги разнес сопровождавший его И.С. Кутяков: Фрунзе в самом деле отстреливался, но ни в кого не попал.[51]

Родной сын «века-волкодава», он, не умеющий убивать, вовсе не осуждал войну и даже наставлял: *«Трудящиеся массы Советского Союза должны пуще огня бояться заразы пацифистских иллюзий»*.[52] Никогда не допускал он и мысли о добрососедском сосуществовании двух разных типов государств, полагая единственно возможным для них состояние антагонизма и борьбы, и уж никак не мог себе представить такой результат гражданской войны, как временное преодоление кризиса сепаратизма в колониальной советской империи.

Логика социалистического лихолетья выдвигала требование: если врага нет, его следует выдумать. Это положение принимали все большевики, в том числе и либеральные. И Фрунзе до последних дней жизни пронес в своем сердце образ врага, только проецировал его, в отличие от главных вождей, не в глубь страны, а за ее пределы. Бескомпромиссный профессионал мировой революции и социальных катаклизмов, он целиком разделял древний принцип империи: мир создает война. Военный пастырь державы, издавна твердой в своих имперских устоях, а теперь еще укрепленной ксенофобией, он требовал безоговорочной милитаризации всей жизни государства – от промышленности и сельского хозяйства до медицины и просвещения.

Армии нужны пушки и танки, – поэтому директорам всех предприятий предлагалось исходить в своей работе из перспективы грядущей войны. Дивизии надо комплектовать подготовленными солдатами, – поэтому начальной и средней школе предписывалось заниматься военным воспитанием всех учащихся. Жители деревни рассматривались как «не особенно хороший боевой материал», – поэтому сельскому учителю предстояло преображение в ценного помощника военного ведомства. Медицина тоже могла пригодиться – для санитарной обработки и специального обследования всех призываемых на воинскую службу с целью более рационального распределения их по родам войск.

Довольно легко и на много десятилетий усвоила страна предложенный Фрунзе «курс на военизацию еще в мирное время работы всего гражданского аппарата». Но сам автор этой программы так, видимо, и не осознал свою персональную ответственность за разрушение культуры в стране, как не понял и того, что он всего лишь исполнил мечты Аракчеева и обещание грибоедовского полковника, повсеместно назначив фельдфебелей в Вольтеры. Это тем более неожиданно, что в молодости будущий полководец относился к «военщине» с чувством внутреннего содрогания, а учебу в военном заведении расценивал как верное средство испортить себе всю жизнь. И даже командуя Туркестанским фронтом, в письме матери как бы приносил свои извинения за то, что «был вынужден силою обстоятельств подвизаться на военном поприще».[53]

Но, как ни странно, нескрываемый интерес к военному делу возник у него задолго до революции. Непосредственным толчком к углубленному его изучению оказалась простая мысль о необходимости специальных знаний для правильного ведения классовых боев. Верность революционному долгу, целеустремленность и самолюбие способствовали освоению многих вопросов стратегии и оперативного искусства самостоятельно, как в детстве – шахматной теории. Уже в сибирской ссылке он разбирал войсковые операции на фронтах Первой мировой войны так же мастерски, как шахматные партии. Не хватало лишь практики, в отличие от уважаемой ссыльными древней игры. Практика же началась только в 1919 году, сразу с должности командующего армией и быстро показала, что отсутствие систематического военного образования и опыта общевойсковой работы он вполне компенсировал точностью анализа и четкостью тактических решений. Так или иначе британская пресса считала его карьеру достойной наблюдения и предлагала собирать о нем всевозможную информацию.[54]

Для такого внимания имелись конкретные основания. В конце лета и начале осени 1919 года Троцкий дважды подавал в ЦК РКП(б) предложения по экспорту революции в азиатские страны. Вождю Красной армии казалось, будто дорога в Индию короче и доступнее, чем в Венгрию. По его мнению, путь на Париж и Лондон вообще лежал через города Афганистана, Пенджаба и Бенгалии. Кроме того, он надеялся, что за время восточного военного похода бесконечные крестьянские восстания на Украине будут обескровлены и подавлены войсками Деникина, а в Сибири – Колчака. В заключение он полагал необходимым создать могущественную военную базу на Урале и отправить в Туркестан лицо с исключительно широкими полномочиями.[55]

Членов Политбюро идея Троцкого пленила навсегда, если не с первого, то со второго взгляда. Помимо расширения плацдарма мировой революции, она сулила несметные богатства (сокровища, накопленные, в частности, в казне Бухарского эмирата, оценивали, по самым приблизительным подсчетам, в 150 миллионов рублей золотом).

Солидные полномочия вручили Фрунзе (учитывая, вероятно, не только его победы на Восточном фронте, но и хорошо известное бескорыстие). Тот дважды приезжал в столицу за инструкциями, 22 февраля 1920 года вступил в командование всеми вооруженными силами, расположенными в пределах Туркестана, а 2 сентября того же года телеграфировал Ленину об успешном штурме крепости Старая Бухара и красном знамени мировой революции над Регистаном. В этой операции либеральный большевик проявил себя не только незаурядным исполнителем имперских планов, но и весьма инициативным организатором первой «братской помощи» якобы восставшим трудящимся сопредельного государства.[56] Ни о последствиях своих деяний, ни о моральном их аспекте, ни даже о явном противоречии между декларацией «об избавлении от гнета вековой реакции» и территориальным захватом под предлогом национально-освободительной борьбы он просто не задумывался.

Перед отъездом в Ташкент Фрунзе получил аудиенцию у Ленина. Командарм изложил вождю программу советизации соседних государств и напомнил о переговорах императора Павла Первого с Наполеоном: первый обещал пропустить французские войска через Астрахань на соединение с российской армией для совместной военной экспедиции в Индию, второй – собирался попутно разжечь восстание угнетенных народов. Старые имперские замыслы вождю очень понравились, но Фрунзе, увязнув в среднеазиатских интригах и песках, так и не реализовал свою мечту «прищемить хвост британскому льву».[57]

Троцкий же признавал впоследствии: *«В районах, где трудящиеся массы до переворота успевали в большинстве своем перейти к большевизму, они воспринимали дальнейшие трудности и бедствия как связанные с их собственным делом. Наоборот, в тех более отсталых районах, где советизация была делом армии, трудящиеся массы воспринимали дальнейшие лишения как результат внесенного извне режима».*[58] В ответ на «преждевременную советизацию» в 1924 году вспыхнуло грузинское восстание такой силы, что всю республику пришлось «перепахивать» и удобрять кровью заново. Восточные завоевания под руководством Фрунзе породили басмаческое движение такой ярости, что остановить его удалось, по официальным данным, лишь к 1933 году. Спустя полвека старики в кишлаках рассказывали, как приезжавшие из метрополии красные командиры возрождали приемы Чингиз-хана, приказывая дробить черепа не только мужчин из неспокойных поселений, но и мальчиков, если их головы возвышались над тачанкой.

Бывший каторжник, превращенный гражданской войной в боевого генерала, Фрунзе пытался практически продолжить традиции императорской армии, но только служил не самодержавию, православию и отечеству, а их аналогам – пролетарской диктатуре, коммунистической идеологии и мировой революции. Тем не менее предшествующее воспитание и знакомство с суворовской «наукой побеждать» помешали ему закончить полный курс ленинской школы ненависти к побежденным. Еще до революции привык он отстаивать свои взгляды, сохранять дистанцию в коллективе и одиночество в толпе; поэтому в анкетах называл себя интеллигентом и допускал порой высказывания и поступки, для того времени совсем не ординарные и партийного обывателя удивляющие.

Прагматичный романтик

Этот нестандартный командующий постоянно чудил: проявлял самостоятельность, демонстрировал великодушие, вмешивался в политическую тактику. То рвался пробить дорогу к хлопку, чтобы вновь запустить окоченевшие ткацкие фабрики Иваново-Вознесенска. То по собственной инициативе и вопреки директивам наркомата продовольствия посылал с фронта голодным ткачам хлебные эшелоны. То приказом по армии предлагал переименовать город Балаково в Чапаев. То разъяснял оренбургскому казачеству, что «рабоче-крестьянская власть никогда не могла и не может себе ставить задачей подрывать устои благосостояния трудового казачьего населения путем насильственного вмешательства в его земельные, хозяйственные, бытовые и религиозные отношения».[59]

Преданность партийным постулатам несколько неожиданно, но очень органично сплеталась у него с офицерским романтизмом образца XIX века. Как Наполеон по окончании Бородинской битвы заметил, что «после победы нет врагов, а есть только раненые», так Фрунзе всякий раз перед наступлением своих войск обращался к противнику, гарантируя полную амнистию и личную безопасность всем, кто сложит оружие. Партийные функционеры недоумевали, пока не нашли свою трактовку его действий: они рассматривали приказ Фрунзе о недопустимости насилия по отношению к пленным на Восточном фронте только как замечательный способ разложения колчаковской армии.[60]

Такая же ситуация повторилась на исходе гражданской войны. Когда части Красной армии уже ворвались в Крым, Фрунзе выпустил приказ по Южному фронту, требуя щадить пленных и готовых сдаться в плен. *«Красноармеец страшен только для врага*, – подчеркивал командующий. – *Он рыцарь по отношению к побежденным»*. Одновременно он направил радиограмму Врангелю, предлагая прекратить сопротивление и обещая всем пленным полное прощение и даже «возможность беспрепятственного выезда за границу при условии отказа на честном слове от дальнейшей борьбы». Вслед за этим по радио передали его воззвание того же содержания, адресованное солдатам и офицерам белой армии.[61]

Здравый смысл полководца подсказывал ему традиционное решение, позволявшее избежать дополнительных потерь в конце войны; неизжитые романтические представления подталкивали к пышным словоизлияниям, отдаленно напоминающим наполеоновские указания солдатам «твердо следовать по пути чести». Впрочем, подобные распоряжения отдавал некогда и Денис Давыдов, отнюдь не считавший предрассудками солдатскую честь и сострадание к несчастью; взяв однажды в плен большой французский отряд, он «велел щадить, уверенный, что приличнейшая почесть праху великодушного есть великодушное мщение».

Реакцию на обращение Фрунзе (среди большинства тех, кто не успел или не рискнул бежать за границу) отобразил В.В. Вересаев: *«Мне редко приходилось видеть такое чувство всеобщего облегчения, как после этого объявления: молодое белое офи-*

церство, состоящее преимущественно из студенчества, отнюдь не черносотенное, логикой вещей загнанное в борьбу с большевиками, за которыми они не сумели разглядеть широчайших народных трудовых масс, давно уже тяготилось своей ролью и с отчаянием чувствовало, что пошло по ложной дороге, но что выхода на другую дорогу ему нет. И вот вдруг этот выход открывался, выход к честной работе в родной стране».[62]

Основоположник социалистического реализма, регулярно выступавший в облике выдающегося гуманиста, М.Горький освятил Большой террор знаменитой формулой: *«Если враг не сдается, его уничтожают»*. Но в годы гражданской войны существовало неписаное правило: когда противник сдается, его тоже уничтожают. В связи с этим либеральные выходки Фрунзе никакого понимания в столице не встретили. Вожди изъявили желание подмести Крым «железной метлой». Маниловские же декларации Фрунзе навлекли на него лишь ленинский гнев, с одной стороны, и проклятия тех, кто хоть на миг уверовал в его посулы, – с другой.

Тем временем в Крыму развернулся бессмысленный и беспощадный красный террор. В этой многомесячной резне Фрунзе участия не принимал (его заблаговременно спровадили на юг Украины для сокрушения махновского бунта), но любого рода карательные акции воспринимал, видимо, с неприязнью – человеку бесстрашному и в общем прямодушному чужды стремление к возмездию и чрезмерная подозрительность. Не ясно лишь одно: сознавал ли он свою личную ответственность за безрассудные преследования мирного населения и массовые казни людей, которым сам же гарантировал недавно жизнь и неприкосновенность? Или предпочитал чудовищные репрессии как бы не замечать? Или даже оправдывал их некой высшей необходимостью?

В 1919 году под Уфой Фрунзе приказал изыскать средства для переправы через реку Белую. Красная кавалерия случайно захватила приставшие к берегу два парохода с офицерами. Ночью этими пароходами перетянули через реку плоты с бойцами чапаевской дивизии; офицеров же утопили в Белой, – невозмутимо констатировал Фурманов. Успел ли тогда подумать Фрунзе о цене военной удачи и своей личной вине как командующего в связи с варварским убийством пленных? Не осуждал ли он себя за отсутствие кровожадности и неспособность лютовать? Не оттого ли так внимательно изучал походы Тамерлана, считал его не только великим стратегом, но и «честным интеллигентным человеком» и, невзирая на протесты жены, дал сыну имя жестокого завоевателя?

Но подавление крестьянских волнений пришлось ему все-таки не по душе, и особыми успехами в действиях против отрядов Махно он не блистал. Хоть Энгельс и пророчил необходимость «разыграть 1793 год», Фрунзе больше импонировала, очевидно, мысль Наполеона о том, что Вандея не создается по желанию, и, «если чрезвычайные обстоятельства ее порождают, то только большие ошибки могут придать ей устойчивость и длительность».

Он попробовал даже перейти на другую должность, и 30 декабря 1920 года заместитель наркома по военным делам Э.М. Склянский и главнокомандующий вооруженными силами (главком) С.С. Каменев подписали приказ о переводе Фрунзе в Генеральный штаб.[63] Однако у Ленина и Троцкого были свои планы относительно наиболее целесообразного использования командующего Южным фронтом; в результате вместо ожидаемого перемещения по службе 12 января 1921 года его назначили председателем Центрального постоянного совещания по борьбе с бандитизмом. Уже через три недели он заболел, что впервые нашло отражение в его послужном списке, и 22 февраля того же года от этих обязанностей был освобожден. Более того, присутствуя на X съезде партии в марте 1921 года, он изловчился уклониться от участия в подавлении Кронштадского мятежа, уступив нечистые лавры карателей Тухачевскому, Ворошилову и другим соратникам.

Неверные друзья и верные недруги

Строго соблюдая жанр апокрифа, советские историки и мемуаристы упорно вбивали клин политической и личной распри между Троцким и Фрунзе. Обнаружить для этого основательные аргументы оказалось затруднительно, хотя разного рода недоразумения между ними были вполне закономерны и обусловлены, в частности, характерологическими особенностями каждого.

Блистательный Троцкий чуть ли не смолоду встал на котурны и, с упоением играя роль неповторимого лидера классовой борьбы, настолько свыкся с личиной вождя, что почти утратил иные человеческие свойства. Он заменил друзей сподвижниками, снисходительно встречал преклонение товарищей по оружию, получал почти чувственное наслаждение от экстаза распаленной им толпы и с высоты своего всепоглощающего эгоцентризма просто не мог опуститься до каких-то раздоров с одним из собственных генералов.

С годами лак революционной романтики на нем слегка потускнел, немного облупился и местами облез. И все же, когда Троцкий с гордостью утверждал, что его революционная честь ничем не запятнана, это была не пустая фраза. Личность действительно цельная в своей аморальности, он не испытывал внутреннего конфликта между ясно видным долгом и призрачной совестью. Служение коммунистической идее любыми средствами и любой ценой всегда оставалось для него главенствующей этической нормой и целью существования.

Ни самолюбования Троцкого, ни его артистических способностей, ни его убежденности в собственной правоте, не ограниченной нравственными критериями, у Фрунзе не было. Несмотря на свой жизненный путь экстремиста, каторжника и полководца в братоубийственной войне, он сохранил какие-то иллюзии юности, ценил дружбу и вызывал симпатии окружающих. В немалой степени способствовало этому обостренное чувство ответственности за порученное ему дело и доверившихся людей – качество, сделавшее его блестящим исполнителем, но мешавшее продвижению в разряд вождей. В отличие от бескомпромиссных пламенных революционеров, он мог иной раз и усомниться в средствах, предлагаемых для достижения заветной цели, но после окрика сверху практически безропотно выполнял команду. Его честолюбие удовлетворяла точная и аккуратная реализация отданных ему распоряжений; от этого люди, мало с ним знакомые, видели в нем «ничтожество», не обладающее ни характером, ни силой.[64]

Его разногласия с Троцким впервые проявились на совещании военных делегатов XI съезда РКП(б) в 1922 году. Фрунзе, приступивший к разработке единой военной доктрины, сдержанно предлагал Троцкому отказаться от концепции стратегической обороны в пользу инициативной маневренности и решительного наступления под руководством «пролетарских элементов». Троцкий раздраженно отмахивался от «мнимовоенного доктринерства», полагая тем не менее, что он полемизирует самым дружеским образом.[65] Обменявшись незначительными фехтовальными уколами, они надолго разошлись.

Болезнь Ленина обнажила сокровенные устремления прочих вождей. Их притязания на престол вылились первоначально в ожесточенную внутрипартийную кампанию против главного конкурента – Троцкого. Застрельщиками давно уже выступали жрецы псевдомарксистского вероучения, обвинявшие вождя Красной армии в отступничестве от краеугольных догматов вплоть до мелкобуржуазного уклона. Наивный Троцкий пытался защищаться, искренне недоумевая, в частности, как соединить полевой устав или приемы военного ремесла с марксизмом. Язычники нового времени радостно потирали руки, громко порицая товарища Троцкого за «метафизическую пропасть» между марксизмом и военной наукой.[66]

Весной 1923 года, когда по партийным коридорам потянулся, кроме того, едкий дым намеков на бонапартизм Троцкого, Фрунзе неожиданно встал на его сторону и вмешался в свару, официально заявив об отсутствии в стране «особой военной партии» во главе с вождем Красной армии.[67] Минул еще год, заполненный темными аппаратными маневрами, и Фрунзе вдруг вознесли на посты заместителя наркома по военным и морским делам (наркомвоенмора) и одновременно заместителя председателя Реввоенсовета республики (11 марта 1924 года), начальника штаба Красной армии (1 апреля) и начальника военной академии (19 апреля). Внезапный каскад назначений завершился увесистой наградой – вторым орденом Красного Знамени (6 мая), что в общем контексте служебных перемещений можно было рассматривать как поощрение за небольшую коррекцию давешней приязни к Троцкому и соучастие в ограничении его власти (постановление об этой награде вынес украинский ЦИК еще 15 февраля 1922 года, но соответствующий приказ Реввоенсовета нечаянно как-то задержался на два с лишним года).

С этого времени Фрунзе фактически возглавил вооруженные силы страны, хотя формально занял кресло опального вождя только 26 января 1925 года. На своего преемника Троцкий обиды не затаил, считал его, как прежде, «серьезной фигурой» и укорял лишь за способность увлекаться абстрактными схемами и попадать под влияние второстепенных специалистов.[68] Оба упрека были неправомерны и явно преувеличены. Фрунзе занимался созданием, действительно, необходимой военной доктрины, а не абстрактных схем и энергично привлекал на службу советскому строю офицеров старой армии; просто отсутствие у него грубости и презрения к людям, наряду с постоянной готовностью принять во внимание любое дельное предложение того или иного военного специалиста, производили на Троцкого неблагоприятное впечатление.

Генерал Ф.Ф. Новицкий был заместителем Фрунзе на Восточном и Туркестанском фронтах. Боевой офицер В.С. Лазаревич, бывший начальник штаба одной из пехотных дивизий, служил у Фрунзе в должности начальника штаба 4-й армии на Восточном фронте и командующего той же 4-й армией на Южном фронте. Командуя войсками Украины и Крыма, Фрунзе назначил начальником своего штаба графа Н.В. Соллогуба, а начальником оперативного управления – генерала Н.С. Махрова, хотя братья обоих офицеров служили в Белой армии. Полковника Генерального штаба А.И. Готовцева вызволил из тесных объятий чекистов и тут же предложил ему соответствующую должность. После амнистии генерала Я.А. Слащёва (формально одного из самых энергичных и жестоких противников большевиков) выступал на партийном собрании, разъясняя, что советская власть не должна мстить даже одиозному, но раскаявшемуся недругу, а крупного военного специалиста лучше использовать по профессии, чем расстрелять.

Пытался он облегчить участь и знаменитого конструктора Л.В. Курчевского, высказав по-большевистски прагматичную идею будущих «шарашек» и вынудив Дзержинского написать Ягоде 8 июля 1925 года: «*Фрунзе говорит, что пушка Курчевского не так безнадежна и что польза от нее будет. Спрашивал, нельзя ли как использовать для этой работы самого Курчевского хотя бы в заключении, дав ему надежду, что при хорошей работе он сможет сократить себе срок наказания. Сговоритесь с т[оварищем] Фрунзе*».[69]

Такая позиция наркома не могла вызвать одобрение у тех, кто по-прежнему не доверял ни специалистам, ни кадровым офицерам старой армии, усматривал в них потенциальных изменников и предпочитал скорее утопить их в барже, предварительно связав им руки колючей проволокой, как в годы гражданской войны, чем поступать «по их указке». Но Фрунзе не только активно поддерживал и защищал военных специалистов, он, отвергнув собственные недавние суждения, еще и принял взгляды генерала А.А.Свечина, разработавшего концепцию стратегической обороны. Для сторонников идеи сокрушительного наступления (широко известной впоследствии под термином блицкриг) воззрения Свечина и Фрунзе оказались неприемлемы; у лихих кавалеристов, с военной теорией не знакомых, но уверенных, что воевать надо малой кровью и на чужой территории, они могли породить лишь чувство протеста и внутреннее сопротивление. До проявлений открытой враждебности дело не доходило, но определенная психологическая несовместимость постепенно назревала.

Особые основания для неприятия наркомвоенмора были у Ворошилова и Буденного. Вскоре после октябрьского переворота Ворошилов сделался, по определению Троцкого, естественным средоточием доморощенной оппозиции унтер-офицеров и партизан против централизованной военной организации и военных специалистов.[70] В 1918 году его отстранили от командования армией в связи с полной некомпетентностью и

Помощь голодающим

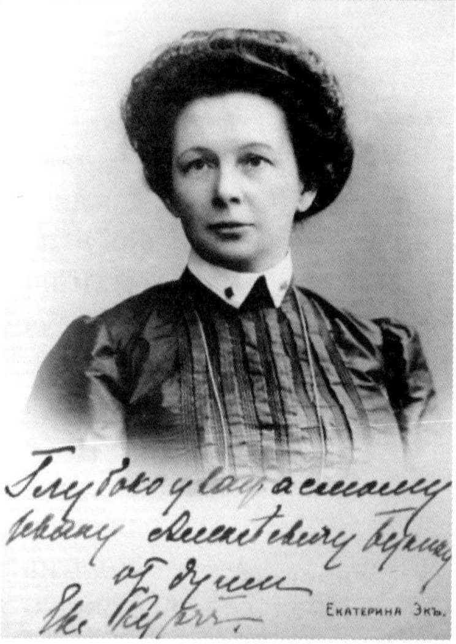

Фотография Е.Д. Кусковой с дарственной надписью И.А. Бунину (1912).

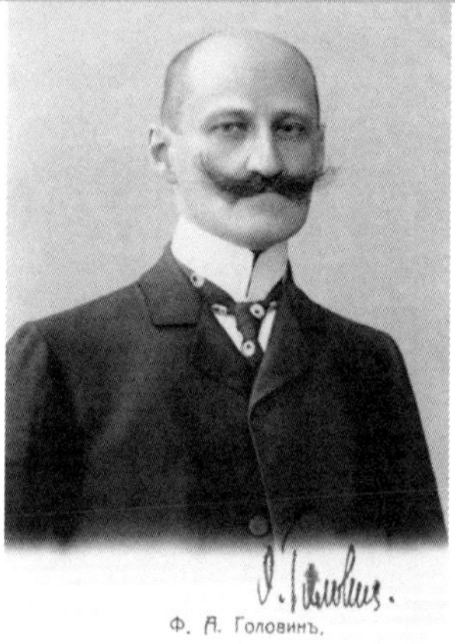

Ф.А. Головин (1907).

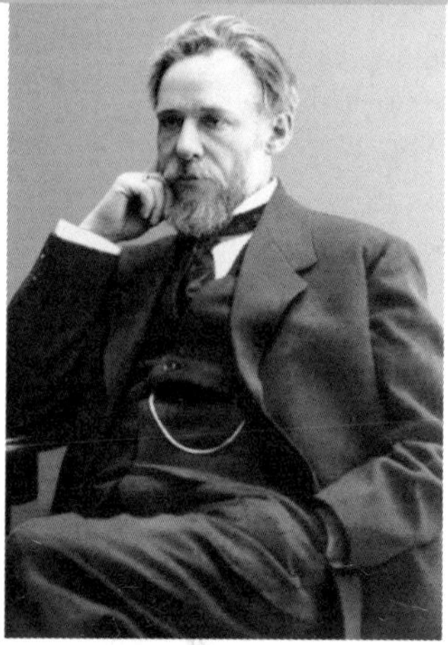

Н.М. Кишкин (1910-е годы).

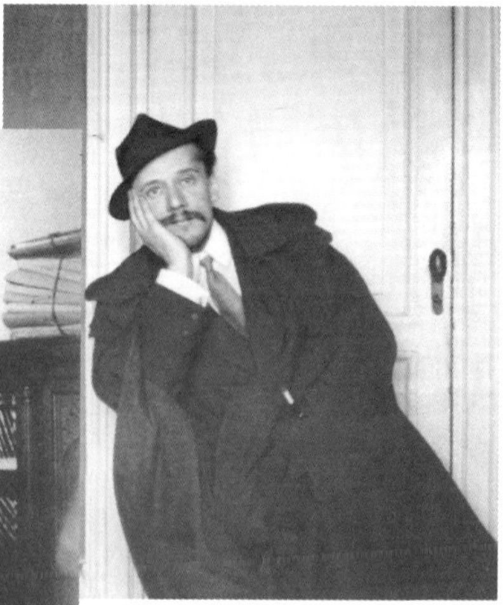

М.А. Осоргин (1911).

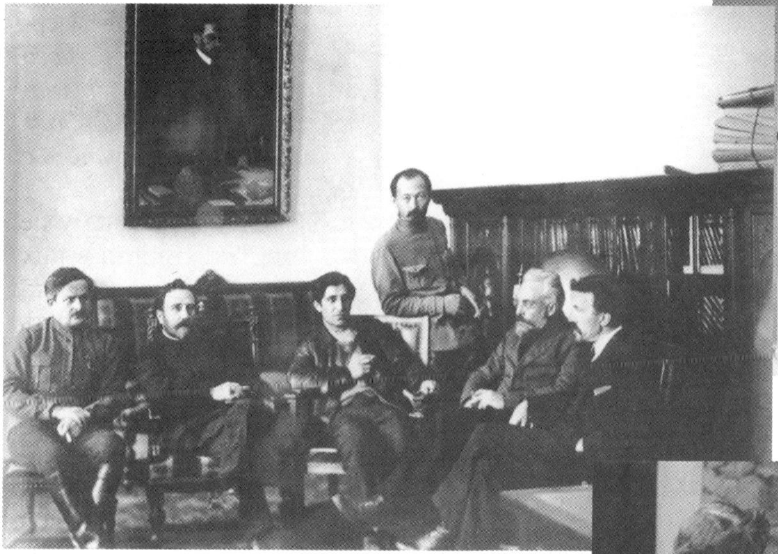

Президиум ВЦИК (слева направо): А.С.Енукидзе, Л.Б. Каменев, В.А. Аванесов, Ф.Э. Дзержинский, П.Г. Смидович, А.И. Рыков (1919).

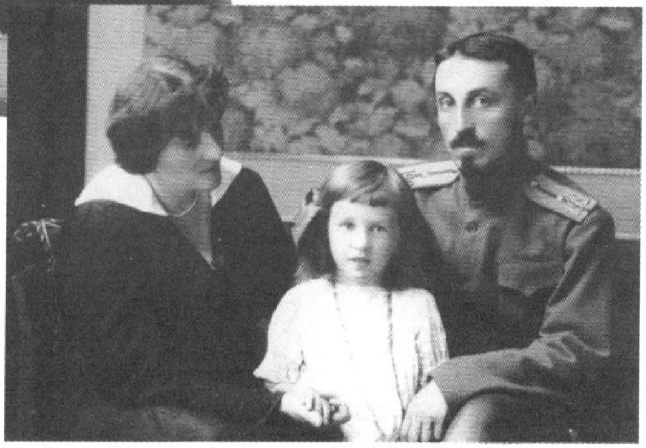

Б.К. Зайцев с женой и дочерью (1917).

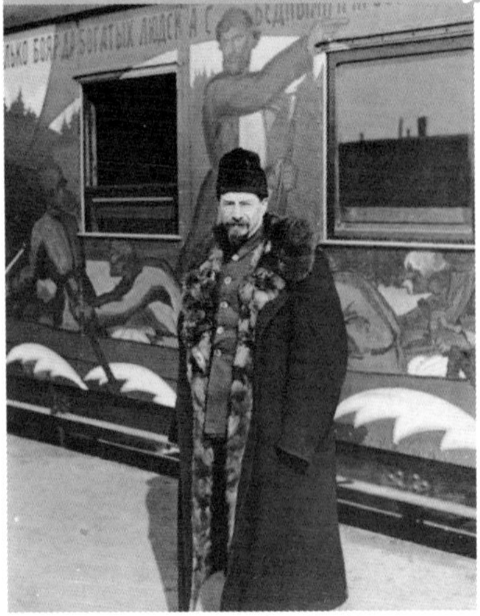

Нарком просвещения А.В. Луначарский (1921).

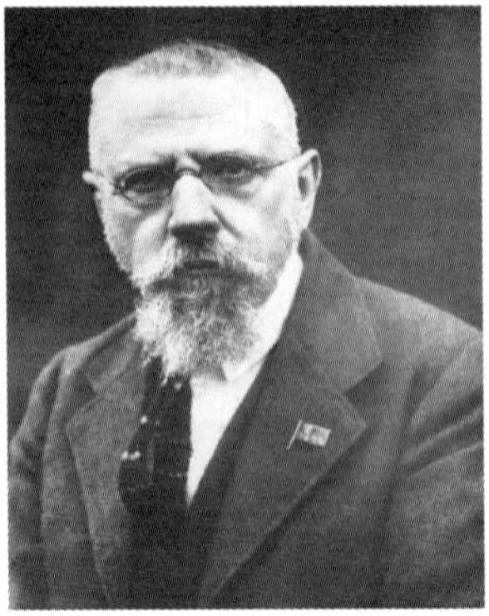

Заместитель наркома просвещения М.Н. Покровский (1920-е годы).

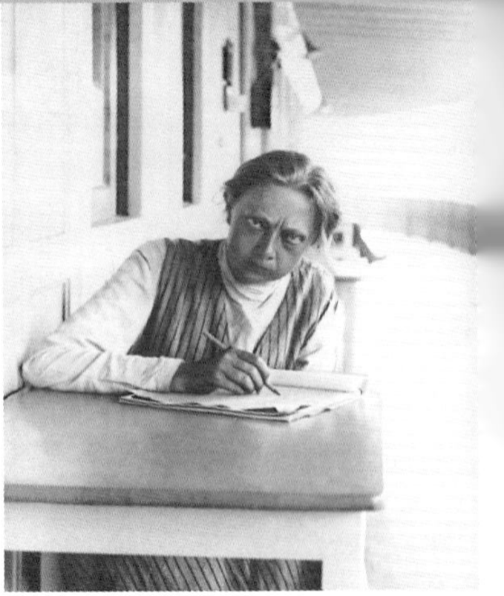

Член коллегии Наркомпроса Н.К. Крупская на палубе агитпарохода ВЦИК «Красная звезда» во время круиза по Волге и Каме (лето, 1919).

Редактор газеты «Правда», член Политбюро ЦК РКП(б) и член Исполкома Коминтерна Н.И. Бухарин (слева) и председатель Совнаркома СССР и РСФСР, член Политбюро ЦК РКП(б) А.И. Рыков на Красной площади 7 ноября 1925 года.

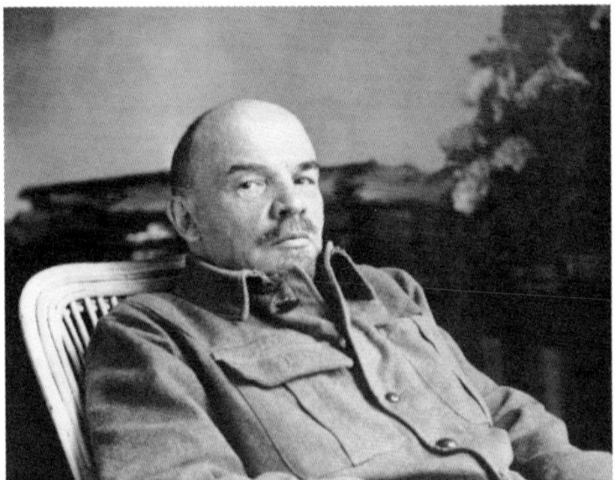

Вождь мирового пролетариата, выздоравливающий после серии инсультов, в подмосковной резиденции «Горки» (сентябрь, 1922).

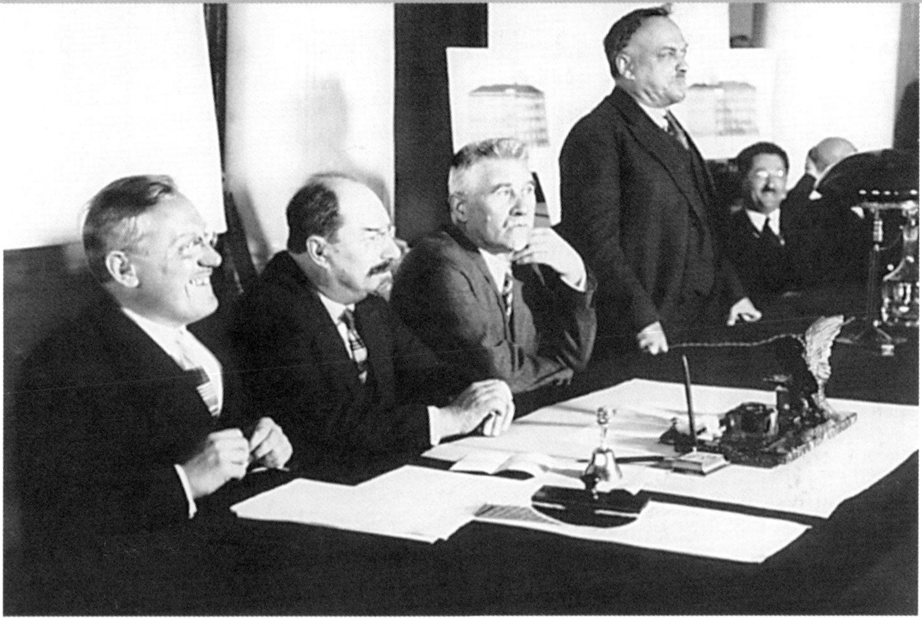

Заседание Ученого совета Наркомздрава РСФСР. В президиуме (слева направо): ректор 1 МГУ А.Я. Вышинский, нарком просвещения А.В. Луначарский, председатель Госплана РСФСР и одновременно заместитель председателя Совнаркома РСФСР А.М. Лежава, нарком здравоохранения РСФСР Н.А. Семашко (1926).

Председатель ВЧК, ГПУ, ОГПУ, нарком внутренних дел РСФСР Ф.Э. Дзержинский (1923).

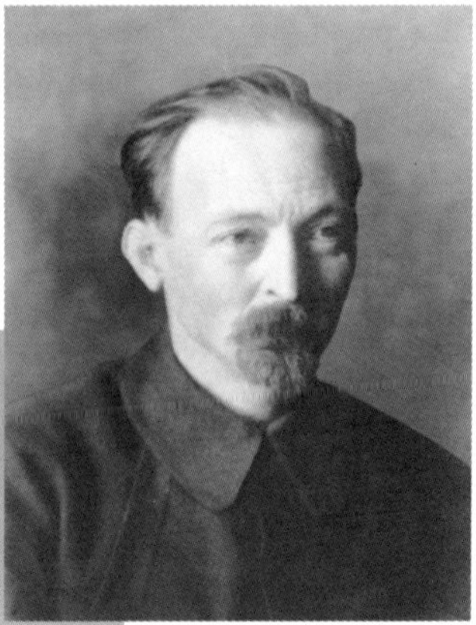

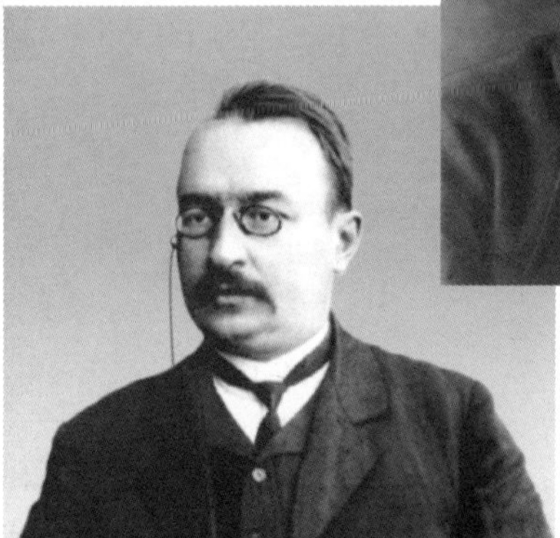

Историк Н.А. Рожков (1907).

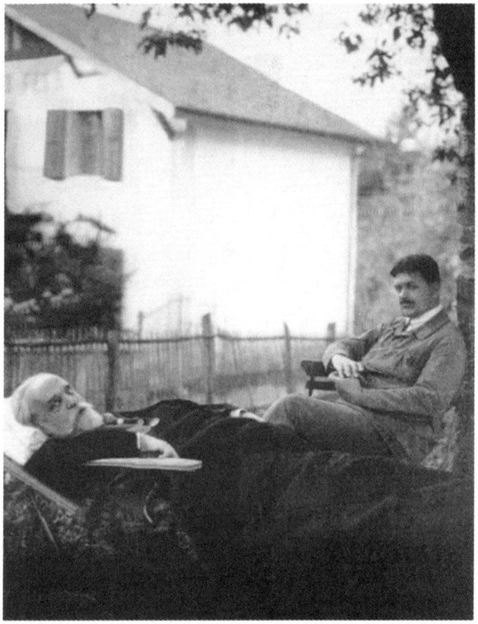

А.Н. Потресов (слева) и Б.И. Николаевский в Берлине (весна, 1925).

Павлов

Академик И.П. Павлов (1926).

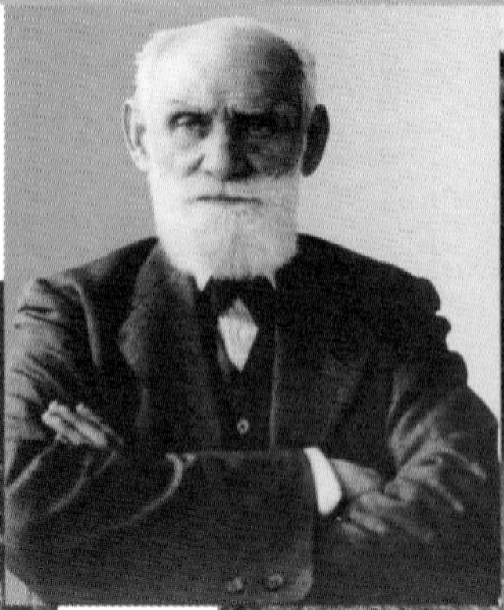

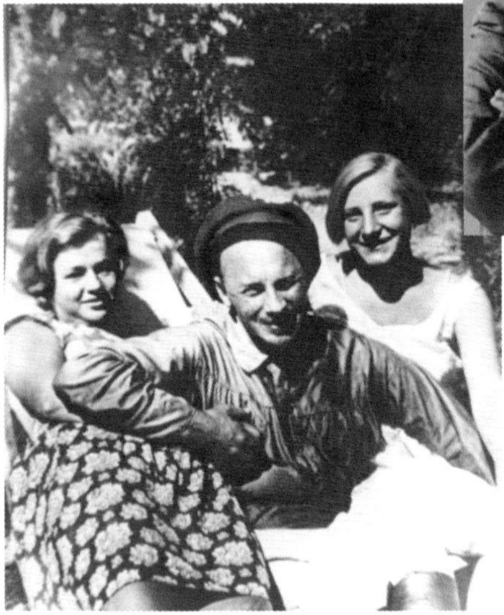

Н.И. Бухарин с подругами (вторая половина 1920-х годов).

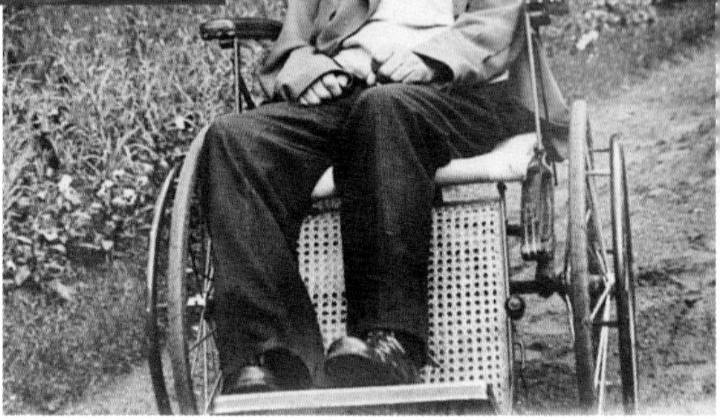

Вождь мирового пролетариата на прогулке (лето, 1923).

5. И. И. Лапшин

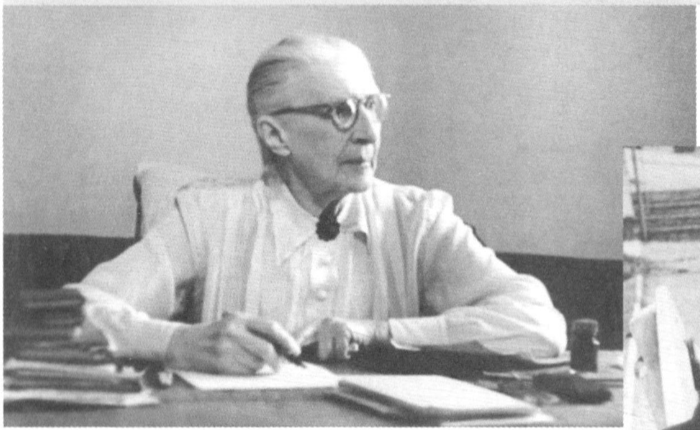

Е.Д. Стасова (8.V.1954).

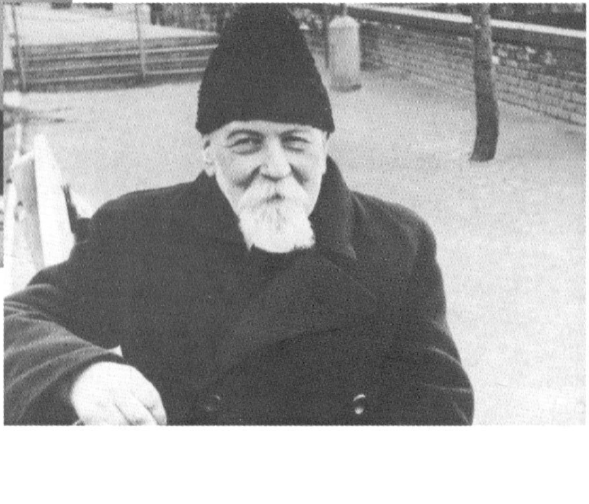

И.И. Лапшин (1951).

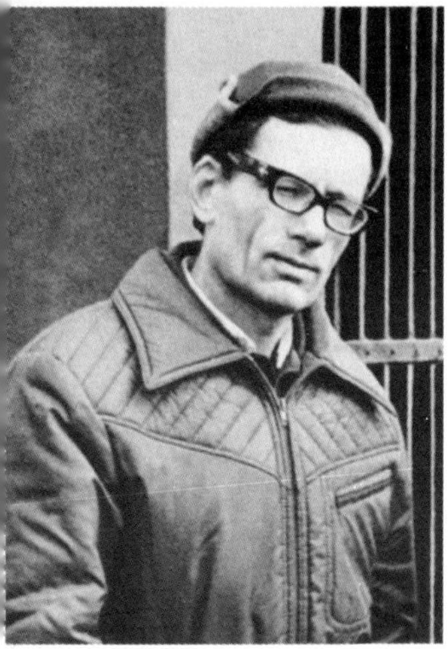

Кронид Любарский после выхода на свободу (Таруса, сентябрь, 1977).

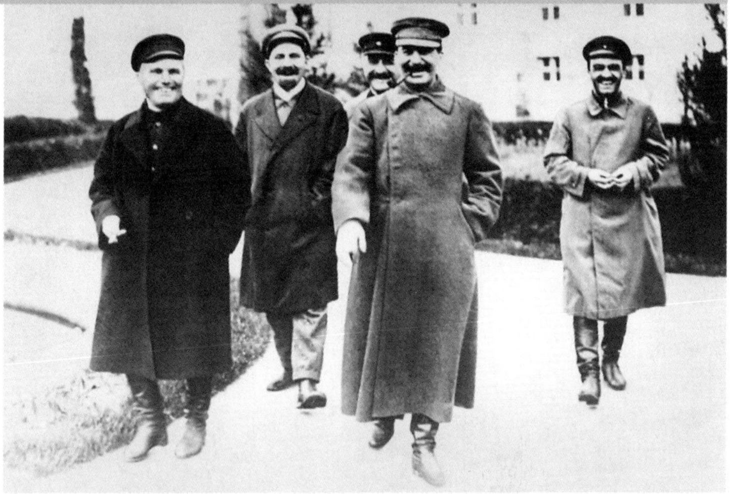

Вожди на прогулке в Кремле (слева направо): С.М. Киров, Л.М. Каганович, Г.К. Орджоникидзе, И.В. Сталин, А.И. Микоян (начало 1930-х).

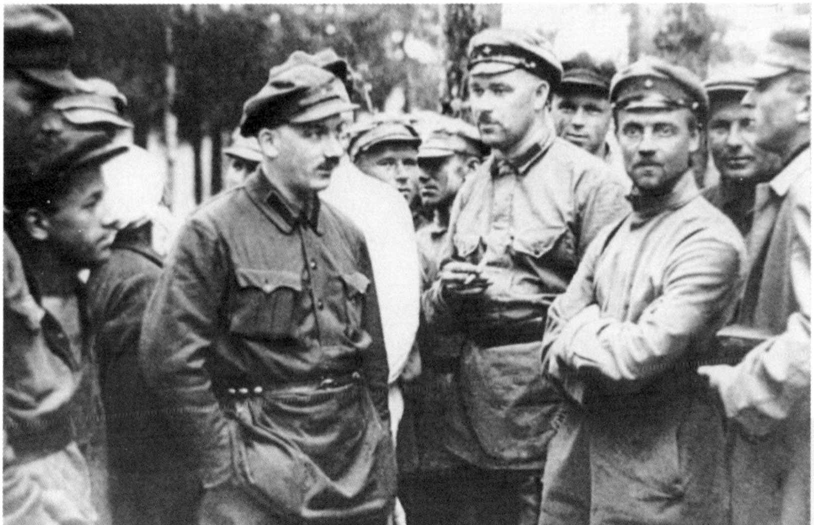

Заместитель председателя ОГПУ Г.Г. Ягода инструктирует подчиненных (1926).

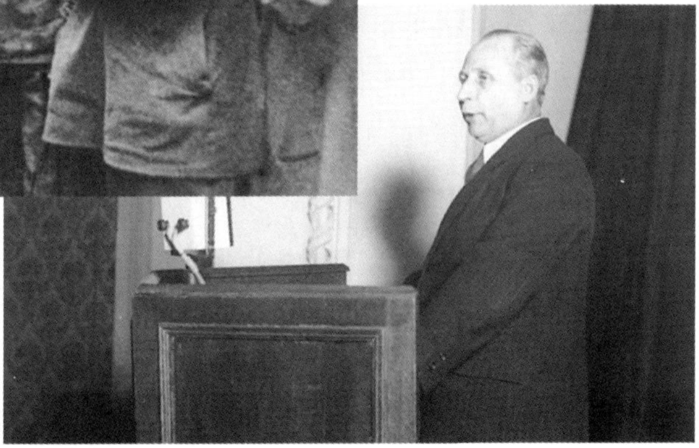

Бывший нарком юстиции РСФСР, назначенный наркомом водного транспорта СССР, Н.М. Янсон (1931).

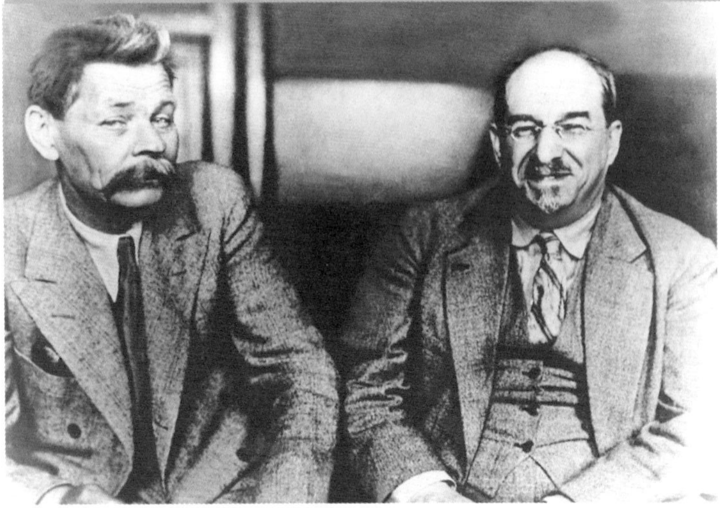

Главные гуманисты страны: Максим Горький (слева) и А.В. Луначарский (1928).

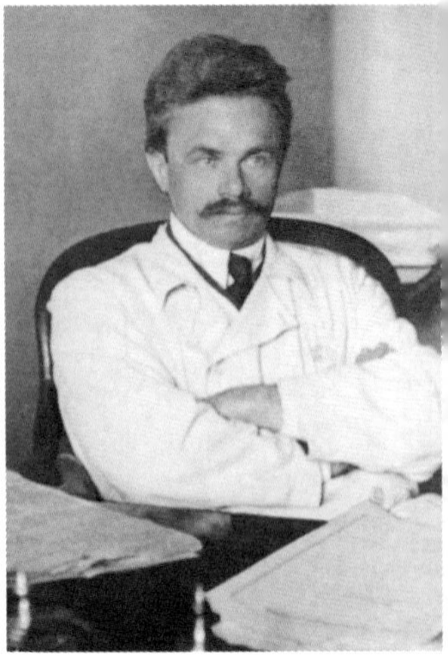

Профессор Д.Д. Плетнев (1932)

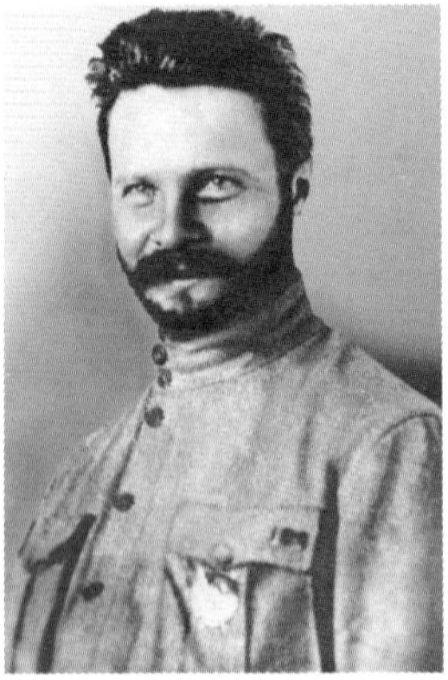

М.В. Фрунзе (1921).

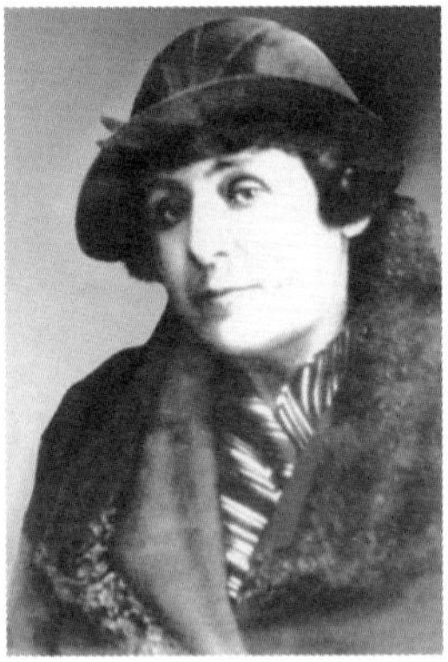

А.Ю. Каннель (1935).

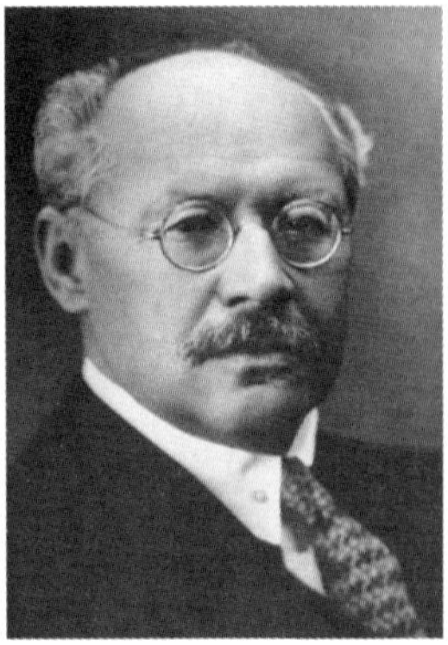

В.Н. Розанов (вторая половина 1920-х).

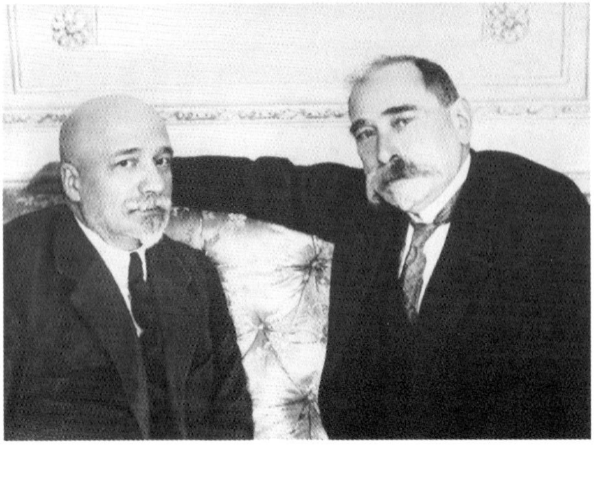

А.В. Мартынов (слева) и И.И. Греков (1927).

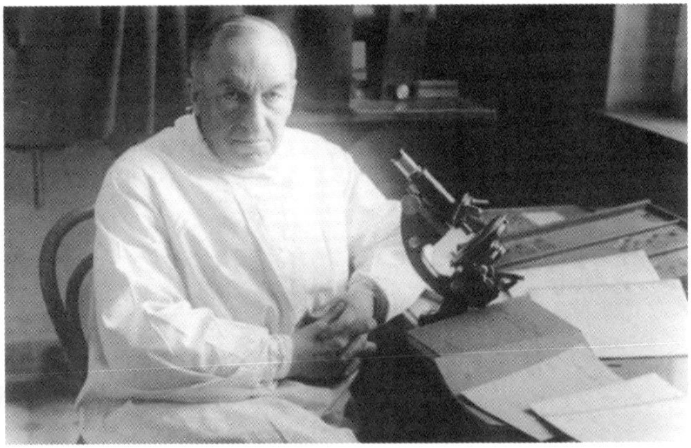

Главный кремлевский прозектор А.И. Абрикосов (1934).

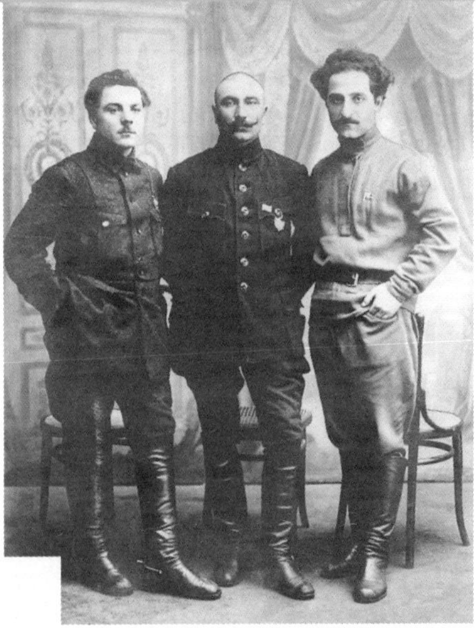

Советские военачальники в Кремле (слева направо): К.Е. Ворошилов, С.М. Буденный, Г.К. Орджоникидзе (1920).

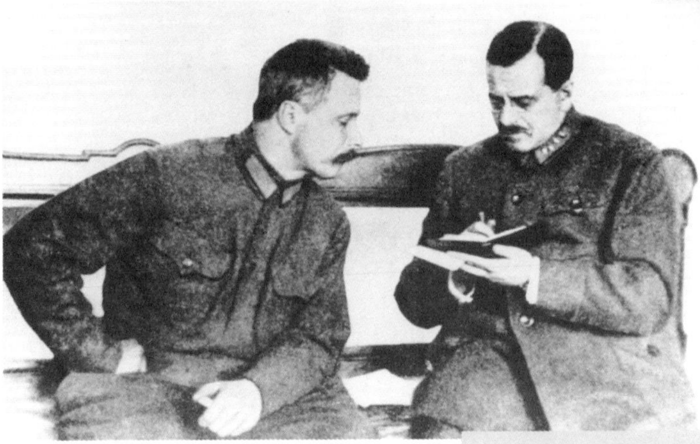

М.В. Фрунзе диктует распоряжения своему заместителю И.С. Уншлихту (1925).

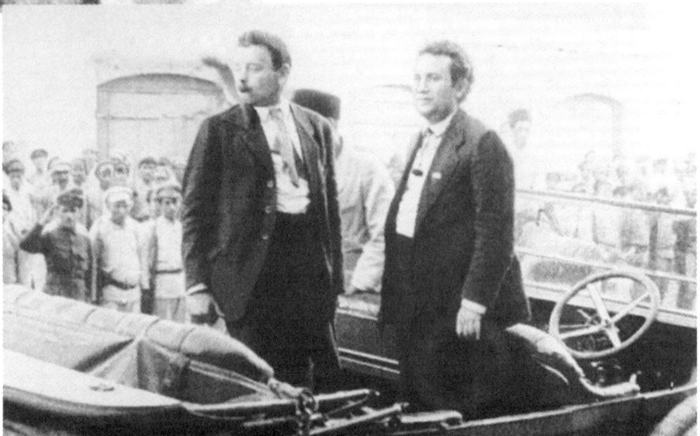

Пламенный венгерский революционер Бела Кун (слева) и петроградский наместник Г.Е. Зиновьев на торжестве, посвященном производству азербайджанских курсантов в красные офицеры (Баку, сентябрь 1920).

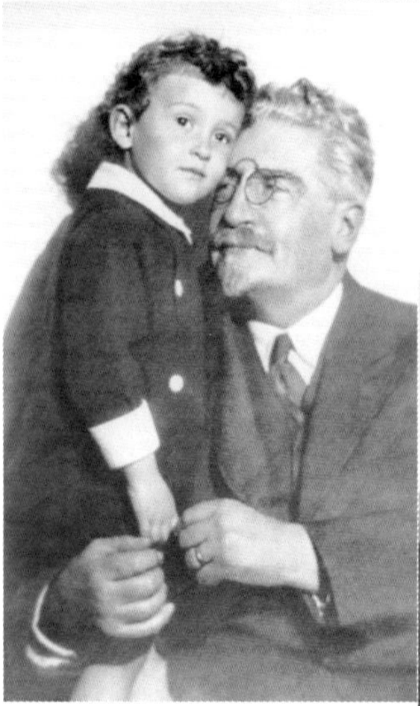

Л.Г. Левин с внуком (1934?).

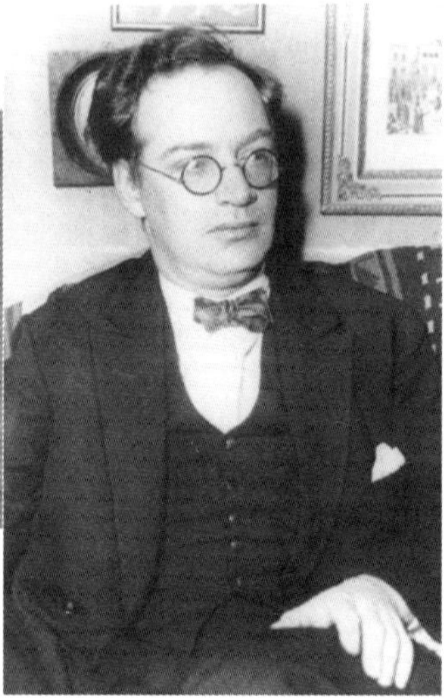

Б.А. Пильняк (конец 1920-х).

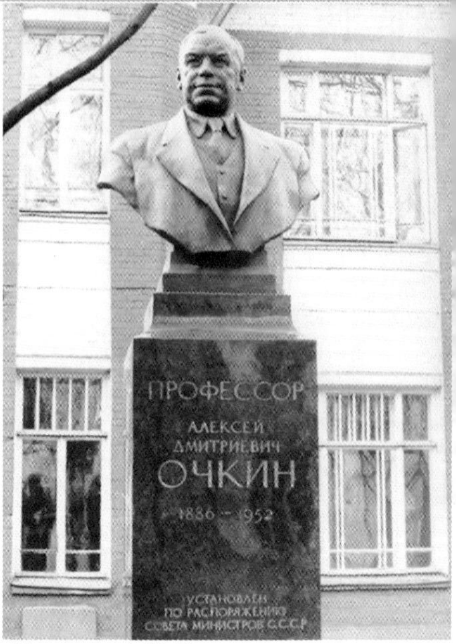

Памятник А.Д. Очкину во дворе Боткинской больницы.

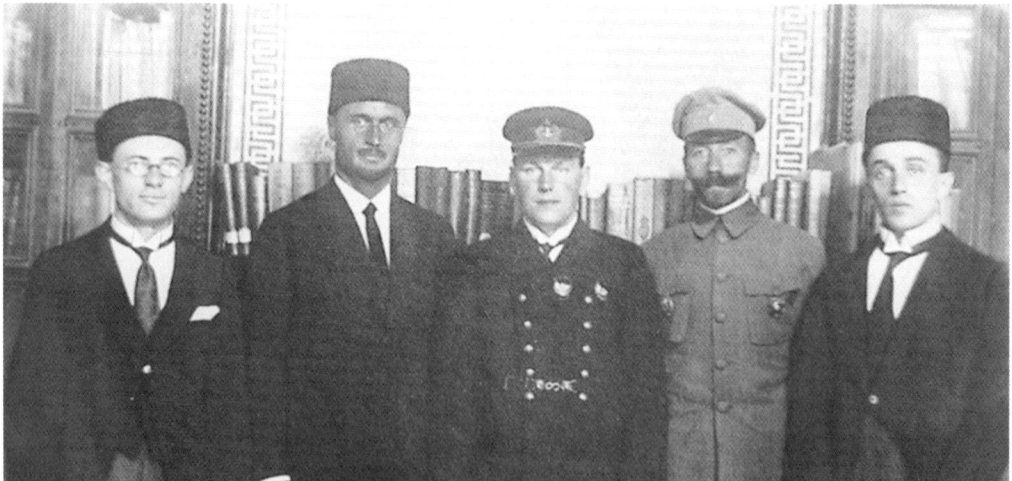

Ф.Ф. Раскольников (в центре) после приема у эмира афганского (1922).

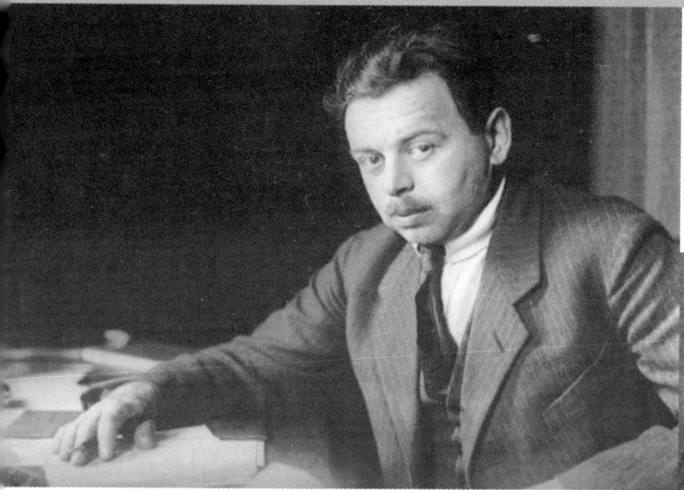

Бела Кун (конец 1920-х).

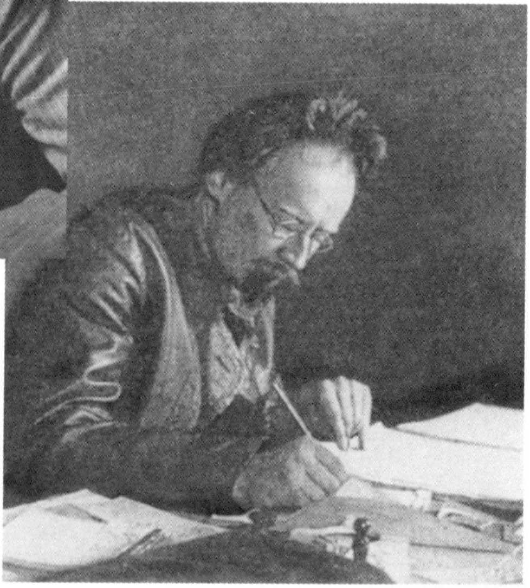

Г.Л. Пятаков (1925?).

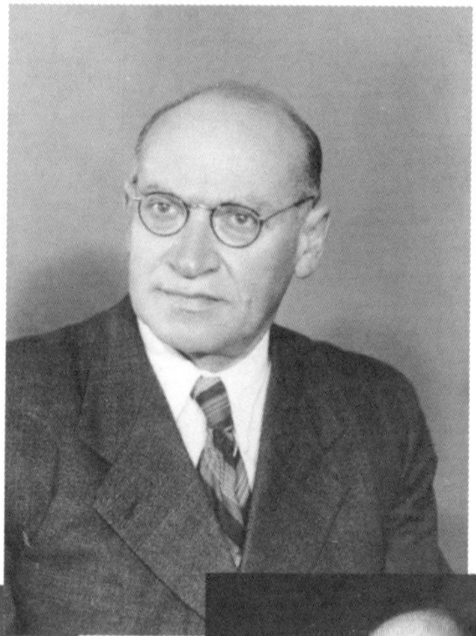

Я.И. Френкель, удостоенный Сталинской премии (1947).

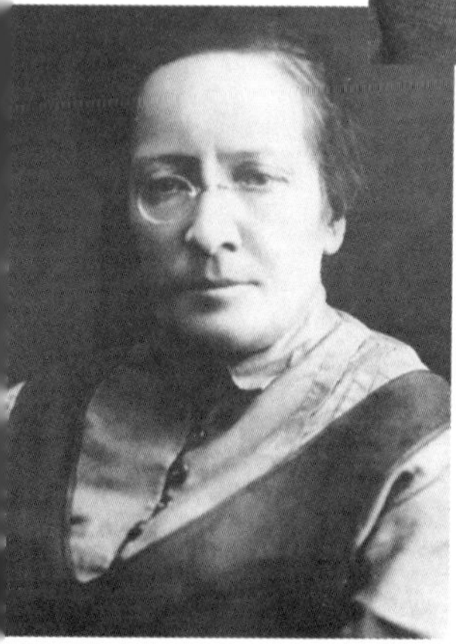

Р.С. Землячка (1924).

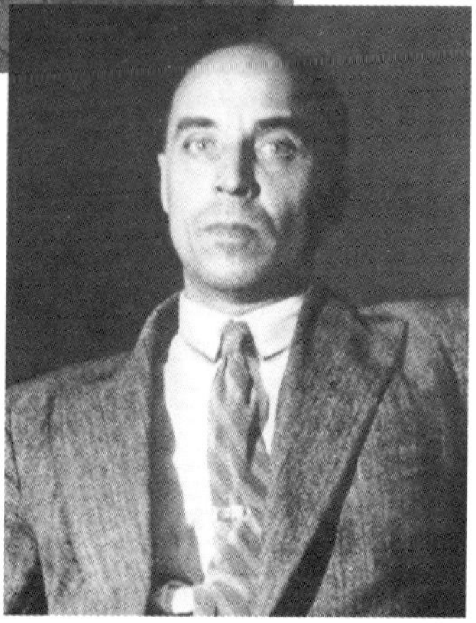

В.Н. Манцев (конец 1920-х).

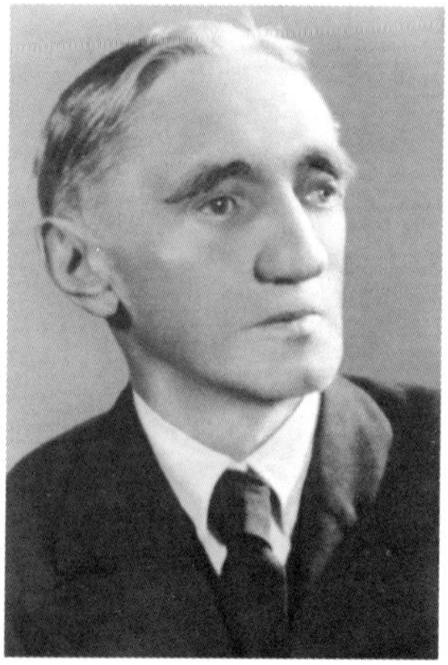

И.С. Шмелев (1941)

Праздник 23 февраля

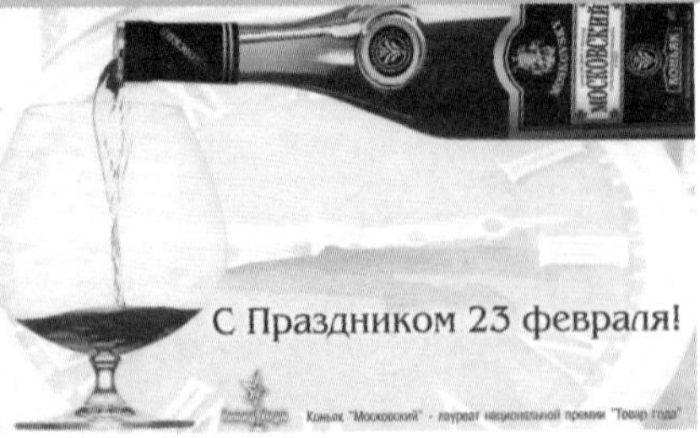

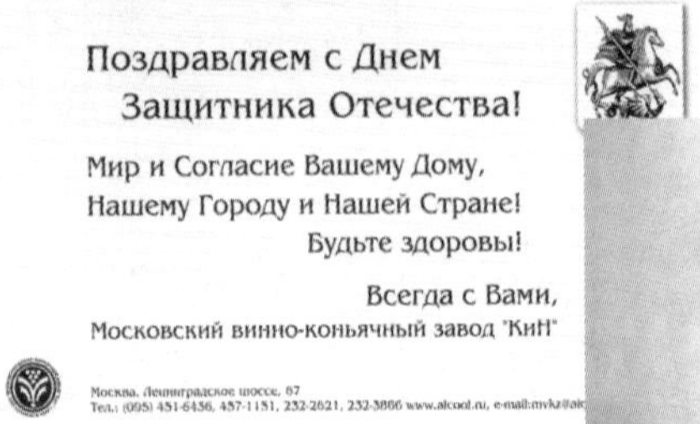

Поздравление с праздником 23 февраля.

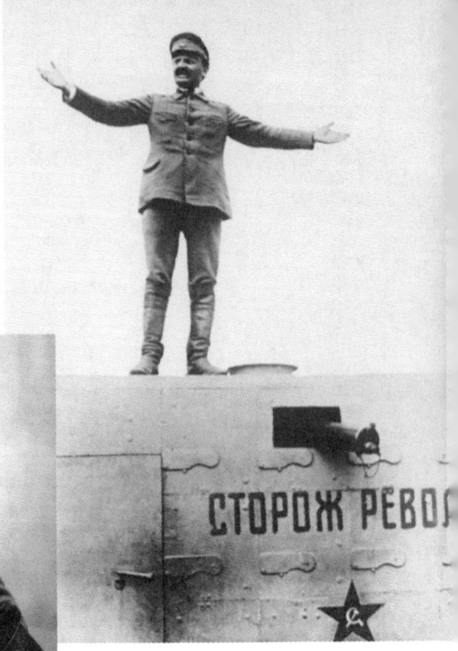

Председатель Реввоенсовета Республики Л.Д. Троцкий вдохновляет красноармейцев (бронепоезд «Сторож революции», лето, 1920).

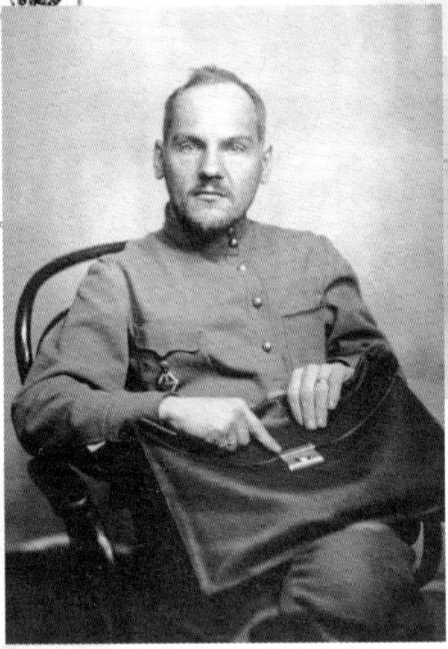

Первый советский Верховный главнокомандующий прапорщик Н.В. Крыленко (1918).

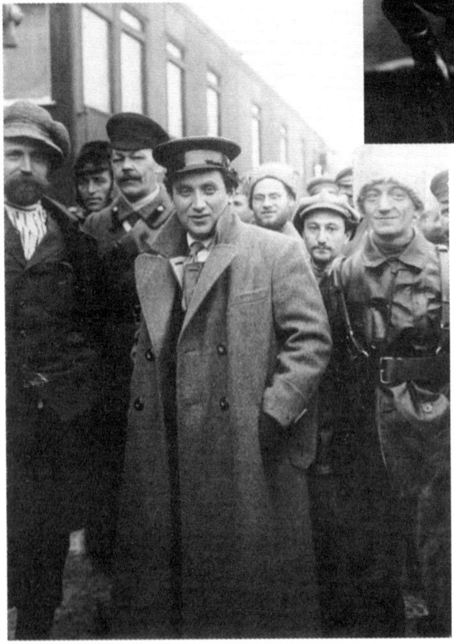

Петроградский вождь Г.Е. Зиновьев (в центре) перед отъездом в действующую армию (1918).

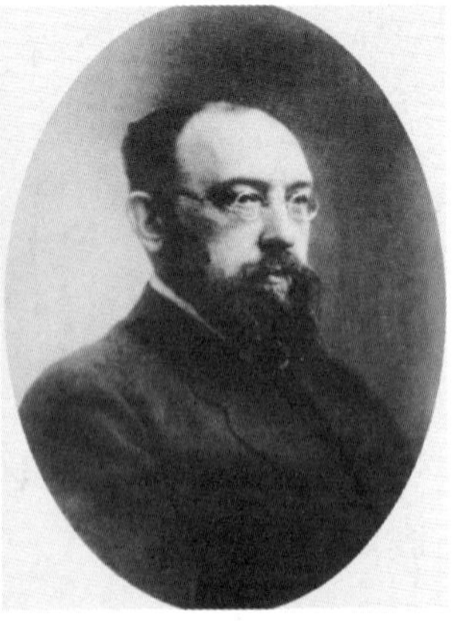

Управляющий делами Совнаркома В.Д. Бонч-Бруевич (1918).

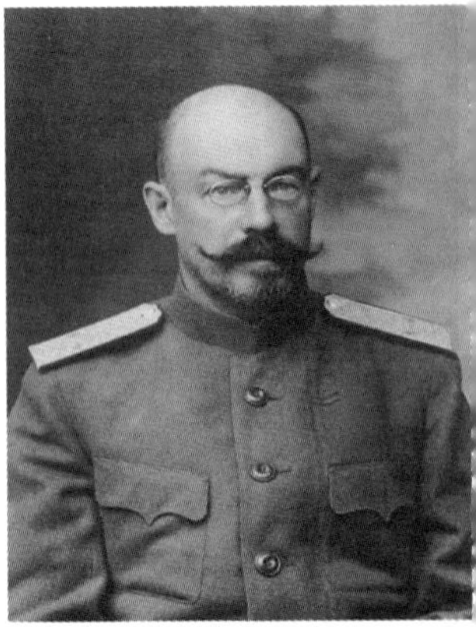

Генерал-лейтенант М.Д. Бонч-Бруевич(1917)

Праздник 23 февраля

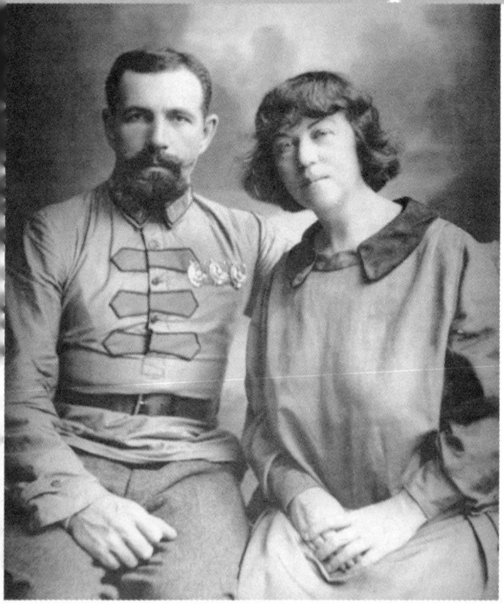

Красный командир П.Е. Дыбенко со своей гражданской женой А.М. Коллонтай (1922).

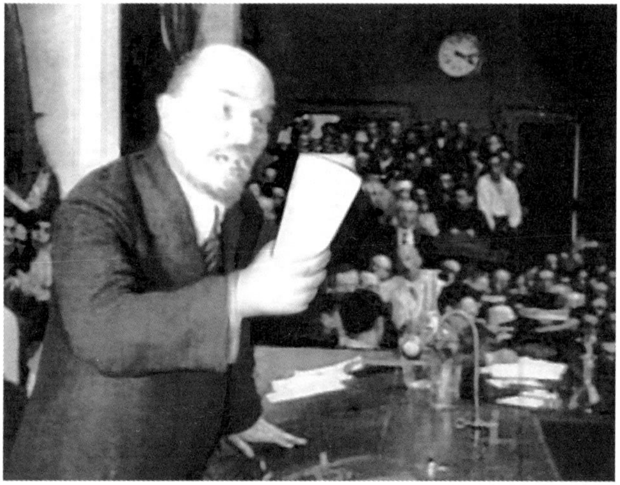

В.И. Ленин на трибуне (1920).

10. Великий князь

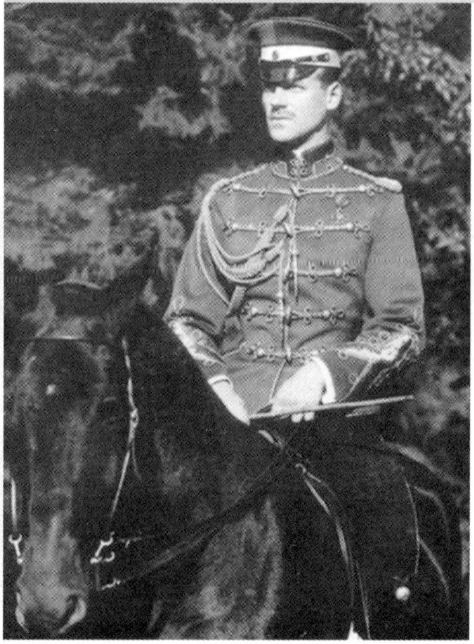

Великий князь Михаил Александрович (1909).

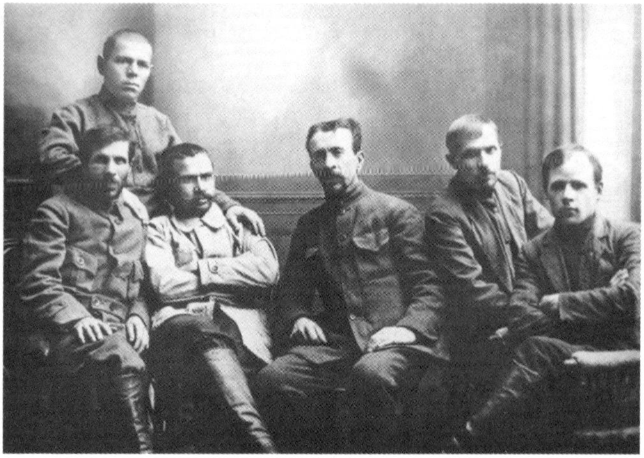

Пермские заговорщики после убийства великого князя. Сидят (слева направо) Н.В. Жужгов, Г.И. Мясников, В.А. Иванченко, И.Ф. Колпащиков, В.А. Дрокин; стоит сзади А.В. Марков (1918).

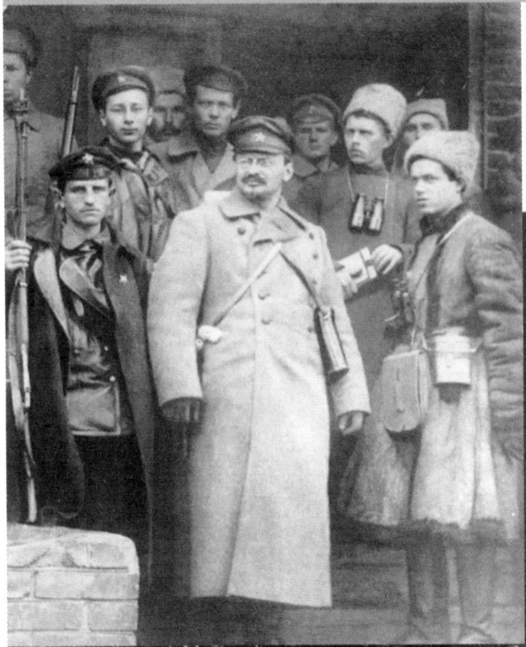

Демон революции во время гражданской войны.

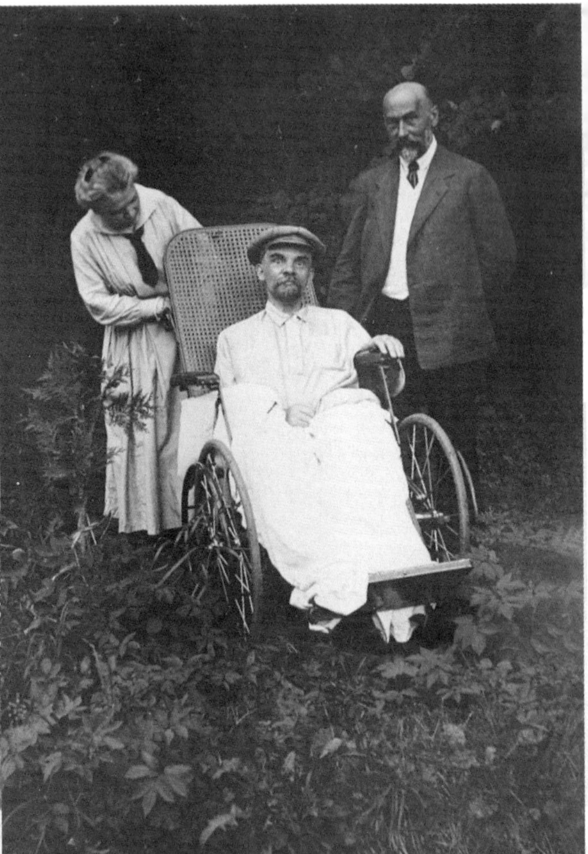

Вождь мирового пролетариата в своей резиденции «Горки» (лето, 1923).

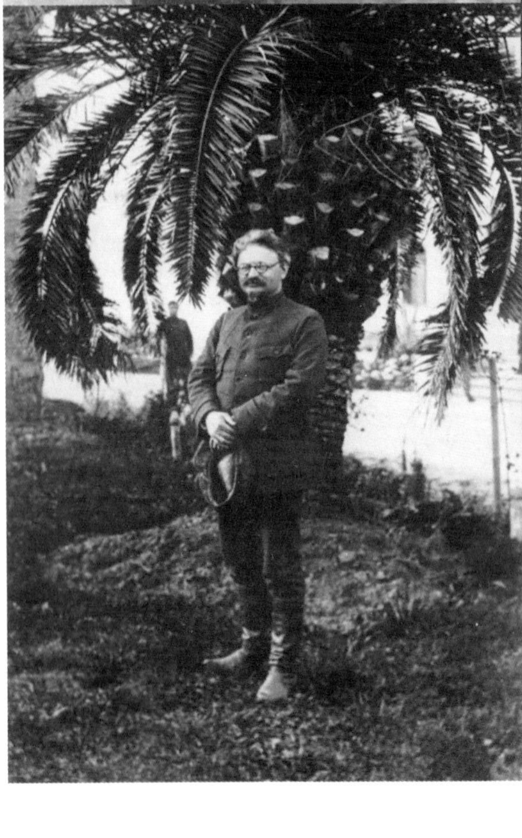

Хворый демон революции в Сухуме.

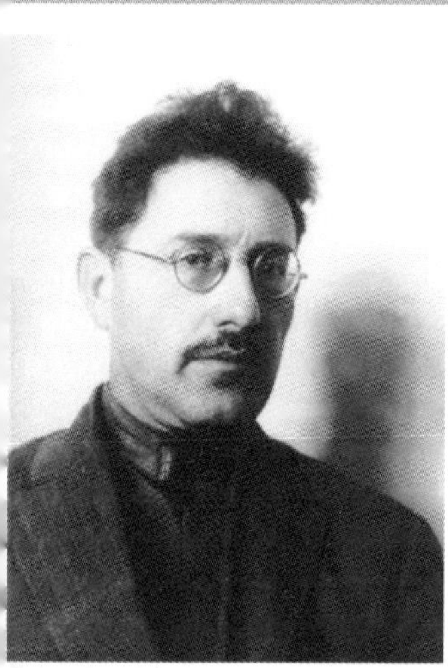

Ответственный врач ЦК ВКП(б) Э.Д. Погосянц (середина 1920-х).

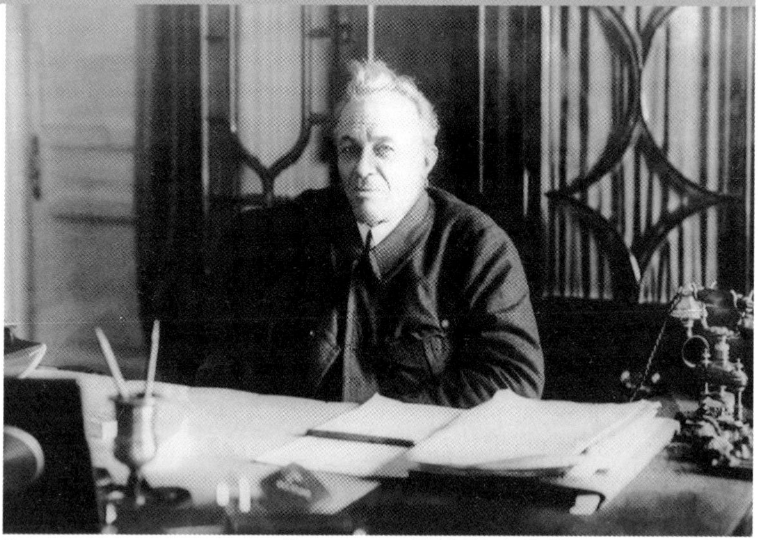

Заместитель председателя Совнаркома РСФСР А.Д. Цюрупа в своем рабочем кабинете (1922).

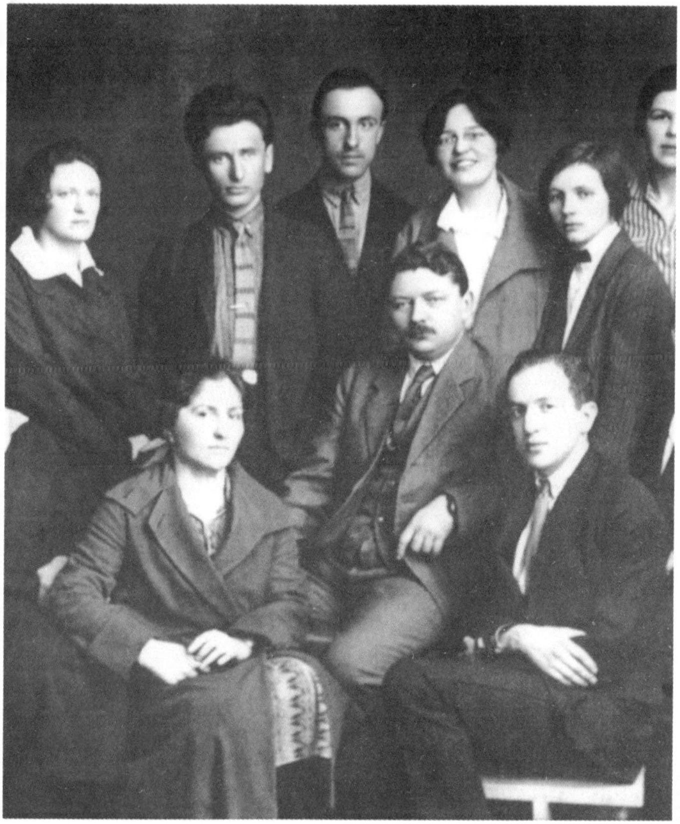

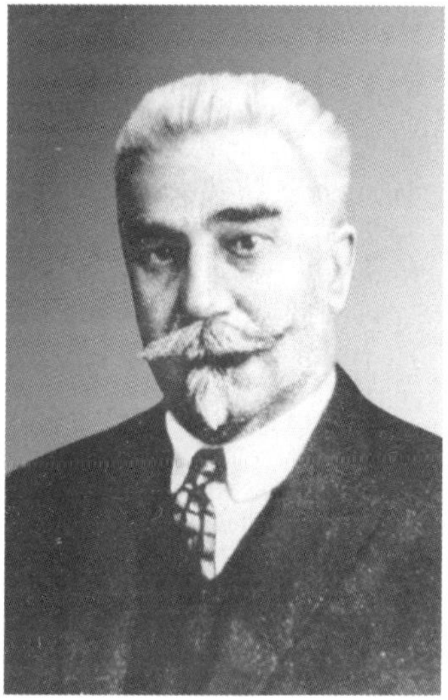

Профессор Д.А. Бурмин (1927).

М.И. Вихерт (сидит в центре) среди своих сотрудников (1927).

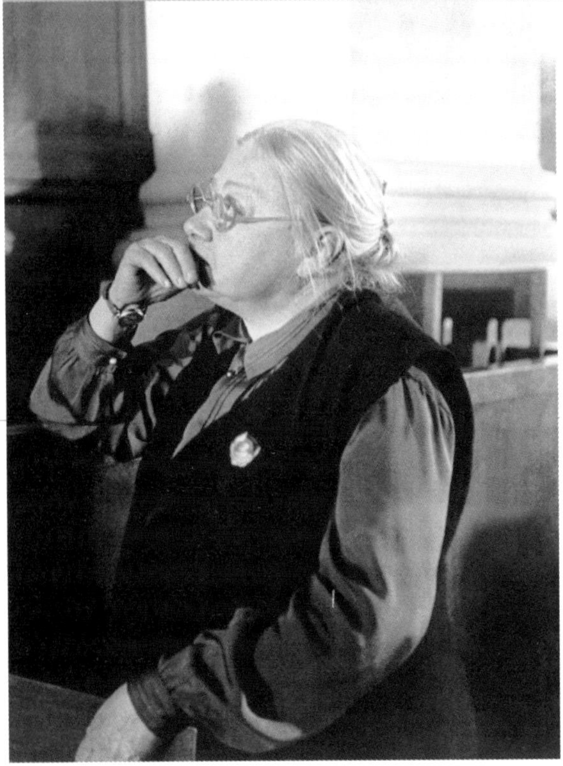

Н.К. Крупская после вручения ей ордена Ленина (март, 1933).

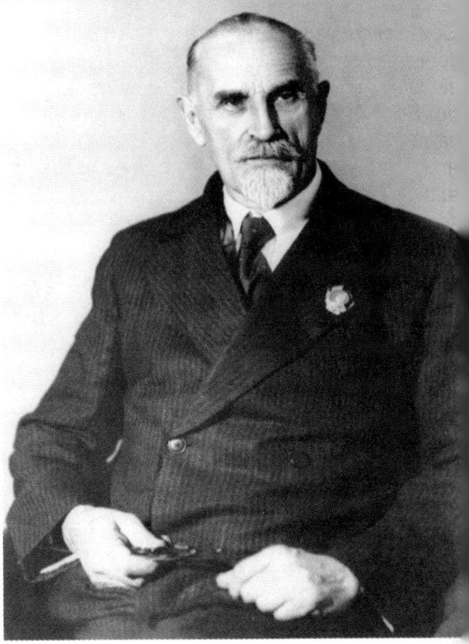

Основатель клинической школы, академик АН СССР С.И. Спасокукоцкий (1942).

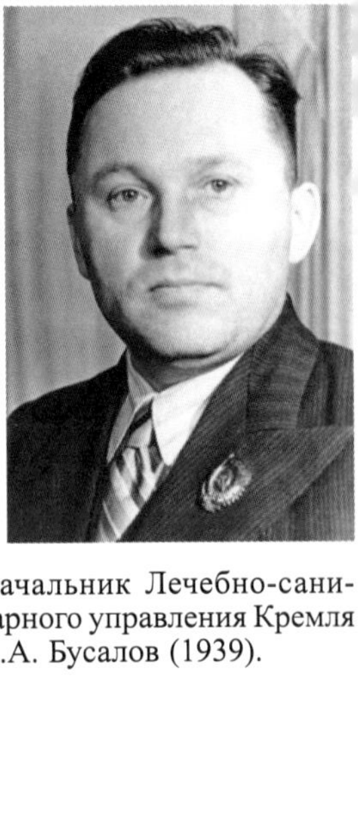

Начальник Лечебно-санитарного управления Кремля А.А. Бусалов (1939).

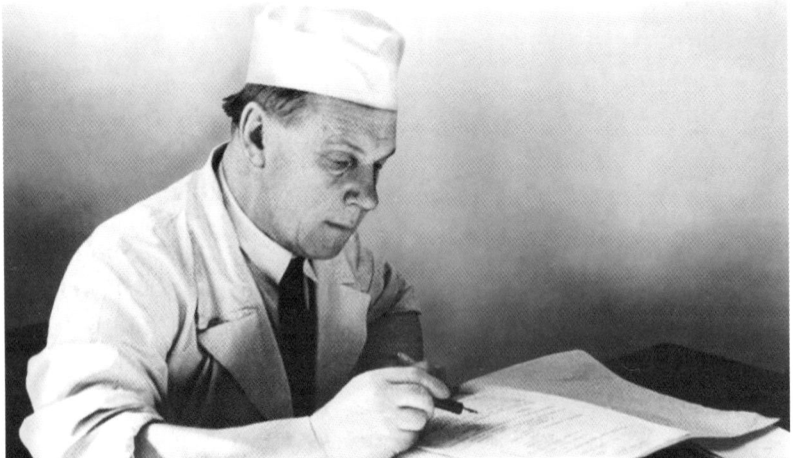

Заведующий хирургическим отделением Кремлевской больницы профессор А.Д. Очкин (1946).

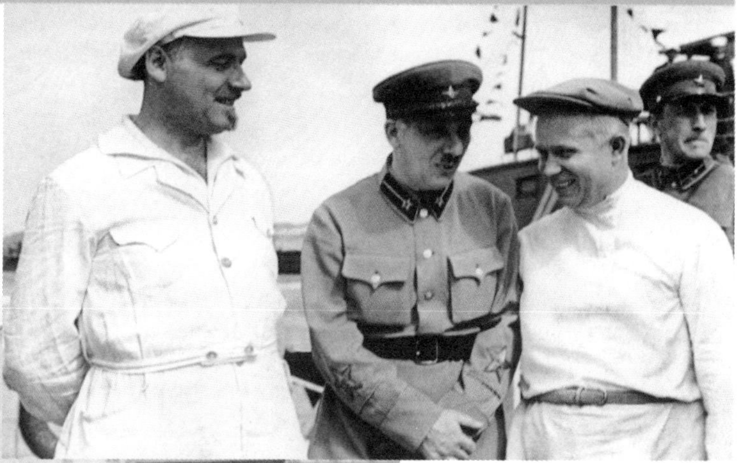

Советские руководители на строительстве канала Москва-Волга (слева направо): председатель Мособлисполкома Н.А. Филатов, репрессированный в 1938 году, нарком внутренних дел СССР Г.Г. Ягода, расстрелянный в 1938 году, 1-й секретарь Московского комитета партии и член ЦК ВКП(б) Н.С. Хрущев (1935).

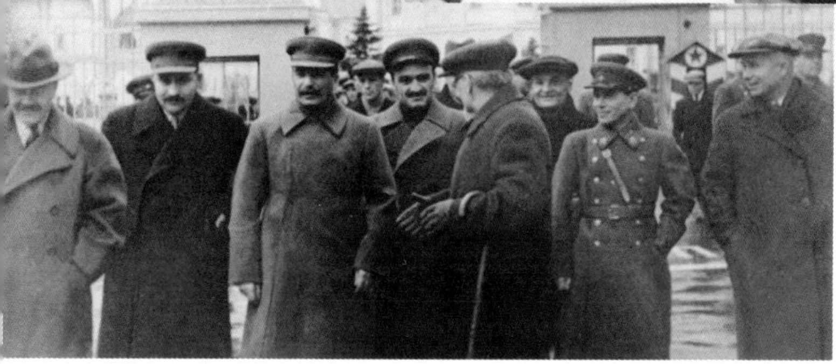

Советские правители в Кремле (слева направо): В.М. Молотов, Л.М. Каганович, И.В. Сталин, А.И. Микоян, М.И. Калинин, М.Ф. Шкирятов, Н.И. Ежов, Н.С. Хрущев (1937).

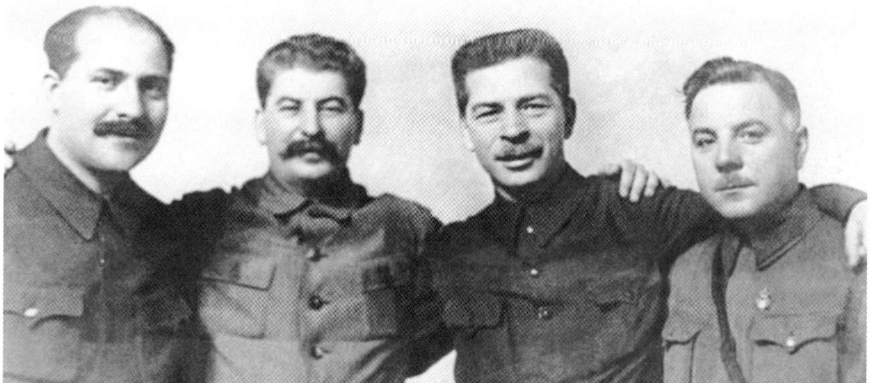

Верные друзья (слева направо): Л.М. Каганович, И.В. Сталин, П.П. Постышев, расстрелянный в 1939 году, К.Е. Ворошилов (первая половина 1930-х годов).

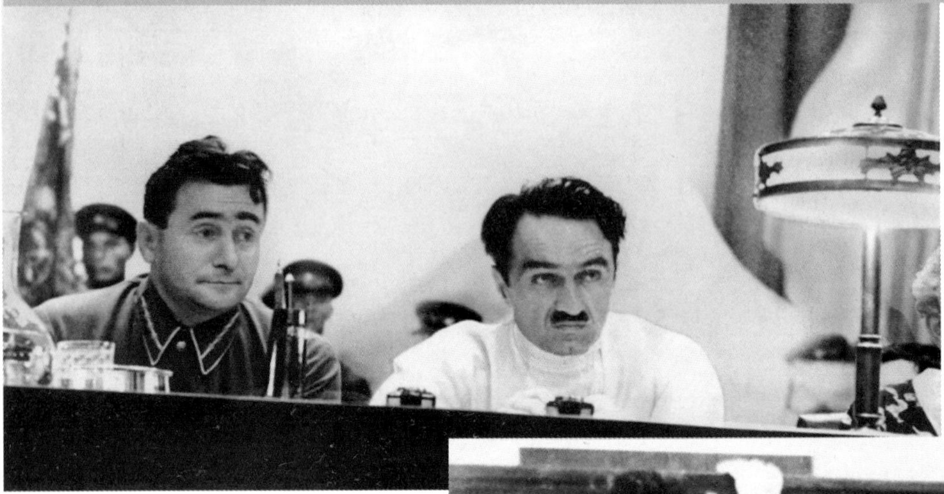

Я.С. Агранов (слева) и А.И. Микоян в президиуме траурного заседания, посвященного 10-летию со дня смерти Ф.Э. Дзержинского (1936).

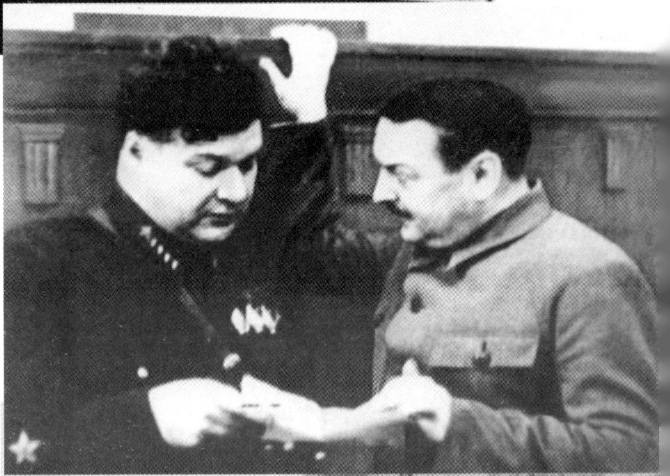

Начальник управления НКВД СССР по Ленинградской области, комиссар госбезопасности 1 ранга Л.М. Заковский (слева) и секретарь Ленинградского городского и областного комитетов партии и одновременно секретарь ЦК ВКП(б) А.А. Жданов обсуждают, как покарать скрытых троцкистов (1937).

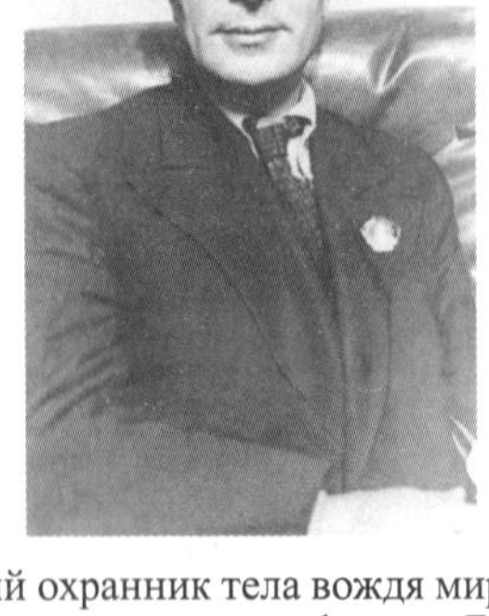

Главный охранник тела вождя мирового пролетариата профессор Б.И. Збарский (1937).

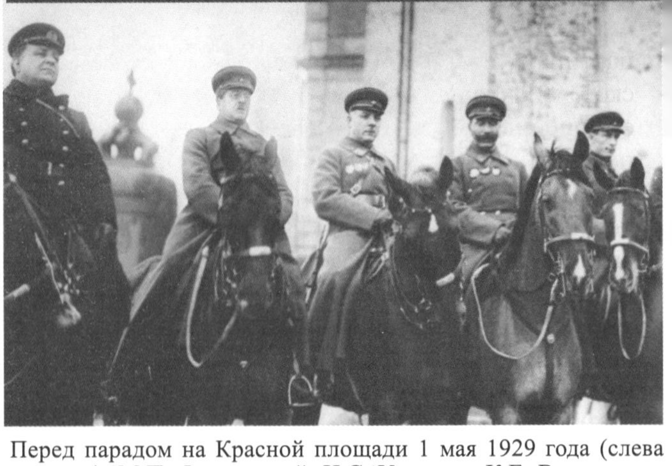

Перед парадом на Красной площади 1 мая 1929 года (слева направо): М.П. Фриновский, И.С. Уншлихт, К.Е. Ворошилов, С.М. Буденный.

перевели на Украину руководить наркоматом внутренних дел, так и не вникнув в гусарскую душу луганского слесаря. Отдавленные Троцким «мозоли самолюбия» ныли у Ворошилова отчаянно; его возмущенный разум кипел (по терминологии, заимствованной из партийного гимна) завистью к более удачливым военачальникам и негодованием по отношению к еще не рожденному троцкизму.

И все же основные корни уязвленных амбиций и скрытой неприязни уходили в осенние дни 1920 года. К тому времени Первая конная армия (командир Буденный, член Реввоенсовета Ворошилов) успела прославиться беспримерными грабежами и погромами. Переброшенная с польского фронта на врангелевский она разложилась в пути настолько, что целую ее дивизию судил в октябре военный трибунал.[71]

Моральное состояние приданных ему войск для Фрунзе никакого секрета не составляло. Его опасения по этому поводу отразились в переговорах с главкомом С.С.Каменевым 19 октября 1920 года: *«Ожидаю больших осложнений с 1-й конной, особенно в части организации тыла»*. Военные действия достославной кавалерии тоже не впечатляли. В телеграмме Ленину 6 ноября 1920 года Фрунзе сообщал, что многие подразделения Врангеля успели уйти в Крым через Чонгарский полуостров и Арабатскую стрелку, «где по непростительной небрежности конницы Буденного не был взорван мост через Генический пролив».[72] Так и не рискнув использовать Первую конную армию в решающих боях за Крым, Фрунзе выпустил ее из резерва, когда исход сражений был уже совершенно ясен, а врангелевские части поспешно отступали по всей линии фронта.

Таких щелчков ни луганский слесарь, ни выслужившийся вахмистр никому не прощали. Впоследствии, во время Большого террора, они расправились со многими боевыми друзьями за все подлинные и надуманные обиды минувших лет. Вместе с тем перед ними стояла задача максимально очистить свое легендарное прошлое от лишних и нежелательных свидетелей. Но свое отношение к Фрунзе неразлучная пара будущих маршалов не афишировала и готова была таиться до первого удобного случая.

Более серьезную опасность представляли испорченные отношения с персонами партийно-карательного аппарата. В сентябре 1920 года Фрунзе перевели с Туркестанского фронта на Южный. Когда поезд командующего прибыл из Ташкента в Москву, его оцепили войска ВЧК, поджидавшие эшелон для самого дотошного обыска. Предпосылки для такой акции были весьма мотивированными.

Захват Бухары сопровождался не только невообразимыми преступлениями, но и неслыханным мародерством. Армия «освободителей» опустошила подвалы и кладовые Регистана с усердием домашних грызунов. Фрунзе удалось все же сформировать и отправить в Ташкент два эшелона с баснословными ценностями (в том числе саблями, усыпанными драгоценными камнями), но значительную часть казны эмирата успели разграбить красноармейцы вместе с революционными массами. Представитель ВЧК в Туркестане Я.Х. Петерс у одного лишь командира Бухарской группы изъял при аресте целый мешок золотых слитков, денег и серебра. Потрясенный чекист телеграфировал в Москву о необходимости специального расследования происшедшего. Его донесение и послужило основанием для обыска в поезде.[73]

Чекисты полагали, что эскорт командующего фронтом не мог не захватить с собой награбленное бухарское золото. Мелкие трофеи в расчет, как обычно, не принимали – их дарили или вручали как награду. Ворошилов и Буденный, например, преподносили друг другу часы, добытые в боях с населением страны. Командиру корпуса червонного казачества В.М. Примакову ВЦИК РСФСР пожаловал золотой дамский портсигар с гравировкой: *«За польский поход»*; изящная поделка была подарком покойного императора балерине М.Ф. Кшесинской, о чем свидетельствовала соответствующая надпись на внутренней стороне крышки.[74] Вот и Фрунзе привез своему другу Томскому неплохой сувенир – карабин с отделкой из серебра и надписью на пластине: *«Эмиру Бухарскому от Туркестанского генерал-губернатора»*. Но легендарных восточных сокровищ, столь нужных для экспорта революции в Западную Европу, в поезде не обнаружили.

Чекисты были крайне раздосадованы, Фрунзе – разъярен. Он определил их действия как самый грубый произвол и ринулся с жалобой в инстанции; 20 сентября его принял Ленин. Ровно через неделю, 27 сентября, Оргбюро ЦК партии (Н.Н. Крестинский, Е.А. Преображенский, А.И. Рыков, Л.Н. Серебряков, И.В. Сталин) выслушало возражения товарища Фрунзе и одобрило проведенный обыск. Фрунзе не успокоился и выразил повторный протест против «способа произведения в его поезде обыска, после которого его сотрудники чувствуют себя морально оскорбленными». Оргбюро с интересом ознакомилось и с этой ламентацией, а 15 октября постановило: *«Уполномочить т[оварища] Фрунзе выразить его сотрудникам доверие от имени ЦК»*.[75]

Такие решения Оргбюро были немыслимы без санкции Ленина: опытный повар социальных катаклизмов, изготовивший самое острое блюдо столетия, не упускал из внимания ни один уголок партийной кухни. Он безусловно ценил преданного ему военачальника, но осенью 1920 года тот вызывал у него подчас приступы острого раздражения. Вождь мирового пролетариата возмущался оптимистическим тоном в сводках командующего Южным фронтом, негодовал по поводу его чрезмерной мягкости, настаивал на беспощадной расправе с запертой в Крыму группировкой белых войск и в конечном счете не пожелал встретиться с победителем Врангеля.[76]

За «особо понесенные труды» по ликвидации последнего фронта гражданской войны Фрунзе наделил сам себя (соответствующим приказом командующего вооруженными силами Украины) серебряным чайным сервизом, от Троцкого сподобился поощрения в виде почетного оружия вкупе с иконой Карла Маркса, а от Ленина получил лишь очередной гневный выплеск. Командующий Южным фронтом отправил в столицу полупобедную реляцию о «смертельном ударе махновщине», а в ответ полыхающий негодованием вождь мирового пролетариата потребовал от военного ведомства «гнать и бить и драть» Фрунзе, пока тот не пресечет махновский мятеж.[77] Потом Ленин захотел поставить полководца во главе «всего топливного дела в республике», но почему-то передумал; затем начал бомбардировать его директивами о преследовании мешочников, вывозе соли или погрузке зерна в вагоны и лишь через год удостоил приватной беседы (содержание ее осталось неизвестным, хотя можно предположить, что речь шла о необычном задании – поездке в Турцию с дипломатической миссией).

Утрату благорасположения вождя Фрунзе переживал очень тяжко. Военные действия против украинских повстанцев тоже не улучшали настроение. Летом 1921 года вместе с Раковским он даже составил докладную записку о преимуществах посевов фасоли и кукурузы, но Ленин вникать в ее содержание не пожелал, а распорядился размножить и разослать по всем ведомствам.[78] Фрунзе понемногу скисал, сникал и как бы внутренне надламывался. Небесталанный прежде агитатор утратил живость публичных выступлений и заговорил вялым тоном армейского капитана.

Беспрекословное осуществление свирепых ленинских распоряжений было ему не по душе, невыполнение – усугубляло коллизию. Заложенное в его характере чувство личной ответственности за порученное дело все более вступало в конфликт с жестокой действительностью, вынуждавшей функционеров избавляться от химеры совести.

Не в силах ни изменить себе, ни сохранить свое человеческое лицо он дважды взял отпуск по болезни, а летом 1921 года совершил не то акт отчаяния, не то замаскированную под рекогносцировку попытку самоубийства – вместе с Кутяковым и двумя ординарцами двинулся в самую гущу махновских отрядов. После этой эскапады его, наконец, отстранили от непосредственного руководства операцией по сокрушению крестьянского бунта. С чувством смутного беспокойства и какой-то неудовлетворенности вступил он в мирное время.

Пещерная личность

В безумии гражданского побоища Фрунзе растерял какие-то иллюзии юности, но полностью не протрезвел. Сакральная идея мировой революции по-прежнему кружила ему голову, и по окончании боев на Южном фронте он вместе с Г.И. Котовским задумал освободить «угнетенные народы» Бессарабии. Председатель Совнаркома Украины Раковский срочно отрядил в Румынию опытных большевиков-диверсантов, взорвавших зачем-то два моста и осуществивших террористический акт в сенате. Но вторжение в Бессарабию все-таки не состоялось – в частности, из-за полного разложения в стане победителей Врангеля и почти поголовного пьянства ответственных товарищей.[79] Кроме того, вождь мирового пролетариата, по признанию Раковского, не санкционировал интервенцию в Румынию по «соображениям международного характера».[80]

Лишенный возможности лично руководить новыми классовыми боями, Фрунзе переключился на поиск иных путей «братской помощи» соседним государствам. Как только весной 1924 года его вознесли на основные командные должности в Красной армии, он задумал «освободить» балканские страны, и 7 августа 1924 года Политбюро утвердило его программу по контрабанде революции в Болгарию. Для вооружения болгарских коммунистов финансовое ведомство сразу же выделило в распоряжение Фрунзе 50 тысяч долларов и обещало отпускать впредь по 8600 долларов ежемесячно «в порядке секретного ассигнования».[81] В 1925 году он отличился дважды: в марте

Политбюро одобрило его проект по созданию в Китае военных школ с направлением туда необходимого числа советских инструкторов, а в мае – его план формирования в Кантоне «надежных» воинских частей и «конспиративной доставки» для них стрелкового оружия и боеприпасов.[82]

Тем не менее героический период в жизни прославленного полководца давно завершился. Настало время конъюнктурной осмотрительности и затяжных аппаратных маневров. Не склонный ни к безоглядной вере, ни к циничному безверию и вынужденный выбирать между предполагаемыми наследниками Ленина, он ориентировался преимущественно на собственные симпатии и антипатии. После недолгого раздумья он встал под штандарты Зиновьева – не столько из уважения, сколько за неимением лучшего.

Мало кто из большевиков обладал способностью вызывать такую стойкую неприязнь к себе, как Зиновьев. Его величали то пустозвоном, готовым декламировать многочасовые казенные речи с псевдодемократическими заклинаниями, то графоманом, кропавшим по сути дела всегда одну и ту же статью вне зависимости от ее темы и объема, то ленинской обезьяной, подражавшей даже явным просчетам вождя, то жестоким, двуличным и трусливым сатрапом. Профессиональные революционеры, издавна презиравшие Зиновьева за патологическую трусость, с отвращением вспоминали, как его пришлось чуть ли не силой удерживать в кресле наместника, когда армия Юденича наступала на Петроград. Получив на кормление Петроград, он, вернувшийся из эмиграции «худым, как жердь», разъелся настолько, что вымиравшие от голода жители бывшей столицы прозвали его «ромовой бабой».[83]

Особого стремления учиться, в том числе на собственных ошибках, он, видимо, никогда не испытывал, ибо смолоду наловчился поучать. Слишком резкий и высокий голос облеченного властью празднослова явно не соответствовал выспренности его монологов, что производило нередко странное впечатление даже на его единомышленников, но Фрунзе почему-то не улавливал этого противоречия между формой и содержанием.

Самодовольный и напыщенный, Зиновьев порой ставил себя просто в нелепое положение. Витийствуя однажды перед бастующими рабочими в годы военного коммунизма, он, объясняя преимущества социализма, выпалил свой излюбленный риторический вопрос: где еще можно получить все – от лечения и жилья до обучения и зрелищ для трудящихся – даром? «Есть такое место, – отозвался кто-то из зала. – В аду!» (по другой версии в ответе фигурировала не преисподняя, а царская каторга, где пища, одежда и жилье были все-таки получше, чем в обнищавшем Петрограде тех лет). Как-то раз, когда он наведался зачем-то в рабочую столовую (из тех, что называли позднее не иначе, как «потребиловка» или «тошниловка»), обозленные посетители облили его горячей бурдой, подаваемой под видом супа, после чего петроградскому наместнику пришлось долго залечивать ожоги.[84]

Назначенный председателем Исполнительного комитета (Исполкома) Коминтерна, Зиновьев приобрел сразу и высокомерие престолонаследника, ожидающего скорой коронации, и пленившую меньшевиков кличку «Гришка Интерплут». Впрочем, чаще его называли «Гришка Третий», имея в виду, что первым был самозванец («Тушинский вор») Григорий Отрепьев, а вторым – «прорицатель» Григорий Распутин. На официальных церемониях его сопровождали теперь белокурые стенографистки, фиксирующие для истории каждое слово будущего владыки земного шара.

Социальный статус председателя Исполкома Коминтерна и вероятного предводителя всемирной коммунистической федерации послужил приманкой для завлечения Фрунзе в зиновьевские сети. «Научность» марксовых идей, армированных ленинской злой волей и безапелляционностью, давно одурманила полководца, лишив его собственных критических суждений и порядком опустошив душу. Он собирался воевать до окончательной победы мировой революции, но нуждался в политическом лидере. Фигура Зиновьева показалась ему наиболее подходящей на роль преемника вождя мирового пролетариата (ведь не случайно, наверное, Ленин доверил руководство Коминтерном ближайшему своему ученику, а раньше избирал его своим спутником и в эмиграции, и в пломбированном вагоне, и в пресловутом шалаше).

По вычислениям сталинских клевретов, Фрунзе «довольно путался» уже весной 1922 года, когда признаки фатальной болезни вождя мирового пролетариата стали все чаще возбуждать настороженность окружающих. В несколько обветшалой, но по-прежнему избирательно скрупулезной памяти престарелого В.М.Молотова задержался один знаменательный эпизод. На пленуме ЦК РКП(б) после XI съезда партии (27 марта – 2 апреля 1922 года) Фрунзе «выскочил с предложением» увеличить состав Политбюро до семи человек вместо пяти и выдвинул кандидатуры Рыкова и Томского. По мнению Молотова, «это был политический шаг правых», сделанный под влиянием Зиновьева и Троцкого и вызвавший недовольство Ленина.[85]

Через год в единогласии и коллективном управлении руководящей тройки (Зиновьев, Каменев, Сталин) появились отчетливые трещины. К тому времени вожди были уже достаточно осведомлены о необратимости ленинской болезни и обусловленных ею патологических изменениях личности. Зиновьев и Бухарин питались сообщениями личного ленинского невролога Ферстера; Сталин регулярно получал подробную информацию непосредственно от врачей, приставленных им к своему наставнику.

Летом 1923 года Зиновьев и Бухарин восстанавливали свои биологические ресурсы в Кисловодске, готовясь к осеннему наступлению на троцкизм и обсуждая проблему престолонаследия в целом. Оба сходились на целесообразности упразднения Оргбюро и реорганизации секретариата ЦК партии. Встревоженный фактическим «единодержавием» Сталина, Зиновьев предлагал низвести секретариат до вспомогательного служебного уровня, как в период лидерства Ленина. Миротворец Бухарин помышлял о введении в секретариат Троцкого и Зиновьева (или Каменева) и преобразовании его, таким образом, в малое Политбюро.[86] Своими скромными мыслями они поделились с другими отдыхающими, уединившись для этого, по привычке старых подпольщиков, в пещере под Кисловодском.

Непосредственным поводом к пещерному совещанию послужило скорее всего письмо Ферстера, отправленное Зиновьеву и Бухарину 23 июля: *«Брат президента два раза посетил его, и президент очень радовался этим посещениям. Президент также несколько раз принимал пищу и пил чай вместе с семьей на нижней застекленной веранде. Но в остальном он теперь все больше и больше отключается от внешних влияний, оставил большой дом и живет в небольшом соседнем строении. Он боязливо обеспокоен тем, что если он однажды покинет это строение, то его как можно скорее опять поместят в тот дом. Предпринимать какое-то активное лечение, например, упражнениями какого-либо рода совершенно не удается вследствие его отказа. Мы можем ограничиваться только тем, чтобы оберегать его от всякого возбуждения. Весьма преданный Вам О. Ферстер»*.[87]

Минисимпозиум под управлением Зиновьева и Бухарина состоялся, по всей вероятности, в субботу 28 июля. На нем присутствовали будущие видные оппозиционеры Г.Е. Евдокимов и М.М. Лашевич, а также прибывший из Ростова Ворошилов, без затруднений менявший свои взгляды в зависимости от обстоятельств. С лидером так называемой рабочей оппозиции А.Г. Шляпниковым председатель Исполкома Коминтерна побеседовал вне пещеры и сугубо приватно, отложив дальнейшее обсуждение с ним вопроса о власти на осень того же года.[88] Не попал на странную летучку и Серго (Г.К. Орджоникидзе), но с ним повстречались, очевидно, все участники подземной планерки. Поскольку Орджоникидзе уезжал в Москву, в руки ему вложили короткую записку из подполья для Сталина и Каменева, а в память – тезисы столь необычного оперативного совещания.

Среди приглашенных на подземные прения был и Фрунзе – в соседнем Железноводске он в очередной раз пытался уговорить свою язву помолчать. Фрунзе приехал в Кисловодск только на второй день после пещерного заседания и долго общался с Зиновьевым, продемонстрировав тем самым свою нелояльность по отношению к генеральному секретарю.

В понедельник 30 июля Зиновьев излил душу Каменеву в конфиденциальном письме, где затесались несколько ключевых фраз: *«На деле нет никакой тройки, а есть диктатура Сталина. Ильич был тысячу раз прав. Либо будет найден серьезный выход, либо полоса борьбы неминуема. Ну, для тебя это не ново. Ты сам не раз говорил то же. Но что меня удивило – так это то, что Ворошилов, Фрунзе и Серго думают почти так же»*. На следующий день Зиновьев изготовил пространное письмо Сталину, где упомянул мимоходом о своем диалоге с Фрунзе на политические темы, давая генеральному секретарю повод заподозрить в полководце одного из потенциальных противников.[89]

Вербальная буря, поднятая в кисловодском гроте, засим угомонилась. Бухарин и Зиновьев окунулись заново в грузное отдохновение с легким променадом. Курортная нега побуждала к неторопливым разговорам – они обсуждали проблему экспорта пролетарского переворота в Германию и полагали целесообразным приурочить взрыв «народного возмущения» к предстоящим октябрьским торжествам. Прямым поводом к беседам на эту тему послужило единогласное мнение вождей, отраженное в протоколе заседания Политбюро от 22 июля 1923 года: *«На основании имеющихся в ЦК материалов, в частности на основании писем товарищей, руководящих германской ком[-*

мунистической] партией, ЦК считает, что германский пролетариат стоит непосредственного перед решительными боями за власть».[90]

Пещерное совещание Сталин расценил однозначно – как прямое посягательство на его власть. Последующие полтора года он присматривался к непредсказуемому военачальнику, надеясь, быть может, переманить его на свою сторону, как темпераментного Орджоникидзе, который в Кисловодске поддерживал руководителя Коминтерна, а в Москве переметнулся к генеральному секретарю. Сталин помогал Зиновьеву плести интриги против сторонников Троцкого, удалять их из армии и продвигать Фрунзе на высшие посты в вооруженных силах. Он даже не возражал против утверждения Фрунзе кандидатом в члены Политбюро (2 июня 1924 года). Союз с одаренным полководцем (да к тому же старым большевиком, обладающим каторжным цензом) был выгоден ему не менее, чем Зиновьеву, поскольку обеспечивал солидную поддержку армии, партии и населения.

Затянувшиеся ожидания генерального секретаря испарились не позднее 4 февраля 1925 года, когда Фрунзе вышел на трибуну с прямодушным заявлением в поддержку прежних боевых товарищей, объявленных троцкистами и оппозиционерами.[91] Хуже того, в своем либерализме наркомвоенмор исключил какие-либо основания для внутрипартийных разногласий и допустил возможность для каждого члена партии иметь собственные суждения. Призывать к внутрипартийному плюрализму в то время, когда генеральный секретарь вознамерился стать великим кормчим и думать за всех, было непростительной оплошностью. Отсюда, кстати, шла столбовая дорога к злопыхательским концепциям ревизионистов, охаивающих монистическую основу марксизма. Догадывался ли наркомвоенмор, что после такого выступления его автоматически причислят к «пещерным людям» и, следовательно, заведомым врагам генерального секретаря?

Фрондер

Одним лишь умонастроением главы военного ведомства дело не ограничивалось. В течение 1924 года специальная комиссия Реввоенсовета республики под его руководством разработала основные принципы военной реформы: 1) полная ликвидация пережитков военного коммунизма; 2) дальнейшее развитие территориально-милиционной системы; 3) децентрализация хозяйственного механизма армии; 4) отказ от пресловутого лозунга «раскрестьянить» молодых красноармейцев (81,6% которых происходили из крестьянской среды); 5) сосредоточение всех строевых, административных и хозяйственных функций в руках одного командира, в том числе и беспартийного.[92]

Учитывая тяжелое экономическое положение страны и необходимость всемерно облегчить налоговое бремя, Фрунзе считал своей кардинальной задачей резкое снижение расходов на армию. В итоге к февралю 1925 года вооруженные силы сократили до 562 тысяч человек, что оказалось втрое меньше штатной численности царской армии. Более половины дивизий строились при этом на территориально-милиционной основе, что позволяло дополнительно экономить средства и нести военную службу без длительного отрыва от хозяйства. Такая реформа обладала и некоторыми психологическими достоинствами: давала возможность, в частности, слегка изменить вековечные представления о рекрутской повинности, сделать традиционное лишение свободы посредством армейской службы чуть более цивилизованным, немного смягчить условия казарменного заключения для молодых людей, виновных лишь в принадлежности к мужскому полу. Наряду с этим нарком продолжал создавать национальные формирования, требовал технического переоснащения войск и, главное, качественно и количественно обновлял командный состав; достаточно сказать, что за несколько месяцев он сменил почти половину членов Реввоенсовета республики.

К сентябрю 1925 года главный аспект военной реформы сместился в сторону жесткого введения принципа единоначалия. Незаурядный военный организатор, Фрунзе отчетливо понимал, что прежняя система двоевластия, порожденная политическими соображениями, мешает поставить «во главе наших частей людей, обладающих достаточной самостоятельностью, твердостью, инициативностью и ответственностью». Не менее ясно осознавал он необходимость «иметь единый, вполне равноправный командный состав, не разделяя его в служебном отношении на партийцев и беспартийных», ибо «стремление провести всеохватывающую коммунизацию в рядах Красной армии является ненужной и вредной утопией».[93]

Независимый и оригинально мыслящий нарком, окруженный популярными военачальниками, пользующийся абсолютным авторитетом и в армии и в партии, да еще замахнувшийся на некоторые, казалось бы, незыблемые догмы, самим своим существованием путал карты грядущему диктатору. Но ясно выраженное намерение Фрунзе избавить вооруженные силы от навязчивой опеки чекистов и партии выходило за рамки простодушного фрондерства и граничило с подрывом несущих опор системы. Не случайно институт военных комиссаров реанимировали в 1937 году перед расправой с группой Тухачевского.

Вообще, Фрунзе был для Сталина человеком во всех отношениях неудобным: занимался лишь своим делом, патологическим тщеславием не страдал, вел себя безупречно и выудить из его биографии какое-либо темное пятно для шантажа не представлялось возможным. То ли дело Ворошилов, Калинин или Ягода: их постоянной поддержкой генеральный секретарь обеспечил себя, как полагали многие, какими-то компрометирующими фактами из прошлого этих сановников.

Психологический конфликт между Сталиным и Фрунзе возник задолго до того, как генеральный секретарь особым чутьем профессионального преступника учуял опасность, исходящую от главы военного ведомства. Само по себе совпадение по срокам фронтовых успехов Фрунзе и оперативных просчетов Сталина не могло не вызвать чувства завистливой ревности у будущего генералиссимуса, никогда не забывавшего и никому не прощавшего однажды испытанную досаду или зуд уязвленного самолюбия.

Эту особенность его характера наиболее точно описал Троцкий: *«В нем не было и тени того великодушия богатых натур, которое радуется талантам и успехам другого. В чужом успехе он всегда чувствовал угрозу своим целям, удар по своей личнос-*

ти. С силой рефлекса он занимал немедленно оборонительную, а если возможно и наступательную позицию. <...> Чего Сталин, эта выдающаяся посредственность, никогда не прощал никому, это – духовного превосходства. Он заносил в список своей памяти всех, кто в какой бы то ни было степени превзошел его или хотя бы не отнесся к нему со вниманием».[94]

Но первое (и чуть ли не единственное) публичное столкновение между генеральным секретарем и популярным военачальником произошло в апреле 1923 года на заседании секции XII съезда РКП(б) по национальному вопросу. Сталин использовал тогда один из своих излюбленных приемов: сначала приписал Фрунзе замечание, которого тот не произносил, и тут же назвал это высказывание грубой и недопустимой неточностью.[95]

После этой небольшой стычки оба старательно избегали острых углов и всячески демонстрировали окружающим взаимную благожелательность. Фрунзе заполнял душевные пустоши суетой бесконечной службы; Сталин же искал пути дискредитации полководца, преданного не ему лично, а коммунистической идее. Учитывая извечно модные в политических комбинациях декорации времен Великой французской революции, генеральный секретарь вытащил, наконец, на свет испытанное пугало – бонапартизм. Самого ли Сталина осенила эта идея или она была им усвоена с помощью редакционной статьи о Фрунзе «Новый русский вождь», опубликованной в марте 1925 года английским ежемесячником «The Aeroplane», – не столь существенно. Пустив в ход интриги и слухи, генеральный секретарь возвел фрондера в ранг Бонапарта, но с самим наркомом по-прежнему держал себя дружелюбно и никогда не критиковал его предложений на заседаниях Политбюро.*

Всеобъемлющая ложь заразительна, особенно для аппаратного работника. Ядовитая наживка из смеси французского с нижегородским, или бонапартизма советской закваски, привлекла и сталинского секретаря Б.В. Бажанова. Фрунзе произвел на него впечатление осторожного и замкнутого игрока, прячущего свои карты.[96] Фактически Бажанов взглянул на Фрунзе с паранояльных позиций Сталина, для которого любой намек на инакомыслие становился прямой крамолой, безоговорочная вера в лозунги революции превращалась в идеологическое предательство, а всякий одаренный военачальник казался законченным Бонапартом. Одержимый маниакальной жаждой власти, генеральный секретарь наделил Фрунзе собственным тайным вожделением. Противоречащие бонапартизму твердый курс наркома на сокращение армии, его простота и скромность, отсутствие у него явного политического честолюбия и соответствующего куража во внимание просто не были приняты.

---

* Позднее выяснилось, что тоталитарный режим обусловливает не только единство взглядов, но и единообразие страхов. Убийство маршала Тухачевского в 1937 году Сталин растолковал советским писателям предельно кратко и откровенно: *«Захотел стать Наполеончиком»*. Спустя много лет еще один Наполеон, терпеливо ожидающий своего часа, померещился, видимо, Хрущеву в образе Жукова. Маршала отправили в отставку за проведение «линии на свертывание работы партийных организаций, политорганов и Военных Советов», или, иными словами, за попытку восстановления единоначалия в советской армии, а также за «насаждение культа его личности, политическую несостоятельность и склонность к авантюризму». В своих воспоминаниях Хрущев прямо говорил о «бонапартистских устремлениях» Жукова.

На минном поле мирного времени

В январе 1925 года Фрунзе, но свидетельству Бажанова, уже не очень устраивает Сталина, но Зиновьев и Каменев – за него. В результате «предварительных торгов на тройке» генеральный секретарь все же соглашается отдать строптивому полководцу высшие военные посты. Президиум ЦИК СССР издает постановление от 26 января: освободить Троцкого от обязанностей наркома по военным и морским делам и председателя Революционного Военного Совета СССР и на эти должности назначить Фрунзе.[97] Хроника криминальных происшествий в последующие девять месяцев не совсем обычна даже для того бурного времени.

Трагический счет открывают ответственные работники Закавказья. Председатель союзного совета Закавказской федерации и одновременно один из председателей ЦИК СССР Н.Н. Нариманов вечером 19 марта покидает Кремль по окончании какого-то заседания. У Манежа он вынужден остановиться в связи с приступом стенокардии. Проходящая мимо служащая амбулатории ЦИК берет извозчика и почему-то везет больного не в Кремлевскую больницу, расположенную на расстоянии двух минут езды, а домой. По дороге больной умирает. Тело покойного вносят в квартиру, а ночью переправляют в морг. На траурном заседании ЦИК невозмутимый Калинин сообщает, что смерть Нариманова – полная неожиданность, конечно, но «мы привыкли жертвовать нашими товарищами».[98]

Утром 22 марта из Тифлиса в Сухум для встречи с Троцким вылетают трое: первый секретарь Закавказского крайкома РКП(б) А.Ф. Мясников (Мясникян), председатель ГПУ региона С.Г.Могилевский и уполномоченный наркомата почт и телеграфов (в прошлом начальник секретно-оперативного отдела ВЧК, а затем – Особого отдела Кавказского фронта, человек, изумлявший самих чекистов своей уникальной жестокостью, и вместе с тем примерный семьянин) Г.А. Атарбеков. С Могилевским – активным участником всех российских революций – Фрунзе знаком издавна и считает его человеком «колоссальной внутренней духовной ценности»; Мясников – член Реввоенсовета республики и Кавказской армии.

Самолет фирмы «Юнкерс» пилотируют два опытных летчика – немецкий и грузинский. Через 10 минут после взлета самолет, окутанный дымом со стороны левого крыла, разворачивается назад и, не дотянув до аэродрома, переходит в пикирование. На высоте 7–10 метров от земли из него выбрасываются оба чекиста. При ударе о землю самолет взрывается; оба летчика и Мясников обгорают до обугливания; чекисты совершенно изувечены от падения с высоты, но не обожжены.

Первым на месте происшествия появляется Л.П.Берия. Он тут же проводит самостоятельное расследование, о результатах которого умалчивает, и сочиняет некролог, отражающий его личные дружеские контакты с Могилевским и его же выдающиеся заслуги в деятельности грузинского ГПУ. Военное ведомство формирует собственную экспертную комиссию во главе с командармом А.И.Корком. Согласно заключению комиссии, авария не связана с неисправностью мотора, бензопровода или системы управления самолетом; пожар возник в пассажирском салоне и обусловлен, вероятно, неосторожным обращением с огнем при курении (все же запретить курение в летательных аппаратах эксперты еще не предлагают). Выводы третьей комиссии, составленной из московских чекистов, остаются неизвестными. Определенную версию излагает, в конце концов, только Троцкий: не в силах отрешиться от любезных его сердцу штампов, он подозревает диверсию, осуществленную, по глубокому его убеждению, меньшевиками.[99]

После трехмесячного перерыва вереница печальных недоразумений и случайностей возобновляется. В июле Фрунзе дважды терпит «крушение на автомобиле», о чем проговаривается впоследствии Ворошилов. Причины аварий остаются неизвестными. Эмигрантская пресса сообщает, в свою очередь, неподтвержденные советскими источниками сведения о покушении на жизнь руководителя военного ведомства – «адской машине», заложенной в вагоне-ресторане его поезда, но не взорвавшейся из-за неисправности часового механизма.[100]

Вслед за этим, 6 августа на даче под Одессой выстрелом в упор убит командир Второго кавалерийского корпуса Котовский. Убийство Котовского поражает Фрунзе «своей неожиданностью и бессмысленностью». В телеграммах командующему Украинским военным округом и Второму кавалерийскому корпусу он отмечает, что «выбыл лучший боевой командир всей Красной армии»; в приказе Реввоенсовета республики пишет: *«Случай беспримерный. Тот, у кого поднялась рука на такого человека, или безумец, или предатель, какого еще не знала страна. Революционный суд воздаст должное преступнику».*[101] Судебный процесс откроется, однако, лишь через год и пройдет, согласно постановлению Политбюро, «при закрытых дверях».[102] Убийцу приговорят к десятилетнему тюремному заключению и через два года выпустят на свободу.

Через 60 лет, когда советская печать начнет сокрушать прежние мифы посредством создания новых, родится и политический мотив «устранения» Котовского: теперь в него стреляют перед самым отъездом в Москву, где Фрунзе намерен как будто бы предложить ему должность своего заместителя.[103] Но в августе 1925 года жители Украины видят в покойном герое гражданской войны вовсе не жертву политической интриги, а всего лишь колоритного представителя новой касты чиновников и командиров, которым все дозволено и все прощается; потому и покушение на него рассматривают как возмездие за «деспотизм, разврат, пьянство, бюрократизм».[104] По информации эмигрантской печати, Котовский «убит на романтической почве своим адъютантом» во время попойки.[105]

Такой человек не может не вызвать у Сталина теплого чувства, и свое отношение к нему генеральный секретарь формулирует, разумеется, иначе, чем украинские обыватели: *«Храбрейший среди скромных наших командиров и скромнейший среди храбрых – таким я помню т[оварища] Котовского».* В письме к Молотову 9 августа Сталин спрашивает о здоровье Фрунзе и обстановке, в которой убит Котовский, и тут же добавляет: *«Жаль его, незаурядный был человек».*[106]

Тем временем случайности продолжаются: 27 августа в одном из озер Адирондака (горного массива на северо-востоке США) при невыясненных обстоятельствах погибают Склянский (бессменный заместитель Троцкого в период гражданской войны, изгнанный в отставку весной 1924 года и тогда же назначенный почему-то председателем правления треста «Моссукно») и умеющий хорошо плавать И.Я. Хургин (председатель правления акционерного общества Амторг). Троцкий и Фрунзе печатают прочувствованные некрологи.[107] В центральной прессе от имени ЦК РКП(б) выражает свою скорбь по поводу безвременной кончины дорогих товарищей Молотов. В официальных версиях происшедшего слышны невнятные упоминания о каких-то порывах ветра на озере и перевернувшейся лодке. Но сталинские секретари Б.В. Бажанов и Л.З. Мехлис уверены, что Склянский «утоплен» по приказу генерального секретаря, а «несчастный случай» организован заместителем председателя ОГПУ Ягодой.[108]

Эти подозрения не имеют под собой фактически никаких оснований. Высокие инстанции направляют Склянского в краткосрочную зарубежную командировку (для закупки текстильного оборудования) в середине июля.[109] Устраивать на него технически сложную и дорогостоящую облаву через месяц после отъезда из Москвы и незадолго до возвращения в СССР чекистам совершенно не с руки. К тому же генеральный секретарь еще не дозрел до решения кадровых вопросов путем целенаправленного физического устранения так называемых троцкистов. Однако в стране, где даже влиятельные чиновники вынуждены ориентироваться лишь на собственные домыслы и невнятные толки, всякое чрезвычайное происшествие рассматривают по традиции как сугубо криминальную акцию.

На следующий день, 28 августа, на подмосковной станции Перово погибает под маневрирующим паровозом В.Н.Павлов – старый знакомый Фрунзе, член бюро Иваново-Вознесенского губкома, редактор губернской газеты с 1922 года, председатель Авиатреста с 1924 года.[110] За месяц до смерти он успевает напечатать в провинциальном журнале «На ленинском пути» панегирик Троцкому. Теперь уже не выдерживает пресса, выступая с недоуменно-ехидным намеком: *«Не слишком ли много для нашей старой гвардии случайностей? Какая-то эпидемия случайностей»*.[111]

Официальных разъяснений, естественно, никто не дает, зато в промежутке от 1 до 3 сентября Фрунзе удается непонятным образом «выпасть» из автомобиля на полном ходу, по выражению Бухарина. Автомобильные аварии в те обильные чрезвычайными происшествиями месяцы – далеко не редкость в московской криминальной хронике. За неделю до смерти Фрунзе в одной из уличных катастроф погиб начальник Московской губернской милиции Ф.Я. Цируль.[112] Но три таких инцидента за два неполных месяца – слишком много даже для профессионального гонщика, для наркома же с его персональным водителем это настолько чрезмерно, что невольно порождает смутные (в связи с отсутствием дополнительной информации) подозрения.

Автомобильные передряги наркома между тем продолжаются. О последней из них рассказывает Ворошилов в рукописи своей статьи о Фрунзе. По дороге из Симферополя в Мухолатку порученец наркома Карпович, передавая Фрунзе ружье в машине, нечаянно наносит себе смертельное ранение в грудь.[113] Как можно случайно застрелиться из ружья в автомобиле, Ворошилов не разъясняет. Фрунзе приезжает в Мухолатку мрачный. Желудочно-кишечное кровотечение, продолжающееся несколько дней, усиливается. Смерть ходит вокруг него, все более сужая свои незримые круги.

Западня

Поскольку Фрунзе не собирается гореть в самолете, тонуть в озере или разбиваться о московский булыжник, Сталину и его подручным приходится искать нестандартные пути устранения политического противника. Охота на него плавно вписывается в криминальную хронику 1925 года.

Летом сталинские егеря дополняют весенний поклеп на Фрунзе, трактующий действия наркомвоенмора с позиций его якобы бонапартистских намерений, свежеиспеченной выдумкой. Ее содержание раскрывает начальник политотдела одной из стрелковых дивизий, старательно собиравший крымские сплетни во время своего отпуска в письме к Зиновьеву от 25 августа: *«Каганович сказал, что Вы и тов[арищ] Каменев вели политику поставить на пост пред[седателя] Реввоенсовета тов[арища] Сталина, а не Фрунзе. Чтобы подготовить такое решение, Вы собирали у себя на квартире некоторых товарищей членов ЦК, обсуждая предварительно этот вопрос без тов[арища] Сталина. Получалась фракционность, хотя боретесь против фракции. <...> Конечно, Вы имели в виду, назначив Сталина на место пред[седателя] Реввоенсовета, освободить его (Сталина) от должности ген[ерального] сек[ретаря] ЦК»*.[114] Позднее старые большевики преобразуют этот вымысел в стойкую легенду о неудавшейся попытке ленинской гвардии возвести Фрунзе на пост генерального секретаря.

В начале осени Сталин прямо-таки излучает демонстративное беспокойство по поводу здоровья Фрунзе. Вдогонку наркомвоенмору, отправленному в отпуск 5 сентября, летит решение Политбюро от 17 сентября: *«а) Предписать т[оварищу] Фрунзе неукоснительно выполнять все предписания врачей. б) Поручить т[оварищу] Семашко установить строгое наблюдение за выполнением врачебных предписаний»*.[115] Кроме того генеральный секретарь проводит с Ворошиловым сеанс внушения наяву (о чем будущий маршал проговаривается все в той же рукописи о Фрунзе). На берегу моря в Мухолатке Ворошилову бросаются в глаза лишь прекрасное телосложение и мощная мускулатура наркомвоенмора. Сталин же, словно обеспечивая себе своеобразное алиби, отмечает у Фрунзе слишком бледную и дряблую кожу и втолковывает Ворошилову: *«Дело плохо, нужны срочные меры, боюсь за него»*.

По возвращении в Москву Сталин проявляет вдруг трогательную заботу о здоровье Фрунзе. Бажанов цитирует фразу из его кулуарного выступления: *«Мы совершенно не следим за драгоценным здоровьем наших лучших работников»*, – и добавляет, что Политбюро чуть ли не силой заставляет наркома лечь на операцию. На самом деле у высших сановников нет единого мнения, и Томский, например, голосует, по воспоминаниям его сына, против хирургического вмешательства.[116] Между тем генеральный секретарь продолжает блефовать и, пытаясь отвести от себя возможные нарекания, уверяет Кирова и Микояна, что Фрунзе сам настаивает на операции, а Розанов считает ее совершенно необходимой.[117]

Никто не замечает при этом всю абсурдность возникшей ситуации: государственные деятели высшего ранга, не имеющие ни малейшего представления о медицине, считают для себя допустимым не только обсуждать чисто врачебные вопросы (наряду с партийными, экономическими и прочими), но даже инструктировать хирургов относительно показаний или противопоказаний к операции в связи с определенным заболеванием. Впрочем, когда личность сокращается до размеров винтика в государственном механизме, вождь (так же, как некогда фараон, князь или император) не сомневается в своем праве подрегулировать (почистить, смазать, подкрутить) или заменить любую крепежную деталь.*

На первый взгляд может показаться, что Сталин копирует некоторые решения Ленина до поводу заболевших соратников. Но если вождь мирового пролетариата абсолютно всерьез рассматривал здоровье своих ближайших сотрудников как «казенное имущество», хищение коего наносит ущерб делу революции, а посему непозволительно, то из-под овечьей шкуры дружеского сочувствия генерального секретаря непрестанно вылезают волчьи уши. Чем активнее рекламирует Сталин свою заинтересованность в состоянии здоровья ответственного работника, тем чаще прячется за его заботливостью та или иная политическая акция, выполняемая привычными для него уголовными методами.

Внимательно наблюдающий за всем происходящим Бажанов все-таки о многом не осведомлен; крайне настораживает его лишь откровенная причастность сталинского секретаря Каннера и врача ЦК РКП(б) Э.Д.Погосянца к организации предстоящего хирургического вмешательства. Посильную лепту вносят также Сталин и Зиновьев, поделившиеся своими руководящими мыслями об операции с Розановым. А спустя почти полвека из тени мрачных легенд и зловещих недомолвок выступает фигура еще одного участника событий: утром, непосредственно перед операцией, Фрунзе навещает Буденный. Еще раз подтвердив, что наркомвоенмор оказался в больнице «по решению ЦК» (в период коллективного руководства ссылки на решения диктатора или тройки неуместны) и застав «своего друга» в хорошем настроении, бывший вахмистр продолжает мемуары с присущей ему кавалерийской прямотой. Дальнейший отрывок из воспоминаний Буденного заслуживает того, чтобы привести его целиком:

«Прямо не верится, что сегодня операция, – сказал Фрунзе. – Тогда зачем вам оперироваться если все хорошо? Кончайте с этим делом, и едем домой. Моя машина

---

* Высокомерное презрение Сталина к науке вообще и медицине в частности в дальнейшем только укрепилось. По воспоминаниям Хрущева, генерал Н.Н. Ватутин погиб от того, что Сталин запретил использовать пенициллин для лечения гнойного процесса, возникшего у командующего фронтом в 1944 году после ранения. Формальный предлог для запрещения оказался вполне заурядным и даже типичным: советского антибиотика еще нет, а из США способны прислать зараженный препарат, чтоб «ослабить наши силы». Сомнительно, чтобы Сталин хотел смерти доблестного генерала. Просто лучший друг ученых не видел особой разницы между медициной и, например, языкознанием и полагал, что лечиться надо кахетинским вином и теплой буркой; если же эти средства не помогут, так незаменимых людей у нас нет и новый генерал всегда найдется.

у подъезда. – Я бросился к шифоньеру, подал Фрунзе обмундирование и сапоги. Михаил Васильевич, казалось, согласился. Он надел брюки и уже накинул на голову гимнастерку, но на мгновение задержался и снял. – Да что я делаю? – недоуменно проговорил он. – Собираюсь уходить, даже не спросив разрешения врачей. – Я не отступал: Михаил Васильевич, одевайтесь, а я мигом договорюсь с докторами. Но Фрунзе отказался от этой услуги. Он решительно разделся и снова лег в постель. – Есть решение ЦК, и я обязан его выполнять. – Как ни упрашивал его, он остался непреклонным».[118]

Здесь все нуждается в уточнении и прежде всего понятие «дружба». Профессиональный солдат, полный георгиевский кавалер Буденный, с умилением вспоминавший на закате жизни, сколько голов порубил он своей верной шашкой и сколько раз стрелял в живот бесчисленным врагам, вряд ли мог рассчитывать на дружбу профессионального революционера и высокообразованного военного самородка, так и не сумевшего ни разу, даже в минуту смертельной для себя опасности, застрелить человека. Скорее всего старый унтер-офицер испытывает потребность приобщиться к давно канонизированному полководцу. Но знакомый с медициной не более чем с этикой, он явно не понимает, что за 1–2 часа или, быть может, несколько минут до операции посещения больных недопустимы и Розанов просто не имеет права пропускать его в палату. Впрочем, с Розановым ли хочет он «договориться» или с кем-то иным? И на каких условиях? И по своей ли инициативе или по заданию свыше верный соратник вождя народов в эпоху перманентного геноцида появляется у Фрунзе в последние спокойные минуты его жизни? Так или иначе ясно: визит Буденного неизбежно усиливает эмоциональную напряженность больного.

И снова после этого встает вопрос: почему Фрунзе не отказался от операции, предчувствуя неизбежный ее финал? Давно утратив гуманистические представления о бесценности человеческой жизни, он функционирует по правилам классовой морали, полностью обесценивающей жизнь индивида. Если подобные воззрения распространяются и на его собственное существование, то согласие на хирургическое вмешательство выступает в качестве своеобразного варианта русской рулетки, только с заменой револьвера скальпелем.

Но, может быть, ключ к этой психологической загадке в определенном кодексе чести? В черновых набросках Серебряковой хранится запись короткого монолога, произнесенного Фрунзе за несколько дней до операции: *«От страха ведь седеют. А пользы от него никакой. Не верьте тем, кто заявляет, что никогда не струхнул. Однако тут уж кто кого, страх меня или я его – в клочки. С этого начинается человек».*[119]

Но за бесстрашием Фрунзе скрывается не только глубоко спрятанная неуверенность в благополучном исходе операции, не просто скепсис человека, внезапно утратившего будущее, а потому готового пойти на чрезмерный и в действительности неоправданный риск, но фактически самодеструктивное поведение личности, всецело принимающей старинный принцип: *«Ничего не боюсь, ибо ничего не имею»*. Словно заговоренный от смерти в боях, он чувствует себя приговоренным теперь, через несколько лет после их окончания, но уяснить себе, что гражданская война в сущности не завершилась, ему не под силу, а задуматься над тем, что слова «заговор» и «приговор» происходят из одного и того же древнего корня, – и вовсе невозможно.

Помимо того, Фрунзе принадлежит к той, практическим врачам достаточно знакомой категории людей, страдающих язвой двенадцатиперстной кишки, которым свойственна особая, порой чрезмерная ответственность за порученное дело. Чем более важный пост занимает такой человек, тем серьезнее относится он к своим обязанностям и тем активнее сопротивляется лечению в стационаре. Отправить его в санаторий или хотя бы просто в отпуск иногда невозможно, ибо он абсолютно убежден, что заменить его некем.

На протяжении ряда лет Фрунзе умудряется избежать квалифицированной врачебной помощи, но в этот раз наталкивается на непреодолимое препятствие – постановление верховных инстанций; их резолюции он подчиняется безоговорочно, не позволяя себе даже усомниться в правомочности лиц, решающих его судьбу. Не стоит приписывать при этом Сталину изобретение паровоза партийной дисциплины, – недоучившийся семинарист усердно занимается лишь повышением КПД его двигателя. В конечном счете то, что не укладывается в сознании рожденного свободным Пильняка, свершается: преследуемый помогает загонщикам, дичь принимает доводы охотника. Как говорит Бажанов, «во время операции хитроумно была применена как раз та анестезия, которой Фрунзе не мог вынести».

И все-таки он очень удачлив. Ему и здесь везет: он погибает не в тюрьме, а в больнице, не испытывая перед смертью ни физической, ни душевной боли и не отрекаясь ни от себя, ни от друзей. Оттого, наверное, и сохраняется он в памяти последующих поколений во всем своем внутреннем разладе как человек, а не как лакированный идол, и эта противоречивость в бескомпромиссное время делает его заранее обреченным и вместе с тем столь привлекательным для Пильняка.

Некоторые историки и мемуаристы, излагающие прошедшее в жанре советского триллера, пишут, будто жена погибшего наркома, убежденная в том, что его «зарезали», через год покончила с собой. Но закономерная в таких случаях реактивная депрессия вовсе не обязательно сопровождается суицидальными намерениями, и мрачные умозаключения, не подтвержденные медицинской документацией, в данной ситуации скорее всего не имеют под собой почвы.

Опекунами осиротевших детей ЦИК СССР назначает в 1926 году Енукидзе, Ворошилова и Любимова – одного из самых близких друзей покойного и будущего наркома легкой промышленности, казненного в 1937 году.[120] С 1931 года дети Фрунзе проживали в семье Ворошилова. В уже цитированном последнем письме жене наркомвоенмор обмолвился об услышанной им однажды фразе: *«Семья Фрунзе какая-то трагическая... Все больны и на всех сыплются несчастья!»* Эту удручающую предопределенность его судьбы по-своему почувствовал некий рабочий из Иваново-Вознесенска, с горечью буркнувший по окончании траурного заседания в Большом театре: *«Сердце у нас, как пепел на цигарке... возьмет и упадет...»*.[121]

Впоследствии Каменев расскажет Троцкому о хобби Сталина, в котором тот признался однажды за бутылкой вина: *«Наметить жертву, все подготовить, беспощадно отомстить, а потом пойти спать»*. Но в промозглую ночь смерти Фрунзе генеральному секретарю выспаться не удается – слишком много тревог и маеты: то терпеливо ждать известий о приближающейся агонии, то в предрассветных сумерках спешить вместе с другими вождями в больницу, то распоряжаться о ритуальных церемониях, то вновь не без опасений томиться, пока прозектор не вынесет свой безапелляционный вердикт. Очень беспокойные сутки выдаются, да ведь сколько хлопотать нужно, чтобы построить сатрапию нового типа. Зато теперь его руки развязаны, и пусть даже бывший друг Каменев требует отставки генерального секретаря на предстоящем в декабре XIV съезде партии – армия его не поддержит.

Ведь только в начале этого сумрачного месяца Сталину удалось оторвать от зиновьевской фракции главу карательной службы. В ночь с 5 на 6 октября Дзержинский настрочил горячечное письмо о своем разрыве с Каменевым и Зиновьевым, сумбурную эпистолу перевозбужденного человека, наполненную проклятиями в адрес «раскольников» и заверениями в безграничной преданности партии и, следовательно, ее генеральному секретарю.[122] И вот теперь новая удача. Смерть Фрунзе, отнюдь не склонного приспосабливать свои взгляды к нынешней конъюнктуре, несмотря на детальное знакомство со всеми перипетиями внутрипартийной борьбы, – прицельный удар по оппозиции.

По окончании облавы действия Сталина точны и рассчитаны, словно таблица умножения. Срочно отозвать Ворошилова по телефону с крымского пляжа в Москву. Отбить телеграмму отдыхающему в Кисловодске Троцкому через девять часов после смерти наркомвоенмора – не раньше, чтобы демон революции не искал возможности успеть на похороны, но и не позже, дабы не возбуждать ненужных подозрений. Ответную телеграмму Троцкого из бурлящих слов и восклицательных знаков публикуют сразу, но его речь на траурном заседании в Кисловодске 2 ноября помещают в «Правде» только 13 ноября, когда дни разрешенной печали сменяются привычным торжеством будней.

На высоте кипящих слухов о происшедшем Греков объявляет всей стране о «радостной улыбке» умирающего Фрунзе, получившего записку Сталина (эффектный ход, как говорят при анализе шахматных партий). Поскольку содержание ее не раскрывается, каждый волен думать о чем угодно: то ли вождь ободряет больного друга, то ли извещает его о неотложных государственных проблемах. В действительности записка Сталина самая пустяковая: *«Дружок! Был сегодня в 5 ч[асов] вечера у т[оварища] Розанова (я и Микоян). Хотели к тебе зайти, – не пустил, язва. Мы вынуждены были покориться силе. Не скучай, голубчик мой. Привет. Мы еще придем, мы еще придем... Коба».*[123] Для будущего отца народов важен, однако, не смысл, а факт послания, значительность которого можно раздуть домыслами.

Зиновьев понимает, что Сталин его переиграл даже в мелочах, слишком поздно, когда беседа с Грековым уже разошлась многомиллионными тиражами. Спохватившись, ленинградский вождь делает жалкую попытку напомнить о себе. Верная ему медицинская сестра простодушно лепечет, будто в последнюю ночь своего пребывания в Кремлевской больнице Фрунзе не в силах расстаться с трудами Зиновьева, о чем уведомляет дежурного врача: *«Сейчас дочитаю книгу "Ленинизм" тов[арища] Зиновьева, которая, по-моему мнению, является одним из лучших его произведений. Советую Вам обязательно прочесть».*[124] Должного впечатления такие псевдовоспоминания произвести не могут; кроме военной литературы на трех европейских языках, Фрунзе, как всем известно, почти ничего не берет в руки, а в Кремлевской больнице перечитывает том К.Клаузевица и штудирует книгу маршала Ф.Фоша.

Последние штрихи на трагическую «случайность» накладывают траурные выступления Енукидзе, Сталина и Ворошилова.[125] В каждом из них как бы содержится определенный подтекст.

В искренней скорби Енукидзе слышится сожаление о безоговорочной резолюции относительно операции: *«Ничто не могло его спасти, и мы, его близкие друзья, бессильно стояли около него, без протеста и сопротивления уступили его смерти»*.

Сталин констатирует, что партия потеряла «одного из самых верных и самых дисциплинированных своих руководителей». Но генеральный секретарь еще словно бы колеблется, как устранять остальных: *«Может быть, это так именно и нужно, чтобы старые товарищи так легко и так просто спускались в могилу»*. Еще более поразительна обмолвка Сталина при выступлении на заседании французской комиссии Исполкома Коминтерна 6 марта 1926 года: *«Мы, русские товарищи, недавно только приняли известное решение на 14-м съезде насчет того, чтобы дать возможность секциям больше руководить самим собой. Мы это понимаем так, что надо, елико возможно, избегать прямого вмешательства в смысле хирургии, в смысле вивисекции в дело формирования руководящих групп наших коминтерновских секций. Не заставляйте же нас, товарищи, нарушить только что принятые на нашем съезде решения, не заставляйте нас брать в руки хирургический нож, чтобы отсечь некоторых товарищей. Бывают случаи, когда это неизбежно, но я такой неизбежности сейчас не вижу».*[126]

Ворошилов колотится в расчетливой истерике и, как порой принято среди мастеровых на поминках, туманно упрекает врачей: *«Я уехал кончать свой отпуск, уверенный в благополучном исходе операции. Да и как можно было беспокоиться, когда Розанов и Касаткин, с которыми мы так часто вели разговоры о здоровье Михаила Васильевича, убедили нас, уверили, что нет ни малейших оснований для тревоги. Я поверил. Поверил так, как поверили мы все, как спокойно и уверенно пошел под нож наш незабвенный, лучший из славных, друг и товарищ Михаил Васильевич»*.

Финалом этой истории становится утверждение Ворошилова наркомом по военным и морским делам и председателем Реввоенсовета республики. В отличие от Фрунзе, бывший певчий церковного хора, затем слесарь и, наконец, красный партизан Ворошилов навсегда останется надежным сталинским «инструментом», по выражению Троцкого, и сохранит кругозор авантюриста, случайно вознесенного к вершине иерархической пирамиды. Поскольку соответствующее постановление ЦИК СССР откладывается до 6 ноября, Сталин в речи на похоронах Фрунзе 3 ноября отмечает трудности продвижения рекомендованной им кандидатуры: *«К сожалению, не так легко и далеко не так просто подымаются наши молодые товарищи на смену старым»*.

Не пройдет и года, как генеральный секретарь сумеет изъять Зиновьева из политического оборота, точно стершуюся монету или потрепанную банкноту. Но пока еще Сталину приходится пойти на временную уступку председателю Исполкома Коминтерна и согласиться с назначением Лашевича первым заместителем Ворошилова; только при этом вводится должность второго заместителя, которую занимает Уншлихт. Очень скоро, 23 декабря 1925 года, в заключительном слове по политическому отчету ЦК ВКП(б) Сталин припомнит, что Лашевич находился в числе «комбинаторов» во время совещания «пещерных людей» под Кисловодском, а спустя еще 3 года первый заместитель наркомвоенмора вообще сойдет со сцены. В период Большого террора теоретик социалистического реализма Фадеев, выполняя социальный заказ, канонизирует Фрунзе как одного из «ближайших сподвижников» Сталина в борьбе с троцкизмом.[127] И тогда же завершится судьба большинства лечивших Фрунзе врачей.

Придворная медицина

С переездом правительства из Петрограда в Москву Солдатёнковская больница привлекла особое внимание большевиков. Именно сюда госпитализировали (преимущественно для хирургического лечения) видных советских сановников. Первый черенок придворной медицины привился неожиданно легко и быстро. Поздним вечером 30 августа 1918 года начальник столичного здравоохранения В.А. Обух привез в Кремль к раненому Ленину ординарного, хотя и довольно известного в городе, хирурга Розанова. Пустив в ход все присущее ему умение обворожить окружающих и выставив пострадавшему вождю неправильный диагноз «смертельного ранения легкого», Розанов применил затем достаточно рациональную выжидательную тактику и после выздоровления своего пациента приобрел безграничное уважение ленинских соратников и родных. С тех пор он вошел в число лечащих врачей вождя мирового пролетариата. Через год аналогичные обязанности по отношению к Крупской возложили на главного врача Солдатёнковской больницы Гетье.

Оба доктора произвели самое благоприятное впечатление на вождей и чекистов. Номенклатура, создававшая большой советский миф, сложила попутно маленькую легенду о незаменимых врачах Кремлевского двора и сама же в нее поверила.

Розанов первым завоевал настолько полное доверие Сталина, что тот рискнул подвергнуться операции в Солдатёнковской больнице. Этот эпизод Розанов не преминул отразить в своих воспоминаниях о вожде мирового пролетариата: *«Когда я оперировал т[оварища] Сталина, который лежал у меня в больнице, Владимир Ильич ежедневно, два раза, утром и вечером звонил ко мне по телефону и не только справлялся о его здоровье, а требовал самого тщательного и обстоятельного доклада. Операция тов[арищу] Сталину была очень тяжелая: помимо удаления аппендикса пришлось сделать широкую резекцию слепой кишки...»*.[128]

Ленин действительно проявлял озабоченность по поводу клинического состояния оперированного и даже посылал Енукидзе выяснить, когда можно посетить больного.[129] К строгим правилам внутреннего распорядка в отделении Розанова вождь относился уважительно (в отличие от Буденного, проникшего к Фрунзе в день операции). Но в остальном описании очень довольный собой хирург несколько увлекся и, мягко говоря, преувеличил свои заслуги: 28 марта 1921 года он просто удалил червеобразный отросток, через неделю снял швы и еще через три дня выписал Сталина из отделения.[130]

С тех пор конфиденциальные контакты между недавно еще малозаметным врачом и все более именитым пациентом не прерывались. Когда у Ленина пошла серия инсультов, генеральный секретарь приставил своего верного доктора надзирать за «казенным имуществом» вождя мирового пролетариата.[131] Исполняя не то фельдшерские, не то санитарские обязанности, опытный хирург регулярно дежурил у постели парализованного вождя, ставил ему клизмы, массировал конечности и периодически отчитывался непосредственно перед генеральным секретарем обо всем увиденном и услышанном в ленинском доме. Его усердие не осталось незамеченным: в 1923 году ему пожаловали звание Герой Труда, а спустя десять лет – орден Ленина.

Как у любого врача, были у него свои удачи и свои промахи. В мае 1924 года, на пятый день после операции, у него на руках скончался от повторного желудочного кровотечения старый большевик В.П. Ногин.[132] Через год с лишним в его отделении умер Фрунзе. И хотя персонально Розанова никто не мог обвинить в смерти ни того, ни другого, после гибели наркомвоенмора он был настолько угнетен и подавлен, что Рыков и Семашко специально навещали его для утешения и ободрения. На бюро Общества старых большевиков в ноябре 1925 года нарком здравоохранения сделал категорическое заявление: Розанов заслуживает полного доверия как человек, безраздельно преданный партии. После этого Розанов совершенно успокоился и вернулся к привычному рабочему ритму. Не мог же он знать, что после смерти Фрунзе паранойяльная идея медицинского террора прочно увязла в памяти чекистов, и в ожидании команды «Взять!» следователи усердно собирали отныне стандартную галиматью, «изобличающую» Розанова в неблагонадежности, несмотря на присвоенный ему титул «выдающегося хирурга» государства.

Отменив прежние гражданские чины, «атакующий класс», по выражению Маяковского, сохранил к ним традиционное почтение, втайне приравнивая приват-доцента к майору или подполковнику, а профессора – прямо к генералу. Такие милитаризованные воззрения открывали возможности не для избрания, а для назначения преподавателем или научным сотрудником и возведения в ранг доцента или профессора не за научные разработки, а за особые заслуги перед партией и правительством. Утвердив в соответствующем сане, можно было присвоить очередное звание – например, «крупнейшего специалиста в стране» по хирургии или терапии.

Ни Розанов, ни его коллеги Гетье и Очкин – многоопытные практические врачи, не проложившие, тем не менее, новых путей в науке, не написавшие и не защищавшие диссертации, – не имели права называться не только профессорами, но даже доцентами. Понимая это, Гетье протестовал, Розанов не прекословил, Очкин принимал с благодарностью.

Семейный врач Ленина и Троцкого, давно увядший Гетье ни на что, кроме практической деятельности, не претендовал. Сотрудников доктора всегда удивляли две его особенности: упорное стремление заменить понятие «мое мнение» выражением «мое впечатление» и неизменные возражения при попытке именовать его профессором[133].

Назначенный профессором, Розанов вошел в состав консультантов больницы ОГПУ и сблизился с Ягодой.[134] Наряду с этим он продолжал руководить хирургическими отделениями Боткинской и Кремлевской больниц, возглавлял кафедру хирургии Центрального института усовершенствования врачей, да еще участвовал в заседаниях Моссовета, куда его выдвинули в год Великого перелома. Стремительно росший после проведенного им исторического наркоза, Очкин унаследовал, в конце концов, должности своего учителя и патрона, но в связи с изменением официальных установок его назначили сперва доктором медицинских наук без защиты диссертации и лишь спустя два года – профессором.

В ранге профессора оказался тогда же Касаткин – один из четырех наблюдателей за ходом операции у Фрунзе. Окончив с отличием естественное отделение физико-математического факультета в 1898 году и медицинский факультет Московского университета в 1903 году, Касаткин занимал потом незаметную должность сверхштатного ассистента при терапевтическом отделении общей клинической амбулатории. К научной деятельности склонности не проявил, среди коллег не выделялся и в положенный срок получил за выслугу лет чин надворного советника и орден Святого Станислава 3-й степени.[135] Была лишь одна странность: с 1904 по 1916 годы его фамилия ни разу не фигурировала в перечне лиц, обладающих правом врачебной практики и представленных в Российском медицинском списке.

Хирурги, оперировавшие Фрунзе, ушли из жизни один за другим в 1934 году. Первым неожиданно погиб от сепсиса Мартынов. За три недели до смерти, наступившей 24 января, он безмятежно председательствовал на областной клинической конференции врачей Москвы и Московской области.[136] Похороны были скромными; «хирургическую совесть» оплакивали близкие, друзья и ученики.

За ним последовал Греков. Тяжко болевший в течение нескольких месяцев, он умер внезапно, 11 февраля, скорее всего вследствие острого нарушения сердечного ритма. В последний путь к Александро-Невской лавре его провожали почти десять тысяч жителей ненавистного генеральному секретарю города. На панихиде Розанов не скрывал своего горя: *«На нас, хирургов, налетел какой-то ужасный циклон, мы подряд теряем близких, дорогих товарищей; при всей нашей хирургической выдержке трудно справляться с собой и удерживать никому не нужные слезы»*.[137]

Его очередь тоже приближалась. Еще в 1931 году Гетье диагностировал у него аортальный порок сердца. В мае 1934 года Розанов перенес первый отек легких, а 16 октября скончался от сердечной недостаточности. Лейб-хирурга Кремлевского двора хоронили по высшему разряду: на Новодевичьем кладбище с предшествующей бесконечной гражданской панихидой и почетным караулом из старых большевиков. Многотысячную толпу провожающих – снятых с производства краснопресненских рабочих и сотрудников авиационных заводов, шефствующих над Боткинской больницей, – эскортировали вереница автомобилей, военный оркестр и, несмотря на дождливый день и низкие облака, военные самолеты.[138]

Участь докторов, лишь косвенно причастных к операции Фрунзе, была предрешена, как полагали современники, 9 ноября 1932 года, когда врачи ЦК ВКП(б) Погосянц и Обросов появились в Кремлевской больнице с готовым заключением о скоропостижной смерти Н.С. Аллилуевой от острого аппендицита[139]. Канель, Левин и случайно оказавшийся при этом Плетнев отказались подписать фальсифицированный документ. Канель успела умереть от менингита в феврале 1936 года. Левина и Плетнева арестовали в декабре 1937 года, а в марте 1938 года на процессе по делу «антисоветского правотроцкистского блока» осудили за «умерщвление» В.В. Куйбышева и Максима Горького, публично реализовав, наконец, тайно лелеемую с 1925 года идею медицинского террора. Дочерей и зятя Канель репрессировали в 1939 году.[140]

В августе 1937 года арестовали и Обросова. В свидетельстве о смерти, выданном его родным в 1951 году, было указано, что он умер в марте 1943 года от «упадка сердечной деятельности». Но в сентябре 1989 года его сын получил ответ на повторный запрос, обращенный в Военную коллегию Верховного суда СССР:

«На Ваше заявление сообщаю, что Обросов Павел Николаевич, 1880 года рождения, 15 марта 1938 года Военной коллегией Верховного Суда СССР был осужден по ст.ст. 58–8, 58–11 и 58–13 УК РСФСР к расстрелу. Обросов П.Н. судом признан виновным в том, что он с 1902 по 1919 годы, будучи якобы агентом царской охранки и контрразведки Колчака, проводил активную провокаторскую деятельность. Кроме того, Обросов П.Н. признан виновным в том, что, будучи врачом поликлиники Кремля, преступно-небрежно относился к своим служебным обязанностям. Сведений о точной дате расстрела в материалах Военной коллегии не имеется, но, как правило, приговор приводился в исполнение немедленно или на следующий день после его вынесения, место захоронения при этом в материалах дела не фиксировалось.<...> Проведенной в 1955 году дополнительной проверкой установлено, что Обросов П.Н. осужден необоснованно. 10 декабря 1955 года Военная коллегия реабилитировала Обросова П.Н. посмертно. Понимая глубину трагедии, постигшей Вас в связи с незаконным репрессированием Обросова Павла Николаевича, примите искренние соболезнования. Зам. начальника секретариата Военной коллегии Верховного суда СССР В.Полуянов».

Очкин и Касаткин благополучно пережили Большой террор, войну и послевоенные репрессии и дослужились до юбилейных эпитетов «замечательный» и «выдающийся». Следы придворного функционирования обоих были старательно затерты, но в глянцевом жизнеописании Очкина настораживало перечисление правительственных наград, занимавшее несколько строк, без объяснений, за какие заслуги вручен тот или иной орден.

Под сенью легенды

Еще во времена А.С.Грибоедова полагали, что слухи и домыслы ценят в Москве выше официальной информации. Так и на внезапную кончину сорокалетнего руководителя военного ведомства столица немедленно откликнулась бесконечными обсуждениями и толкованиями. Осведомители и агенты ОГПУ запеленговали два основных источника крамольных пересудов – круг друзей покойного и слой старых большевиков. И те и другие безуспешно решали ряд уравнений со множеством неизвестных. Мнения, как всегда в таких обстоятельствах разошлись: одни настаивали на трагической случайности, другие предполагали запланированную акцию.

Какими-то обрывками сведений поделился с друзьями погибшего Бубнов. По его словам, «зарезали Мишу зря»; прожил бы нарком без операции еще сколько-то лет; в общем не додумали, не предусмотрели.[141] Иначе говоря, извечная российская халатность, расхлябанность, неспособность учесть все факторы риска и предвидеть фатальные последствия неосторожного шага на всех уровнях, в том числе и медицинском.

Действительно, рассуждали многие, кто осмелился бы посягнуть на жизнь Фрунзе и с какой целью? Врагов он, как известно, не имел (ущемленное самолюбие Буденного и Ворошилова, тем более упакованное благожелательностью и чуть ли не дружескими взаимоотношениями, в счет не шло). Мотивы личной мести, на которые ссылались при убийстве генерала Слащова в 1929 году, в данной ситуации отвергались безоговорочно. В роковых страстях, кроме безраздельной преданности мировой революции, покойного наркома никто не мог заподозрить, но только за такую верность в 1925 году как будто еще не преследовали. Легенда же, прочившая Фрунзе на пост генерального секретаря, зацвела значительно позднее.

И все-таки слухи о заинтересованности в смерти Фрунзе человека из «дома номер первый» непрестанно шастали по Москве и стали особенно упорными после публикации «Повести непогашенной луны». Вскоре после реабилитации этой повести (через 60 с лишним лет) на поверхность всплыла своеобразная интерпретация постаревших слухов: их попытались объяснить естественной тревогой в определенных партийных и общественных слоях по поводу сложностей в руководстве государством. Мимоходом отвергалась и вероятность умышленного покушения на жизнь наркома, поскольку никаких «документальных подтверждений» этому до сих пор не найдено.[142]

Однако какие письменные доказательства следовало бы искать в данной ситуации? Личный отчет врачей в инстанции: согласно Вашему указанию операция закончилась смертельным исходом? Или предварительно разработанную для органов партийного здравоохранения инструкцию: повелеваем, чтобы оперируемый не проснулся после наркоза? Надо признать, что такие улики вожди обычно не оставляли, а в данной ситуации было лишь устное распоряжение: оперировать, дабы восстановить «казенное имущество» в лице наркомвоенмора. И каждому исполнителю этого приказа, как солдату перед боем, разъясняли его конкретную воинскую задачу.

Тоталитарный режим полностью перекроил мотивацию поступков. Древние юридические понятия потеряли свое изначальное содержание, ибо речь шла не о том, кому выгодно, а лишь о том, почему опасно для сатрапа. Отсюда устранение подлинного или мнимого противника с политической арены отвечало интересам этого сатрапа всегда, даже в тех случаях, когда оно вообще противоречило здравому смыслу.

Алогичное или просто паранойяльное, с точки зрения цивилизованного человека, поведение вождя мистическое сознание воспринимало как единственно правильное и непостижимое в своей мудрости. Тот же, кто успел приобщиться к европейской культуре, но обитал в неолитическом обществе, оказался перед элементарным выбором: или гибель, или адаптация с неизбежным риском превращения личности в исполнителя воли вождя либо его прямого пособника.

Для придворных врачей конформизм незаметно обращался в своеобразный капитал, дающий немалый – по феодальным меркам – доход. На дивиденды с протекции вождей удавалось прожить в общем без особых забот, словно возносясь на воздушной подушке над окружающей действительностью, а расплачиваться приходилось всего лишь непоколебимой верностью каждому колебанию генеральной линии партии да любому капризу начальства.

С тех пор минули десятилетия, но не утихли страсти. Исполнители и пособники постепенно утратили видимую связь с именем вождя и отошли в тень. Избирательная память их потомков и последователей мало-помалу вытеснила негативные переживания и сохранила позитивные.

Насыщенные чувством переживания придают смысл изведанному и формируют традиции. Кардинальная переоценка минувшего задевает душу и вызывает нередко острую боль, как хирургическая манипуляция без анестезии. Можно понять тех, кто не хочет видеть свое досье: такое чтение создает угрозу потери старого друга. Можно понять и тех, кто требует не очернять прошлое, полагая, наверное, что историю, как девицу на выданье, грешно компрометировать.

Почти все очерки по истории криминальных страниц советской медицины получили после публикации протестующий резонанс. В редакции поступали письма от родных и бывших сослуживцев с требованием не кидать камни в усопших, с трогательными воспоминаниями или описаниями милых подробностей прошлого, вовсе не производившего некогда страшного впечатления. И нет сомнений, что авторы писем ничего не выдумывали. Они лишь фиксировали внимание на одной грани многогранника, не замечая или не желая видеть остальные.

Как только в прессе промелькнуло сообщение о причастности Очкина к смерти Фрунзе, так тут же раздался разгневанный голос в защиту доктора.[143] Но автор возмущенного письма опирался, как обычно в таких случаях, скорее на эмоции, чем на логику, ссылаясь и на учебу Очкина в университете до революции, и на его женитьбу на сестре К.С. Станиславского, и на его дружбу с С.С. Юдиным.

Довод о принадлежности Очкина к дореволюционной медицинской школе по существу ни о чем не говорил. Лидер черносотенцев А.И. Дубровин или профессиональный революционер, заместитель наркома внутренних дел и председатель Центральной ревизионной комиссии ВКП(б) М.Ф.Владимирский тоже получили врачебные дипломы до революции. Вообще окончить медицинский факультет до советской власти – еще не означало стать подвижником. Врачей-подвижников издавна исчисляли единицами и только сподвижников вождей разного ранга – тысячами.

Женитьба Очкина на сестре Станиславского (урожденной Алексеевой) также не могла быть свидетельством в его пользу. Выше подозрений была, как известно, лишь жена Цезаря, но никак не муж купеческой дочери. Ссылка на дружбу со знаменитым хирургом Юдиным, конечно, достаточно весома. Но общительный Очкин гордился, кроме того, своими теплыми отношениями с не менее знатным прокурором Вышинским, а «невероятно чуткий», по выражению автора протеста, к подлости и неискренности Юдин много лет держал при себе человека, строчившего на него доносы.

Практически автор защищал не столько Очкина, сколько свои воспоминания о нем, свою легенду о популярном хирурге, свои иллюзии по поводу профессора, учившего его когда-то оперировать. Отсюда и самый веский как бы аргумент в виде античного афоризма: об умерших – или ничего, или хорошо. Он, безусловно, очень удобен, ибо после этого тему считают исчерпанной, а обсуждение прошедшего и вовсе не нужным. Между тем у древних было и другое, менее комфортное изречение: о мертвых – правду. С этой точки зрения, биография Очкина (1886–1952) достаточно показательна.

Он родился в Москве, в семье железнодорожного служащего. По окончании 2-й Московской гимназии в 1905 году поступил на медицинский факультет Московского университета. Для зачисления в студенты представил справку о том, что «к вредным сектам» не принадлежит и казенных или частных взысканий не имеет.[144] За первые три месяца обучения его взгляды радикально изменились. В декабре он вступил в эсеровскую дружину и вместе с прославленным машинистом А.В. Ухтомским принял участие в вооруженном восстании. Когда мятеж подавили, он оказался в Таганской тюрьме.[145]

Тут на его биографию ложится первая тень. Юного экстремиста вскоре выпустили не только из-под стражи, но и за пределы страны, да еще снабдили копией аттестата зрелости на немецком языке для продолжения учебы в Германии. Не обошлось здесь, разумеется, без соответственных хлопот. Главный врач Басманной больницы (в последующем главный врач Солдатёнковской больницы) Гетье нашел и удобный предлог для его отъезда за границу: надо было сопровождать какого-то больного в западные клиники.[146] Но одних ходатайств людей даже очень влиятельных после декабрьского побоища было едва ли достаточно. Крамольник должен был чистосердечно повиниться, и степень прощения прямо зависела от глубины раскаяния.

За гораздо меньшие проступки студентов исключали из университета и отправляли в провинцию под надзор полиции. Очкин же прослушал один семестр в Германии и беспрепятственно вернулся в Московский университет, основательно излечившись от юношеского максимализма и романтизма. Как только в начале 1911 года он получил диплом лекаря с отличием, доктор Гетье принялся хлопотать о разрешении «лично ему известному» врачу Очкину занять место экстерна (внештатную неоплачиваемую должность) в его больнице. В конце марта Московская городская управа удовлетворила прошение Гетье.[147] Через два месяца Очкина перевели на штатную должность врача-ассистента (с жалованьем 780 рублей в год и 15 рублей столовых ежемесячно) и с тех пор он навсегда связал свою жизнь с Солдатёнковской (с 1920 года Боткинской) больницей.[148]

Около года пробыл он в прозектуре у Абрикосова, потом перешел в хирургическое отделение Розанова. Во время Первой мировой войны практиковал по совместительству в госпитале университета Шанявского, лазарете для увечных воинов и лечебно-протезном институте. Клинический опыт сам шел в руки. Он научился оперировать спокойно, без блеска, отличавшего виртуоза Юдина с его неповторимыми быстрыми пальцами, но точно и без лишней торопливости, так что каждый этап хирургического вмешательства можно было фиксировать в виде отдельной фотографии.

Однажды Розанова пригласили на консультацию в богатый купеческий дом. Осмотрев больную, он предложил срочную операцию. Больная отказалась. Тогда Розанов обратился за помощью к своему ученику. Войдя в комнату, Очкин сразу направился к иконостасу и опустился на колени; после долгой молитвы подошел к изумленной и все еще настороженной женщине, подтвердил диагноз учителя и добавил, что прооперирует лично. Через несколько дней после ее выздоровления безвестный Очкин стал одним из самых модных хирургов среди московского купечества.

Родись он полвека раньше, так и остался бы в благодарной памяти столичных жителей в качестве искушенного и преуспевающего врача. Но приспела революция. Расслоение общества после нее захватило и врачебное сословие.

В начале 1918 года Пироговское общество (самая авторитетная врачебная ассоциация) призвало медицинский персонал к забастовке. Главный врач Солдатёнковской больницы Гетье выступил за ее прекращение. Его публично поддержал ведущий хирург больницы Розанов. Окончательно сорвать забастовку удалось, однако, после того, как была отправлена, по выражению Очкина, «специальная делегация в соответствующую организацию». Возглавил гонцов в «компетентные органы» Очкин, о чем сам же рассказал впоследствии своим ученикам.[149] Безусловная готовность к сотрудничеству и способность своевременно «просигнализировать» были приняты во внимание: если до революции общественность порицала доносы, то теперь государство осуждало за недоносительство.

В 1919 году Очкина отправили на фронт старшим врачом полевых госпиталей 8-й армии. Осенью этого года он попал в плен; находился в Ростове-на-Дону.[150] В январе 1920 года в город вошла Первая конная армия, и Очкин получил в ней назначение на должность главного врача первого хирургического госпиталя имени Буденного.[151] Но с июля по декабрь этого года он числился почему-то в командировке: то ли убыл из действующей армии с каким-то заданием, то ли проходил проверку (может быть, даже сидел под арестом) в связи с пленом. Так или иначе, но в начале 1921 года он вернулся домой по демобилизации.

Двух провалов в биографии – эсеровских заблуждений да еще с нестандартной реакцией властей и пребывания в плену – было достаточно, чтобы навсегда оставить человека под подозрением. Но за его лояльность поручился Розанов. В апреле 1922 года по удалении пули, полузабытой под кожей на шее Ленина (после ранения свыше трех лет назад), лейб-хирург Кремлевского двора несколько раз привозил своего ученика к вождю для перевязок, справиться с которыми могла бы без всяких затруднений одна фельдшерица. После этого Очкина включили в кадровый состав лечебно-санитарного управления Кремля.

До 29 октября 1925 года он усердно занимался хирургией и рентгенологией, но в тот день на него возложили проведение наркоза у Фрунзе. Даже сложные вмешательства на органах брюшной полости Розанов, как уже отмечалось, предпочитал производить под местной анестезией. Очень сомнительно, чтобы он, сам вставший на эту операцию только под прямым нажимом генерального секретаря, подставил и своего любимого ученика, не обладавшего достаточным практическим опытом по общей анестезии, на тот злосчастный наркоз. Скорее всего Очкина привлекли к исполнению не свойственных ему профессиональных обязанностей по распоряжению инстанций. Соответствующие инструкции мог привезти ему, в частности, его бывший командир Буденный, неожиданно возникший в клинике утром перед операцией. Не исключено, что из-за этого визита и к операции приступили не с утра, а лишь после полудня.

Как уже было сказано, начав с общего обезболивания эфиром, Очкин перешел на анестезию хлороформом, передозировав первый препарат почти в четыре раза, а второй – в полтора, после чего смертельный исход наркоза оказался предрешенным. Сделал ли он это случайно, в силу неопытности и волнения, или преднамеренно, выполняя приказ, в тот момент было не столь существенно, ибо в любом случае он реализовал тайное желание генерального секретаря.

Теперь оставалось лишь замести следы, соблюдая видимость приличий. Это задание взял на себя главный придворный прозектор Абрикосов, объяснив смерть Фрунзе особой «тимической конституцией» (или «тимико-лимфатическим статусом»). Такой диагноз не только снимал ответственность со всех участников злополучной операции, но и содержал в себе завуалированное оскорбление памяти полководца, поскольку клинически тимико-лимфатический статус связывали тогда с дегенеративными заболеваниями, эмоциональной неустойчивостью и психическим недоразвитием.

С того времени Очкин непрерывно поднимался по служебной стремянке. В 1928 году его назначили заведующим хирургическим отделением Кремлевской больницы, в 1932 – доцентом, в 1936 – доктором медицинских наук, в 1938 – профессором, в 1939 – депутатом Моссовета.[152]

Его известность, составленная из подлинного врачебного мастерства и ореола придворного хирурга, росла, как тень, с каждой новой ступенькой. И словно в старых сказках о человеке, потерявшем свою тень, было нелегко определить, кто представлял кремлевскую медицину на всевозможных ученых советах, хирургических съездах и международных конгрессах – личность, построившая себе советскую карьеру, или тень способного хирурга и почтительного ученика Розанова, занявшая место личности.

Помимо множества орденов и медалей, он получал порой нестандартные награды:

например, приглашение от НКВД на судебные заседания по делу антисоветского «правотроцкистского блока», выданное по утвержденному Н.И.Ежовым списку. Доверие вождей Очкин оправдывал незамедлительно, в числе первых адресуя в газеты требования политических казней и называя безвинно осужденного коллегу «тонким преступником» и «дипломированным убийцей».[153]

Немногословный, выдержанный, всегда великолепно одетый, чисто выбритый и пахнущий дорогим французским одеколоном, он производил неотразимое впечатление на курсантов Центрального института усовершенствования врачей, с упоением лепивших свою маленькую легенду о большом хирурге. Как просто было поверить им, что трудом, заменившим диссертацию, была монография Очкина о хирургическом лечении холецистита, и закрыть глаза на то, что книга эта вышла в свет только в 1949 году, спустя 13 лет после награждения его докторской степенью. А как хотелось им не испытывать сомнений в том, что Крупская умерла от заболевания, не оставляющего надежд на выздоровление, и не знать, что Очкин предполагал у больной аппендицит, но так и не взял ее на операционный стол, в очередной раз угадав тайное желание генерального секретаря.

Легенды настолько прослоили наше прошлое, что стали как бы неотъемлемой его частью. Прощание с ними тягостно, как сборы в эмиграцию, и поэтому, наверное, для многих неприемлемо. Упорствовать в заблуждениях проще, чем их признать. Но даже признать – еще не означает проанализировать, чтобы избежать повторения прежних ошибок. Между тем опыт минувшего кого-то все-таки учит, тогда как незнание и, главное, нежелание знать собственную историю уже не раз проучило всех.

Недостойные своего правительства

Идея всеобщего покаяния, нашедшая временный приют в тоскующих грезах растерянной интеллигенции, была, наверное, изначально иррациональной. Можно понять тех, кто бил себя в грудь, точно индеец в боевой барабан, повторяя за единомышленниками одно и то же самооправдание: от нас все скрывали, мы ничего не знали, поэтому никакой вины на нас нет и каяться нам не в чем. Можно понять даже тех, кто нехотя признавался: мы располагали некоторой информацией, но исполняли приказ. И непосвященные, и получившие доступ к толике секретов дьявольской кухни поступали, очевидно, по принципу, отраженному в древнекитайской философии: смотрю на него и не вижу – поэтому называю его невидимым, слушаю его и не слышу – поэтому называю его неслышимым...

Ситуация менялась, когда человек не отказывался от другого принципа: имеющий уши, да слышит. Обретенное знание порождало нередко конформизм, незаметно переходящий в цинизм, или своеобразный энтузиазм как форму психологической защиты, особенно в 1930-е годы. Но кто-то оглядывался окрест себя и вдруг замечал, что душа его «страданиями человеческими уязвлена стала». Тогда могли возникнуть одинокие очаги сопротивления.

Через два года после смерти Фрунзе, в заключительном слове на XV съезде ВКП(б), Сталин сравнил свой путь к единоличной власти с движением политической тележки, из которой выпадала на крутых поворотах часть старых лидеров партии.[154] Ни врачи, ни литераторы не имели, казалось бы, никакого отношения к этой политической тележке, и все-таки «Повесть непогашенной луны» и тогда и позднее воспринималась как форма протеста, ухаб на дороге к диктатуре.

На роль чудака и тем более участника сопротивления Пильняк, однако, вовсе не претендовал. Рыжий, длинный, нескладный, очень простой и даже милый в общении, он производил иной раз впечатление хитреца и пройдохи, ловко устроившего свои отношения с властью и обществом нового типа. Он мог оспорить ставку издательского гонорара, но был способен без колебаний подарить деньги бедствующей в Париже Марине Цветаевой. Убежденный в своей неотразимости, он покорял женщин этой уверенностью и, словно не замечая ханжеских взглядов, мог появиться на вернисаже с чужой женой, держась с ней непринужденно, как с собственной.

После беседы с ним Пришвин «понял о пустоте всех, клянущихся в верности партии». Он казался Чуковскому шалым и путаным, но оставался «выездным» и беспрерывно путешествовал по всем странам мира. Чувство такта ему порой изменяло; тогда он мог кокетничать своим желанием посидеть в деревне, чтобы «накатать» роман, и жаловаться человеку, даже не мечтающему о зарубежной поездке, что Сталин и Карахан опять посылают его в Японию. Он шатался по ресторанам «со всякими кожаными куртками», и они подписывали нужные ему бумаги.[155]

Он выпускал книгу за книгой и даже собрание сочинений, не успевая (или не умея?) отделывать свою прозу. Его непотребно клеймили ортодоксальные марксисты, но разносная критика лишь укрепляла его популярность, несмотря на изломанный и запутанный стиль: читать вслух его тексты, усеянные «зыбучими песками периодов», мог бы, по выражению Замятина, только воздушный насос, ибо «никакого человеческого дыхания не хватит».[156] Он обожал юродство как форму самозащиты, считал Эренбург, и раздражал чекистов своими связями с оппозицией, контактами с эмигрантами и ходатайствами за крамольных писателей. Безоговорочно признавая его «кружевное» мастерство, Луначарский угрожал ему потерей писательского иммунитета в связи с «политической бездарностью», но перевоплотиться в казенного литератора он все равно не мог. Еще в 1922 году Политбюро предписало своим карающим органам конфисковать его книгу «Смертное манит», но и это зловещее предупреждение впрок ему не пошло.[157]

Воронский чудил по-своему. Убежденный большевик с большим дореволюционным стажем, он, по его собственному признанию, ученостью не обладал, но сызмальства любил литературу. В те странные годы после гражданской войны, когда время в отдельно взятой стране продолжало неумолимо поворачивать вспять, чтобы, пришпоренное строгим приказом *«Время, вперед!»*, устремиться к истокам раннего средневековья, партия поручила Воронскому организовать издательство «Круг» и журнал «Красная новь». Воронский всецело отдался издательскому делу, стал регулярно печатать Пильняка, Зощенко, А.Толстого, да и сам получил известность как редактор, критик и прозаик. Он не предполагал, что служба партии и служение изящной словесности мало совместимы. Его суждения не выходили обычно за рамки таких конкретных понятий, как «полезно» или «не полезно». Тем не менее этот «романтический догматик», по определению Шаламова, увлекся своей работой настолько, что позволил себе сформулировать для советской литературы несколько заповедей: 1) партия обязана руководить, но руководство ни в коем случае не должно превращаться в куроводство; 2) тому, кто умеет играть только на флейте, не надобно совать барабан; 3) не уклони сердце мое в словеса лукавствия.[158]

Ненависть к нему партийных ортодоксов наливалась румянцем, словно волшебное яблоко, сотворенное для погружения принцессы в столетний сон. В начале 1923 года Общество старых большевиков приняло резолюцию о необходимости решительного пересмотра литературной политики и указало врагов: так называемых писателей-попутчиков и их покровителей – Воронского, Троцкого, Бухарина. Основные идейно-полицейские обязанности взял на себя журнал «На посту» (позднее «На литературном посту»), объявивший И. Бабеля революционным попутчиком, Вс. Иванова – просто попутчиком, Пильняка – попутчиком в кавычках.[159]

На первых этапах утверждения «культурной гегемонии пролетариата» литературные чекисты представляли себе беллетристику в виде ученого медведя, которого редколлегия журнала могла бы водить за кольцо в носу, чтобы тот показывал в балаганах разные штуки. Но вскоре метод дрессировки сменила тактика классовых сражений под лозунгами «большевизации» литературы, вытеснения противника с поля боя и безусловной ликвидации «воронщины». Вооруженные клеветой и бранью, блюстители советского искусства сучили перьями «на полицейской бумаге верже», отстаивая правоту своей ненависти и своего невежества. К XII съезду РКП(б) в 1923 году бывший референт ВЧК И. Вардин, откомандированный на фронт неизящной словесности, выдвинул партийные принципы советской литературы: 1) для художественной правды необходима правда идеологическая; 2) объективной природе соответствует только коммунистическая публицистика и политика; 3) всякая другая партийность, кроме коммунистической, в той или иной степени реакционна; 4) всякий другой класс, кроме пролетариата, в той или иной мере реакционен.[160]

Воронский слабо сопротивлялся, Бухарин мягко возражал, Луначарский слезно просил временно воздержаться от классового ратоборства против одного-двух десятков даровитых писателей. Идеологи пролетарского искусства ничего не слышали. Казалось, не только любое высказывание самого Воронского, но даже упоминание о нем действовало на сотрудников журнала «На посту», как отвар мухомора, употреблявшийся древними германцами перед битвой. В дохристианскую эру варвары возбуждали ярость растительными веществами, вызывающими галлюцинации; в первой половине XX века коммунистические фанатики достигали того же эффекта словом. Идея все более вытесняла материю, революционное сознание все чаще определяло казарменное бытие.

Чисто советскую болезнь «шизоинакомыслие» в те годы еще не открыли и с чудаками расправлялись иначе. В мае 1924 года при отделе печати ЦК РКП(б) состоялось совещание о политике партии в художественной литературе. Ответственный редактор журнала «Молодая гвардия» и член редколлегии журнала «На посту» Ф.Ф. Раскольников обвинил Воронского в отступлении от марксизма и потребовал не печатать впредь писателей-попутчиков в советской прессе.

Заодно «напостовцы», вдохновленные неустанно разжигаемой в Кремле борьбой с «троцкизмом», рискнули наброситься на самого вождя Красной армии – главного, по их мнению, благодетеля неугодных писателей. Охранники единственно правильной коммунистической беллетристики, наряду с идеологически выверенной публицистикой, явно недооценили противника. Искрометный Троцкий оставался по-прежнему неуязвимым в поединках такого рода.

Отражая совместный петушиный наскок своих «бранчливых критиков», вождь Красной армии заявил: *«Преступление мое в том, что я задел их собственную литературную мануфактуру»* (не исключено, что Троцкий имел в виду макулатуру, но, видимо, оговорился). Затем он разделался по очереди с каждым из литературных чекистов. Раскольникова пронзил жестким изречением: *«В художественных произведениях он игнорирует как раз то, что и делает их художественными»*. Вардина отхлестал пучком из нескольких фраз, закончив порку сочной репликой: *«Тон [его] чудовищно высокомерен, а знаний и понимания убийственно мало»*. Остальным нападавшим посоветовал прекратить «недостойное жонглирование цитатами из заграничных белогвардейских органов», после чего величественно удалился в свою резиденцию, чтобы найти там отдохновение в собственных литературных трудах.[161]

Публичная выволочка, устроенная Троцким, ситуацию на литературном фронте не улучшила. В сентябре того же года Фурманов ликовал: *«Наша победа признана ЦК. Воронский на обеих лопатках. Так положила его история»*.[162] В январе 1925 года Воронский констатировал в письме Горькому, что «Красная новь» захвачена «напостовцами» и в журнале «хозяйничает» Раскольников.[163]

Незадачливый литератор, избравший себе в качестве партийной клички фамилию пресловутого героя Достоевского, предводитель осатаневших от вседозволенности революционных матросов и безукоризненный исполнитель тайных ленинских поручений, Раскольников был «человеком идеи» и солдатом партии. Не склонный ни к юмору, ни к рефлексии, он в любое дело вносил истовость фанатика и был готов без раздумий возглавить отряд моряков, грабивших дома духовенства, и лично обыскать редакцию презираемой большевиками «либерально-профессорской» газеты «Русские Ведомости», разогнать Учредительное собрание и затопить Черноморский флот в Новороссийске, командовать Балтийским флотом и раздувать пламя мировой революции в качестве советского дипломата, готовить военный переворот в соседней стране и руководить журналом, издательством и, наконец, искусством вообще.[164]

В 1924 году он был уже не тем опьяненным кровью гражданской войны, блестящей молодой женой и близостью к основным вождям недавним мичманом, захватившим пышную квартиру бывшего морского министра и завалившим, точно разинский казак после удачного набега на Персию, комнату Ларисы Рейснер экзотическими тканями, бронзовыми изделиями, одеждой, прошитой толстыми золотыми нитями, и прочими военными трофеями. Только что брошенный женой, он поскучнел, замкнулся, возненавидел «гнусную гумилевщину», стал прихварывать и с болезненной страстью кинулся на защиту пролетарского искусства. В схватках мирных дней он нашел, наконец, способ «наиболее целесообразной утилизации своих сил».[165] Унизившись до исполнения цензорских обязанностей, он выносил жестокие приговоры пьесам и кинокартинам (порой по типу «безыдейная бульварно-уголовная фильма») и не гнушался даже сигнализировать в высшие инстанции о неправильном поведении коллег – например, редакции журнала «Новый мир».[166] До попытки прозрения и публикации открытого письма Сталину оставалось еще почти полтора десятка лет, хотя и перед смертью не пришло к нему осознание личной ответственности за соучастие в насилии над страной.

Все-таки странными были те годы. Будущие инженеры-строители человеческих душ еще не чертили идеальный образ простого советского человека и ходили порой в попутчиках у охранников мертворожденной пролетарской литературы. Представление о личности еще не успело полностью раствориться в понятии «народ», хотя талантливый поэт, перекроивший себя в агитатора, уже предлагал не высовываться, ибо «единица – вздор, единица – ноль», и проигранные баталии за культуру еще не означали бесповоротного поражения, если руководство литературной комиссией ЦК РКП(б) принимал на себя Фрунзе – старый верный друг Воронского.

Наркомвоенмор действовал в классических традициях армейской операции и одновременно аппаратного маневра. Он начал сражение неожиданно для всех, выступив на заседании упомянутой комиссии 3 марта 1925 года.

Схема разработанной Фрунзе военной операции была простой и эффектной. Признать свою некомпетентность в разбираемых вопросах, но подчеркнуть их политическую важность. Привлечь в союзники Ленина, который высказывался против теории пролетарской культуры как практической задачи текущего дня. Имитируя наступление, совершить ложный выпад против Воронского; пожурить его за какие-то ошибки в «организационном подходе» (хорошо овладел наркомвоенмор жаргоном политического абсурда), но отметить правильность его теоретических оценок. Сразу же вывести из-под обстрела Пильняка («Я лично не являюсь его поклонником, мне не нравится его манера писать, но кое-чему, несомненно, можно научиться и у него»). Вслед за этим, искусно перегруппировав разные понятия, приступить к фронтальной атаке против «напостовцев»; указать, в частности, на их политически вредные, даже опасные для пролетарского искусства методы борьбы. Не ставя себе тактической задачей уничтожение литературных люмпенов, развести части нападавших охранников пролетарской культуры и оборонявшихся ценителей изящной словесности на исходные позиции.[167]

Легендарный полководец гражданской войны одержал свою последнюю победу – на этот раз на литературном фронте. Формально стычка (или, как выражались тогда, дискуссия) завершилась 1 июля публикацией постановления ЦК РКП(б) о художественной литературе. Фактически Воронскому вернули журнал еще в марте, а Раскольников замер на время в своем уделе. Ни Фрунзе, ни Воронский не задумались тогда ни о последствиях этого успеха, ни о своей персональной ответственности за создание прецедента, на основании которого правящая партия принялась с тех пор управлять искусством вообще и художественной литературой, в частности, посредством резолюций.

Травля писателей-попутчиков постепенно стихала. Осенью Пильняк умчался в очередной зарубежный вояж, а по возвращении узнал неприглядные подробности о смерти Фрунзе. Замысел «Повести непогашенной луны» возник у него сразу – из благодарности этому человеку, поспешившему на выручку в беде, из неприятия ситуации, сложившейся в стране, из того особого чувства личной ответственности за все происходящее вокруг, которое вынуждает литератора преодолеть страх и оставить свои свидетельские показания для суда современников и потомков.

Советские рапсоды славили бои на Каховском плацдарме и Волочаевские дни, пыльные тачанки и бронепоезд на запасном пути, партизанские отряды и конные армии. Пильняк же задумал написать рапсодию о злой воле тирана, сломавшего судьбу героя. Вместо эпического полотна в свет вышла любительская фотография большой политики с несколько размытым изображением персонажей. Но и такой моментальный снимок показался вождям и чекистам капитальным «антисоветским документом». На своем заседании 13 мая 1926 года члены Политбюро, заслушав доклад Молотова о «Повести непогашенной луны», назвали ее публикацию «злостным, контрреволюционным и клеветническим выпадом против ЦК и партии», потребовали от Воронского и редакционной коллегии «Нового мира» показательного самобичевания и поручили отделу печати ЦК ВКП(б) смастерить закрытую директиву по поводу изъятия майского номера журнала, «особенно подчеркнув в ней необходимость строго соблюдать разграничение между критикой, направленной на укрепление советской власти, и критикой, имеющей своей целью ее дискредитирование».[168]

Теперь за поклонников свободного слова взялись всерьез. Амбразуры литературного поста ощетинились перьями, все чаще напоминающими о пулеметах гражданской войны. Вардин срочно напечатал панегирик Ворошилову, видимо, не сомневаясь, что новый нарком – известный меценат поддержит близких ему по духу часовых советской литературы.[169]

Воронского отстранили от должности редактора журнала, затем исключили из партии, потом бросили в тюрьму и чуть было не упекли на Соловки, но после вмешательства Орджоникидзе отправили на два года в ссылку. Он каялся, седел и все сильнее страдал от боли в сердце и непонимания подоплеки текущих событий. В 1929 году его как будто простили и даже восстановили в рядах ВКП(б); через шесть лет вновь отлучили от партии «за потерю бдительности и неизжитые троцкистские взгляды в области литературы», а в 1937 году еще раз арестовали и расстреляли. Его родных уведомили, что он осужден на десять лет без права переписки и умер в 1943 году.[170] Пильняк тоже публично каялся и снова грешил в печати, пока не пришла ежовщина;

«а мог бы жизнь просвистать скворцом, заесть ореховым пирогом, да, видно, нельзя никак...».

Сколько лет всей стране внушали: всякий народ достоин своего правительства. С классиками западноевропейской философии спорить не принято. Но всегда ли достойно своего измученного народа его блудливое правительство? И всегда ли достоин или заслуживает своего правительства каждый гражданин? И как все-таки поступать тому, кому претит слияние с толпой, замороченной каким-то фюрером и одурманенной запахом крови, кто не способен заразиться ни массовой агрессией, ни всеобщим энтузиазмом, кто не в силах кричать вместе с окружающими: «Распни его!»? Как уберечь личность от соблазнов конформизма и ужаса государственного насилия? Как сохранить право человека стать недостойным своего недостойного правительства? Один ответ нашел когда-то Галилей, другой – Джордано Бруно. Свой вариант ответа оставил и Борис Пильняк.

Покорение здравницы

В ноябре 1920 года пришлось обитателям Крыма признать возможность сочетания несочетаемого – принципиальной мизантропии и декларируемой заботы о здоровье трудящихся. Первое проявилось очередной вспышкой красного террора, тем более безрассудного и даже как бы машинального, что гражданская война формально прекратилась, а карательные акции низводили полуостров до состояния завоеванной колонии. Второе же выразилось в желании большевиков превратить полуостров во всероссийскую здравницу. В самом понятии «здравница» тоже просматривался какой-то механический оттенок, словно собирались победители открыть на курорте мастерские нового типа, куда специально выделенные чиновники могли бы отправлять полезных или классово полноценных граждан для починки их рабочих организмов или биопрофилактики. Так варвары в незапамятные времена выжигали леса, чтобы посеять пшеницу на пепелище...

Человек из Крыма

Беда, даже давно ожидаемая, нападает всегда внезапно. Нахлынув на Крым после спешной эвакуации белой армии, захватила она врасплох и семью известного московского литератора Ивана Сергеевича Шмелева, проживавшего тогда в Алуште. Оглушенный несчастьем писатель кинулся на поиски заступников.

Всероссийская молва утверждала, будто нарком просвещения Луначарский отличался от прочих вождей доступностью, внимательностью и отзывчивостью. Поток разного рода прошений и ходатайств, притекавших в его канцелярию со всех концов разоренной страны, не иссякал. Совершенно потерянный Шмелев обратился к нему со своей мольбой о помощи 8 января 1921 года:

«Многоуважаемый Анатолий Васильевич,

Недели три тому, как я писал Вам в отчаянии, но, боюсь, не дошло, может быть, мое письмо до Вас. Снова пишу, умоляю – помогите. Вы ведаете просвещением всей страны, я – один из русских писателей, поскольку мог и как умел служил этому просвещению, не для потехи какого-либо узкого класса работал, а сердцем, страданьем и радостью его. Думаю, что знаете меня, писателя, бывшего писателя. Теперь горе меня убило, душу мою забило, и мне трудно собрать мысли, чтобы хоть часть этой боли пересказать, тронуть... Помогите, ибо погибаю, и не к кому звать, молить. Во имя самого дорогого для Вас, умоляю. Я потерял сына, единственного, мою надежду, мою жизнь. Да, ибо сын для меня был силой сердца. Я почти потерял его, только слабая надежда светится, вот-вот погаснет. Но постараюсь кратко сказать.

Скоро три года, как я живу в Алуште, больной, не выезжая никуда. Приехал в июне 1918 года, с разрешения советской власти, по пропуску из Москвы. В Крыму был и мой сын, прибывший с фронта великой войны, отравленный газами – лечился. В декабре 18 года по мобилизации (есть документ) он был взят в армию крымского правительства, полубольной, и мыкался подневольно, мучительно. 7 месяцев мы с матерью не знали, жив ли он.

В ноябре 19 года он к нам вернулся совсем больной (чахотка обоих легких) и до апреля 20 года жил и лечился, получая отсрочки. Но полной отставки не давали, ибо в переходное время (Деникин – Врангель) не было создано правил для выхода в отставку. Дико, но это так. Сын должен был пока прикомандироваться к какому-нибудь военному учреждению и ждать. Он прикомандировался в Алуште к комендантскому управлению, как к тихой пристани, и вся его работа состояла в том, чтобы присутствовать от комендатуры в городском квартирном отделе по расквартированию приходящих военных.

За время его проживания в Алуште – год – я уверен, ни один человек не скажет, чтобы мой сын проявил себя словом или делом как противник советской власти или контрреволюционер. Это был больной, тихий человек, мучающийся подневольно. Его тянуло в университет, оставленный в 15 году. Он хотел учиться, а его заставили служить. В чем вина его?!

В конце октября 20 года, при эвакуации Крыма, он не захотел покидать родины. Он верил, что ему не вменят, что подневольно служил, что имел несчастье носить погоны артиллериста-подпоручика (чин получен в германской войне – в гражданской повышения не получал так же, как и наград). Он крепко верил, что ему будет дана возможность учиться и работать для родины, устраивающейся на новых началах – пролетарских. О, это было для него вполне приемлемо, ибо классовыми, узкоклассовыми интересами он не дорожил, не принимал их к сердцу. Быть с семьей и работать рука об руку с отцом.

Я... я мечтал о работе. Многое хотелось найти в себе и претворить. Я мечтал открыть курсы для масс – о технике творчества словом – курс лекций в тридцать. Много было планов и творческих. Мы остались в Крыму с открытой душой. Я всего себя отдал бы на работу. И вот. Сын регистрировался, вступил в профессиональный союз работников искусства как актер и театральный техник. Я мечтал ехать весной в Москву и сказать – я весь Ваш, я буду работать, буду узнавать новую Россию, вбирать ее в себя, изучать, понимать, узнавать, чтобы полюбить как развивающееся, живое. И все пало, разбито, убито. Сына взяли у меня. Его отправили в Феодосию, в Особый отдел 3-й дивизии. За него поручился секретарь местной коммунистической группы, другие. И все же – его взяли.

Я знаю – спроси весь город – не нашлось бы ни единой души, кто мог сказать что-нибудь дурное в политическом или житейском смысле о моем мальчике. Его называли редким, исключительным человеком, агнцем. Да, агнцем. Ибо он и есть таков. Мне больно. Слезы текут, когда я думаю, пишу это.

Комиссар 9-й бригады Райман был добр взять сына с собой, на бричку, чтобы не идти ему, больному, пешком. И знаю я, что этот комиссар бригады признал в сыне моем тихого, скромного, хорошего человека. Это было 4 декабря. Сегодня я получил от сына открытку (8.1) от 16 декабря из Феодосии, что он в заключении, в Особом отделе 3-й дивизии, что его еще не допрашивали, что он болен, ослаб до головокружений, может быть, от голода.

Прошло 23 дня с того числа, и я, несмотря на все старания, не знаю, где теперь мой мальчик, жив ли, что с ним. Был слух, что отправлен в Харьков... Слух глухой. Я плачу. Я спрашиваю – за что? За что убиты мы, я и мать, за что сын страдает? И, может быть, уже принял конец. Страшные мысли давят меня. Я не могу жить без сына, я не буду жить. Спасите его, нас спасите. Верните мне сына! Он невинен. Протяните руку. Я готов на всякую работу для родины. Всего себя отдам... Дайте нам жизнь, если можете, если захотите. Ведь я писать, я могу работать. Советской России нужны силы. Я и сын – мы готовы были отдать их ей. А теперь – горе, муки, ужас давит. Вы не можете не понять меня. Я не все сказал, может быть, не нашел сил нужное сказать сильнее, но Вы поймете мой отчаянный крик. Где мой мальчик?!

Помогите найти его. Я так ослаб – я едва ноги волочу, у меня сердце падает и ночи без сна. Я на грани жизни. У меня голова горит. Помогите. Дайте нам право работать, вернуться в Москву, где угодно, только бы не расставаться. Спасите. Или погибну. Знаю – погибну. Кому это полезно? Может быть, мне еще отпущено судьбой сказать еще не высказанное, болеть и радоваться духовно и найти для всего этого нужные формы – образы. Я чую, есть огонь в душе. Молю, в душу свою примите мои слова, мое отчаяние.

Я лично не знаю Вас, но я верю, что Вы можете крепко принять и понять, о чем я молю. Когда-то я вынес из души боль униженного, забитого человека-лакея, показал ее людям... Страдал, когда переживал ее как писатель. Прошли годы – и вот я теперь сам унижен и убит и теряю сына, как и мой тот «человек». Будто предвидел свою участь. О, как больно и как мне страшно. Кричу и боюсь – услышат ли. Если бы я вынес эту боль мою на улицу, сказал бы о ней всем тем, для кого я всегда мечтал работать, я знаю – они бы меня услышали. Они бы меня поняли и своими, может быть, нескладными пока словами сказали: полно, понимаем, прав ты, – и отдали бы мне мое единственное дитя. И плакал бы я радостно, что обрел величайшее, великую награду. Вы за них отзовитесь, помогите, молю. Вы можете лучше и глубже понять и быть скорым. Я прошу только правды и права. Я прошу внимания к боли незаслуженной. То, что Вы сделаете – во имя правды сделаете.

Я многого не сказал, что я вынес. Но нужда, болезнь, тоска по планомерной работе – все это ничто в сравнении с горем о сыне. Помощи прошу, слова Вашего жду, ибо неоткуда мне ждать, не у кого просить. Мне дали бумажку, что я писатель, под покровительством. Но где же покров сей? Чую, надвигается на меня иной покров. И, может быть, уже запоздает мое слово к Вам о помощи. Горько, больно. Но все же я еще рвусь к надежде, я не хочу поверить в неправду, я хочу верить, что жизнь стоит и созидается по правде, хотя бы математической, логической. Я хотел бы писать о живой правде, но все мое писание потекло, потекло и, может быть, растечется лужей. О, отчаяние. Помогите писателю, несчастному. Не скажете Вы – катись, верю – не скажете, потому и пишу Вам.

Сына моего зовут Сергеем, ему 25 лет.

Окажите скорую помощь, чтобы я хоть узнал о судьбе сына, жив ли он еще и где. Я найду силу ждать его, лишь бы жив был, хотя бы и не пришлось свидеться.

Уважающий Вас Ив. Шмелев».[1]

Не письмо даже – стон тяжелораненого достиг ушей Луначарского 14 февраля 1921 года. Поглощенный своими, а также государственными заботами, нарком четыре дня мариновал исповедь человека из Крыма среди других бумаг и только на пятые сутки переправил ее в канцелярию вождя, оснастив собственноручной запиской:

«Дорогой Владимир Ильич, обращаюсь прямо к Вам, потому что боюсь, что все окольные пути могут привести к катастрофе. Недавно пришло известие, будто бы умер один из лучших писателей России Шмелев, автор знаменитого рассказа «Человек из ресторана». Оказывается, что он, к счастью, жив, но сын его должен быть расстрелян как офицер врангелевской армии, оставшийся в Крыму. Все подробности дела отец передает в письме, которое я Вам посылаю.<...>

Очень прошу Вас в том или другом порядке отдать немедленное распоряжение, чтобы молодой Шмелев (Сергей 25 лет) был помилован, хотя бы и с заключением в концентрационный лагерь или что-нибудь другое. Но чтобы таким образом жизнь одного из самых блестящих и самых симпатичных писателей России была спасена.

С товарищеским приветом. А. Луначарский. 19/II – 1921».[2]

Вникнув в суть очередного инцидента и доложив о нем Ленину, управляющий делами Совнаркома Горбунов привел в действие центральный карательный аппарат, срочно затребовав официальные разъяснения.[3] Пролетев через ряд кабинетов высокопоставленных чекистов от Москвы до Феодосии и обратно, горбуновский запрос совершенно утратил энергию. По возвращении в столицу его пружина ослабла и аппарат выключился, успев только сообщить: Сергей Шмелев увезен уполномоченным Особого отдела Южного фронта Данишевским в Харьков. Этой справкой Дзержинский отмахивался потом от М.А.Волошина и В.В.Вересаева, домогавшихся избавления узника от неминуемой гибели.[4]

Тем временем к поискам арестованного сына писателя подключились М. Горький и сам председатель ВЦИК М.И. Калинин, а Луначарский приободрил Шмелева телеграммой: *«Принимаю меры, [чтобы] помочь Вам»*.[5] Все хлопоты во всех казенных домах оказались, однако, напрасными и запоздавшими, а в высших инстанциях – и безответными. Молодого Шмелева продержали в переполненном подвале на каменном полу около месяца, поморили голодом, а однажды ночью погнали за город и убили. Дату его смерти и место захоронения заплечные мастеровые, как обычно, не фиксировали; по косвенным сведениям, его приговорили к «высшей мере социальной справедливости» 29 декабря 1920 года и тут же расстреляли. Безутешному отцу долго еще говорили с усмешкой, что сына его выслали на север; председатель же областной ЧК С.Ф.Реденс ответил как-то, пожав плечами: *«Чего вы хотите? Тут, в Крыму, была такая каша!»*.[6]

«Положение наше безвыходно, – констатировал Шмелев в письме Луначарскому 12 марта 1921 года. – *Вот уже три месяца я и жена бьемся о стены, и стены глухи, и ни одного просвета. <...> Быть может, его уже нет в живых, и вот почему тайна повисла над этим делом. Я умолял сказать истину. Мне отвечали – жив. Где же он? Мне не отвечали. Кто есть сильный, кто мог бы заставить сказать правду? Ведь должны же быть нормы! Ведь не можно отнять у отца и матери их естественное право знать о сыне. Это право всегда признавалось властью»*.[7]

Осиротевший писатель уехал из Крыма в Москву. Столичные знакомые узнавали его с трудом: из живого, подвижного и энергичное человека он превратился в согбенного, седого и разбитого старца.[8] В Москве он немного оправился, но писать не мог и в 1922 году эмигрировал. В январе 1923 года он приехал в Париж. Там он выпустил в свет «Солнце мертвых» – книгу о пережитом в Крыму, сразу переведенную на все европейские языки. За что убили его сына, он так и не понял. Проследить истоки несчастья из эпицентра событий очень трудно, если вообще возможно.

Крымская ночь

Волна удушливой ненависти накатила на полуостров в ночь на 8 ноября 1920 года, когда Фрунзе начал Перекопско-Чонгарскую операцию, имея более чем пятикратный перевес в живой силе и четырехкратный в артиллерии. Через трое суток сопротивление белой армии было сломлено.

Слегка угоревший от скорой победы Фрунзе сделал красивый жест: 11 ноября он отдал своим войскам приказ о «рыцарском отношении» к пленным, а белым – предложил сложить оружие, гарантируя полное забвение «всех проступков, связанных с гражданской борьбой».[9] То ли он просто забыл о специфике советского государства, где любой почин, кроме великого трудового и только в свободное от основной работы время, карался по всей строгости произвола; то ли рискнул взять за образец поступки наполеоновских генералов и никто не остановил его суровым замечанием: *«Не по чину берешь!»*.

На следующий день после оглашения мирной инициативы Ленин напомнил ему о том, кто подлинный хозяин социалистической державы и как положено вести себя советскому военачальнику. Вождь отправил телеграфный разнос всему Реввоенсовету Южного фронта: *«Только что узнал о Вашем предложении Врангелю сдаться. Крайне удивлен непомерной уступчивостью условий. Если противник примет их, то надо реально обеспечить взятие флота и невыпуск ни одного судна; если же противник не примет этих условий, то по-моему, нельзя больше повторять их и нужно расправиться беспощадно»*.[10]

Советский диктатор изволил гневаться напрасно. Член Реввоенсовета республики И.Т. Смилга и член Реввоенсовета Южного фронта Бела Кун утешили его совершенно секретной телеграммой 13 ноября: *«Предложение о капитуляции послано ввиду антиантантовских настроений части офицерства. Наше предложение усматривает сдачу всего имущества. В случае отказа истребим всех. Приказ об этом отдан»*.[11]

К тому времени командование Южного фронта успело ознакомиться, очевидно, с приказом П.Н. Врангеля, отданным 9 ноября: *«В случае оставления Крыма воспрещаю какую бы то ни было порчу и уничтожение казенного имущества, так как таковое принадлежит русскому народу»*.[12] Так что, уведомляя Ленина о своих замыслах, Смилга и Бела Кун не сомневались в их реализации.

Между тем воинские части Врангеля в ночь с 11 на 12 ноября оторвались на один переход от наступающей Красной армии и форсированным маршем проследовали к морским портам, где уже шла поспешная эвакуация военнослужащих и гражданских лиц. Вывезти в Константинополь удалось свыше 145 тысяч человек, в том числе около 70 тысяч солдат и офицеров. По мнению Врангеля, при достаточном числе судов из большевистской неволи бежало бы почти все население Крыма.[13]

Заблокированные между осенним морем и наступающей Красной армией, офицеры и солдаты тыловых и арьергардных частей, прикрывавших отступление белых войск, и десятки тысяч беженцев со всей страны с тревогой ждали, как сложится их судьба. Одни из них пытались поверить в объявленную Фрунзе амнистию; другие – цеплялись за пустые ожидания защиты западных держав; третьи – полагались на свою подчеркнутую аполитичность, рассчитывая представить конформизм в доказательство лояльности по отношению к советской власти; кое-кто подался в горы и присоединился к отрядам зеленых. Никто из оставшихся в Крыму не мог даже предположить масштаб предстоящих репрессий.

Не исключено, что первоначально карательные функции взяла на себя Первая конная армия. Пока Вторая конная армия, преследуя отходящего противника, занимала Симферополь (13 ноября) и Севастополь (15 ноября), Ворошилов и Буденный формировали пресловутые «тройки». Уже 16ноября они рапортовали в центр: *«Тройки принимают меры к скорейшему восстановлению революционного порядка. Десятки тысяч бывших солдат Врангеля и оставшиеся генералы регистрируются и направляются на север»*.[14]

В тот же день Фрунзе доложил Ленину о ликвидации Южного фронта, а 23 ноября – о подготовке и начале военных действий против отрядов Махно. Прославленный полководец опять поторопился. Сворачивать Южный фронт большевики вовсе не собирались. Они только поменяли вооруженного противника на невооруженного, а руководство карательными операциями поручили члену Реввоенсовета 6-й армии Г.Л. Пятакову. До перевода на Южный фронт он стяжал себе лавры неутомимого карателя на посту председателя трибунала Первой трудовой армии, базировавшейся на Урале.[15]

Впоследствии, на новогоднем приеме в Кремле 1 января 1923 года, Дзержинский благодушно объяснял Вересаеву: *«Крым был основным гнездом белогвардейщины. И чтобы разорить это гнездо, мы послали туда товарищей с совершенно исключительными полномочиями». – «Вы имеете в виду Пятакова?»* – осведомился писатель, поскольку «всем было известно, что во главе этой расправы стояла так называемая пятаковская тройка: Пятаков, Землячка и Бела Кун».[16]

Бывший анархист, обращенный в ортодоксального марксиста, Пятаков пользовался особым расположением Ленина. Вождь упомянул его даже в своем «завещании» («загробном письме ревизора», по выражению М.А. Алданова) как человека «несомненно выдающейся воли и выдающихся способностей», хотя и посетовал на его увлечение администрированием.[17] На людей иных политических взглядов Пятаков производил впечатление «ошалелого элемента», каждое изречение и каждый поступок которого выдавали «прямолинейную пугачевщину».[18]

Природная склонность (или, может быть, точнее, пристрастие) к логическим вывертам позволила Пятакову рационально обосновать методологию материального воплощении мессианской идеи освобождения человечества: *«Когда мысль держится за насилие, принципиально и психологически свободное, не связанное никакими законами, ограничениями, препонами – тогда область возможного действия расширяется до гигантских размеров, а область невозможного сжимается до крайних пределов, падает до нуля. Беспредельным расширением возможного, превращением того, что считается невозможным, в возможное, этим и характеризуется большевистская коммунистическая партия. В этом и есть настоящий дух большевизма. Это есть черта, глубочайше отличающая нашу партию от всех прочих, делающая ее партией "чудес". Большевизм есть партия, несущая идею претворения в жизнь того, что считается невозможным, неосуществимым и недопустимым»*.[19]

За успешные боевые действия против неприятельского населения Крыма Троцкий представил его к награждению орденом Красного Знамени.[20] Но разойтись во всю мощь своего потенциального экстремистского дарования Пятаков не успел: 7 декабря 1920 года Ленин откомандировал его в Донбасс для управления трудовыми достижениями шахтеров. Главным распорядителем расправы взамен Пятакова стал вождь разгромленной в 1920 году венгерской революции, секретарь Исполкома Коминтерна и одновременно член Реввоенсовета Южного фронта Бела Кун, назначенный по совместительству председателем Крымского ревкома.

Дабы никто не сомневался в его подлинных намерениях, пламенный венгерский большевик публично посулил довести население полуострова до «общего революционного уровня» страны.[21] Его свирепые приказы напоминали предписания коменданта временно оккупированной территории. Ревком заявлял о своем праве отчуждать у населения все продукты питания; повелевал всем женщинам от 18 до 40 лет стать на учет в милицейских участках по месту жительства; требовал обязательной регистрации не только всех бывших офицеров, полицейских, чиновников, духовенства и даже домовладельцев, но и вообще всех, кто попал на полуостров при Деникине и Врангеле. И каждая такая команда завершалась угрозой предать суду революционного трибунала или покарать по всей строгости законов военного времени (подтверждая тем самым, что для крымских обывателей война не закончилась) при «неисполнении или противодействии сему».[22]

Один из героев Ф.М. Достоевского в «Записках из подполья» вопрошал почтенную публику XIX столетия: *«Замечали ли вы, что самые утонченные кровопроливцы почти сплошь были самые цивилизованные господа, которым все эти разные Атиллы да Стеньки Разины иной раз в подметки не годились, и если они не так ярко бросаются в глаза, как Атилла и Стенька Разин, так это именно потому, что они слишком часто встречаются, слишком обыкновенны, примелькались»*. Недоучившийся студент юридического факультета, человек с непримечательной внешностью конторского служащего, Бела Кун сумел превзойти своего подпольного собрата, описанного Достоевским. Покровительствуя искусству, председатель Крымского ревкома предоставил Волошину мрачную привилегию вычеркивать каждого десятого из проскрипционных реестров, что возбудило ненависть к поэту у родственников тех осужденных, кого он не смог уберечь от казни. В своем письме, присланном с оказией в Париж, Волошин рассказал, как он молился за убиваемых и убивающих.[23]

Античные завоеватели хотя бы не отвергали (далеко не всегда соблюдая) совет Вергилия: щадить покорившихся и усмирять надменных. Большевики же придерживались принципа не столь древнего, зато безусловно криминального: бей своих, чтобы чужие боялись. Коммунистическое вероучение полностью освобождало их от необходимости подчиняться древним христианским заповедям. Такое понятие, как «милость к падшим», осталось в XIX веке вместе с другими проявлениями «буржуазного гуманизма». Революционная догматика требовала от покорителей Крыма неустанных подтверждений «пролетарского гуманизма», означавшего неугасимую ненависть ко всем, на кого указывали негодующие персты вождей.

Охмелевшая от разгрома противника и обилия трофеев, крымского вина и ужаса покоренного населения, армия завоевателей разметалась по всему полуострову, точно орда степных кочевников или, по выражению Шмелева, стая стервятников, на глазах отъедавшихся, округлявшихся и оплывавших от самодовольства. Вслед за воинскими частями в Крым хлынули заплечные мастеровые, прагматики классовой морали, насаждавшие, как писал Шмелев в «Солнце мертвых», новую религию «помойного небытия», философию «реальной ирреальности».

Фактически полуостров превратился в гигантский концлагерь с первых же дней его завоевания. Армейские Особые отделы и зловещие «тройки», образованные в каждом городе и поселке, приговаривали к смертной казни в первую очередь бывших офицеров (в том числе отставных и в гражданской войне участия не принимавших, инвалидов и даже глубоких стариков), фильтровали несчетных и подчас не считаемых пленных (среди которых было немало гражданских лиц) и допрашивали практически всех жителей Крыма старше 16 лет. Специальные отряды карателей расстреливали приговоренных из пулеметов, рубили шашками, вешали на деревьях, топили в море...[24]

Все исполнители ссылались на распоряжения Белы Куна и его «секретаря» Р.С. Землячки. Не искушенные в партийной терминологии, они не понимали, что бывший начальник политотдела 13-й армии Землячка, назначенная секретарем Крымского обкома РКП(б), функционировала совершенно автономно.

Эта сухая низкорослая брюнетка с бледным лицом и блеклыми глазами, носившая подпольную кличку «Демон», смущала порой самых лютых большевиков своей ограниченностью и беспощадностью, помноженными на неукротимую энергию революционной фанатички. Судя по ее автобиографии, пятилетним ребенком познакомилась она с конспирацией, двадцатилетней девицей впервые попала в тюрьму – «университет для рабочих и отдых для нас» (большевиков), а в ссылке познакомилась с Троцким, «тогда еще юным и очень талантливым». В 1917 году она прославилась своим требованием расстрелять председателя Московского Военно-революционного комитета П.Г. Смидовича за недостаточную жестокость, проявленную им во время октябрьского переворота. Гражданская война обратила ее в «фурию большевизма», по выражению Волошина, – комиссара в кожаной куртке и хромовых сапогах, с огромным маузером на боку. Бесстрашные командиры Красной армии чувствовали себя довольно неуютно в ее присутствии, особенно когда она, поднося лорнет к близоруким глазам, резким голосом отдавала свое излюбленное приказание: расстрелять.[25]

Всего два месяца довелось ей самостоятельно бесноваться в Крыму, но это был, вероятно, наиболее удалой период тусклой ее жизни. Во второй половине января 1921 года ее отозвали в столицу руководить Замоскворецким райкомом РКП(б). Партия высоко оценила ее выдающиеся карательные заслуги: 23 января 1921 года Троцкий пожаловал ей орден Красного Знамени за «неукротимую, беззаветную и энергичную организационную и политическую работу», обеспечившую «прочную основу боеспособности красных частей».[26]

На прощание ее соратники поручили ей договориться в центре о подчинении Крымскому обкому местных политотделов армии и флота, о создании на полуострове «сильной ЧК» и об укреплении организационных связей курортного управления с Крымским ревкомом. Отдельным посланием обком заверил Оргбюро ЦК РКП(б) в сохранении на полуострове «прежней политики», несмотря на отъезд товарища Землячки.[27]

...Оригинальный мыслитель и блестящий публицист, высланный Лениным за границу в 1922 году, И.А. Ильин заметил однажды: *«Наша эпоха есть время тьмы и скорби– восставшей тьмы и овладевшей человечеством скорби»*. И добавил: *«Нашему поколению выпало на долю жить в ночное время»*.

Непрошеные свидетели

Наивное упование на доброго барина, которого обманывает злокозненный бурмистр, было извечным способом психологической защиты в экстремальных обстоятельствах. Немало людей в Крыму полагало, что сведения о бесчинствах на полуострове до центральной власти не доходят, а стоит только открыть глаза вождям, как все уладится.

С этой простодушной уверенностью в январе 1921 года добрался до столицы неисправимый романтик и талантливый физик-теоретик Я.И. Френкель. Несмотря на свои 26 лет, он был уже профессором Таврического университета и поэтому мог рассчитывать на встречу с Луначарским – ненадежным покровителем всех специалистов. Вместо Луначарского его принял заместитель наркома просвещения Покровский. Какими аргументами воспользовался пылкий провинциальный профессор, чтобы убедить влиятельного сановника передать его меморандум Ленину, неизвестно, но в том же январе информация о положении в Крыму легла на стол вождя вместе с запиской Покровского:

«Владимир Ильич, приехавший из Крыма проф[ессор] Френкель (бывший меньшевик, ныне вступивший в РКП) передал мне доклад о положении в Крыму, первая часть которого меня не касается, что я ему и сказал. Тогда он стал умолять меня передать ее Вам. Я не смог отказать. М.Покровский».

«Положение в Крыму

I. Политическое положение.

1. Распоряжение центральной власти о терроре в Крыму выполняется местными органами (особыми отделами и чрезвычайными тройками) с ожесточением и неразборчивостью, переходящими всякие границы и превращающими террор в разбой, в массовое убийство не только лиц, сколько-нибудь причастных к контрреволюции, но и лиц, к ней совершенно не причастных. Если в Симферополе и практикуется высылка неблагонадежных элементов на север (в весьма ограниченных размерах), то в уездах, в особенности по южному берегу Крыма, арестованные либо освобождаются, либо расстреливаются. В Ялте, например, оперируют два особых отдела (Черного и Азовского морей и 46-й дивизии) и две чрезвычайных тройки, расстрелявшие за какие-нибудь 3–4 недели минимум 700 человек (по всей вероятности, 2000); среди расстрелянных, помимо бывших военнослужащих армии Врангеля (не только офицеров, но и солдат), множество лиц из буржуазии, укрывшейся в Крыму главным образом из-за голода (представители крупной буржуазии, бежавшей от советской власти, своевременно выехали за границу), и в особенности демократической интеллигенции. Расправа происходит на основании анкет, отбираемых у граждан, приехавших в

Крым после 1917 года, почти всегда без каких-либо устных допросов и объяснений.

Чины особых отделов и члены чрезвычайных троек купаются в вине, которого так много на южном берегу Крыма, и под пьяную руку расстреливают, не читая даже анкет (факт, точно установленный и засвидетельствованный в отношении начальника особого отдела Черного и Азовского морей Черногорова). Наряду с обывателями, совершенно безобидными в политическом отношении, погибло множество ценных специалистов – советских работников, кооператоров, врачей и т.д., – лиц, относящихся заведомо сочувственно к советской власти, укрывавших коммунистов и помогавших им во время белогвардейщины. Всего в Крыму расстреляно около 30 тысяч человек, причем эта цифра продолжает ежедневно расти.

Благодаря тому, что Крымревком и в особенности обком ничего не предприняли для обуздания особых отделов (так, например, Бела Кун заявил, что "не должно быть пощады ни одному офицеру и ни одному буржую"), а центр не обращал достаточного внимания на Крым, – террор или вернее разбой, ареной которого является последний, не обнаруживал до сих пор никаких признаков ослабления. Лишь в самое последнее время в Симферополе появилась Крымчека, которая, однако, не заменила пока что особого отдела Крыма, а лишь дополнила его.

Наиболее рьяные враги советской власти уехали по большей части из Крыма. Продолжение террора превращает нейтральных и даже сочувствующих в врагов и, таким образом, не уничтожает, а наоборот, насаждает контрреволюцию. Необходимо немедленно прекратить террор и расследовать действия особых отделов для наказания виновных.

2. Ссылаясь на "директивы из центра" (наличность которых весьма сомнительна), обком приступил к высылке из Крыма в центр (или просто на север) не только ряда меньшевиков, зарекомендовавших себя самоотверженной помощью коммунистам во время белогвардейщины и получивших более или менее ответственные посты в Крыму, но и новообращенных большевиков, пытавшихся так или иначе протестовать против неумеренного террора. Усматривая в этих протестах проявления недопустимой в Крыму меньшевистской ориентации, обком в порядке партийной дисциплины "командирует" соответствующих товарищей в распоряжение центральных органов, обезлюживая и без того бедный силами Крым. Это обезлюживание грозит Крыму самыми печальными последствиями, ибо для советского строительства в этом крае, почти не знавшем советской власти, необходимы люди сугубо опытные и честные. "Ортодоксальных" коммунистов, удовлетворяющих этим требованиям, слишком мало для того, чтобы устранять новообращенных или "меньшевикообразных". К тому же отрицательное отношение к террору в Крыму в той форме, которую этот террор принял, благодаря попустительству обкома и слабой связи с центром, не может ни в коем случае служить основанием для обвинения в меньшевизме. Необходимо дать обкому соответствующие разъяснения и вообще установить за ним более тесный контроль.

3. Вообще центру необходимо обратить большее внимание на Крым, если предпо-

лагается превратить его в ближайшее время в всероссийскую здравницу. Продовольственный вопрос в Крыму быстро и резко обостряется, в особенности на южном берегу, где советским служащим (и то лишь в одной Ялте) выдают всего лишь по 1/4 фунта хлеба в день и где общественное питание совершенно не организовано. Необходимо разгрузить южный берег от приезжей публики, в огромном большинстве своем стремящейся на север, – чтобы освободить место для больных рабочих и красноармейцев, которые должны быть отправлены на юг. Разгрузка, осуществляемая особыми отделами, вряд ли может быть признана допустимой с какой бы то ни было точки зрения. Необходимо направить в Крым опытных партийных работников из центра с самыми широкими полномочиями; в противном случае "ортодоксальные" коммунисты, оперирующие в Крыму в настоящее время, обратят его не в здравницу, а в пустыню, залитую кровью.

Проф[ессор] Я. Френкель. 21.1.1921».[28]

Достоверных сведений относительно общего числа жертв крымского террора не осталось (хотя нельзя исключить, что и эта тайна просочится когда-нибудь на всеобщее обозрение из казематов партийной документации). По официальным данным погибло 56 тысяч человек, по сообщению крымских врачей, опубликованному Шмелевым, – до 120 тысяч. Завоеватели стремились дать, по словам писателя, «красивую статистику»; представленные ими сводки и рапорты вполне удовлетворили высшие инстанции.

«Свидетельствую, – писал Шмелев в лозаннский суд,– *я видел и испытал все ужасы, выжив в Крыму с ноября 1920 по февраль 1922 года. Если бы случайное чудо – и властная международная комиссия могла получить право произвести следствие на местах, она собрала бы такой материал, который с избытком поглотил бы все преступления и все ужасы избиений, когда-либо бывших на земле.*

Я не мог добиться у советской власти суда над убийцами, потому-то советская власть – те же убийцы. И вот я считаю долгом совести явиться свидетелем хотя бы ничтожной части великого избиения России перед судом свободных граждан Швейцарии. Клянусь, что в моих словах – все истина. Иван Шмелев».[29]

Горе побежденным

На праздничном приеме 1 января 1923 года Дзержинский прямо-таки обворожил Вересаева. Он был подчеркнуто любезен. Он расточал комплименты. Он объявил Вересаева «признанным бытописателем русской интеллигенции» и настаивал на публикации его «клеветнического» романа «В тупике». И между прочим всю ответственность за крымский разбой свалил на достаточно засвеченных товарищей с исключительными полномочиями, пояснив: *«Но мы никак не могли думать, что они так используют эти полномочия».* Из его уклончивых ответов писатель вывел заключение, что Дзержинский имел в виду прежде всего Белу Куна.

В тот вечер Вересаев попался в древние и вместе с тем вечно новые психологические сети, сплетенные из харизмы абсолютного зла, с одной стороны, и гипертрофированной внушаемости – с другой. Писатель испытал настолько глубокое расположение к верховному карателю страны, что захотел сделать его героем второй части своего «клеветнического» романа.

Так заложники проникаются подчас непритворной симпатией к террористам. Все традиционные представления о жизни и смерти, добре и зле, достоинстве и позоре опрокидываются в сознании заложника, когда его внушаемость – и без того чрезмерная вследствие эмоциональных перегрузок – подкрепляется мелкими подачками и грубой лестью террориста. Чем больше длительность экстремальной ситуации, тем выше вероятность того, что жертва согласится с любыми доводами преступника и даже проявит готовность защищать его, напрочь забыв о перенесенных страданиях и унижениях, смерти близких и угрозе собственному существованию.

Доверительные контакты между писателем и главным чекистом после новогодней встречи не возобновлялись, – к счастью для Вересаева и словесности. В тиши своего кабинета литератор не подвергался прямому влиянию Дзержинского и мог уравновесить поэтому необъяснимое чувство приязни к председателю ВЧК с подавленными в разговоре впечатлениями. Завершая работу над романом, Вересаев восстановил в памяти, как искажался в какие-то моменты интеллигентный облик недавнего собеседника, как лицо его становилось вдруг «таинственно страшным, единственным в своей небывалости» и как аргументировал он полезность своей деятельности:

«...Тут лучше погубить десять невиновных, чем упустить одного виновного. А главное, – важна эта атмосфера ужаса, грозящая ответственность за самое отдаленное касательство. Это и есть террор... Бесследное исчезновение в подвалах, без эффектных публичных казней и торжественных последних слов. Не бояться этого всего способны только идейные, непреклонные люди, а таких среди наших врагов очень мало. Без массы же они бессильны. А обывательская масса при таких условиях не посмеет даже шевельнуться, будет бояться навлечь на себя даже неосновательное подозрение».[30]

Подобную откровенность шеф тайной полиции демонстрировал крайне редко. Ему приходилось очень тщательно следить за чистотой своих риз, чтобы подданные коммунистической державы не усомнились в чистоте его помыслов. Очевидец крымских событий и «признанный бытописатель» показался ему полезным объектом для дезинформации, – ведь конкретный план репрессий на полуострове созрел в лубянских кабинетах. И в тот же осенний день, когда командование Первой конной армии доложило вождям о формировании «троек», Дзержинский включил свой механизм террора, отправив главе украинских чекистов В.Н. Манцеву совершенно секретную шифрограмму:

«Примите все меры, чтобы из Крыма не прошли на материк ни один белогвардеец. Поступайте с ними, согласно данным Вам мною в Москве инструкциям. Будет величайшим несчастьем республики, если им удастся просочиться. Из Крыма не должен быть пропускаем никто из населения и красноармейцев. Все командировки должны быть сугубо контролированы. Примите самые энергичные меры и ежедневно

докладывайте мне, что Вами предпринято и с каким результатом во исполнение данного приказа. 16 ноября 1920 г[ода]. № 514 с. Председатель ВЧК Дзержинский».[31]

Полномочный представитель ВЧК на Украине, Манцев был одним из наиболее близких соратников Дзержинского. Он отличался исполнительностью и усердием. Получив задание шефа он немедленно убыл в Крым, захватив с собой ряд «очень хороших работников» и агентурную группу. За пять дней чекисты расставили заградительные отряды на Перекопе, по железной дороге и вдоль морского побережья. Для полной изоляции полуострова от материка привлекли две кавалерийских дивизии. Особые отделы быстро нарастили производственные мощности и начали пропускать через свой конвейер свыше тысячи военнопленных в сутки. Дзержинского заверили, что «в смысле массовых операций» задержки с «очисткой» Крыма не предвидится.[32]

Планомерному истреблению безоружного противника чуть не помешали, однако, армейские врачи: 25 ноября 1920 года они запросили разрешение на эвакуацию ста тысяч военнопленных в связи с возникшими среди них эпидемиями натуральной оспы, сыпного и возвратного тифов. В ответ на такое нарушение инструкций из Москвы примчалась телеграмма, подписанная Дзержинским и заместителем председателя Реввоенсовета республики Склянским:

«Срочно принять меры, чтобы ни один эшелон и даже отдельные лица не проникали пока на север без указания центра. В отношении белья, обмундирования и мыла принять во внимание невозможность немедленной срочной и полной помощи центра, а потому всемерно использовать местные средства, не стесняясь родом одежды. Эпидемии ни в коем случае не должны быть занесены в армию; ответственность за это РВСР [Реввоенсовет республики] возлагает на Чрезвычайную санитарную комиссию Южного фронта».[33]

Если сто тысяч военнослужащих предназначили на заклание силовые ведомства, то число жертв среди гражданского населения предопределил Ленин. Соответствующую директиву вождь изложил на собрании актива московской организации РКП(б) 6 декабря 1920 года: *«Например, сейчас в Крыму 300 000 буржуазии. Это – источник будущей спекуляции, шпионства, всякой помощи капиталистам. Но мы их не боимся. Мы говорим, что возьмем их, распределим, подчиним, переварим».*[34]

Вряд ли эту цифру – триста тысяч сограждан, обреченных на «переваривание», – высчитал сам вождь сообразно своему аппетиту; скорее всего ее подсказали спецслужбы. Они же вели, очевидно, учет репрессированных. Еще в конце ноября Ягода уведомил вождя мирового пролетариата: *«Республике предстоит организовать более или менее продолжительную изоляцию в лагерях около 100 000 пленных с Южного фронта и громадных масс, выселенных из восставших станиц Терека, Кубани и Дона. В данный момент до Харькова достигла волна в 37 000 пленных врангелевцев, в Орле находится партия в 400 человек детей и стариков от 14 до 70 лет, прибывших совершенно случайным и неорганизованным порядком с Терека (без всяких документов и дел с ссылкой на распоряжение Орджоникидзе)».*[35]

Украинский филиал ВЧК такая «красивая статистика» миновать не могла, что косвенно подтвердил Манцев в письме Дзержинскому 20 декабря 1920 года: *«В Крыму я очень задержался, но это было совершенно необходимо, так как деловых людей там в это время не оказалось, меры никакие не принимались, и белогвардейцы могли бы оттуда расползтись.<...> Теперь, после Крыма, вероятно, и я приобрету прозвище «кровавого». Ну, что ж делать. Такое прозвище от буржуа лестно»*.[36]

Напрасно беспокоился верный чекист. Ни международного признания, как, например, Джек-потрошитель, ни общероссийской популярности, как Ванька-Каин, ни эпитета к фамилии типа Манцев-Багряный или Манцев-Таврический он не приобрел. Но партийное поощрение заслужил: в 1921 году вручили ему втихомолку орден Красного Знамени «за особые отличия против врагов социалистического отечества».[37]

Его место на полуострове занял Реденс, назначенный председателем Крымской ЧК. В отличие от Манцева, имевшего гимназическое образование и даже ценившего поэтов-имажинистов, Реденс не сумел закончить двухклассное начальное училище, хотя и усвоил некоторые трудовые навыки электромонтера; зато он посещал подпольный кружок политической экономии, а после революции – Институт красной профессуры.[38] При нем крымский разбой приобрел характер отлаженного производственного процесса.

Мотивы подобной «алчности к смертоубийству» не мог понять еще Денис Давыдов. Излагая историю партизанского движения в тылу наполеоновских войск, он негодовал по поводу действий А.С. Фигнера: *«Я уже давно слышал о варварстве сего последнего, но не мог верить чтобы оно простиралось до убийства врагов безоружных, особенно в такое время, когда обстоятельства отечества стали исправляться и, казалось, никакое низкое чувство, еще менее мщение, не имело места в сердцах, исполненных сильнейшею и совершеннейшею радостью»*.

Герой войны 1812 года никогда и не сумел бы даже предположить возможность массовых казней после победы. Но у большевиков были свои резоны для крымской «чистки» и, прежде всего, сознательное стремление затопить страну кровью и страхом, чтобы на таком замесе возвести чертоги социализма. К этой страстной кровожадности добавлялась еще сугубо рассудочная потребность в подражании Великой французской революции, своеобразное соревнование с якобинским террором.

Экономические поводы особого значения для вождей в этой ситуации как будто не имели. Тем не менее Совнарком одобрил полезную инициативу М.Горького, считавшего необходимым конфисковать имущество эмигрантов, и в ноябре 1920 года принял два соответствующих декрета. Любое достояние бежавших за границу или скрывшихся граждан переходило теперь в государственную собственность; предметы искусства и антиквариат поступали в фонды наркомата просвещения, а все остальное (без конкретизации движимости) – в закрома наркомата внешней торговли для реализации за рубежом.[39]

На всякий случай Ленин дополнил декреты личным, грозным и вместе с тем секретным распоряжением Крымскому ревкому об учете и сохранности всего «трофейного» добра для передачи комиссии по изъятию бесхозяйственного имущества и комиссии по использованию материальных ресурсов. Спустя три месяца вождь вдруг забеспокоился и потребовал от Крымского ревкома самой тщательной охраны фарфора, бронзы, мрамора, картин и прочей поживы в ялтинских дворцах и частных зданиях. Всю эту добычу он вознамерился продать или, точнее, обменять за рубежом на паровозы и тракторы[40]. Ни сожаление, ни беспокойство в связи с таким расточительством вождя не обременяло. Когда революционный огонь охватит всю планету, а первое социалистическое государство станет ядром всемирного союза советских республик, вот тогда и все награбленные сокровища, сбываемые пока что по дешевке, он отнимет у богатых капиталистов и поделит поровну между самыми верными соратниками.

Главным хранителем «трофейных» сокровищ назначили И.Д. Папанина (знаменитого в последующем полярника), прослужившего комендантом Крымской ЧК с ноября 1920 по июнь 1921 года и не без гордости вспоминавшего об этом постыдном периоде своей буйной молодости: *«Ценностей через мои руки тогда прошло немало. Все реквизированное поступало ко мне. Опись мы вели строжайшую. И вот из Москвы прибыла комиссия – принимать ценности. Приехали, как мне сказали, великие знатоки своего дела. Ну и заставили они меня поволноваться! Я и не предполагал, что у иных драгоценностей есть своя родословная. Увидели они сервиз. Для меня чашки ли, тарелки ли – безразлично из чего они, было бы что из них есть. Один из проверявших всполошился: Это же севрский фарфор, семнадцатый век, не хватает одной чашки и салатницы. – Он буквально сверлил меня взглядом, словно думал, не украл ли их я. – Пойдемте по зданию посмотрим, может, они и есть, – предложил я. Из чашки оказывается часовой пил, а из салатницы мы сторожевого пса кормили. <...> Месяц работала комиссия. Наконец меня вызвали к Землячке. Она вышла из-за стола и расцеловала меня: – От имени партии вам благодарность за сбережение огромных ценностей»*.[41]

Основным владельцем недвижимого имущества в Крыму стал наркомат здравоохранения. Его руководитель Семашко подготовил сначала декрет об использовании полуострова для лечения трудящихся, а затем постановлепис «по экстренному устройству и оборудованию крымских курортов».[42] Заодно позаботился он и о младшем брате вождя: Д.И. Ульянова ввели в состав ревкома и назначили главным уполномоченным Наркомздрава в Крыму, передав курортному управлению часть поживы с армейских складов.[43]

Подлинной первопричиной крымской трагедии оказался, однако, глубинный, подчас не поддающийся самоконтролю, страх новых хозяев страны. Покушения на Урицкого и Ленина были еще слишком свежи в памяти вождей; их опасения индивидуальных террористических актов с окончанием гражданской войны нисколько не уменьшились, а впоследствии даже возросли. Оптимальный способ самозащиты и самосохранения осенью 1920 года они усматривали в тактике всеобщего устрашения, в реставрации варварских обычаев и в том числе заложничества, о чем не постыдились оповестить мир через центральную прессу.

В специальном правительственном сообщении 30 ноября 1920 года они объявили всех офицеров армии Врангеля, всех эсеров и все партии, примыкавшие к так называемым национальному и тактическому центрам (от монархистов до меньшевиков), заложниками. Напомнив о том, что в тюрьмах, концентрационных лагерях и особенно в Крыму скопилось очень много заложников, советское правительство публично обещало «беспощадно истреблять» их в случае покушения на вождей.[44]

Каждый экстремист, принимавший участие в захвате автобуса или самолета, родильного дома или целого городка на протяжении криминального XX столетия, получил с того дня уникальный пример для обучения и подражания. Но превзойти большевиков по размаху насилия над собственными гражданами не довелось, кажется, никому. *«Про нас можно сказать, что мы составляем как бы исключение среди народов»*, – заметил однажды П.Я. Чаадаев. – *Мы принадлежим к тем из них, которые как бы не входят составной частью в род человеческий, а существуют лишь для того, чтобы преподать великий урок миру»*. После октябрьского переворота большевики непрерывно преподавали миру «великий урок» терроризма, а в ноябре 1920 года дополнили его практическим наставлением, зачислив фактически в заложники почти все население Крыма.

Старый революционер, князь П.А. Кропоткин, теоретик анархизма и закоснелый идеалист, потрясенный свирепостью большевиков, 21 декабря 1920 года обратился к Ленину: *«Неужели не нашлось среди вас никого, чтобы напомнить, что такие меры – представляющие возврат к худшим временам средневековья и религиозных войн, – недостойны людей, взявшихся созидать будущее общество на коммунистических началах. <...> Как же вы, проповедники новой жизни и строители новой общественности, можете прибегать к такому оружию для защиты от врагов? Не будет ли это признаком того, что Вы считаете свой коммунистический опыт неудавшимся и спасаете уже не дорогое Вам строительство жизни, а лишь самих себя?»*.[45]

Вождь мирового пролетариата не удостоил простодушного князя ответом. Зато Дзержинский задался целью безотлагательно усилить репрессии и 8 января 1921 года издал приказ «О карательной политике органов ЧК». Согласно предписанию главного чекиста, «лиц буржуазного класса» надлежало впредь изолировать в особых концентрационных лагерях; отпускать на поруки разрешалось одних лишь незаменимых специалистов, да и то в крайнем случае. Через месяц Революционный военный трибунал Республики подвел юридический фундамент под распоряжение главного чекиста, разъяснив суть так называемого пролетарского права в совершенно секретном циркуляре: *«Пролетарское право как практический метод организованного подавления буржуазии, имея своим базисом вечно меняющуюся экономику, руководствуется не общими нормами, рассчитанными на продолжительный период, а соображениями революционной целесообразности, зависящей от внутренней и международной ситуации данного момента»*.[46]

Только через пять лет после «освобождения» полуострова ВЦИК РСФСР провозгласил полную амнистию жителям Крыма, «вовлеченным по несознательности в белогвардейские организации».[47] Не к этому ли постановлению восходит советская традиция сначала замучить и расстрелять, а потом реабилитировать за отсутствием состава преступления?

По мере усугубления хозяйственного развала и упадка к лету 1921 года государственные репрессии стали ослабевать. На смену им давно пришли голод и повальные болезни, мародерство и бандитизм. *«Коммунизм – это хорошо днем, а ночью-то каково?»* – услышали однажды местные жители от одного из новых и постоянно пьяных начальников; ему же принадлежало не менее сочное изречение: *«Жить незачем, один друг – наган».*[48]

Часть крымского населения была вынуждена питаться кошками и падалью уже в конце января 1921 года. Через несколько месяцев в благодатном Крыму начался голодной мор. Сообщение об этом бедствии промелькнуло однажды в центральной печати: *«Целиком съеден весь скот и лошади, сельское население покидает свои жилища и наводняет города, процент смертности прогрессивно растет. По шоссейным дорогам Севастополь – Симферополь – Евпатория, в городах на улицах и близ вокзалов валяются трупы и брошенные матерями дети».*[49] За первый год советской власти на полуострове только от голода погибли, по отчету Крымского обкома, около ста тысяч человек.[50]

Сводки информационного отдела ВЧК констатировали подавленность крымских крестьян и враждебность рабочих по отношению к советской власти, забастовки в Севастополе и брожение в войсках, случаи дезертирства и перехода красноармейцев в банды, разрастание преступности и распространение эпидемий.[51] Конкретной криминальной практикой ленинская гвардия подтвердила безошибочность и эффективность принципа Калигулы: пусть ненавидят – лишь бы боялись. Позднее вожди затребовали еще и всенародной любви. Но в 1921 году они могли испытывать чувство глубокого удовлетворения: качество жизни на полуострове сравнялось, наконец-то, с общим революционным уровнем страны.

Перепутья после войны

По окончании гражданской войны Пятаков решил обрести свое призвание в хозяйственной деятельности, хотя его прямолинейность и экстремизм несколько смущали более умеренных соратников. Их коробили порой и его грубость и презрение к нижестоящим, но эти свойства характера компенсировала его способность выдавливать трудовую активность из государственных крепостных при любых обстоятельствах. Рыков полагал тем не менее, что «за ним нужно всегда присматривать, иначе он перебьет всю посуду»; а Дзержинский, заметно присмиревший в должности председателя ВСНХ (Высшего совета народного хозяйства), просто назвал его «самым крупным дезорганизатором промышленности».[52]

Так Пятакова и держали на высоких постах, но на вторых ролях (заместитель председателя Госплана, заместитель председателя ВСНХ, заместитель наркома тяжелой промышленности) сначала из-за чрезмерной приверженности к насильственным методам руководства и недостаточной гибкости мышления, а потом – из-за позднего конформизма, ибо не успел он отречься от троцкистских заблуждений во благовремении. В тщетной надежде снискать благоволение генерального секретаря Пятаков взвалил на свои худые плечи дополнительные служебные обязанности и с прежней страстью прирожденного экстремиста принялся исполнять революционный долг в качестве личного сталинского осведомителя и провокатора. В конце 1928 года – начале 1929 года он, по его собственному признанию, исправно доносил Сталину о содержании своих бесед с Бухариным. Как заметил Бухарин на очной ставке в ЦК ВКП(б) 7 декабря 1936 года, Пятаков стремился «других топить для того, чтобы приобрести себе капитал».[53]

В нем не остыла страсть к массовым убийствам, но, пока он лишь выступал в центральной печати, требуя беспощадно карать «врагов народа», голос его не очень выделялся из общего хора доморощенных прокуроров и самодовольных проходимцев. Лишь однажды, в августе 1936 года, через две недели после ареста жены, обвиненный в «контрреволюционной работе», он взял чересчур высокую ноту. Пятаков обратился тогда к вождям с просьбой разрешить ему лично расстрелять не только Зиновьева, Каменева и прочих былых соратников, приговоренных к высшей мере наказания, но и свою «бывшую» жену.[54]

Бела Кун продолжал готовить мировую революцию в Коминтерне. В марте 1921 года, испросив у Ленина и Зиновьева необходимое разрешение, подкрепленное солидными ассигнованиями от Коминтерна, он пробрался в Германию, чтобы поднять там восстание по российской модели. Немецким соратникам его отрекомендовали под конспиративной кличкой «Туркестанец», и надо признать, писал впоследствии историк Б.И. Николаевский, «он действительно удачно выбрал этот почти щедринский псевдоним, хотя и вряд ли понимал все символическое его значение». Когда нелепый коммунистический путч в Германии провалился, его организатор бежал в Москву и предстал перед разгневанным вождем мирового пролетариата. Подробности аудиенции не разглашались; известно лишь, что после встречи с Лениным у Белы Куна возник какой-то припадок, очень похожий на истерический.[55] Его принесли на руках домой, несколько недель продержали на постельном режиме, а затем выдворили в Екатеринбург, разжаловав до уровня рядового члена Уральского бюро РКП(б).

После кончины вождя мирового пролетариата Зиновьев снова приблизил к себе опального экстремиста. Бела Кун вернулся в Исполком Коминтерна, руководил международной коммунистической пропагандой и сам писал агитационные листки и брошюры, отчего считался еще и журналистом. Высокая правительственная награда нашла героя карательных операций и государственных переворотов только в ноябре 1927 года: на конгрессе «друзей советской России» заместитель наркомвоенмора (командир полка в Первую мировую войну) С.С. Каменев украсил его грудь орденом Красного Знамени. *«Как себя чувствовал этот старый царский офицер, венчая палача русских офицеров?»* – полюбопытствовала тогда эмигрантская пресса.[56] Все сразу промахи, неудачи и дружеские связи с «врагами народа» пламенному авантюристу зачли в период Большого террора; весной 1937 года секретарь Исполкома Коминтерна Д.З. Мануильский сообщил боевым товарищам информацию НКВД, согласно которой Бела Кун, курировавший к тому времени балканские страны, с 1921 года работал румынским шпионом.[57]

Манцев побарствовал в разных должностях: руководил индустриализацией страны в качестве члена Президиума ВСНХ, оставаясь по совместительству членом коллегии ОГПУ, потом был заместителем наркома финансов СССР, а в 1936–1937 годах восседал в кресле председателя специальной коллегии и заместителя председателя Верховного суда РСФСР, за что получил орден Трудового Красного Знамени.[58] Недоучившийся студент юридического факультета числился даже титульным редактором таких монографий, как «Советское промышленное право» и «Промышленность и право».

Реденс проник на самый верх – стал свояком Сталина и важным специалистом по «выпалыванию контрреволюционной интеллигенции». Он не сворачивал с пути, указанного ему в молодости Дзержинским, и только сменил черный цвет униформы на желтый – желтая фуражка, желтая кожаная куртка военного образца, желтые кожаные брюки, желтые краги.[59] Несмотря на пристрастие к алкоголю – «слабость в смысле вредной привычки», по деликатному определению Хрущева, – он ревностно исполнял свои служебные обязанности, репрессировав в одной только Московской области 36 тысяч человек на протяжении четырех лет (1933 – 1937), и дослужился до звания комиссара государственной безопасности 1 ранга (генерала армии, по советской табели о рангах).[60]

В годы ежовщины всех четверых казнили, а спустя десятилетия посмертно реабилитировали. Имя каждого восстановили, как водится, в списках «необоснованно репрессированных» ленинских гвардейцев, аккуратно вычеркнув из памяти (или, наоборот, приняв во внимание?) их карательную лихость и соучастие в крымском погроме.

Землячку не тронули. Немногословная и одинокая, она служила партии с прежним педантизмом, все больше усыхая и замыкаясь в себе. Крымский опыт пригодился ей, вероятно, на посту партийного следователя. Особое усердие, проявленное ею в чистках недавних соратников, не осталось незамеченным. В 1933 году ей вручили орден Ленина «за исключительные заслуги в области улучшения и упрощения государственного аппарата». К тому времени ей удалось полностью вычеркнуть из памяти свои прежние восторги перед Троцким и обнаружить глубокое идейное родство усопшего вождя мирового пролетариата и его единственного наследника; вникнув в содержание очередного сталинского доклада, она сразу же оповещала окружающих: *«Ведь именно так бы сказал, так бы сделал, так бы указал Ленин».*[61] После ее кончины в 1947 году остались улица в Замоскворечье, почти 45 лет носившая ее имя, и безответный вопрос: неужели посетила она этот мир только затем, чтобы учинить свои злодеяния в уверенности, будто вершит благие дела?

О Шмелеве, живущем во Франции, в Советском Союзе почти не упоминали. Все, что он издавал в эмиграции, вызывало негодование у самого Горького, не говоря уже о кондовой советской цензуре. По мнению патриарха социалистического реализма,

Шмелев начал «портиться» еще в 1912 году, а в Париже стал писать «нечто невыносимо истерическое» и насыщенное «тупой, бездарной злобой».[62] Рассказы и повести Шмелева печатались в Париже, Белграде и Нью-Йорке, но для советских читателей оставались недоступными на протяжении почти 70 лет. Между тем он получил всемирное признание как писатель, творчество которого, по словам Киплинга, «выходя из рамок национальной литературы, обрело общечеловеческое значение».[63]

Френкель тоже эмигрировал – но только в науку. Здесь было его место, здесь сохранялись еще возможности для игры ума, и лишь здесь мог он услышать в ответ на свою критику восторженное восклицание знаменитого ученого П.С.Эренфеста: *«Ну зачем Вы портите такую совершенную картину нашего непонимания физики»*. В 1926–1928 годах он опубликовал в Берлине двухтомный труд по электродинамике и приобрел международную известность. Его политические размышления завершились созданием афоризма: *«Совершенный государственный строй таков, что мерзавцы в нем порядочны из карьерных соображений»*. В годы сталинских чисток Френкель позволял себе называть математику наукой бесклассовой, а знание диалектического материализма считать совсем не обязательным для развития физики. За эти и аналогичные замечания, нарушающие цельность советского мировосприятия, он удостоился чести попасть в тайные разработки НКВД (в качестве члена никому не ведомой «контрреволюционной антисоветской организации) и получить официальный ярлык «меньшевиствующего идеалиста», но прямым преследованиям не подвергся – в столь одаренных людях советская власть уже нуждалась.[64]

...Ильин в 1945 году закончил книгу «О тьме и просветлении». Анализируя в ней творчество Шмелева, философ обронил: *«История России есть история страданий и скорби...»*.

Праздник, который не в ладу сам с собой

Каждый праздник превращается постепенно в привычный обряд, основанный на каком-то давнем происшествии. Взаимосвязь между определенной ситуацией в прошлом и сложившимся потом ритуалом с годами все более размывается, а иной раз совсем пропадает, и некий эпизод минувшего наглухо оплетают романтические предания вперемежку с прямыми небылицами. Особенно густые заросли легенд окружают события, лежащие в истоках ежегодных торжеств 23 февраля.

Календарь минувшего

В боевом 1918 году, когда советские обычаи находились ещё в эмбриональном состоянии, день Рабоче-Крестьянской Красной Армии (РККА) справляли на воскресных митингах дважды: 10 февраля в Петрограде и 24 марта – в Москве. Петроградские большевики напечатали по такому случаю призывы к гражданской войне, а московские – провели заседание военной коллегии и порешили срочно разработать подробную инструкцию по организации Красной армии.[1]

В не менее боевом 1919 году день Красной армии – «могильщика капитала» пришёлся на воскресенье 23 февраля и ознаменовался, как положено, «большими митингами» в театрах и на заводах.[2] Наркомат по военным делам объявил в этот день конкурс на лучший марш Красной армии.[3]

Гражданская война, голод и разруха отнюдь не способствовали радужному настроению трудящихся; поэтому, вероятно, в 1920 и 1921 годах о дне Красной армии попросту забыли. Зато 23 февраля 1922 года произошли два «эпохальных», как выражалась тогда пресса, события: Президиум ВЦИК вынес постановление, обязывающее местные власти в течение месяца изъять из церковных имуществ «все драгоценные предметы из золота, серебра и камней», а нарком по военным делам и председатель Реввоенсовета Троцкий устроил военный парад на Красной площади, заложив тем самым традицию ежегодного всенародного торжества. Ровно в полдень «организатор и любимый вождь нашего воинства» принял рапорт командующего парадом и, обойдя полки, прокричал по привычке пламенную речь, приурочив четвёртую годовщину Красной армии к публикации ленинского декрета о её создании.[4]

Наркому по военным делам вторило политическое управление Петроградского военного округа. В пропагандистском сборнике, напечатанном к пятой годовщине октябрьского переворота, петроградские комиссары утверждали, что декрет Совнаркома от 23 февраля 1918 года заложил основы регулярной армии – *«вооруженного авангарда рабочего класса, акушера с винтовкой в руке при родах нового строя – коммунизма»*.[5]

Тут скрывалось, однако, какое-то противоречие. Декрет об организации РККА был принят на заседании Совнаркома 28 (15) января 1918 года. На следующий день, 29 (16) января, Ленин подписал декрет о выделении из Государственного казначейства 20 миллионов рублей на нужды заново формируемых воинских соединений; куда ушли эти огромные по тем временам ассигнования, осталось, впрочем, неизвестным. Оба декрета были распубликованы 1 февраля (19 января) 1918 года.[6] Спустя ещё 10 дней советское правительство вынесло постановление об организации Рабоче-крестьянского Красного Флота; соответствующий декрет появился в печати 15 февраля 1918 года.[7]

Тем не менее Троцкий и в 1923 году настойчиво повторял: декрет об организации Красной армии Совнарком издал именно 23 февраля 1918 года. Столичная же пресса к пятилетней годовщине РККА указала её стратегические задачи, поместив под изображением земного шара, накрытого будёновкой, недвусмысленную подпись: *«Перед Красной Армией стоят большие цели»*.[8] К этому дню Троцкий не приготовил военного парада; «выдающийся вождь и воспитатель» РККА уже наигрался в солдатики на площадях и увлекался теперь собственным здоровьем и внутрипартийными раздорами.

Шестую годовщину РККА военное ведомство встретило без особого энтузиазма. Партийная печать еще не остыла от скорби в связи с кончиной вождя мирового пролетариата, ближайшие соратники покойного деловито примерялись к его наследству, а

Троцкий усердно восстанавливал свое здоровье с помощью морского воздуха, абхазского солнца и обильной южной кухни. Центральная пресса натужно толковала о роли Ленина в создании РККА и роли самой Красной армии в признании СССР другими странами, распевала дифирамбы советской казарме («школе гражданственности и коммунизма, наилучшей форме политической смычки между городом и деревней») и восторгалась прекрасным аппетитом Троцкого, которому удалось, наконец, добиться «значительной прибавки в весе».[9]

С опалой Троцкого немного трансформировалось и официальное обоснование праздника. К десятилетней годовщине РККА обнаружилось, что 23 февраля 1918 года советское правительство уже приступило к формированию первых отрядов Красной армии, хотя новый нарком по военным делам Ворошилов всё ещё связывал «торжественные мероприятия» с вышеупомянутым ленинским декретом. Взамен портретов Троцкого и его сподвижников прессу украсили тогда фотографии Ленина, Фрунзе и Ворошилова.[10]

В последующие десять лет на торжественных заседаниях по поводу очередной годовщины РККА военное руководство произносило пышные речи с ритуальными угрозами, но без внятных экскурсов в недавнее прошлое. К 23 февраля 1938 года была учреждена юбилейная медаль «XX лет РККА». И только в сентябре того же 1938 года, когда газета «Правда» впервые напечатала «Краткий курс истории ВКП(б)», трудящиеся получили, наконец, единственно правильное истолкование всенародного праздника: *«В ответ на брошенный партией и советским правительством клич «Социалистическое отечество в опасности» рабочий класс ответил усиленным формированием частей Красной армии. Молодые отряды новой армии – армии революционного народа – героически отражали натиск вооружённого до зубов германского хищника. Под Нарвой и Псковом немецким оккупантам был дан решительный отпор. Их продвижение на Петроград было приостановлено. День отпора войскам германского империализма – 23 февраля – стал днём рождения молодой Красной армии».*[11] Такое объяснение всенародного праздника укоренилось в массовом сознании легко и прочно.

День Красной армии в 1942 году ознаменовался массовым расстрелом советских военачальников, в том числе нескольких Героев Советского Союза, и руководителей наркоматов боеприпасов и авиационной промышленности, арестованных накануне войны или в самом ее начале. Исполняя повеление «любимого вождя советского народа», наркома обороны Сталина, Особое совещание при НКВД СССР вынесло постановление о казни 46 генералов и крупных работников оборонной промышленности еще 13 февраля, но приведение это приговора в исполнение высокие инстанции отложили до памятного дня 23 февраля. В тот же день Сталин издал традиционный праздничный приказ, усилив в нем прежние акценты по-большевистски правильной интерпретации торжественной даты. Отныне его подданным надлежало усвоить не менее прочно, чем таблицу умножения, что 23 февраля 1918 года «молодые отряды Красной армии, впервые вступившие в войну, наголову разбили немецких захватчиков под Псковом и Нарвой».[12]

С 1944 года Сталин ввёл в обычай отмечать день Красной (с 1946 года – Советской) армии (с 1950 года – день Советской Армии и Военно-Морского Флота) праздничным салютом 20 артиллерийскими залпами. В том же 1944 году 23 февраля началась депортация населения Чечено-Ингушской АССР, оккупированной немецкими войсками в 1942-1943 годах, в северные и восточные регионы государства.

О первом этапе карательной операции нарком внутренних дел СССР Берия тотчас же проинформировал Верховного Главнокомандующего и председателя Государственного комитета обороны Сталина: *«Сегодня, 23 февраля, на рассвете начали операцию по выселению чеченцев и ингушей. Выселение проходит успешно. Заслуживающих внимание происшествий нет. Имело место 6 случаев попытки к сопротивлению со стороны отдельных лиц, которые пресечены арестом или применением оружия. Из намеченных к изъятию в связи с операцией лиц арестовано 842 человека. На 11 часов утра вывезено из населенных пунктов 94 тысячи 741 человек, т.е. свыше 20 процентов подлежащих выселению, погружены в железнодорожные эшелоны из этого числа 20 тысяч 23 человека. Берия. 23.02.1944».* В Костромскую, Ивановскую и Вологодскую области доставили только три с лишним тысячи человек из 467 365 чеченцев и ингушей, доехавших до места ссылки; остальных распределили в Казахстане и, в меньшей степени, – в Киргизии.

Основные итоги самоотверженных действий своих подразделений Берия подвел в рапорте Сталину 7 марта: *«В проведении операции принимали участие 19 тысяч офицеров и бойцов войск НКВД, стянутые с различных областей, значительная часть которых до этого участвовала в операциях по выселению карачаевцев и калмыков и, кроме того, будет участвовать в предстоящей операции по выселению балкарцев. <...> В результате проведенных трех операций выселены в восточные районы СССР 650 тысяч чеченцев, ингушей, калмыков и карачаевцев. Берия. 7.03.1944».*

Не забыли чекисты и представителей осужденных народов, служивших в Красной армии; срочной демобилизации и направлению «в распоряжение отделов спецпоселений НКВД» подлежали 5943 офицера, 20 209 сержантов и 130 691 рядовых. Указом Президиума Верховного Совета СССР за образцовое выполнение особой акции по превращению жителей Северного Кавказа в спецпереселенцев 714 бойцов и офицеров НКВД наградили боевыми орденами и медалями; заместителям наркома внутренних дел, комиссарам государственной безопасности 2 ранга Б.З. Кобулову, С.Н. Круглову и И.А. Серову 8 марта 1944 года пожаловали полководческий орден Суворова 1-й степени.[13]

Священная формулировка «Краткого курса истории ВКП(б)» оставалась замороженной почти 20 лет и лишь во время хрущёвской оттепели в ней образовалась проталина. «Решительный отпор» под Нарвой исчез из нее совершенно бесследно, зато под Псковом созданная Лениным «непобедимая и легендарная, в боях познавшая радость побед» Красная армия оказала *«упорное сопротивление превосходящим силам противника и нанесла им серьёзное поражение»*.[14]

Однако и «серьёзное поражение» германской армии под Псковом напрочь выпало вскоре из речей и докладов военных министров. Незадолго до свержения Хрущева вдруг выяснилось, что 23 февраля 1918 года никаких боев под Псковом и, тем более, Нарвой не было; поэтому впредь надлежало славить – без уточнения каких-либо подробностей – не триумфальную победу советского оружия, а *«мобилизацию всех сил народа на отпор наступавшим войскам германского империализма, массовое выступление советского народа на защиту Социалистического Отечества и мужественное сопротивление отрядов Красной армии германским захватчикам»*.[15]

За время правления четырежды Героя Советского Союза Брежнева у однотонного раньше праздника обнаружился самобытный оттенок. Инстанции спустили трудящимся негласную директиву: 23 февраля полагалось рассматривать и как специфический мужской праздник, своего рода компенсацию за ежегодные обиды, причиняемые сильному полу в Международный женский день 8 марта.

Непонятно, какую цель преследовали авторы идеи второго однополого праздника. Намеревались ли они таким образом внедрять в сознание подрастающего поколения основы старинной рекрутской повинности, ибо первоклассникам нередко вручали в этот день «памятные подарки» со словами: *«Ты мужчина и, значит, будущий защитник Отечества»*? Собирались ли они противостоять феминизации мужчин и маскулинизации женщин или, наоборот, надеялись возбудить у народонаселения страны, где труд заменял секс, не отменяя деторождения, тягу к ещё невиданным свершениям после обильного застолья? Во всяком случае, из дальних гарнизонов просочилось тогда в массы изречение: *одна коллективная пьянка сближает больше, чем год совместной службы*. Восторженная молва приписывала эту сентенцию неизвестному подполковнику, чуть ли не ежедневно, да еще и собственным примером подтверждавшему безошибочность назидания партийного аппарата: *«будь попроще – и люди к тебе потянутся»;* говорили, будто по утрам он *«принимал на грудь стакан для разминки»*.

Мелькали годы. Климат теплел, маразм крепчал, салюты продолжались. Тех, кто не хотел (в частности, из-за афганской войны) отмечать «день милитариста» вместе со всеми сослуживцами, не одобряли. Из конца в конец страны шастали слухи о безжалостной головомойке, полученной каким-то важным воинским начальником; передавали, будто к очередному празднованию 23 февраля здание подчиненного ему артиллерийского училища украсил лозунг: *«Наша цель – коммунизм»*.

К 70-летней годовщине Советской армии в 1988 году министр обороны Д.Т. Язов неожиданно вспомнил об отпоре германским интервентам на рубеже Пскова и Нарвы. Чутко уловив настроение генералитета, пресса тут же завела речь о непреходящем значении *«первой победы, одержанной бойцами Красной армии под Псковом ровно 70 лет назад»*.[16]

Однако рутинную «обстановку исключительного политического и трудового подъёма» сменили вскоре волнения горбачёвской перестройки, призрак рыночной экономики и, наконец, особенности индивидуального выживания в постсоветском пространстве. В 1992 году полузабытому февральскому празднику дали второпях временное имя – «День вооружённых сил». Новое название не привилось, и в 1993 году 23 февраля нарекли с благословения Б.Н. Ельцина «Днём защитников Отечества».[17] Всё-таки отрешиться от давешних устоев дедушка российской квазидемократии не мог ни при каких обстоятельствах.

Очередная формулировка законодателям хоть и приглянулась, но показалась недостаточно полной, и 10 февраля 1995 года Государственная дума приняла, а 13 марта того же года президент Ельцин подписал Федеральный закон «О днях воинской славы (победных днях) России». Отныне в знаменательный день 23 февраля надлежало торжественно, с ритуальным салютом справлять «День победы Красной армии над кайзеровскими войсками Германии (1918) – День защитников Отечества».[18]

Слегка усеченное определение из «Краткого курса истории ВКП(б)» вновь подверглось ревизии в самом начале XXI века. Министр обороны И.Д. Сергеев включил все-таки в свой предпраздничный приказ от 22 февраля 2001 года красочный, но несколько загадочный оборот: *«Этот поистине всенародный праздник олицетворяет неразрывную связь поколений и преемственность ратных традиций, воплощает в себе самоотверженное служение Отечеству и признание великих заслуг российского воинства перед государством»*.[19] Зато «Российская газета» нашла такую интерпретацию профессионального праздника «человека с ружьем», что победа над кайзеровскими войсками опять скрылась в непроницаемом мраке прошедшего. Теперь выяснилось, что в день рождения Красной армии, 23 февраля 1918 года, была зафиксирована «самая массовая запись» добровольцев в ряды РККА, а *«сформированные отряды в те же дни вступили в бой с германскими войсками в районе деревень Большое и Малое Лопатино под Псковом»*.[20]

Через год 23 февраля провозгласили нерабочим днем. Долгий путь становления полноценного праздника, таким образом, закончился: мужской и женский дни полностью уравняли в правах. Согласно официальному определению, День защитников Отечества, ранее отмечаемый как всенародное торжество, преобразился в общегосударственный праздник. По этому поводу Московский винно-коньячный завод «КиН» распространил в столице свои рекламно-поздравительные открытки, а министр обороны С.Б. Иванов распорядился о праздничном салюте, пояснив: *«Эта дата олицетворяет собой ярчайшие вехи боевой летописи Отечества, беспримерное мужество и стойкость российского воинства»*.[21]

Зачатый Троцким и взращённый Сталиным всенародный праздник утратил в итоге и прародителя, и воспитателя. Но торжественный день без родословной подобен казанской сироте на городской окраине. Так какие же события минувшего по-прежнему отбрасывают свою вечернюю тень на знаменательную дату 23 февраля?

Война и политика

Вечером 10 февраля 1918 года бесплодные Брест-Литовские переговоры, проходившие с 4 декабря (21 ноября) 1917 года в ставке главнокомандующего германским Восточным фронтом, были прерваны после декларации советских представителей, возвестивших – в одностороннем порядке – о прекращении войны с государствами

Четверного союза (Германией, Австро-Венгрией, Турцией и Болгарией). Утром 11 февраля советское правительство распорядилось о полной демобилизации российских вооружённых сил. Столь необычный способ завершения военных действий писатель В.Г. Короленко тотчас прокомментировал в своем дневнике: *«В первый еще раз страна, в сущности еще не побежденная, но с совершенно обессиленной волей, отказывается просто формально признать себя побежденной и, как собачка, подымает лапки кверху, сдаваясь на милость и немилость... Случай во всемирной истории беспримерный, своеобразный и во многих отношениях знаменательный...»*.[22]

К срочному расформированию воинских частей, уже достаточно деморализованных непрестанной антивоенной пропагандой, большевики приступили практически одновременно с Брест-Литовскими переговорами. Всего за два месяца они успели снять с передовых позиций и отправить по домам почти шесть миллионов военнослужащих. Оригинальный способ разложения российской армии придумал тогда первый нарком по военным делам Н.И. Подвойский. Своим приказом от 27(14) декабря 1917 года он упразднил главный военно-санитарный совет «ввиду необходимости переизбрания его состава на самых широких началах представительства всех работников медицинского дела». Как только информация об этом приказе распространилась по фронтам, армейские санитарные учреждения стали самочинно сворачиваться, и в январе 1918 года остатки прежних воинских соединений лишились медицинской помощи.[23] Как заметил В.Б. Шкловский в письме Максиму Горькому (6.XII.1917), *«революция по ошибке вместо того, чтобы убить войну, убила армию»*.[24] Однако квалифицировать действия большевиков как ошибочные в данной ситуации было неправомерно, ибо, по признанию Троцкого, *«старую царскую армию наша партия сознательно разрушала»*.[25]

Помимо массовой демобилизации, ускоренному развалу армии способствовали и вести из глубокого тыла о дележе земли, перераспределении угодий и грабеже помещичьих домов. Солдаты, поодиночке или целыми ротами убегавшие с фронта, штурмовали железнодорожные станции, кишели в поездах и крушили и без того полупарализованный транспорт. На стенах вагонов появлялись иногда слезные обращения к давешним защитникам Отечества: *«Товарищи солдаты! Просим не выбрасывать пассажиров из окон после того, как поезд тронулся!»*. Повальное дезертирство, спровоцированное чарующей перспективой безграничного передела собственности (прежде всего земельной), опрокинуло все старые представления о патриотизме, исходившие раньше от власти и прессы.[26]

Посильную помощь большевикам в разложении армии оказывал генерал М.Д. Бонч-Бруевич. Сразу же после убийства Верховного главнокомандующего (Главковерха) Н.Н. Духонина, 20 ноября 1917 года, генерал Бонч-Бруевич принялся исполнять обязанности начальника штаба у нового Главковерха, прапорщика Н.В. Крыленко. Пока прапорщик Крыленко колесил по фронтам, подвергая арестам отдельных командующих войсковыми соединениями, генерал Бонч-Бруевич занимался планомерной ликвидацией верховного управления российскими вооруженными силами. К вечеру 19 февраля 1918 года он завершил разгром Ставки, 20 февраля укатил из Могилева в Петроград и вечером 22 февраля явился в Смольный.[27]

Всем, кто не мог понять, зачем распускать войска, не подписав сепаратного мира, петроградский вождь Г.Е. Зиновьев разъяснил с трибуны и в печати: ожидать неприятельского нападения не следует, так как трудящиеся Германии и Австро-Венгрии воевать не желают.[28] Аналогичные соображения высказывал и командующий Западным фронтом А.Ф. Мясников (Мясникян) – бывший помощник присяжного поверенного и будущий секретарь Закавказского крайкома РКП(б). Выдавая нежелательное для большевиков за невозможное для германской армии, он категорически отвергал предположение военных специалистов о предстоящем наступлении противника и даже распорядился расклеить по всему Минску соответствующее распоряжение: *«Расходятся неблагонадежные слухи о возможном наступлении немцев. Предупреждаю, что впредь буду привлекать к строжайшей ответственности, вплоть до предания военному суду, лиц, распространяющих эти слухи»*.[29]

Между тем германское верховное командование готовилось к решающим сражениям на своем Западном фронте и с этой целью концентрировало там наиболее боеспособные соединения. Если к августу 1917 года на фронте насчитывалось, по сведениям А.Ф. Керенского, 86 германских дивизий с приданной им тяжелой артиллерией, то к январю 1918 года их осталось только 57.[30] Всего же за три неполных месяца (декабрь 1917 – половина февраля 1918 года) с Восточного фронта на Западный было переброшено около 80 дивизий (почти треть всех германских вооруженных сил), что не стало, однако, неожиданностью для верховного командования союзных войск. Еще 9 мая 1917 года начальник Генерального штаба Великобритании В.Р. Робертсон прогнозировал вполне реальную возможность перемещения из России во Францию всей германской восточной группировки войск в составе 91 дивизии.[31] Как подчеркивал позднее генерал Э. Людендорф (фактически руководивший всеми германскими военными операциями), *«дело заключалось уже не в обмене выдохшихся на западе дивизий на свежие с востока, а в действительном усилении численности Западного фронта»*.[32] На Восточный же фронт были направлены – взамен снятых с него дивизий – формирования ландвера (части, состоявшие из военнообязанных запаса второй очереди).

До начала Брест-Литовских переговоров германское верховное командование намеревалось заключить сепаратный мир на достаточно выгодных для советской стороны условиях. Ленин и Троцкий считали, однако, что мирные переговоры надо использовать для разложения неприятельских войск, ибо в Германии вот-вот вспыхнет революция. Советская делегация получила в связи с этим четкую инструкцию: переговоры затягивать, «обращаясь к германской массе и к германским солдатам» через головы немецких собеседников. Участники советской делегации выполняли директивы главных вождей с превеликим усердием, хотя склонного к своеволию Л.Б. Каменева, недавно смещенного с поста председателя ВЦИК, Ленин подозревал в тайном желании «вести реальную политику» и быстрее закончить войну мирным соглашением. Будущему заместителю наркома просвещения М.Н. Покровскому пришлось поэтому ехать в Брест-Литовск со специальной миссией: *«Следить за Каменевым, чтобы реальная политика не велась»*.[33]

Поскольку Ленин явно не собирался покупать мир задешево, германский генералитет приступил к осуществлению своей «реальной политики» на Восточном фронте. Утром 18 февраля германские солдаты прекратили демонстрации «братания» с российскими нижними чинами и принялись за исправление железных дорог на нейтральной полосе и наведение разрушенных мостов.[34] Затем германское верховное командование заявило об окончании временного перемирия. Немецкие воинские части, как и подозревали скептики, начали наступление по всей линии развалленного Восточного фронта, захватив Двинск (впоследствии Даугавпилс) и Луцк 18 февраля, Минск и Могилев – 20, Полоцк – 21, Режицу (позднее Резекне) – 22 февраля.[35]

Отдельные российские формирования, еще сохранившиеся, несмотря на торопливую демобилизацию, никакого сопротивления неприятелю не оказывали. Германский патруль из трех солдат и одного унтер-офицера на мосту за Двинском с трудом успевал собирать стрелковое оружие и патроны у бегущей армии.[36] Генерал М. Гофман (фактический глава немецкой делегации на переговорах в Брест-Литовске) записал в своем дневнике 20 февраля: *«Свинство в русской армии гораздо больше, чем мы предполагали. Сражаться больше никто не хочет. Вчера один лейтенант и шесть солдат взяли в плен 600 казаков. Сотни пушек, автомобилей, локомотивов, вагонов, несколько тысяч пленных, дюжины дивизионных штабов захвачены без всякой борьбы»*.[37]

Неординарность возобновившихся военных действий определялась не только беспримерным разложением российских войск, но и стремительностью германского вторжения. Противник беспрепятственно продвигался на восток преимущественно «боевыми поездами». В 14 – 16 вагонах таких эшелонов размещались обычно эскадрон кавалерии, до полуроты пехоты (при 14 – 16 пулемётах и 2 – 4 пушках) и сапёрный взвод.[38] На пятый день наступления, 22 февраля, генерал Гофман констатировал: *«Это самая комическая война, которую только можно себе представить. Она ведется только на железной дороге и на грузовиках. Сажают какую-нибудь сотню пехотинцев с пулеметами и одной пушкой на поезд и отправляют до ближайшей станции. Берут станцию, большевиков арестовывают и продвигаются дальше. Это, по крайней мере, имеет некоторый интерес новизны»*.[39]

По признанию того же Зиновьева, в хорошо укреплённый Двинск просто въехал на автомобилях неприятельский отряд, состоявший не то из 60, не то из 100 человек.[40] В Режицу ворвалось подразделение настолько малочисленное, что не сумело с ходу занять телеграф, проработавший ещё почти сутки.[41]

Минские большевики стали готовиться к бегству с утра 19 февраля. На станцию свозили оружие и продовольствие; к 18 часам туда прибыл грузовик с ящиками и баулами, где находилось 13 миллионов рублей – конфискованная за день городская наличность. В 10 вагонах «секретного эшелона» расположились местные начальники с охраной и штаб Красной гвардии во главе с командующим Западным фронтом Мясниковым, мужественно попиравшим в тот день собственный приказ о судебной ответственности за распространение слухов о германском нашествии. Неожиданно рабочие железнодорожных мастерских отогнали паровоз и потребовали жалованье за последние месяцы.

Ночь протянулась в спорах о допустимых масштабах вознаграждения за пролетарский труд; лишь к рассвету обе стороны сошлись на общей сумме в 450 тысяч рублей. Получив деньги, рабочие вознамерились было не выпустить из города нескольких комиссаров, подозреваемых в крупных хищениях. В ответ большевики выставили на площадках и крышах вагонов пулемёты и пригрозили разгромить всю станцию, если к поезду не прицепят паровоз немедленно. Утром 20 февраля «секретный эшелон» отправился, наконец, в Смоленск, а к белорусской столице приблизилась германская кавалерия. После короткой передышки в Минске немецкие отряды переместились на 117 вёрст по направлению к Москве за каких-нибудь 18-20 часов.[42]

Неизгладимое впечатление на российских журналистов произвели и темпы мародёрства. Жители Двинска и Режицы в содружестве с крестьянами из близлежащих деревень успели разграбить местные склады, магазины и частные лавки буквально перед появлением передовых немецких разъездов.[43] Кроме того, Режица подверглась нападению вооруженных банд дезертиров сразу же после падения Двинска. Совет рабочих депутатов и Красная гвардия разбежались. Обыватели, тщетно пытавшиеся организовать самооборону, послали за помощью в штаб Северного фронта. Через несколько часов остатки регулярной армии очистили Режицу от грабителей: одних расстреляли на месте, других изловили, остальные успели скрыться из города.[44]

В ночь на 19 февраля Ленин и Троцкий телеграфировали в Берлин о готовности Совнаркома без промедления подписать мир на германских условиях, но немецкое командование предпочло продлить экономически выгодное и необременительное наступление до получения официального письменного подтверждения присланной депеши. На следующий день Совнарком одобрил ночную телеграмму и призвал все местные советы и войсковые организации приложить максимум усилий к воссозданию армии. Вместе с тем советское правительство отнюдь не спешило дать указание хотя бы о приостановлении трудно обьяснимой демобилизации, что возбуждало всяческие слухи и толкования. Одни давно уже считали большевиков немецкими агентами, выполнявшими поручения германского верховного командования, другие говорили о паранойяльной верности вождей марксистским догмам, неукоснительное соблюдение которых делало необходимым полное уничтожение дореволюционного государственного аппарата и, особенно, прежней армии. Пока жители рухнувшей империи пытались осмыслить происходящее, соответствующий комиссариат продолжал свою конвульсивную деятельность по расформированию воинских частей.[45]

Командующий Западным фронтом Мясников добрался до Смоленска только 22 февраля и тут же занялся изданием приказов о воссоздании штаба Западного фронта и введении в Смоленске военного положения. Разгневанный германской интервенцией, он сгоряча предписал всем местным Советам от Нарвы до Одессы «задерживать и сосредоточивать отступающие части для приведения их в боеспособный вид», но через пару дней, слегка остыв, распорядился о расформировании Управления начальника военных сообщений, Сибирских стрелковых и запасных полков.[46]

Псковская оборона

В анналах военной истории сохранилось описание доблестной защиты Пскова, но только во время Ливонской, а вовсе не Первой мировой войны. На протяжении без малого пяти месяцев (с августа 1581 года по январь 1582) осаждённый псковский гарнизон, возглавляемый воеводой Иваном Шуйским, успешно отражал неоднократные попытки польского короля Стефана Батория овладеть городом. Зимой 1918 года всё получилось иначе.

Первый пункт по вербовке добровольцев в Красную армию открылся в Выборгском районе Петрограда лишь 21 февраля. В тот же день был учреждён чрезвычайный штаб Петроградского военного округа во главе с управляющим делами Совнаркома В.Д. Бонч-Бруевичем, а Ленин написал воззвание «Социалистическое отечество в опасности».[47] Чрезвычайный штаб объявил столицу на осадном положении, ввёл военную цензуру и распорядился о расстреле «контрреволюционных агитаторов и германских шпионов». Советский главнокомандующий, прапорщик Крыленко настроился, в свою очередь, на разгром коварного противника посредством публикации грозного приказа об «организации братания» и поручил революционным агитаторам убеждать немецких солдат «в преступности их наступления».[48]

Официальное сообщение о наступлении германской армии сразу же напомнило боевым офицерам, застрявшим в Петрограде после демобилизации, что никакие жизненные обстоятельства не могут освободить их от исполнения воинского долга. Пока они обсуждали, как правильнее поступить в данной ситуации – пробираться ли на Дон или без промедления вступать в Красную армию, – военный инженер, строивший полевые укрепления под Псковом, и вместе с тем член ЦК Трудовой партии В.Б. Станкевич поспешил в приемную Крыленко, чтобы предложить свои услуги в качестве рядового офицера на передовых позициях. Чрезвычайно удивленный этим визитом главнокомандующий попросил специалиста по фортификации срочно изложить свои соображения по защите Пскова в письменном виде. Закончить свой доклад Станкевич не успел, так как его арестовали по ордеру, подписанному Е.Ф. Розмирович – женой Крыленко и председателем следственной комиссии Верховного трибунала.[49]

Тем временем германские воинские части направились к Пскову, где был штаб Северного фронта и находились обширные склады военного имущества, боеприпасов и продовольствия. Лишь 22 февраля командование Северного фронта решило приостановить демобилизацию; 23 февраля большевики объявили город на осадном положении, что ни в коей мере не улучшило ситуацию. Германские воинские части приближались к еще не осажденному городу с неумолимостью часового механизма, и комиссар Б.П. Позерн, входивший в состав управления войсками Северного фронта, доложил в Петроград по прямому проводу: *«Немцы в 25 верстах от Пскова и идут броневиками по шоссе и по железной дороге поездом. Очевидно, будут в Пскове через несколько часов».* Вечером 24 февраля немецкий отряд численностью не более 200 человек без боя овладел городом. В тот же день, 24 февраля, пали Юрьев (с 1919 года Тарту) и Ревель (ныне Таллинн).[50] Прорыв, не удавшийся мощной группировке генерал-фельдмаршала П. Гинденбурга в 1915 году, осуществили – практически без потерь – небольшие и разрозненные германские подразделения, скорость продвижения которых ограничивала преимущественно степень проходимости российских шоссейных и железных дорог.

Истоки массового героизма

Через несколько часов после падения Пскова управляющего делами Совнаркома Бонч-Бруевича всполошила телеграмма о возможном германском наступлении на Петроград. В ночь на 25 февраля он зачитал это тревожное известие на заседании Петроградского Совета и потребовал разбудить спящий город заводскими гудками, дабы перейти, наконец, от слов к делу и срочно приступить к записи добровольцев в Красную армию.[51]

Утром редакция «Красной газеты» придумала невнятное объяснение ночной тревоги, а через сутки изложила его на первой полосе как информацию Совнаркома: *«В районе Пскова идут бои, причем город, по-видимому, несколько раз переходил из рук в руки. Первые германские отряды, вступившие в Псков, были очень незначительны. Наткнувшись на сопротивление, немцы начали стягивать к Пскову большие силы».*[52] Немногочисленным читателям этой прессы оставалось лишь удивляться неосведомленности большевиков, поскольку о германской оккупации Пскова жители Петрограда узнали еще 24 февраля. Во всяком случае 24 февраля А.А. Блок отметил в своем дневнике: *«К ночи – долгие и тревожные гудки фабрик в разных районах города».* Вслед за этим 25 февраля поэт записал: *«О взятии Пскова было известно еще вчера. Еще сомнительно, придут ли сюда (брать на себя 3 000 000 жителей)».*[53]

К вечеру 25 февраля во все губернские Советы поступил циркуляр Совнаркома: *«...При дезорганизованности нашей армии, в панике бегущей от наступающих немецких войск, оставляющей в руках врага всю артиллерию и фураж, не желающей разрушать железнодорожные пути, уничтожать мосты, при остроте переживаемого нами продовольственного кризиса, при общем утомлении от войны никакая вооруженная борьба в данный момент невозможна».* Вместе с тем необходимы *«организация сил, создание дисциплины, упорядочение железных дорог и продовольствия и подготовка революционной войны...».*[54]

Одновременно «Правда» продублировала ночное беспокойство Бонч-Бруевича восклицаниями, частично заимствованными из популярных в начале XX века романов о Французской революции: *«Смертельный удар занесён над Красным Петроградом! Если вы, рабочие, солдаты, крестьяне, не хотите потерять своей власти, власти Советов, – до последнего издыхания сражайтесь с разбойниками, которые надвига-*

ются на вас! Все к оружию! Сливайтесь немедленно в красные социалистические батальоны и идите победить или умереть!».[55] С 25 февраля в разных районах Петрограда действительно открылись вербовочные пункты, где принимали кандидатов в защитники Отечества ежедневно, за исключением выходных и праздничных дней, с 10 или 11 до 15 или 16 часов, но только по рекомендации того или иного комитета – партийного, солдатского или фабричного.[56]

Постоянный, хотя и совсем не густой, приток волонтёров в Красную Армию обеспечивала нарастающая хозяйственная разруха. Небывалая безработица и надвигающийся голод служили надёжной гарантией успешной вербовки добровольцев и впредь, поскольку армейский паёк, подкреплённый обещанием денежного довольствия, издавна рассматривали как верное средство для возбуждения боевого духа у безработных. Сцены комплектования советских войск на Украине еще в январе 1918 года получили отражение в дневнике Короленко:

«...Приходит наниматься в красную гвардию человек. Ему говорят:

– Вы, товарищ, значит, знаете нашу платформу?

– Та знаю: 15 рублей в сутки.

...Красногвардеец, почти мальчик, из петербургских фабричных.

– Что ж, – говорит мальчишка, как будто оправдываясь, – фабрика закрылась, есть нечего, а тут плотят...»[57]

Конкретные указания по борьбе с голодом Ленин, возмущенный «чудовищной бездеятельностью питерских рабочих», озвучил еще 27 (14) января 1918 года: *«Необходимо созвать пленарное собрание Совета и постановить произвести массовые обыски в Петрограде и на товарных станциях. Для обысков каждый завод, каждая рота должны выделить отряды, к обыскам надо привлечь не желающих, а обязать каждого, под угрозой лишения хлебной карточки. Пока мы не применим террора – расстрел на месте – к спекулянтам, ничего не выйдет. Если отряды будут составлены из случайных, не сговорившихся людей, грабежей не может быть. Кроме того, с грабителями надо также поступать решительно – расстреливать на месте. Зажиточную часть населения надо на 3 дня посадить без хлеба, так как они имеют запасы и других продуктов и могут по высоким ценам достать у спекулянтов».*[58] Не возлагая, видимо, особых надежд на скорое пробуждение экспроприаторской активности у трудящихся, 28 (15) января вождь мирового пролетариата обратился к единомышленникам в Харькове: *«Ради бога, принимайте самые энергичные и революционные меры для посылки хлеба, хлеба и хлеба!!! Иначе Питер может околеть».*[59]

В середине февраля Совнарком учредил особую комиссию по продовольствию во главе с Троцким, наделив её неограниченными полномочиями. О кризисном положении в городе свидетельствовала одна из первых телеграмм, отправленных комиссией Троцкого в Саратов 16 февраля: *«В Петрограде выдали сегодня хлеба только одну восьмую на два дня. <...> Направляйте на Петроград всё, что имеется из продовольствия».*[60]

Коммунистическая пресса, уже три месяца тосковавшая по «властной руке», восприняла образование провиантской комиссии с чувством глубокого удовлетворения и сразу же предложила свою программу. Повальные продовольственные обыски, проведённые Петроградским Советом, дали, конечно, кое-какие результаты, утверждала «Красная газета», но останавливаться на достигнутом нельзя, – «нужно в первую голову выселить из Петрограда всех паразитических дармоедов и контрреволюционеров», а затем проследить, чтобы в город никто не мог проникнуть без крайней необходимости и чтобы все продукты распределялись поровну.[61]

Идя навстречу пожеланиям трудящихся, 22 февраля Совнарком потребовал от военного ведомства «принять срочные меры к эвакуации военнопленных» и учредил еще одну разновидность ЧК – «Чрезвычайную Комиссию по разгрузке Петрограда».[62] Утром 23 февраля новая комиссия вынесла постановление: «прекратить пассажирское движение поездов на Петроград и за Петроград»; разрешить въезд в город только по удостоверениям местных советов «в служебных поездах»; виновных «в самовольном въезде» подвергать задержанию с конфискацией имущества; обязать домовые комитеты ввести прописку – регистрацию всех, кто въезжает или выезжает из каждого дома; просить чекистов «очистить Петроград от контрреволюционеров».[63]

К тому времени Петроград уже заметно опустел. Если с января 1918 года, спасаясь от репрессий, из города потянулась так называемая буржуазия (вкупе с интеллигенцией и офицерством), то в конце февраля начался массовый исход рабочих, гонимых голодом.[64] Радикальное решение сразу всех проблем нашёл тогда вождь мирового пролетариата. Утром 21 февраля Ленин повелел было «двинуть поголовно всю буржуазию до одного» под контролем десятков тысяч рабочих на рытьё окопов под Петроградом, но поразмыслив до вечера, не стал включать в состав трудовых батальонов малолетних и немощных «членов буржуазного класса», приказав мобилизовать лишь работоспособных мужчин и женщин, а «сопротивляющихся – расстреливать».[65]

Исполняя директивы вождя, прапорщик Крыленко призвал жителей Петрограда на защиту советской власти, не забыв упомянуть о свободе выбора каждого обывателя: кто сам не запишется в Красную Армию, того отошлют долбить мёрзлую землю под конвоем.[66] Через три дня после этого заявления Красная Армия разрослась, по мнению петроградской прессы, чуть ли не до ста тысяч человек.[67] На самом деле это число надо было уменьшить минимум в 10 раз. По признанию Свердлова, к 7 марта 1918 года большевики могли полагаться лишь на армию из «5-10 тысяч питерских пролетариев».[68] Тем не менее отдельные наспех сколоченные рабочие, точнее, партизанские, отряды – фактически своеобразное ополчение – отправились затыкать своими телами безразмерные прорехи на Западном фронте.

В дальнейшем, преимущественно с апреля по декабрь 1918 года, когда городские жители стали пухнуть от голода, Петроградскому военному комиссариату удалось поставить под ружье почти 48 тысяч человек, из которых сформировали 172 партизанских отряда.[69] Каждый из них присвоил себе какое-нибудь устрашающее название (например, «Беспощадный» или «Волчья стая») и, действительно, стяжал громкую славу полным отсутствием элементарной воинской дисциплины. Организация регулярных воинских частей оказалась возможной лишь после того, как 29 мая 1918 года ВЦИК принял постановление о принудительном наборе в Красную армию.[70]

Через 11 лет генерал Бонч-Бруевич предпринял осторожную попытку пересмотра недавнего прошлого. Поскольку в 1929 году еще никто не догадывался ни о триумфальных победах под Псковом и Нарвой, ни о массовом вступлении обывателей в ряды героических защитников Отечества, генерал перенес только заводские гудки, растревожившие сонный Петроград, с ночи на 25 февраля в ночь на 23 февраля 1918 года. Утром 23 февраля советское командование послало к Нарве несколько разведывательных групп численностью до 20-30 человек каждая. Именно эти разведывательные группы и стали, по словам генерала, *«первыми вооруженными силами молодой советской республики, получившими наименование Красная армия»*.[71]

В отличие от генерала, явно не склонного к высокому полету фантазии, его младший брат, бывший управляющий делами Совнаркома, проявил незаурядные способности в исправлении минувшего. Вообразив себя не то гениальным военным организатором, не то просто скромным спасителем Отечества, он переместил во времени все те же заводские гудки, возвестившие о падении Пскова, на более удобную для сталинской историографии дату – после полуночи 21 февраля.

По мановению волшебного пера младшего Бонч-Бруевича, утром 21 февраля под окнами Смольного выстроилась десятитысячная дивизия сестрорецких рабочих в дубленых полушубках, отороченных по борту белым мехом. Вслед за ними подошли вразвалочку батальоны морской пехоты из Кронштадта, вдали растянулись колонны войск петроградского гарнизона и несметные полки Красной гвардии, а в Смольный устремился неудержимый поток добровольцев, охваченных патриотическим порывом. Обладая столь внушительным воинством, бывший управляющий делами Совнаркома 22 февраля готовился к сражению, а 23 февраля – в соответствии с указаниями «Краткого курса истории ВКП(б)» – обратил в бегство вероломного противника и освободил Псков.[72] Разгромить германскую армию под Нарвой младший Бонч-Бруевич почему-то не захотел; может быть, и поэтому в период хрущевской оттепели советская пресса о нарвской операции не упоминала.

Нарвский поход

Вполне реальная, судя по направлению главного удара, угроза германского наступления на Петроград побудила советское командование выдвинуть на защиту столицы лучшие воинские части. Нарком по морским делам П.Е. Дыбенко лично повёл навстречу противнику соединение балтийских матросов, отлично зарекомендовавших себя при разгоне и расстреле мирной демонстрации жителей Петрограда в день открытия Учредительного собрания.

Славно покутив в Петрограде 28 февраля и прихватив с собой три конфискованных где-то бочонка спирта, революционные моряки ворвались в застывшую от мороза и страха Нарву 1 марта. Объявив городу свои личные декреты о всеобщей трудовой повинности и красном терроре, нарком по морским делам засел в штабе и занялся перераспределением спирта; братва же приступила к повальным арестам потенциальных контрреволюционеров (особенно учителей нарвской гимназии и самих гимназистов) и безотчётным расстрелам соотечественников, предварительно выгнав нарвских обывателей на улицы для расчистки мостовых от снежных заносов.[73]

Конфискованный спирт быстро закончился, и к вечеру 3 марта Дыбенко вместе со своим штабом покинул Нарву, увозя с собой телефонные и телеграфные аппараты. Подчинённые наркому войска охватила паника; их сокрушительное отступление удалось остановить лишь через сутки. Перехватив Дыбенко в Ямбурге (с 1922 года Кингисепп), командующий нарвскими отрядами генерал Д.П. Парский и комиссар латышских стрелков К.А. Петерсон попытались уговорить наркома вернуться в Нарву. Пасмурный с перепоя Дыбенко ответил, что его матросы «утомлены», и, приказав братве запереть Парского в одном из вагонов своего поезда, отвалил в Гатчину. На первой же остановке генерал ускользнул из вагона, вернулся в Ямбург и, приступив к исполнению своих обязанностей, послал в разведку 300 солдат местного гарнизона. Результатов этой разведки он не дождался, потому что его солдаты, выйдя из города, разбежались.[74]

Вечером 3 марта германские подразделения, опасаясь ночного боя в Нарве или на ее окраинах, тоже отошли от города на 15 верст назад. К полудню 4 марта небольшой немецкий отряд занял Нарву без боя и не без лёгкого удивления. Опытный боевой генерал Парский сумел всё-таки наладить оборону Ямбурга, но германская армия уже прекратила наступление, поскольку 3 марта в Брест-Литовске был подписан мирный договор. Дыбенко же вместе со своими матросами внезапно возвратился в Ямбург 6 марта, сутки терроризировал местное население и 7 марта умчался наводить революционный порядок в других регионах.[75]

Спустя четыре года Крыленко, променявший жезл главнокомандующего на дубину государственного обвинителя на следующий же день после подписания Брестского мира, с умилением вспоминал, как рабочие Петрограда поднялись на защиту советской власти «в критическую ночь» 25 февраля 1918 года и отстояли свой город на позициях у Нарвы и Ямбурга, Пскова и Луги.[76] К 15-й годовщине РККА первый верховный главнокомандующий «пролетарской армией» и выдающийся специалист по организации первых показательно сфальсифицированных судебных процессов Крыленко был награжден орденом Красного Знамени «за исключительные заслуги перед рабочим классом СССР в деле борьбы с врагами социалистического Отечества».[77]

Побег в ночи

Германская интервенция в феврале 1918 года имела, как стали изъясняться через несколько десятков лет, поистине судьбоносное значение для страны неизбывных дум и советов. Первыми это почувствовали петроградские жители, ибо уже 20 февраля столицу наводнили слухи о предстоящей эвакуации советского правительства в Москву. Многоопытные журналисты предрекали незамедлительный переезд Совнаркома в Москву, если германские войска оккупируют Псков. В Смольном эти обывательские сплетни презрительно опровергали, но на всякий случай непрестанно совещались с военными специалистами по единственному вопросу: не угрожает ли Петрограду германское нашествие?[78]

Изначально намерение перенести столицу из Петрограда в Москву принадлежало Временному правительству и получило широкую огласку после того, как 21 августа 1917 года германские войска завладели Ригой. В сентябре – начале октября 1917 года правая печать высказывала крайнюю обеспокоенность в связи с вероятностью дальнейшего наступления противника и пугала население слухами о немецких дирижаблях, разлетавшихся по осени чуть ли не в окрестностях Петрограда. Волнения по поводу военных неудач усугубляли доносившиеся с газетных полос напоминания о грандиозном немецком погроме, устроенном в Риге российскими солдатами и латышскими мародёрами в ночь перед падением города, и смутные опасения мести со стороны победоносного неприятеля.[79] Пресса левого направления усердно шпыняла малосильную власть за паническое умонастроение и рассматривала эвакуацию столицы как недостойную политическую игру.

Временное правительство объявило столицу в опасности и 6 октября вынесло постановление о переводе в Москву основных государственных учреждений.[80] Начало эвакуации было запланировано на 12 октября; само же Временное правительство собиралось покинуть столицу в первых числах ноября, но так и не сумело предпринять какие-либо действия, чтобы оставить беспредельно раскаленную большевиками почву Петрограда.

Намеченный Временным правительством переезд в Москву большевики сразу же расценили как «удар ножом в спину революции»; кто-то из министров в публичном выступлении поинтересовался тогда, не предпочитают ли представители крайних левых партий «удар германским штыком в грудь?».[81] В рабочих кварталах, по свидетельству современника, *«готовность правящих патриотов бросить столицу немцам и бежать самим вызвала величайшее негодование»*. Солдатская секция ЦИК 6 октября приняла специальную резолюцию: *«Если Временное правительство не способно защитить Петроград, то оно обязано заключить мир либо уступить место другому правительству. Переезд в Москву означал бы дезертирство с ответственного боевого поста»*.[82] За всей этой патетической мишурой скрывались, как обычно, вполне конкретные устремления, ибо перенос правительственных учреждений в другой город всерьёз нарушал планы большевиков по захвату власти.

На заседании Петроградского Совета 9 октября большевики приняли резолюцию о повышении боеспособности петроградского гарнизона и образовании революционного комитета обороны. В прениях Троцкий изложил сгоряча свою программу по организации военного руководства будущей Красной армии: *«Мы приставим дуло револьвера ко лбу реакционного генерала, и он будет нашим стратегом и поведет нас туда, куда мы ему укажем»*.[83] Когда меньшевики на том же заседании назвали его подлецом, Троцкий никак не отреагировал на оскорбление, только слегка побледнел (может быть, он был согласен с обидчиками?).

Спустя всего четыре месяца после октябрьского переворота большевики целиком приватизировали замысел Временного правительства о перемещении столицы в Москву. На следующий день после падения Пскова, 25 февраля, управляющий делами Совнаркома Бонч-Бруевич проинформировал Ленина о необходимости экстренного переселения высших сановников из столицы в провинцию. Председатель советского правительства изъявил полное согласие. И Бонч-Бруевич, и Ленин отчётливо сознавали, что главное в ремесле вождей – это вовремя смыться, только формулировали свои понятия в иных выражениях.

Вождя мирового пролетариата и его управляющего весьма беспокоили не только и, очевидно, не столько германские военные действия, сколько массовое обнищание и длительное недоедание жителей столицы, самоуправство демобилизованных солдат и одичание революционных матросов. Хорошо зная, чем может завершиться стихийное возмущение в «колыбели трех революций», вожди торопились укрыться от соотечественников за кремлевскими стенами, разместив по периметру цитадели многочисленную бдительную стражу с пулеметами. В целях сугубой конспирации своего замысла от сограждан Ленин и Бонч-Бруевич *«условились всё это не разглашать, в Москву предварительно не сообщать и переезд организовать насколько возможно внезапно»*.[84]

Во избежание каких-либо недоразумений опасливый Бонч-Бруевич заручился рапортом своего старшего брата – генерала, «разгадавшего замыслы германского командования» и авторитетно подтвердившего целесообразность переезда советского правительства из Смольного в Кремль. Для пущей убедительности генерал Бонч-Бруевич припугнул вождя мирового пролетариата информацией о беззащитности Петрограда – «магнита для немцев» – с севера и в связи с этим высоким риском неприятельского десанта с территории и прибрежных вод Финляндии.[85]

На закрытом заседании Совнаркома 26 февраля Ленин уведомил соратников о своём решении срочно перебраться в Москву, захватив с собой от каждого ведомства «только минимальное количество руководителей центрального административного аппарата», а также *«во что бы то ни стало и немедленно вывезти Государственный банк, золото и Экспедицию заготовления государственных бумаг»*.[86] С тех пор ленинскую тактику многократно использовали чуть ли не все диктаторы XX столетия: при военном перевороте брали в первую очередь почту, телеграф и телефонную станцию, а перед бегством – Государственный банк.

О конфискованном серебре позаботился секретарь ВЦИК В.А. Аванесов. По его распоряжению драгоценный металл «в медалях и вещах» упаковали в ящики, наложив на них печать ВЦИК, и специальным эшелоном доставили в Москву вместе с делами ВЦИК.[87]

С 27 февраля большевики прекратили всякие выплаты населению и организациям Петрограда и закрыли Государственный банк, *«чтобы не потворствовать паничес-*

ким настроениям».[88] Вслед за этим в Совнарком посыпались телеграммы из Казани, Нижнего Новгорода, Череповца и других городов о полном отсутствии денег в банках, невыплатах жалованья трудящимся и забастовках из-за невозможности выкупить хлебный паек.[89] Тем временем коммунистическая пресса напечатала специальное сообщение ВЦИК: *«Все слухи об эвакуации из Петрограда Совета Народных Комиссаров и Центрального Исполнительного Комитета совершенно ложны. Совет Народных Комиссаров и Центральный Исполнительный Комитет остаются в Петрограде и подготовляют самую энергичную оборону Петрограда. Вопрос об эвакуации мог бы быть поставлен лишь в последнюю минуту в том случае, если бы Петрограду угрожала самая непосредственная опасность, чего в настоящий момент не существует».*[90]

Теперь вожди не кидали в толпы пламенные фразы о «дезертирстве с ответственного боевого поста» – речь шла лишь о поспешном исполнении требований «текущего момента» и нескольких постановлений Совнаркома, частично заимствованных у дореволюционного Российского или у Временного правительства, «по разгрузке» Петрограда.[91] Чтобы убедить сподвижников и, заодно, жителей столицы в серьезности германской угрозы, «Красная газета» подняла трезвон по поводу неприятельских дирижаблей: 3 марта они вдруг поплыли невесть откуда в сторону Петрограда, но умелым зенитным огнем их удалось отогнать от города. Через несколько дней обнаружилось, что 3 марта в небо поднимался всего один дирижабль, да к тому же не вражеский, а российский, но это открытие уже ничего не меняло, – газетная утка сыграла свою небольшую роль и даже обрела долголетие.[92]

С понедельника 4 марта большевики приступили к эвакуации в Москву правительственных учреждений и казначейства. Одновременно Москву «разгружали» от служащих экстренно упраздняемых заведений, учащихся и беженцев: их просто лишали продовольственных карточек.[93] Жесткие, энергичные действия советского правительства придавали ленинской диктатуре видимость исправно функционирующего государственного аппарата.

Соратникам, никак не способным уразуметь, зачем бежать в Москву после заключения Брестского мира, Троцкий разъяснял, что смена столицы послужит наилучшей гарантией от захвата Петрограда германской армией, – огромный голодный город без правительства немцам, дескать, не нужен.[94] Такую же аргументацию он использовал в специальном обращении к жителям Петрограда.[95] Публикацию официального извещения о переносе столицы Совнарком счел полезным отложить до назначенного на середину марта съезда Советов.[96]

Не обошлось, как водится в таких случаях, без мелких интриг сановников. Проведав о передислокации высшего руководства, нарком просвещения Луначарский, слывший между большевиками недюжинным интеллигентом, выдвинул себя на пост петроградского воеводы. Он искренне полагал, будто его присутствие в городе могло бы смягчить у трудящихся, покидаемых своим правительством, горечь понесенной утраты. В конфиденциальной записке на имя Ленина он акцентировал еще и моральный аспект своего пожелания: *«Я сознаю всю ответственность, которую беру на себя, всю тягостность, опасность, скажем, почти гибельность той позиции, которую я прошу у Вас позволения занять, но, если я не ошибаюсь, занять ее является моим долгом».*[97] Прошение Луначарского вождь мирового пролетариата просто-напросто проигнорировал, а к петроградскому кормилу приставил не без лести преданного Зиновьева. Несостоявшийся генерал-губернатор Петрограда, Луначарский вынужден был попрежнему довольствоваться креслом главного мандарина советского образования.

В пятницу 8 марта «для более спокойной и продуктивной работы» ретировался в Москву наркомат юстиции, а в субботу 9 марта выбыло руководство ВЧК, взяв с собой для покрытия предстоящих расходов два миллиона рублей. До отъезда чекисты успели основать Петроградский филиал карательного ведомства и предложить коллегам арестовать «видных капиталистов» в качестве заложников.[98]

Поздним воскресным вечером 10 марта под усиленной охраной латышских стрелков пустился в путь и сам вождь мирового пролетариата. Его поезд с неосвещёнными окнами вагонов тихо, словно крадучись, отошёл от заброшенного полустанка на окраине Петрограда и так же скрытно прошмыгнул в первопрестольную тёмным морозным вечером 11 марта. Тайную организацию перевозки советского правительства в Москву управляющий делами Совнаркома считал впоследствии одной из самых главных своих заслуг перед партией.[99] Генерал Бонч-Бруевич, назначенный военным руководителем Высшего военного совета, вместе с немногочисленной свитой из штабных офицеров примчался в Москву экстренным эшелоном из 24 вагонов 14 марта – в день открытия Чрезвычайного съезда Советов.[100]

Среди участников съезда преобладали большевики. После долгих препирательств делегаты ратифицировали Брестский мир и 16 марта предоставили Петрограду статус провинциального города. Для страны, где символы зачастую подменяли собой реалии, лишение Петрограда прежнего титула означало по сути поворот вспять, возврат в прошлое – к допетровской обособленности и капитальной изоляции населения от «тлетворного влияния» западных демократий. Петроградский наместник Зиновьев попробовал было с трибуны утешить себя надеждой на «временный перенос столицы» и даже протащил это положение в резолюцию съезда, но собравшиеся не разделили его чаяний. Меньшевики попытались было изложить свою точку зрения на происходящее, однако, как только они начинали говорить о «дискредитации революции», неумолимый председатель съезда Свердлов лишал их слова, за что тут же получил прозвище «затыкальщик».[101]

Прошла еще одна сумбурная неделя, и 23 марта Петроградское бюро ЦК РКП(б) уведомило кремлёвских обитателей, что в результате скоропалительного побега советского правительства денег в бывшей столице не осталось вообще. В городе полная безработица, запустение и паника, а *«бегство по-прежнему такое, что только пятки сверкают»*. В ответ на просьбу о финансировании нарком продовольствия Цюрупа затребовал подробную смету, что петроградские большевики расценили как чистое издевательство. Особенно же обидел петроградских соратников Дзержинский: *«Бумаги он вывез, следователей вывез, а подсудимых оставил»*.[102] Через неделю руководство ВЧК учредило специальную комиссию *«для выяснения дел, которые должны быть продолжены следствием в Контрреволюционном Отделе, и определения состава тех из арестованных, кои должны быть по этим делам переведены из Петрограда в Москву»*.[103]

23 февраля 1918 года

В тот бесцветный зимний день во всех районах Петрограда состоялись митинги, посвященные обороне социалистического Отечества. Местные власти объявили о роспуске пулеметного полка в городе Ораниенбауме (впоследствии Ломоносове) и ружейно-пулеметного батальона Петропавловской крепости, не забыв упомянуть о своем намерении объединить иностранных граждан, не владеющих русским языком, но понимающих по-английски, в первый интернациональный отряд Красной армии.[104] В Москве же ничего экстраординарного не случилось. Под утро приплёлся, правда, обшарпанный почтовый поезд, отправленный из Минска с беженцами ещё 19 февраля, да только доставил он, к удивлению встречающих, одних лишь солдат из расформированных подразделений. По рассказам железнодорожных служащих, где-то за Минском недавние фронтовики просто выкинули из вагонов беженцев, не забыв отобрать у них продукты и ценные вещи.[105]

В тот безотрадный зимний день члены ЦК большевистской фракции РСДРП, собравшиеся в Смольном, согласились вывести войска из Прибалтики, Украины и Финляндии, произвести полную демобилизацию армии и выплатить Германии гигантскую контрибуцию. Ради сохранения своей власти Ленин готов был подписаться под любыми условиями «похабного мира» с государствами Четверного союза. *«Для революционной войны нужна армия, а её нет»*, – жёстко аргументировал он навязанное сподвижникам решение. Вождю мирового пролетариата поддакивал, как обычно, Зиновьев: *«По опыту последних дней ясно, что нет энтузиазма ... замечается лишь всеобщая усталость»*.[106]

В тот беспокойный зимний день состоялось ещё и заседание ВЦИК под председательством Свердлова. Несмотря на категорические возражения 85 его участников, 116 членов ВЦИК при 25 воздержавшихся глубокой ночью приняли продиктованные германским правительством условия безоговорочной капитуляции; двое анархистов от голосования отказались.[107]

В тот же безысходный зимний день вождь мирового пролетариата приказал обеспечить в ночь на 24 февраля безотлучное дежурство технического персонала на радиостанции Царского Села, дабы радиотелеграмма советского правительства «могла быть отправлена безотлагательно и с полной гарантией».[108] В 7 часов утра 24 февраля Ленин телеграфировал в Берлин: *«Согласно решению, принятому Центральным Исполнительным Комитетом Советов рабочих, солдатских и крестьянских депутатов 24 февраля в 4 S часа ночи, Совет Народных Комиссаров постановил условия мира, предложенные германским правительством, принять и выслать делегацию в Брест-Литовск»*.[109]

В тот бесславный зимний день Ленин и его приспешники раскололи страну на два непримиримых лагеря, после чего полномасштабная гражданская война стала совершенно неизбежной. Сотрудничество большевиков с германским правительством обернулось в конечном счете не только перманентной агрессией, направленной против сограждан, но и предательством военных союзников России и международного социал-демократического движения. Подписав Брестский мир, ленинская партия поставила, наконец, точку в публичном доказательстве своего «права на бесчестие», по определению Достоевского.

Вытеснив из памяти неприятные впечатления, связанные с постыдной капитуляцией, Троцкий назначил на 23 февраля всенародный праздник. Продолжив традицию ежегодного торжества, Сталин постарался навсегда вытравить из сознания своих подданных позорное пятно на прошлом его империи.

Каждый диктатор знает толк в фальсификации минувшего и, потерпев поражение, тотчас претендует на лавры триумфатора. Так, после беспримерного разгрома вооруженных сил Ирака в 1991 году Саддам Хусейн объявил о великой победе своей страны над западной коалицией. Но что же в сущности отмечают у нас в приснопамятный день 23 февраля – тактический успех германской армии или конец петербургского периода российской истории и культуры?

IV
ЖИТИЯ ВОЖДЕЙ

В нормальном государстве вне закона
Находятся два класса:
Уголовный
И правящий.
Во время революций
Они меняются местами, –
В чем
По существу нет разницы.
Но каждый,
Дорвавшийся до власти, сознает
Себя державной осью государства
И злоупотребляет правом грабежа,
Насилий, пропаганды и расстрела.

Максимилиан Волошин

Мы на горе всем буржуям
Мировой пожар раздуем,
Мировой пожар в крови –
Господи, благослови!

Александр Блок

Палачи, самозванцы, предтечи
И, увы, прокурорские речи,
Все уходит...

Анна Ахматова

«Величие Смердяковых»:партийный отчет об убийстве

Забвение прав личности, свойственное каждой сатрапии, в Российской империи искони сопровождалось демонстративным преклонением перед волеизъявлением коллектива. Демагогическую сущность этого освященного веками обычая, весьма удивлявшего порой иностранцев, ни власти, ни население попросту не воспринимали.

Сокровенную традицию пренебрежения индивидуальным ради общественного или, точнее, кланового большевики довели до логического завершения и обратили в один из основных догматов своего вероучения. Извратив само понятие права, они наполнили его политическим содержанием и подменили пролетарской интуицией и практической целесообразностью. Окрестив свои рефлексы «принципами», а ксенофобию и обусловленную ею злобу – «революционным правосознанием», они приступили к беспощадной борьбе за собственные представления о прогрессе и социальной справедливости.

Если декабристы разбудили одного лишь интеллектуала Герцена, то большевики распалили пугачевское окаянство у тех, кого психиатры в XIX столетии называли нравственно помешанными, а в первой половине XX – антисоциальными или бесчувственными психопатами. *«Эмигранты, дезертиры и уголовные – вот три социальные элемента революции»*, – записывал в своем дневнике М. М. Пришвин в январе 1920 года.[1]

Привлеченные необъятной перспективой беспрепятственного и безнаказанного мщения не только своим личным обидчикам, но и всему обществу в целом, «прирожденные преступники», по терминологии Ч. Ломброзо, влились в ряды большевиков и отменно отличились в покарании сограждан. В начале лета 1918 года провинциальному вождю Гавриилу Мясникову и подчиненным ему пермским ратоборцам с «отжившей буржуазной культурой» подвернулся под руку великий князь Михаил Александрович. Сообщение о его убийстве впервые попало в печать лишь в 1923 году.

Великий князь

Природа, как известно, скачков не совершает, но иногда проказничает. С любимым сыном императора Александра III, великим князем Михаилом Александровичем (1878-1918) она слегка пошалила, наделив его честью и достоинством, но забыв присовокупить к ним государственный ум и твердую волю. Из-за прискорбного несоответствия между высоким происхождением и слабостью характера великий князь совершенно не оправдывал возникавшие у придворных и общественных деятелей иллюзии, именуемые по обыкновению надеждами.

Граф С. Ю. Витте, обучавший Михаила Александровича народному и государственному хозяйству (политической экономии и финансам), видел в нем личность «благородную в высшем смысле этого слова», но не достигающую по уму и образованию уровня его старшего брата, императора Николая II, а к управлению и вовсе не подготовленную и не пригодную. Сдержанно, как и положено искушенному царедворцу, граф сокрушался по поводу неадекватного воспитания великого князя, которого продолжали пестовать, словно молодую девицу, и по достижении совершеннолетия.[2]

Тем не менее Михаил Александрович оставался официально объявленным наследником престола с 1899 (после смерти цесаревича Георгия Александровича) по 1904 год (до рождения Алексея, сына Николая II). На случай своей внезапной кончины манифестом от 1 августа 1904 года Николай II назначил младшего брата правителем государства до совершеннолетия цесаревича Алексея, а 30 декабря 1912 года специальным указом Правительствующему Сенату снял эти обязанности с Михаила Александровича.[3]

Сам великий князь никаких властных устремлений не выказывал и в государственных делах принимал участие скорее поневоле, нежели по призванию. Человек искренний и деликатный, лишенный политического честолюбия и амбиций, он даже в беспокойные 1905-1907 годы не возбуждал ни малейшего интереса у террористов и запросто встречался с революционно настроенными студентами.[4]

Частная жизнь прельщала его, похоже, куда сильнее придворной. Ему нравилось музицировать и восседать за рулем своего тихоходного автомобиля, похожего на экипаж XIX века, хотя поездки в неповоротливой машине вызывали у него почему-то непреодолимую сонливость. Он увлекался фотографией, верховой ездой и своей двоюродной сестрой, принцессой Кобургской. Не получив согласия на бракосочетание с принцессой, он сошелся с дважды разведенной особой – дочерью московского адвоката Н. С. Шереметевской, в первом браке Мамонтовой, во втором – Вульферт.

Крайне неудачный, по мнению света, роман завершился мезальянсом. В 1912 году великий князь и бывшая супруга кирасирского ротмистра Вульферта тайно обвенчались в Вене у сербского православного священника (расторгнуть этот брак Священный Синод не мог). Морганатическая супруга Михаила Александровича получила титул графини Брасовой (великому князю принадлежало имение Брасово). Родившийся у нее 24 июля (6 августа) 1910 года сын Георгий был возведен, согласно указу Николая II, в потомственное дворянское Российской империи достоинство с предоставлением ему фамилии Брасов и отчества Михайлович.[5]

Дама волевая, решительная и, очевидно, склонная тем или иным образом влиять на политическую ситуацию в стране, графиня Брасова стала причиной резкого расхождения Михаила Александровича с Государем, царской семьей и двором, считавшими его теперь персоной не только слабохарактерной, но чуть ли не слабоумной.[6] Последнюю черту под высочайшим недовольством и придворными пересудами подвел императорский указ Правительствующему Сенату от 15 декабря 1912 года:

«Находя ныне соответственным учредить над личностью, имуществом и делами Великого Князя Михаила Александровича опеку, Мы признали за благо взять на себя главное руководство означенною опекою, а непосредственное заведование всеми принадлежащими Великому Князю Михаилу Александровичу движимыми и недвижимыми имуществами, а также капиталами возложить на Главное Управление Уделов. Правительствующий Сенат к исполнению сего не оставит сделать надлежащее распоряжение».[7]

Великий князь с женой и сыном покинул континентальную Европу и поселился неподалеку от Лондона. На юбилейных торжествах по случаю 300-летия дома Романовых, проходивших в Петербурге 21-24 февраля и в Москве 24-25 мая 1913 года, он не присутствовал. В начале Первой мировой войны ему даровали высочайшее прощение, а с его имущества сняли опеку, после чего он вернулся в Россию и отправился на фронт.[8]

В армии, где Михаила Александровича знали как офицера скромного, но далеко не робкого и способного хладнокровно находиться на передовых позициях вопреки попечению охраны, к нему относились вполне уважительно.[9] На германской войне он командовал сначала Кавказской туземной конной дивизией, сформированной из горских добровольцев и более известной как «Дикая дивизия». Фанатично преданные великому князю абреки видели в своем военачальнике настоящего джигита и, чтобы заслужить его поощрение, были готовы на совершенно невообразимые подвиги; так, однажды они в пешем строю вырезали кинжалами пулеметную роту неприятеля.[10] В феврале 1916 года Михаила Александровича назначили командующим кавалерийским корпусом, а в январе 1917 года – генералом-инспектором кавалерии.

Тем временем в Государственной думе нашла пристанище идея государственного переворота с отстранением от престола Николая II и передачей монархической власти законному правопреемнику Алексею при регентстве Михаила Александровича до совершеннолетия цесаревича; «мягкий характер великого князя и малолетство наследника казались лучшей гарантией перехода к конституционному строю».[11] Недозревший заговор не успел воплотиться в путч – его опередили волнения в столице и бунт Петроградского гарнизона. Стихийные беспорядки превратились в Февральскую революцию после отречения Николая II от верховной власти в пользу младшего брата, подписанного 2 марта 1917 года в 15 часов.

Меньше суток Михаил Александрович числился номинальным царем из династии Романовых. На следующий день, 3 марта 1917 года, около полудня высокий, тонкий, хрупкий офицер с длинным, худым, почти юношеским лицом – таким великого князя запомнили в тот день собравшиеся у него члены правительства и Временного комитета Государственной думы – объявил о невозможности для себя принять престол… и заплакал.[12]

Ошеломленные сановники долго молчали. Общее безмолвие первым прервал А.Ф. Керенский. *«Ваше Высочество*, – воскликнул он в умилении, – *Ваш поступок оценит история… ибо он дышит благородством. Он высоко патриотичен и обнаруживает великую любовь к Родине»*.[13]

Еще совсем недавно великий князь допытывался у главы Временного комитета Государственной думы М.В. Родзянко, сумеет ли тот гарантировать ему жизнь, если он согласится вступить на престол, и услышал в ответ: *«Единственно, что я Вам могу гарантировать – это умереть вместе с Вами»*. Тем не менее лидер кадетской партии П.Н. Милюков и лидер октябристов А.И Гучков попытались уговорить Михаила Александровича принять корону. Профессиональный историк Милюков отчетливо понимал, что монархический принцип оставался «единственный осью» воюющей державы и отказ великого князя от престола означал не только крах многовековой идеологии, но также освобождение от присяги многомиллионной армии. Авторитарный председатель Центрального военно-промышленного комитета Гучков, почти сутки назад вместе с В.В. Шульгиным принявший отречение императора Николая II, не допускал и мысли о том, чтобы великий князь сумел так просто разрушить воздвигнутые им планы. Как вспоминал Гучков в эмиграции, *«я не учел, я не мог себе представить, чтобы Михаил мог отречься – это не входило во все комбинации, какие у меня проносились через голову»*.[14]

Между тем великий князь ясно видел все последствия своего неожиданного для окружающих поступка. Обращаясь в Шульгину, он проронил: *«Брат отрекался только за себя; я ставлю крест над династией»*. Родзянко же он сказал: *«Лично я думаю, что мы с вами не доживем до мирных дней; много горя выпадет на долю всех нас здесь присутствующих, пожар еще не начался».*[15] Затем собравшиеся принялись составлять текст обращения Михаила Александровича к народу; утром 4 марта его воззвание напечатали все газеты:

«Тяжкое бремя возложено на меня волею брата моего, передавшего мне императорский всероссийский престол в годину беспримерной борьбы и волнений народа.

Одушевленный единою со всем народом мыслью, что выше всего благо родины нашей, принял я твердое решение в том лишь случае восприять верховную власть, если такова будет воля великого народа нашего, которому и надлежит всенародным голосованием избрать представителей своих в Учредительное собрание, установить образ правления и новые основные законы Государства Российского.

Посему, призывая благословение Божие, прошу всех граждан Державы Российской подчиниться Временному Правительству, по почину Государственной Думы возникшему и облеченному всей полнотой власти, впредь до того, как созванное в возможно кратчайший срок на основании всеобщего, прямого, равного и тайного голосования Учредительное Собрание своим решением об образе правления выразит волю народа.

3 марта 1917 года. Петроград. Михаил.»

Самовластие всегда наказывает себя за то, что выдает полное бесправие за наилучший порядок. Не боги покарали последнего российского царя, словно лишив его разума, не рок обрушился на российскую державу в 1917 году, когда взлелеянный многовековым рабством произвол обернулся против правительства, а заодно и всего населения страны, – государство поплатилось за безответственность самодержавия и присущую ему неспособность к подлинным реформам. И в довершение всего своим отречением от верховной власти в пользу младшего брата последний самодержец нарушил не просто закон о престолонаследии, а исторический правопорядок в Российской империи. Как заметил еще в 1919 году Пришвин, *«всякая власть, приходя, обещает рай и, уходя, запирает общество в собственный нужник».*[16]

Великий князь же поступил сообразно своему характеру и воспитанию. Он не принял незаконно уступленный ему трон, не рискнул взвалить на себя тяжкий крест государственных забот, но и не отрекся окончательно от верховной власти, подобно старшему брату. Он всего лишь отложил самое важное в его жизни решение на неопределенный срок или, вернее, переложил непосильную для него ответственность на волю народа и Учредительного собрания, а пока суть да дело санкционировал, не отдавая себе в том отчета, узурпацию власти Временным правительством и наравне с братом оказался, таким образом, в ответе за беззакония последующих десятилетий.

Для российской армии Февральская революция стала событием экстремальным. Из традиционной присяги «За Веру, Царя и Отечество» внезапно выпала ее центральная составляющая; вслед за ней обрушились и две остальные. Спустя триста лет и четыре года после избрания на царство Михаила Федоровича в стране вновь наступило смутное время. Негативный опыт мировой войны и окопной грязи расплескался во все пределы державы, способствуя перманентному погрому и веры, и отечества. Большевикам оставалось лишь воспользоваться беснованием солдатских толп и приступить к замене религии коммунистическим вероучением, монарха – вождем, а древней отчизны – социалистическим отечеством.

Не испытывая излишних сожалений по поводу отказа от короны, великий князь поселился, как заурядный обыватель, в Гатчине, где приобрел ранее небольшой дом, и на политическом горизонте больше не фигурировал. Временное правительство не забыло, однако, о его существовании, и 21 августа 1917 года, в тот самый день, когда германская армия овладела Ригой, кипучий экстремист Б.В. Савинков, назначенный в июле управляющим Военным министерством, направил Главнокомандующему войсками Петроградского военного округа приказ: *«Задержать быв[шего] вел[икого] кн[язя] Михаила Александровича как лицо, деятельность которого представляется особо угрожающей обороне Государства, внутренней безопасности и завоеванной Революцией Свободе, причем такового надлежит содержать под строжайшим домашним арестом с приставлением караула, коему будет объявлена особая инструкция»*. Графиню Брасову взяли под стражу одновременно с мужем.[17]

Через три недели Временное правительство сменило безосновательный гнев на запоздалую милость и 13 сентября Михаила Александровича и его супругу из-под ареста освободили. Ободренный мягкосердечием верховной власти, великий князь тотчас же попросил об охране своего имения «Брасово» надежной воинской частью, дабы предотвратить расхищение винокуренных заводов и складов на территории поместья.[18]

После октябрьского переворота великий князь удостоился пристального внимания новой власти. Как только бесславный поход на Петроград конного корпуса генерала П.Н. Краснова 31 октября 1917 года завершился перемирием с советскими войсками, Троцкий распорядился об аресте Михаила Александровича. Великого князя, подозреваемого в «контрреволюционных намерениях» сначала заперли в одной из комнат Смольного, а 13 ноября перевели в Гатчину под домашний арест. Его браунинг присвоил себе Троцкий.[19] Такие трофеи вожди демонстрировали иногда своим посетителям с чувством нескрываемой пролетарской гордости.

Тайные офицерские организации трижды предлагали великому князю скрыться из Гатчины, однако он не допускал и мысли о побеге. В первых числах марта 1918 года Михаила Александровича вновь заточили в Смольном якобы для того, чтобы помешать неким рабочим «разделаться» с несостоявшимся императором. Как уверял через сорок лет бывший комендант Смольного (затем комендант Кремля) П.Д. Мальков, *«сколь ни справедлив был гнев рабочих против великого князя, беспрестанно интриговавшего и строившего различные козни советской власти, допускать самосуд было нельзя»*.[20]

О дальнейшей судьбе арестованного князя позаботилось советское правительство накануне своего переезда в Москву. Согласно постановлению Совнаркома от 9 марта, Михаила Александровича выслали «впредь до особого распоряжения» в Пермскую губернию вкупе с его личным секретарем, подданным Великобритании Брайаном Джонсоном, бывшим начальником Гатчинского железнодорожного управления полковником П.Л. Знамеровским и делопроизводителем Гатчинского дворца А.М. Власовым.[21] Вместе с Михаилом Александровичем добровольно отправились в ссылку его камердинер В.Ф. Челышев и шофер П.Я. Борунов. Морганатическая супруга великого князя сопровождать мужа не отважилась, но через два месяца навестила его в Перми.

Вслед за великим князем классовой чистке подверглись его родственники, в том числе самые отдаленные. Этому акту пролетарской справедливости предшествовало предписание председателя Петроградской ЧК М. С. Урицкого: *«Все члены бывшей династии Романовых, независимо от степени родства их с Николаем Романовым, имеющие от роду не менее 16 лет, проживающие в Петрограде и в ближайших к нему окрестностях, обязаны явиться в течение 16, 17 и 18 марта между 11 и 5 часами дня в Чрезвычайную Комиссию по борьбе с контрреволюцией и спекуляцией, Гороховая 2, по возможности с удостоверениями о личности и 2 фотографическими карточками. Уклонившиеся от исполнения настоящего распоряжения будут арестованы и преданы суду за неисполнение распоряжений Советской власти».*[22]

Между тем Пермский Совет признал полезным выделить Михаилу Александровичу казенную койку с тюремным пайком в губернском застенке. Тот воспротивился. Тогда Пермский Совет вознамерился предоставить ему приличную жилплощадь (и одновременно укрытие от возможных посягательств на его жизнь) в недавно отремонтированном помещении тюремной больницы, но великий князь безопасной обителью пренебрег и даже сумел отбить телеграммы наркому просвещения Луначарскому и управляющему делами Совнаркома Бонч-Бруевичу: *«Сегодня двадцатого [марта] объявлено распоряжение местной власти немедленно водворить нас всех [в] одиночное заключение [в] Пермскую тюремную больницу вопреки заявлению Урицкого о жительстве [в] Перми [на] свободе, но раздельно с Джонсоном, который телеграфировал Ленину, прося Совет не разлучать [нас] ввиду моей болезни и одиночества. Ответа нет. Местная власть, не имея никаких директив центральной, [не знает] как иначе поступить. Настоятельно прошу незамедлительно дать таковые. Михаил Романов».*[23]

К безмерному удивлению губернских большевиков, жалоба младшего брата последнего царя без удовлетворения не осталась: в телеграмме от 25 марта Бонч-Бруевич предложил выпустить его под присмотр Пермского Совета, а Урицкий разрешил ссыльнопоселенцу свободное проживание в городе. Изрядно огорченный легкомыслием центральной власти и своеволием великого князя, Пермский Совет отступился, поручив милиции и губернской ЧК осуществление гласного надзора за сосланным «кандидатом на престол».[24]

Михаил Александрович въехал в скверную провинциальную гостиницу «Королевские номера», возведенную в 1907 году на средства лесопромышленника В. Н. Королева и сразу поразившую местных жителей необычной постройкой и шикарным, по мнению обывателей, интерьером. Поднадзорный князь снял на третьем этаже две небольшие комнаты с убогой старой мебелью и стал усердно заполнять вынужденный досуг. Он принимал у себя знакомых и сам наведывался к ним, гулял по городу и его окрестностям и катался на лодке, иногда даже сам греб, ходил в театр и щедро оплачивал билеты на благотворительные концерты, играл на гитаре и много читал, несколько дней промаялся от боли в животе, напоминавшей по описанию язвенную и, видимо, не раз посещавшей его раньше, и аккуратно заносил в свой дневник скудные впечатления праздного человека.[25]

Местные власти, хоть и пытались непроизвольно копировать деятельность ненавистного жандармского управления, визиты и переписку репрессированного князя практически не контролировали и только потребовали, чтобы с 21 мая он каждое утро отмечался в окружной ЧК. Обыватели же относились к нему равнодушно или благожелательно. В страстную субботу, по возвращении в гостиницу после заутрени, он нашел у себя в номере много цветов, куличей и пасхи от лиц, не дерзнувших раскрыть свои имена.[26]

Велико же было потрясение местных жителей, когда в середине июня Михаил Александрович и его секретарь вдруг скрылись из города. Слухи не то о похищении, не то о бегстве ссыльного покатились по стране со скоростью курьерских поездов, обрастая по пути фантастическими подробностями и вызывая легкое замешательство в советских кругах, ошарашенных к тому же телеграммой из Перми от 13 июня:

«Срочная, вне всякой очереди.

Москва, Сов[ет] нар[одных] ком[иссаров], Чрез[вычайная] Ком[иссия], Петроград, Коммуна, Зиновьеву, копия Екатеринбург, Облас[тной] Сов[ет] деп[утатов], Чрез[вычайная] Ком[иссия].

Сегодня ночью неизвестными лицами [в] солдатской форме похищены Михаил Романов и Джонсон. Розыски пока не дали результатов. Приняты самые энергичные меры. Пермская окружная чрезвычайная комиссия».[27]

Центральная власть притихла в недоумении. Репортеры силились отловить неясные толки. Первое официальное сообщение о случившемся пермская пресса опубликовала 15 июня 1918 года:

«В ночь с 12 на 13 июня в начале первого часа по новому времени в Королевские номера, где проживал Михаил Романов, явились трое неизвестных в солдатской форме, вооруженных. Они прошли в помещение, занимаемое Романовым, и предъявили ему какой-то ордер на арест, который был прочитан только секретарем Романова Джонсоном. После этого Романову было предложено отправиться с пришедшими. Его и Джонсона силой увели, посадили в закрытый фаэтон и увезли по Торговой улице по направлению к Обвинской.

Вызванные по телефону члены Чрезвычайного Комитета прибыли в номера через несколько минут после похищения. Немедленно было отдано распоряжение о задержании Романова, по всем трактам были разосланы конные отряды милиции, но никаких следов обнаружить не удалось. Обыск в помещениях Романова, Джонсона и двух слуг не дал никаких результатов. О похищении немедленно было сообщено в Совет Народных Комиссаров, в Петроградскую коммуну и в Уральский Областной Совет.

Производятся энергичные розыски».[28]

Пронеслись еще несколько взвихренных дней галопирующего 1918 года, и скромные правительственные чиновники, пожелавшие остаться неизвестными, поделились с журналистами конфиденциальной информацией. По их сведениям, подпольный «монархический комитет», связанный с необычайно засекреченными иностранными организациями, через бывших помещиков, священнослужителей и пермских обывателей, симпатизирующих великому князю, установил контрреволюционные контакты с Джонсоном, внушившим своему патрону порочную мысль возглавить некое «движение». После долгой и тщательной подготовки побега заговорщики умыкнули ссыльного и потаенными тропами доставили его в ближайший лагерь чехословацких легионеров, откуда он направился либо под Архангельск, либо в глубь Сибири.[29]

Ответные действия властей последовали незамедлительно. Петроградские чекисты отправили в тюрьму жену беглого князя. В Перми приступили к массовым арестам и обыскам всех подозреваемых в тайных сношениях с монархистами вообще и Михаилом Романовым в частности, а для почина заключили под стражу камердинера великого князя Челышева, шофера Борунова, полковника Знамеровского с женой, управляющего гостиницей «Королевские номера», архиепископа Андроника, четырех священников и одного протоиерея.[30] Допросы арестованных ничего существенного к сообщениям прессы не добавили.[31]

Тем временем из Екатеринбурга на имя Дзержинского, Бонч-Бруевича и Свердлова поступило телеграфное уведомление: *«После побега Михаила Романова [в] Алапаевске нашим распоряжением [в] отношении всех содержащихся лиц романовского дома введен тюремный режим. Председатель областного Совета Белобородов»*.[32] Возмущенные пролетарии города Севска Орловской губернии разгромили и сожгли дотла сахарный завод в имении, еще недавно принадлежавшем великому князю.[33] Не остались в стороне и эсеры; убежденные в преимуществах северного маршрута побега, они установили в Архангельске неусыпное наблюдение за сторонниками царского режима, дабы произвести своевременные аресты при появлении Михаила Александровича и угрозе монархического переворота.[34]

Вскоре пошла, однако, молва, будто Михаил Романов объявился в Омске, встал во главе сибирских повстанцев и выпустил манифест с призывом к свержению советской власти, восстановлению законности и созыву земского собора. Центральная пресса опровергать эти домыслы не захотела, но предупредила злопыхателей, что революционный пролетариат ни крупицы власти никому не уступит, несмотря на происки буржуазии и «социал-соглашателей» в лице меньшевиков и эсеров.[35]

«Летом 1918 года, – вспоминал спустя много лет А. И. Деникин, – *ко времени первых успехов Сибирской армии распространился широко по советской России и Югу слух о том, что сибирские войска ведет против большевиков великий князь Михаил Александрович. Газеты печатали его манифест. Периодически эти слухи и печатанье апокрифических манифестов в провинциальной печати, преимущественно крайней правой, возобновлялись даже в 20-м году (в Крыму)»*.[36]

На третьем году великой российской смуты в стране объявился видный самозванец. Выступить в этом амплуа пожелал популярный в армии П.Н. Врангеля генерал Я.А. Слащёв, действительно обладавший отдаленным внешним сходством с великим князем. Когда слухи о претензиях Слащёва на роль пропавшего брата Николая II достигли Западной Европы, эмигранты возвестили о втором пришествии «тушинского вора».[37] В тот же период другой генерал, командир Конно-азиатской дивизии, руководивший борьбой против советской власти в Забайкалье и Монголии, барон Р.Ф. Унгерн фон Штернберг провозгласил одной из главных задач своей программы восстановление монархии и возведение на престол младшего сына императора Александра III.[38] Самого же Михаила Александровича никто больше не встречал, но мелкие самозванцы, выдававшие себя за великого князя, еще долго шастали по Сибири.

Странный побег Михаила Александровича подтолкнул уральских чекистов к весьма решительным действиям: великих князей, высланных в Алапаевск (заштатный город Верхнетурского уезда Пермской губернии на реке Нейве) заключили под строгий арест в местной земской школе. Больше месяца о них ничего не было слышно. Только 19 июля 1918 года в Москву и Петроград примчались телеграммы из Екатеринбурга: *«Алапаевский исполком сообщает о нападении утром 18 июля неизвестной банды на помещение, где содержались под стражей бывшие великие князья Игорь Константинович, Константин Константинович, Иоанн Константинович, Сергей Михайлович и Палей. Несмотря на сопротивление стражи, князья были похищены. Есть жертвы с обеих сторон. Поиски ведутся. Председатель областного Совета Белобородов»*.[39]

Позднее обнаружилось, что в ночь на 18 июля пятерых родственников Николая II и не упомянутую Белобородовым княгиню Елизавету Федоровну тайно вывезли из Алапаевска, чтобы подвергнуть мучительной казни. Великого князя Сергея Михайловича, оказавшего сопротивление, красным палачам пришлось убить сразу; остальных же просто скинули в заброшенную шахту, где они скончались через несколько дней от телесных повреждений, полученных при падении с высоты.[40]

Через два месяца после исчезновения Михаила Александровича пермские чекисты удивили вождей необычным запросом: *«В тюрьме находится прислуга Романовых. Ходатайствуем об освобождении. Телеграфируйте, как поступить»*.[41] Ответную телеграмму от 20 августа подписал сам председатель высшего законодательного органа советской власти Свердлов: *«Относительно прислуги Романовых предоставляю поступить [по] вашему усмотрению согласно обстоятельствам»*.[42]

Не сформулированное прямым текстом пожелание Свердлова пермские большевики легко уловили своим натренированным революционным чутьем. Уже 3 сентября они торжественно обещали «доказать на деле, что красный террор страшнее и действительнее белого»; через неделю местная пресса уведомила читателей о расстреле группы заложников и в том числе камердинера великого князя Челышева, а через месяц – о казни полковника Знамеровского, его жены и шофера Борунова.[43]

Графине Брасовой удалось эмигрировать вместе с сыном. Она поселилась сначала в Лондоне, потом перебралась в Париж, жила в безвестности, терпела жестокую нужду и в 1952 году скончалась. Сын великого князя Георгий Михайлович Брасов, поразительно похожий на отца внешне и, как полагали эмигранты, по характеру, погиб 19 июля 1931 года в автомобильной катастрофе; через две с половиной недели ему мог бы исполниться 21 год.[44]

Рапорт Пермского обкома

Тайна, запертая в шалой голове, рано или поздно тухнет и взрывается, как просроченные консервы. Не проболтайся старый большевик, организатор оппозиционной Рабочей Группы Гавриил Ильич Мясников (он же Ганька для соратников или просто Ильич для подчиненных) о своей роли в исчезновении Михаила Александровича, и этот эпизод великой гражданской бойни продолжал бы, наверное, постепенно скисать в чуланах памяти отдельных пермских коммунистов. Но в азарте препирательства с Ильичом Первым пермский Ильич полностью утратил чувство реальности. Целиком поглощенный идеей собственной значимости, он вошел в раж настолько, что в конце 1921 года издал недозволенную брошюру о собственных идейных разногласиях с ленинской партией и даже всучил ее ответственным товарищам в Москве и на Урале.

Означенная брошюра пустилась гулять по свету и неведомыми путями попала в руки историка и публициста С. П. Мельгунова, изгнанного в Западную Европу (совместно с другими бесполезными для советской власти интеллектуалами) и опубликовавшего в 1923 году свой знаменитый труд «Красный террор в России». Назвав Мясникова убийцей великого князя, Мельгунов не преминул процитировать в этой книге чуть сокращенный фрагмент из скандальной брошюры: *«Если я хожу на воле, то потому, что я коммунист пятнадцать лет, который свои коммунистические взгляды омыл страданиями, а был бы я просто слесарь-коммунист того же завода, то где же бы я был? В Чека или больше того: меня бы “бежали”, как некогда я “бежал” Михаила Романова, как «бежали» Розу Люксембург, Либкнехта».*[45]

Историография большевиков включала в себя по крайней мере два варианта минувшего: один для наружного употребления, а другой – для внутреннего; первый, в форме нередко разноречивых легенд, – для укрепления большого советского мифа, а второй, в виде засекреченных архивных документов, – только для себя. В конце 1923 года вдруг обнаружилось, что ЦК РКП(б) никакой информацией о судьбе великого князя не располагает и вынужден поэтому обращаться за справкой к пермским большевиками.

Обстоятельный отчет о событии шестилетней давности Пермский окружной комитет РКП(б) сумел подготовить к 29 мая 1924 года, да и то лишь после неоднократных напоминаний из центра. Многостраничной машинописи мышиного цвета предшествовала объяснительная записка с шаблонным грифом «С[овершенно] Секретно»:

«В ЦК РКП(б)

Истпарт – отдел Пермского окружкома РКП не мог согласно всем прежним отношениям Вашим, а также последним за № 12/40256 и за № 65 выполнить в срочном порядке Ваше задание, так как материалов готовых в Истпарте, т.е. дел об убийстве Михаила Романова, не было. Только в последние дни удалось исчерпать весь показательный материал (который приведен полностью, в надежде на Вашу редакцию) путем опроса, наконец, всех участников дела. <...>

Секретарь Окружкома РКП(б) Туркин

Зав. Истпартом Ольховская»[46]

В построении отчета был использован, как обычно, важнейший партийный принцип подмены: раз большевики представляют собой авангард рабочего класса, а их местный комитет олицетворяет этот самый авангард, то секретарь Пермского окружного комитета РКП(б) уполномочен вещать (и, соответственно, лгать в интересах дела или просто по обычаю) от имени всех уральских рабочих. К чистосердечным коллективным признаниям «участников дела» были приложены их групповые фотографии, дневник великого князя и сообщение прессы о его похищении и неустанных поисках пропавшего.

С[овершенно] Секретно

Похищение Михаила Романова

В местной газете «Известия Совета Раб[очих] и Кр[естьянских] Депутатов» от 15-го июня 1918 г[ода], в отделе местной жизни была помещена заметка о похищении Михаила Романова.

Но дело обстояло несколько иначе, чем говорится в заметке.

В 1918 г[оду] Урал послужил местом высылки и ссылки исконных врагов рабочего класса России и Советской власти. В частности в начале 1918 г[ода] прибыл в Пермь один из членов царской семьи, поднадзорный Михаил Романов.

Вскоре вслед за Романовым в Пермь стали съезжаться никем не высылаемые лица, т.е. вся «великосветская» публика – семьи быв[ших] великих князей, «великие» княгини и князья, их телохранители и т.п.

В общем можно заключить, что негласно вслед за ссыльным Романовым выехала сюда постепенно вся его свита и различные родственники, которые селились в отдаленных кварталах Перми.

Михаил Романов был помещен (согласно директивам из центра) в центре города, в одном из роскошных домов – в номерах бывшего «Благородного собрания», – где и жил до перевода его в Королевские номера.

Жизнь Михаила, вернее великолепные условия его жизни на глазах у рабочих, сделали свое дело.

Не раз и не два проходившие мимо «благородного собрания» – белого дома с колоннами – рабочие Мотовилихи возмущались: не так, дескать, жили мы, когда нас арестовывали в царские дни… давно бы его того… укокошить надо бы, а не так…

Вот к чему по существу сводились замечания рабочих по поводу пребывания и жизни Михаила в Перми. Кроме этого и в Перми и Мотовилихе среди рабочих шли толки о том, что Михаил Романов очень уж часто гуляет не только по городу, но и за город, поднимается «на Горки» (район Перми, расположенный на высоких крутых холмах), откуда любуется на завод, на реку Каму, на противоположный берег ее.

Необходимо отметить, что в те дни обывательщина Перми была сильно встревожена «гонением на церковь», которое принесла с собой советская власть, производившая учет церковного имущества в связи с отделением церкви от государства.

Набожные старушки стали утешаться тем, что ходили «хотя глазком взглянуть на будущего помазанника божия»…

Таким образом, около Михаила Романова и его прогулок создалось нечто вроде паломничества обывательщины.

В те дни большевикам в Перми все еще приходилось вести ожесточенную борьбу за большинство в советах против эсеров и меньшевиков; так, даже в Мотовилихинском совете рабочих депутатов 50 % [составлял] чуждый большевикам элемент, с которым приходилось бороться. Между тем, положение Урала становилось все тревожнее – в Сибири скоплялись силы белогвардийщины, а на Урале уже проявляли себя чехословацкие банды.

Рабочие вооружались, составляя отдельные отряды, которые уходили отражать чехословаков.

Создавалась военная обстановка работы – Урал находился под определенные ударом колчаковщины.

При всех указанных условиях работы тех дней, в апреле т. Иванченко Василий Алексеевич был назначен Губисполкомом начальником милиции и комиссаром по охране г[орода] Перми. В первую же неделю его службы Пермская Губернская Чрезвычайная комиссия передала т. Иванченко, как начальнику милиции, поднадзорного Михаила Романова со строжайшим наказом от Губисполкома и от ЧК «хранить Романова, как зеницу ока» (среди руководящих товарищей постоянно мелькала мысль о возможности побега Михаила).

Приняв под свой надзор Романова, т. Иванченко несколько изменил его режим. Первое время жизни в Перми Михаил Романов пользовался относительной свободой, являясь в Чрезвычайную комиссию лишь раз в неделю для регистрации. Теперь же т. Иванченко заставил являться Романова и его секретаря Джонсона три раза в неделю для отметки в журнале милиции. Не довольствуясь этим, т. Иванченко часто заходил к своему поднадзорному и часто не заставал его дома. На вопрос его, где Михаил Романов, отвечали: ушел гулять.

Тов. Иванченко овладела мысль о полной возможности побега Михаила.

– А все-таки он у меня может убежать, говорил он себе.

В конце мая часов в 9 вечера к т. Иванченко, который занимался один в своем кабинете в управлении милиции, вошла дама «шикарно одетая», по словам т. Иванченко, которая просила повидаться с комиссаром.

– Я самый, ответил т. Иванченко.

Ей по-видимому, очень уж подозрительным показалось, какой это я такой комиссар, рассказывает т. Иванченко.

Обращаясь к «комиссару», вошедшая дама заявила, что она жена Михаила Романова и просит разрешить погулять с ним, конкретно не указывая места назначенной прогулки.

Т. Иванченко в просьбе отказал, указывая, что Романов пользуется свободой и ходит, куда хочет.

Но в этот же вечер т. Иванченко окончательно решает вопрос о необходимости избавиться от Романова так или иначе и делает в Губисполком заявление, пробуя натолкнуть Исполком на мысль об окончательном избавлении от Романова.

Губисполком в целом категорически отрицает предложение т. Иванченко (кроме его председателя т. Сорокина В.).

Тов. Иванченко на этом не успокаивается, он говорит об этом некоторым ответственным работникам в том числе т. Мясникову Гавриилу Ильичу.

Мясников, выслушав т. Иванченко, обещал ему во что бы то ни стало решить вопрос о Романове, в связи с тем, что Уралу угрожает уже явная опасность в самом недалеком будущем.

В первых числа июня т. Мясников встречает в Управлении Мотовилихинской милиции т. Иванченко и говорит ему:

– Из-за тебя дело стоит. План покражи Михаила Романова готов, остается обсудить дело практически.

Затем т. Мясников звонит управляющему Мотовилихинского электротеатра «Луч» т. Маркову, вызывает его в милицию.

Марков вскоре явился, и здесь состоялось первое совещание трех лиц – Мясникова, Иванченко, Маркова – о создании плана похищения Михаила Романова. Намеченный ими план выполнить втроем не представлялось возможным. Поэтому по рекомендации т. Иванченко был приглашен еще т. Жужгов Николай, служивший в Мотовилихинской милиции, по рекомендации Маркова пригласили Ивана Колпащикова.

Марков предложил перенести на дальнейшее совещание в кино «Луч», так как в милиции их могли слышать, но и в конторе кино было небезопасно, поэтому все пятеро забрались в будку кино.

Здесь уже происходило окончательное распределение ролей при осуществлении намеченного плана.

Вечером 12 июня 1918 г. тов. Жужгову как служащему в милиции было поручено достать два крытых фаэтона с хорошими лошадьми, в которых все участники заговора отправлялись в Пермь.

Доехав до управления Пермской городской милиции, лошадей поставили во двор, а сами ушли в управление милиции. Здесь в заговор был посвящен т. Дрокин, помощник т. Иванченко, которому было поручено дежурство у телефона т. Иванченко (как начальника милиции), чтобы в случае тревоги задержать выезд конницы, находящейся в распоряжении милиции, которой пользовалась ЧК при подобных обстоятельствах.

Здесь же план похищения Михаила был окончательно выработан.

Решено было явиться в номера Королева (куда был переведен Романов, занявший комнаты под номером первым и вторым), к 11 часам вечера, предъявить ему документ, подписанный т. Малковым (в то время Малков был председателем Губернской Чрезвычайной комиссии), о срочном выезде Романова из Перми по указанию лиц, предъявивших мандат.

В случае, если Романов откажется ехать, брать его силой.

После принятого решения Мясников и Марков ушли в ЧК готовить фиктивный мандат на право ареста Михаила от имени и за печатью Губернской Чрезвычайной комиссии. Марков сам сел печатать мандат.

В это время в комнату вошел т. Сорокин, председатель Губисполкома. Он, по-видимому, догадался в чем дело, рассмеялся и ушел.

На заготовленном мандате была подпись т. Малкова и приложена печать Чрезвычайной комиссии.

К указанному времени Мясников ушел пешком к Королевским номерам (последний дом на левой руке по Сибирской улице у реки Камы), а т.т. Иванченко, Жужгов, Марков и Колпащиков сели по два в каждый фаэтон и в свою очередь поехали туда.

Лошади остановились у парадного подъезда номеров. Жужгов и Колпащиков, правившие лошадьми, поспешно соскочили с козел и направились вверх по лестнице к комнате под № 1, где жил Романов. Иванченко и Марков остались у лошадей. Тут же по панели около дома ходил Мясников. Пройдя с Жужговым одну лестницу, Колпащиков дальше не пошел, а сел на диванчик рядом со швейцаром, который стал расспрашивать, зачем они сюда пришли. Колпащиков отвечал:

– К Михаилу Романову.

– Минут через 10 я услышал крупный разговор. Неизвестное лицо говорило, что Романов болен и итти не может. Жужгов, не настаивая, требовал, чтобы Романов одевался, – рассказывал Колпащиков.

В это время поспешно спустились с лестницы к телефону два человека, которые стали звонить в управление милиции, в Чрезвычайную комиссию. Это были телохранители Романова; один из них матрос, другой ходил в штатском, как говорят, бывший жандарм из Гатчины.

Колпащиков выбежал на улицу и заявил товарищам, что происходит скандал, так как Романов не идет.

Действительно, Романов отговаривался, требуя вызвать по телефону «Малькова».

Мясников послал на помощь Жужгову Маркова Андрея; сам же поспешил уйти.

Вооруженный бомбой («коммунистом») и наганом Андрей Марков вместе с Колпащиковым вошли в помещение Романова.

Между тем Жужгову уже удалось путем угроз заставить Романова одеваться, но последний все еще продолжал упорствовать, не шел, ссылаясь на болезнь, и требовал то доктора, то «Малькова».

Вооруженный Марков, видимо, произвел на Романова впечатление. Михаил стал поспешно собираться, спрашивая, не нужно ли брать вещей и какие вещи.

Но Марков отвечал ему:

– Вещи ваши возьмут другие.

После этого Романов просил взять с собой своего личного секретаря Джонсона.

Ввиду того, что об этом обстоятельстве дела была договоренность между всеми участниками дела, Марков не стал возражать. Михаил накинул на себя плащ и вышел из номера, сопровождаемый Джонсоном. С ним шли Жужгов, который все время вел Романова, Колпащиков и Марков. Когда Михаил вышел на улицу, с ним случился обморок, он упал на колени, его подняли и посадили в первый фаэтон. Туда же сел с ним рядом т. Иванченко, на козлы вскочил Жужгов.

На второй лошади поехали Марков с Джонсоном. Правил лошадьми Колпащиков.

Погода стояла пасмурная, стало совершенно темно, шел дождь.

Лошади тронулись, завернули по Торговой улице и понеслись по направлению к Мотовилихе по тракту.

Между тем швейцар номеров Королева и телохранители Романова все еще звонили по телефону в милицию и Чека.

С распоряжениями Чрезвычайной комиссии выходила какая-то непонятная заминка, не могли собрать конницу, не было начальства и т.д. – это т. Дрокин делал свое дело, выжидая условное время, когда похитители Романова должны были быть уже за чертой города.

После этого сам Дрокин звонит в Чека, о том, что Михаил убежал и погоню следует направить по Казанскому и Сибирскому трактам (т.е. как раз в обратном направлении маршрута похищенного Романова). К этому времени оба фаэтона подкатывали уже к Мотовилихинскому заводу.

Внутри фаэтона происходило следующее. Ехавший с Марковым во втором фаэтоне секретарь Романова Джонсон знал, чем должна кончится их поездка – сопровождавший его Марков все время держал наготове заряженный револьвер. Но Джонсон вел себя спокойно и говорил Маркову:

– Зачем вам расстреливать меня. Богатством я не обладаю, живу на жалованьи. Есть у меня одна лишь старуха – мать. Романова Михаила также расстреливать не за что. Он человек либеральный, его любит народ.

Когда стали подъезжать к Мотовилихе, он спросил Маркова, куда их везут.

Марков отвечал, что на поезд, который стоит на разъезде – там в особом вагоне их отправят дальше.

Но затем Марков отказался отвечать на вопросы.

Впереди на расстоянии нескольких саженей ехал Михаил Романов.

Узнав т. Иванченко, сидевшего с ним рядом, Михаил успокоился. Иванченко всегда относился к нему предупредительно, когда он приходил к нему в управление милиции, и Михаил считал его своим непосредственным начальством. Когда оба фаэтона поднялись на городские «Горки», Иванченко остановил лошадей, вышел из фаэтона и прислушался, нет ли погони, но ничего не было слышно.

Стало еще темнее, по-прежнему шел дождь.

Когда подъехали к Мотовилихе, Романов вдруг спросил:

– Неужели меня сегодня расстреляют?

Его тревожило, главным образом, присутствие Жужгова, на которого он и указал т.

Иванченко. Но Иванченко стал его успокаивать, рассказывая всю дорогу о том, что Перми грозит опасность в связи с наступлением белогвардийцев, что возможны восстания, неорганизованные выступления массы и т.д.

– Не помню еще какую чепуху я говорил ему, – рассказывает т. Иванченко.

В ответ на все эти речи Михаил крепко жал руку т. Иванченко и говорил ему:

– Знаешь начальник, если только я спасусь, я засыплю тебя золотом и богатством.

В то же время Михаил вынул записную книжку и в темноте записал себе на память фамилию Иванченко.

Проехав Язовую (район Мотовилихи), около керосинного склада свернули направо по дороге в лес.

Раздалась команда: Стой!

Не успел Иванченко попросить Романова выйти из экипажа, как раздался выстрел.

Это т. Марковым был убит наповал выстрелом в висок секретарь Джонсон, по требованию Маркова вышедший из фаэтона, Колпациков тоже стрелял, но курок его дал осечку, застрял патрон.

Испугавшись выстрелов, лошадь Иванченко понеслась в глубину леса. Иванченко бросился за ней.

В то же время Жужгов выстрелил в Михаила Романова, но только ранил его.

Раненный Михаил бросился с распростертыми руками к Джонсону и, желая проститься с ним, кричал:

– Разрешите проститься с ним.

В это время Марков в упор на расстоянии сажени дал второй выстрел. Романов был убит.

Вернулся из лесу Иванченко и, желая удостовериться, что все покончено, при свете электрического фонаря увидел лежащих Романова и его секретаря.

Вскоре начало светать.

Остерегаясь, чтобы не заметили большую группу людей с двумя экипажами, участники дела забросали трупы убитых прутьями, хворостом и уехали обратно в Мотовилиху.

Там в управлении милиции обсудили, когда и как зарыть трупы.

Решили, что на следующую ночь Жужгов и Колпациков должны выкопать ямы приблизительно на три сажени глубины, сложить в них трупы и, засыпавши, заложить дерном вровень с землей. Так и сделали.

На следующий день, т.е. 13 июня, как только т. Иванченко явился на службу в управление милиции, ему подали рапорт о побеге Михаила Романова.

Все сотрудники были взволнованы. Губчека была вся на ногах. В рапорте были указаны все обстоятельства похищения Михаила и принесена жалоба на т. Дрокина Василия Андреевича, который в то время, как дана была тревога, и конница милиции начала уже выезжать, задержал ее, ссылаясь на то, что он не может без начальника дать распоряжение о выезде конницы.

Таким образом, действительно, благодаря дежурству т. Дрокина, удалось предотвратить погоню.

На другой день Губчека уже знала настоящее положение дел. Но это не мешало ей, однако, вести дело своим путем, в результате которого были арестованы родственники и «телохранители» Романова и преданы суду, как соучастники побега Михаила.

В первые же дни похищения Михаила Романова в Перми и Мотовилихе стали ходить разные слухи. Говорилось о том, что Романова похитили какие-то офицеры, но какие и кто неизвестно. (Этот слух пустил заведующий номерами, который принял Маркова Андрея за офицера, так как ему показались нашивки на рукаве Маркова, какие носили раненые офицеры; кроме того у Маркова на левой руке были часы).

Со стороны красногвардейцев шли слухи, что похищение Романова совершили белогвардийцы; даже в самой партийной организации разносились слухи о том, что Романова похитили ответственные работники – коммунисты, подкупленные белогвардийцами. Рабочие бранили Чрезвычайную комиссию, у которой «из-под носа» украли Романова и т.д. Слухи все росли.

На третий день похищения Романова Мясников вновь созывает всех участников дела в управление Мотовилихинской милиции и сообщает следующее: ввиду того, что в Перми идут различные толки о побеге Романова, что взбунтовалась не только обывательская масса, но и рабочие, необходимо вырыть трупы и подкинуть их на Егошихе (местность между Пермью и Мотовилихой) или к Королевским номерам обратно.

Мясников основывался на том, что масса считает Михаила похищенным и живым и белогвардейщина может воспользоваться ходячими слухами и восстановить сибирским царем какого-нибудь белогвардейца, назвав его Романовым. Мясников объяснил, что таким путем – подкинув трупы – можно заставить замолчать обывательщину и успокоить рабочих.

Тов. Иванченко категорически запротестовал. Также и Марков серьезно убеждал товарищей не делать этого. Марков говорил, что такая политика для нас недопустима, так как, во первых, здесь замешан английский подданный, секретарь Романова Джонсон, и это грозит последствиями; во-вторых, на похороны съедется вся белогвардейщина, и у нас создастся обстановка при которой будет возможно восстание.

После этого Мясников не стал возражать, остальные же поддерживали Иванченко и Маркова.

– Но неизвестно, чем бы кончилось дело, если бы Мясников знал место, где зарыты тела похищенных. Но дело в том, что никто из участников дела не согласился указать местность Мясникову, – заканчивает свои показания т. Иванченко.

Вскоре в Москву ездил т. Туркин, который будучи в курсе дела, докладывал Свердлову Я. М. о происшедшем. Мясников, также будучи в Москве, как непосредственный участник дела информировал о совершенном факте убийства Романова.

Свердлов послал привет остальным участникам дела, вспоминая 1906 г., когда он жил во времена подполья у т. Иванченко в продолжении 3-х недель.

Расправившись в силу сложившихся обстоятельств с Михаилом Романовым, рабочие Мотовилихи не успокоились. Та же группа задумалась над существованием в то же время в Екатеринбурге самого Николая Романова.

Составив план похищения Романова, группа рабочих поставила в известность о своем намерении Чрезвычайную комиссию в Екатеринбурге, предлагая свои услуги.

Но в ответ на это рабочие Мотовилихи получили обещание в самом недалеком будущем решить самим вопрос о Николае Романове в официальном порядке.

Через месяц этот вопрос, взволновавший Областной Совет Рабочих Депутатов, был решен окончательно и в середине июля, в ночь с 16 на 17-е число Николай был расстрелян.

Только тогда, когда Урал стал могилой Романовых – старейших врагов рабочего класса России – успокоились рабочие не только Мотовилихи, всего Урала, но успокоились рабочие всей России.[47]

Этот поразительный документ сохранился в недрах бывшего Центрального партийного архива как редкая в своей непритязательности иллюстрация «революционного творчества масс», умилявшего некогда вождей. Заранее спланированную, преднамеренную расправу с великим князем и его секретарем не случайно рассматривали в дальнейшем как заурядный в период гражданской войны расстрел, осуществленный, хоть и «тайной группой» во главе с Мясниковым, зато по требованию рабочих Перми и Мотовилихи, то есть по воле народа.[48]

Но никакие попытки обелить заговорщиков не могли скрыть ни проявленного ими машинального бесстрастия, близкого по сути к частичной эмоциональной тупости, ни абсолютно бессмысленного характера совершенного ими злодеяния. Убийцы стреляли не в любимого сына Александра III, не в боевого генерала и не в того слабого человека, который отказался принять престол и фактически ничем и никогда не угрожал советской власти, а всего лишь в безоружного и беззащитного представителя чуждого племени, живой символ монархии, заброшенный волею вождей в ареал обитания провинциальных преступников. *«Нужно знать историю русского преступления, и поймешь русскую революцию*, – констатировал Пришвин в марте 1919 года. – *Недаром в конце Империи преступники государственные перемешались с преступниками уголовными, и постоянно в ссылке уголовные выдавали себя за политических. Завет революции: мщение всем, кто знал благо на родине»*.[49]

Часть имущества, принадлежавшего убитым, сообщники поделили, а кое-чем поклонились руководству. Мясников подношениями побрезговал из идейных побуждений, а начальник милиции в Мотовилихе А. И. Плешков (или Плешанев), осенью того же года судимый за взяточничество и, очевидно, расстрелянный, взял себе на память золотое кольцо великого князя, его пальто и штиблеты. Непосредственных исполнителей преступления одежда и обувь убитых не привлекали. Начальнику Пермской городской милиции Иванченко полюбились золотые шестиугольные часы Михаила Александровича, а комиссару по управлению культурно-просветительными учреждениями Маркову – оригинальные серебряные часы секретаря великого князя.[50] В те годы наручные часы ценились очень дорого…

Пермские заговорщики

Ночь с 12 на 13 июня 1918 года словно подвела незримую черту под первой половиной биографии ***Г.И. Мясникова*** (1889-1945). Немало довелось ему бесчинствовать и до, и после революции, изрядно сумел он покуролесить в бескомпромиссной борьбе за сугубо личное понимание правды и социальной справедливости, но именно убийство великого князя считал своим беспримерным подвигом, вспоминал как свой тайный триумф и даже описал, в конце концов, в графоманских мемуарах под заглавием «Философия убийства, или почему и как я убил Михаила Романова».[51]

Окончив четыре класса ремесленной школы, Мясников поступил слесарем на пушечный завод в Мотовилихе (ныне район Перми). В мае 1905 года шестнадцатилетний рабочий стал эсером, в сентябре перековался в большевика, а в декабре участвовал в разоружении стражников и отстреле казаков под предводительством А. М. Лбова – самого знаменитого в последующие годы уральского разбойника.

Запасной унтер-офицер Преображенского полка, рабочий пушечного завода в Мотовилихе Лбов стяжал себе славу великого революционера за несколько часов короткого зимнего дня – 12 декабря 1905 года. В тот день возглавляемая им толпа напала на склад Нобеля в 7 верстах от Мотовилихи по Соликамскому тракту и завладела двумя десятками револьверов с патронами. После подавления в Мотовилихе вооруженного восстания 12-13 декабря 1905 года Лбов ушел в леса и к весне 1906 года сколотил банду численностью до 80-100 человек.

С мая 1906 по январь 1908 года «лесные братья» под командой Лбова учинили столько выдающихся по изуверству и дерзости преступлений в Пермской, Уфимской и Вятской губерниях, что прогремели на всю Российскую империю. Они убивали из мести, удальства и с целью грабежа мастеров и управляющих уральскими заводами, крестьян и городских обывателей, солдат и полицейских; совершали налеты на почтовые и заводские конторы, винные лавки и всевозможные склады; поджигали фабрики и лесные кордоны; зимой 1907 года напали на Пермскую губернскую тюрьму, а летом ограбили пароход на Каме. Тесные контакты с бандой Лбова поддерживали как эсеры, так и большевики (в частности, А. Г. Белобородов – будущий председатель Исполкома Уральского областного Совета, подписавший решение о расстреле Николая II и его семьи). В феврале 1908 года Лбова арестовали в городе Нолинске и в ночь на 2 мая того же года, по приговору открытого суда, повесили во дворе Вятской тюрьмы. В советское время его именем назвали одну из улиц в Мотовилихе.[52]

Криминальный опыт, приобретенный под руководством Лбова, предопределил фактически весь дальнейший жизненный путь Мясникова. В июне 1906 года Мясников сел за решетку вместе с членами Пермского комитета РСДРП во главе с Я. М. Свердловым. Формирование твердокаменного большевика продолжилось в одиночных камерах и ссылках, чередуемых с побегами, и завершилось в Орловской каторжной тюрьме, куда его поместили как раз к 300-летию дома Романовых в 1913 году.

Там получил он возможность почти неограниченного чтения и долгих непрерывных размышлений. Там отстроил собственную примитивную систему взглядов и переосмыслил для себя вопросы религии. Там окончательно возненавидел интеллектуалов и проложил персональный стратегический курс, выразив его позднее в одной емкой фразе: *«Надо реабилитировать Смердякова от гнусностей Достоевского, показав величие Смердяковых, выступающих на историческую сцену битвы свободы с гнетом, попутно рассказав всю правду о поработителях-богах»*. Там же, наконец, постиг его тяжелый психический недуг с глубокой депрессией, зрительными и слуховыми галлюцинациями и самодеструктивным поведением: в экстазе самоистязаний он наносил себе кожные повреждения и затем препятствовал их заживлению.[53]

Некоторая бессвязность мышления и особые условия Орловской тюрьмы не позволили ему, несмотря на склонность к сочинительству, создать какое-нибудь нетленное произведение, например, на тему «Моя борьба» или «Последний бросок на монархию». Впрочем, отсиди он свой срок целиком, согласно приговору, – глядишь, и выскочило бы из-под его пера что-либо харизматическое. Но в марте 1917 года восторженная толпа, дружно исполнявшая революционные песни, выпустила его на волю. В ореоле каторжного величия поседевший Мясников возвратился в Мотовилиху. Здесь его непререкаемость и готовность к образованию сверхценных идей были скоро востребованы: он занял пост председателя местного Совета (Совдепа на диалекте того времени).

Весной 1918 года он получил уведомление о первосортном классовом враге, свободно проживающем в лучшей пермской гостинице. Мясников насторожился. Все слова и поступки городских обывателей, провинциальных братьев по оружию и даже центральных властей немедленно приобрели для него некий специальный и весьма символический смысл, что в мирные времена могло бы рассматриваться как бред особого значения, а в тревожном 1918 году означало лишь бдительность настоящего большевика. В своих воспоминаниях Мясников красочно описал, как одним энергичным напряжением мысли он сразу раскрыл в Перми зловещий заговор кадетов, офицеров, монархистов и всей иностранной буржуазии. Явственно ощутив, как сама социальная справедливость тычет в него своим историческим перстом, он понял, что коварным проискам всех супостатов можно противопоставить только собственный заговор. После непродолжительных самокопаний он задумал убийство великого князя и с этой целью в конце мая 1918 года делегировал себя в Пермскую губернскую коллегию ЧК, утвердив свое решение постановлением общего собрания коммунистов Мотовилихи. Теперь ему оставалось лишь наметить исполнителей и указать им последовательность действий.

Первым он выбрал ***Н.В. Жужгова*** (1877-1941) – немногословного экстремиста, надежного большевика чуть ли не с 1902 года, коренного жителя Мотовилихи, который «будет казнить, не волнуясь, как будто браунинг пристреливает», потому что злоба у него «какая-то холодная, расчетливая, не волнующаяся, а постоянная, пропитывающая все его существо». С этим «народным мстителем» Мясников находился в приятельских отношениях еще в 1905-1906 годах.

Весной 1906 года Жужгов подался к «лесным братьям» из шайки Лбова, но через месяц вернулся в Мотовилиху, не удовлетворенный дележом награбленного, и затем трудился вымогателем – разносил письма с требованием денег под угрозой физической расправы. Осенью того же 1906 года во время обильного застолья он учинил драку со стрельбой, получил ранение и на допросе в больнице выдал своего обидчика – лесного собрата. Разбойника повесили, а Жужгова сделали внештатным осведомителем полиции, что не помешало ему по-прежнему облекать плотью или, чаще, кровью различные пожелания Лбова. В августе 1907 года Жужгова задержали при полицейской облаве на окраине Екатеринбурга и без промедлений доставили в Пермскую губернскую тюрьму, где его основательно избили, как только он очутился в камере.

При обыске в его жилище обнаружили шесть бомб, четыре круга бикфордова шнура, две винтовки, два пистолета (с двумя тысячами патронов к ним), печати Уральского областного комитета эсеровской партии и «Пермского летучего партизанского отряда» и 12 чистых паспортных бланков. Свой срок за незаконное хранение оружия и принадлежность к банде Лбова он отбывал сначала в Пермской губернской тюрьме, а с апреля 1911 года – на строительстве Амурской железной дороги.[54]

В марте 1917 года Жужгова амнистировали вместе с политическими заключенными, а в мае 1918 года нарекли героем революции и назначили помощником начальника милиции в Мотовилихе. Доверие партии он так ревностно оправдывал систематическими убийствами, что с 1919 года состоял уже в должности заместителя начальника Пермской губернской милиции. Точное число своих жертв он, по-видимому, не удержал в памяти и впоследствии кичился, главным образом, тем, как покарал архиепископа Пермского и Кунгурского Андроника: заставил измученного пыткой старика выкопать себе могилу, зарыл его живым и лишь для порядка выстрелил несколько раз в землю. С присущей ему большевистской прямотой Жужгов писал в своей автобиографии: *«По поручению Правления Губчека я много выполнял важнейших дел, как-то: аресты и расстрелы. Лично мною был арестован и расстрелян Михаил Романов (брат царя), Андроник (Пермский епископ), который вел контрреволюционное выступление против Советской власти, и я его тоже расстрелял. Много мною было арестовано и расстреляно...»*.[55]

Несмотря на усердие, в 1921 году Жужгова изгнали из большевистских рядов за пьянство, воровство казенного имущества, использование служебного положения в корыстных целях и неисполнение каких-то важных поручений. Окружная контрольная комиссия заменила, однако, грозную формулировку «исключить» на обтекаемую: *«Считать из партии выбывшим»*. Поработав токарем на Невьянском заводе до 1927 года, Жужгов отхлопотал себе пенсию по инвалидности («как нервнобольной»), а через год попытался вступить в Общество старых большевиков. Тут-то и вскрылось, что до революции он тянул лямку сексота.[56]

В компанию старых большевиков он, разумеется, не попал. Взамен персональной пенсии ему предоставили полное казенное содержание в концлагере, откуда его отпустили в начале 1941 года. Одинокий инвалид без каких-либо средств к существованию оказался в заштатном южном городке Геническе. В отчаянии он обратился за помощью в наркомат социального обеспечения и в мае 1941 года получил безапелляционный ответ: *«На Ваше заявление от 28.IV.41 г. Отдел персональных пенсий НКСО*

РСФСР сообщает, что Вы как осужденный и отбывший наказание в течение 5 лет право на пенсию утеряли. По всем вопросам Вашего обеспечения следует обращаться в Районный Отдел Социального Обеспечения. Если же Вы не имеете права на получение пенсии по социальному страхованию, по тем данным, которые нами посланы 20.II.41 г. Геническому Райсобесу, то Вам нужно будет возбудить ходатайство о возможности помещения Вас в один из домов инвалидов Запорожской области».[57] Через месяц началась война и социальное положение Жужгова уже ни у кого не вызывало интереса.

В отличие от сумрачного Жужгова, второй участник заговора ***В.А. Иванченко*** (1874-1938) казался воплощением доброты, сердечности и спокойствия. Мясникову же особенно нравились в нем скрытые за внешней мягкостью и ласковым голосом решительность и бесстрашие профессионального экстремиста.

Потомок контрабандиста, высланного в Пермскую губернию и лишенного всех прав состояния по приговору военного суда, Иванченко окончил трехклассную начальную школу и, овладев специальностью токаря, устроился на пушечный завод в Мотовилихе. Член партии с 1902 года, он в 1906 году функционировал под личным руководством Свердлова, исполняя одновременно различные поручения Лбова в качестве резидента разбойника в Мотовилихе. По словам Мясникова, в том же 1906 году он прославился среди боевых товарищей убийством двух казаков. Со второй половины 1906 до середины 1907 года «марксист-самоучка» (как он себя называл) Иванченко занимался вербовкой новых головорезов и поставками в шайку Лбова продовольствия и, главное, оружия, закупаемого большевиками за рубежом. В конце июня 1907 года его задержали и после двухлетнего заключения осудили на 5 лет арестантских рот и 2 года ссылки.[58]

В 1917 году Иванченко возглавил Красную гвардию в Мотовилихе, а в 1918 – Пермскую губернскую милицию. По окончании гражданской войны партия направляла его на самые ответственные участки трудового фронта – то в коллегию ЧК, то в трибунал, то в губернский суд. В 1927 году он получил по болезни персональную пенсию и затем ежегодно ходатайствовал о ее повышении. Невзирая на подпорченное здоровье, персональный пенсионер оставался членом горсовета и ретиво тащил воз общественных забот в секции революционной законности. Лишь однажды, в 1931 году, он оскоромился и нажил партийный выговор за использование труда «принудрабочих» (иными словами, заключенных) для ремонта своего дома и «обрастание» дорогим и добротным имуществом. В последующие годы он затаился и ничем себя не проявлял. После его кончины местные власти постановили похоронить старого большевика Иванченко у памятника борцам революции на горе Вышке, а одной из улиц в Мотовилихе присвоить его имя.[59]

На роль третьего участника задуманной инсценировки побега Мясников пригласил «рубаху-парня» ***А.В. Маркова*** (1882-1965) – токаря пушечного завода и члена партии с 1906 года. Они познакомились в Пермской губернской тюрьме зимой 1907 года и через 10 лет снова встретились в Мотовилихе. Коренастый токарь горел «огнем злобы и мести» и ради торжества пролетарского дела готов был выполнить любое поручение Мясникова. Одна только особенность делала его совсем не похожим на соумышленников: он умел хорошо работать, легко осваивал новые профессии и любил свое ремесло.

Окончив двухклассное училище, Марков поступил в Пермские железнодорожные мастерские. Сначала работал слесарем, потом приобрел специальность паровозного машиниста. Призванный на воинскую службу в октябре 1903 года, он вернулся из Маньчжурии в Мотовилиху уже в июне 1904 года и сразу был принят слесарем-механиком на пушечный завод. Через 25 лет в своей автобиографии он писал, что убежал из армии в начале русско-японской войны, но умолчал о мотивах, по которым администрация военного завода без колебаний предоставила рабочее место дезертиру. По словам Маркова, в 1905 году он входил в состав боевой дружины большевиков, в 1906 – держал явочную квартиру, в декабре 1907 – был арестован «в порядке охраны» по делу шайки Лбова и после недолгого следствия сослан в Сольвычегодск, а в июле 1910 – возвратился, как ни в чем не бывало, на родной завод и проработал токарем до 1918 года.[60] О подоплеке столь бережного отношения полиции и дирекции военного предприятия к политически неблагонадежному токарю кое-кто, быть может, догадывался, но подтвердить свои подозрения не сумел или не рискнул.

В 1918 году Маркова назначили комиссаром по национализации и управлению культурно-просветительными учреждениями Перми, но его неудержимо влекла к себе репрессивная практика. Вместе со своим напарником ***И.Ф. Колпащиковым*** (четвертым заговорщиком) он открыл беспощадную охоту на бывших полицейских, инженеров, священнослужителей и прочих граждан. Сколько человек успел он сам погубить за один только 1918 год, Марков уточнить не мог не потому, что забыл, а потому, что, убив первых двенадцать, перестал считать остальных. Трупы расстрелянных палачи сбрасывали «для быстроты» в Каму.[61]

Чем занимался Колпащиков в 1919 году, осталось неизвестным, но в конце гражданской войны он оказался вдруг на виду. По рекомендации Иванченко, 25-летнего рабочего Колпащикова, члена РКП(б) с 1917 года, не получившего какого-либо образования, зато обладавшего необычайным революционным чутьем, включили в состав Пермского губернского революционного трибунала. На протяжении 1920 и 1921 годов он штамповал безапелляционные приговоры соотечественникам.[62] Потом его следы затерялись в мареве прошлого.

Марков же, сменив фамилию, в январе 1919 года переселился во Владивосток и взялся за мирное дело киномеханика. По некоторым слухам, он просто скрылся из Перми в обозе отступающих частей Белой армии. Однако в автобиографии он объяснил этот неожиданный переезд личным заданием Мясникова: якобы тот приказал ему проникнуть на территорию, занятую войсками Колчака, «для разложения белой армии и подготовки восстания в тылу». Спровоцировать вооруженный мятеж трудящихся Дальнего Востока ему не довелось; к тому же в августе 1920 года кто-то опознал в незаметном киномеханике свирепого пермского карателя, после чего Маркову пришлось экстренно перебраться обратно в Мотовилиху.

В условиях полной разрухи и отсутствия специалистов, часть которых он сам уничтожил, его профессиональные навыки весьма пригодились. Маркова назначили мастером, затем начальником цеха, потом заместителем директора завода. Одновременно он проявил себя безжалостным (или, на советском жаргоне, принципиальным) членом проверочных комиссий по чистке партии. С 1921 года его будущее казалось обеспеченным. Заслуженный душегуб неуклонно перемещался вверх по командной вертикали, все плотнее врастая в номенклатуру полнеющим телом.

Административная карьера Маркова оборвалась внезапно: в мае 1931 года его наградили персональной пенсией, вынули из руководящего кресла в Челябинске, пересадили в Москву и переквалифицировали в управдома. Можно полагать, что на этом посту он исполнял еще и обязанности сексота НКВД. Теперь, когда он достиг, можно сказать, вершины советского благополучия, его затхлое существование нарушали только редкие эпилептические припадки, да еще постоянное ощущение, будто ему чего-то недодали. Из-за этого он непрестанно домогался каких-нибудь льгот и подачек: то денежного пособия, то прикрепления к особому распределителю, то путевки в Мацесту, чтобы полечиться от ожирения. Впоследствии за безупречную службу партии персонального пенсионера союзного значения удостоили ордена Трудового Красного Знамени и захоронения на Новодевичьем кладбище.[63]

Незадолго до смерти Марков вдруг разоткровенничался с журналистом. Пожаловался, что всю жизнь боялся мести монархистов (оснований для всевозможных опасений было у него предостаточно и без монархистов, порожденных его фантазией), похвалил часы, снятые на память с руки секретаря великого князя («идут хорошо, ни разу не ремонтировал, только отдавал в чистку несколько раз»), и прихвастнул личным знакомством с вождями. Будто прикатил он летом 1918 года по служебной надобности в Москву, заглянул по делам к Свердлову, а тому вздумалось представить его Ленину. Вот он и поведал им двоим, что великого князя ликвидировали и «что сделано было чисто». Ленин его выслушал очень внимательно и сказал: *«Ну, вот, и хорошо, правильно сделали»*.[64]

В действительности летом 1918 года никто и не собирался снаряжать Маркова в дальнюю командировку с докладом на высочайшее имя. Рапортовать вождям о пермских событиях мог только старый знакомый Свердлова, участник проходившего в Москве с 4 по 10 июля 1918 года V Всероссийского съезда Советов Туркин, получивший перед отъездом необходимые инструкции от своего непосредственного начальника Мясникова. Отчет Туркина о встрече с вождями Мясников воспроизвел потом в своих воспоминаниях:

«Я ему [Свердлову] передал то, что ты мне велел. И впечатление было очень сильное. Он был очень, очень доволен. И тут же созвонился с Лениным и немедленно назначил свидание. И я должен был повторить рассказ в присутствии Ленина и Свердлова. <...> Ленин тоже очень был доволен, что Михаил не убежал, а его убежали. Тут же они решили, что они знают, что он бежал. И пусть так и остается. <...> Словом, знаешь, Гавриил Ильич, они очень облегченно вздохнули, когда узнали от меня об этом, и тебя хвалили».[65]

Можно не сомневаться в том, что Марков слышал этот рассказ еще в 1918 году. В компании единомышленников и, тем более, заговорщиков Туркин, прикипевший сердцем к партии и алкоголю, был не в силах утаивать подробности своего посещения вождей. Отчего постаревший Марков присвоил себе лавры Туркина – от неутолимого тщеславия или стремления извлекать из прошлого хоть минимальную выгоду, от неистребимой привычки лгать или грубых склеротических изменений, когда чужой успех приобретает черты личной собственности, – в конце концов, не имело особого значения. В любом случае реакция вождей на убийство великого князя в изложении пермских соратников совпадала. Да и предъявить какие-либо претензии к похитителю своей славы Туркин уже не мог.

Не успев получить хоть какое-нибудь образование, ***М.П. Туркин*** (1887-1947) с 15 лет проникся идеями пролетарского движения и прильнул к большевикам. Пик его активности пришелся на 1906 год, когда расторопный юноша приглянулся Свердлову и тот произвел его в ранг своего связного под загадочной кличкой «Тратaтон». За распространение листовок и соучастие в организации нелегальной типографии молодого подпольщика пять раз подвергали аресту и, наконец, выслали на два года в Туруханский край. Там он вступил в законный брак, но его жена вскоре стреканула за границу, так как против нее было возбуждено уголовное дело по обвинению в убийстве. Как только у Туркина в августе 1910 года истек срок ссылки, он устремился за женой в Лондон, где обучился столярному ремеслу и стал самостоятельно зарабатывать себе на пропитание. С 1914 года революционная семья переселилась в Цюрих: жена училась в университете, он трудился столяром. Весной 1917 года в пломбированном вагоне второго поезда, отправленного германским генеральным штабом в Россию, он прибыл в Петроград.

После октябрьского переворота Свердлов поручил ему доставить в Мотовилиху 3 пулемета, 500 винтовок и 25 тысяч патронов. Туркин привез оружие и прилепился к Мясникову – по существу в качестве его ординарца и порой дублера, а формально в должности секретаря местного исполкома. В 1920 году его назначили секретарем Пермского губернского (потом окружного) Комитета РКП(б), в декабре 1925 – понизили до уровня заведующего Истпартом Уральского обкома ВКП(б), а в сентябре 1928 – выставили на пенсию по болезни. О тяжести его недуга проговорился в 1931 году Кунгурский райком партии: *«От употребления спиртных напитков до сего времени не отказался»* (вместо глагола «не отказался» первоначально было написано «не вылечился»); посему в Общество старых большевиков его не приняли и от всяких партийных нагрузок избавили.[66]

Когда высокое столичное начальство заинтересовалось судьбой великого князя, Марков взялся за перо и 15 февраля 1924 года накропал донесение об инциденте 1918 года, сохранившееся в архивном полумраке и зачисленное позднее в разряд воспоминаний.[67] Опираясь прежде всего на этот текст, Туркин составил партийный отчет об убийстве младшего брата последнего царя. И Марков, и Туркин, и Мясников упомянули еще двух большевиков, посвященных в заговор.

Первый из них, помощник начальника Пермской губернской милиции ***В.А. Дро-***

кин (1893-1938) окончил три класса земской школы (1906), научился токарному ремеслу (1909), вступил в партию (1912), четыре месяца отстрадал за идеологию в ссылке (1914) и с декабря 1917 года пошел в гору. В 1918 году он участвовал в формировании частей Красной армии и ликвидации отряда анархистов, в заседаниях местного Совета и организации мастерской по изготовлению в Мотовилихе самобытных бомб – изделий типа «коммунист». Особенно кичился он своей ролью в «побеге» великого князя. Летом 1918 года Дрокин удостоился чести сфотографироваться на память в команде убийц. Остальные 20 лет жизни он растратил на дело партии, даже отсидел два года в кресле секретаря Пензенского горкома, приобрел несколько выговоров (в частности, «за невыполнение плана хлебозаготовок») и был расстрелян во время Большого террора.[68]

Второй приспешник заговорщиков, малограмотный столяр из Вятской губернии ***П.И. Малков*** (1892-1956), в марте 1918 года был назначен членом Пермской губернской ЧК, а в августе – ее председателем. Именно он подписал фиктивный мандат, предъявленный убийцами великому князю. Ему же принадлежал план дезинформации об аресте великого князя и его секретаря 12 сентября 1918 года. Соответствующее объявление, уже набранное в типографиях пермских газет, цензура забраковала под каким-то своим, секретным предлогом, зато кремлевская служба мистификации тут же использовала. Российское Телеграфное Агентство (РОСТА) 18 сентября уведомило Киев: *«Подтверждается отсутствие в Архангельске бывших великих князей»*. Через день, 20 сентября, РОСТА преподнесло Киеву небольшую сенсацию из Кремля: *«12 сентября [в] 10 верстах от Чусовского завода агентом Пермской губ[ернской] чрез[вычайной] ком[иссии] задержаны Михаил Романов и его секретарь. Они препровождены [в] Пермь»*.[69]

Неразборчивость в средствах и предприимчивость сметливого пермского чекиста произвели отрадное впечатление на кремлевских вождей. Малкову поручали руководить то Вятской губернской ЧК, то войсками ВЧК Северокавказского фронта, то ДонЧК, а после гражданской войны его направили в систему советской торговли. Что именно продавал и покупал свежеиспеченный негоциант особого значения не имело, тем более что в мае 1927 года Политбюро ЦК ВКП(б) распорядилось: обязать Коминтерн, ОГПУ и Разведывательное управление принять все необходимые меры, дабы сотрудники этих организаций ничем формально не отличались от общей массы советских служащих за рубежом.[70]

В 1927-1933 годах Малков занимался коммерцией в Южной Америке, даже был арестован однажды аргентинской полицией и 18 дней содержался под стражей. Потом вывозил за границу лес. С 1936 по 1939 год выполнял особые задания советского правительства и военного командования в Испании, где тоже подвергался аресту и обыскам. Затем служил председателем президиума Всесоюзной торговой палаты, несколько лет провел в Колумбии, получил орден Трудового Красного Знамени и в 1947 году ушел на заслуженную пенсию.[71]

Вокруг шумных нераскрытых преступлений всегда готовы роиться самозванцы. Не обошлось без них и в этой ситуации. В 1943 году крупный деятель советской внешней торговли Малков скромно отмечал в своей автобиографии: *«Работая в должности председателя коллегии Губчека я организовал расстрел Михаила Романова»*.[72]

Но еще в 1928 году некий ***И.Г. Новоселов*** (крестьянин деревни Нагибино Камышловского уезда Пермской губернии, охранявший революционную законность летом 1918 года в должности просто «надежного милиционера», по выражению Маркова, а осенью – уже в качестве старшего агента Пермского уголовного розыска) заявил свои претензии на роль убийцы великого князя и его секретаря; их тела он с помощью Жужгова зарыл в лесу, и с тех пор никто так и не проведал, где «эта историческая могила». В тщетной надежде сорвать желанный куш он закидал высокие инстанции безграмотными прошениями о материальной компенсации за свой «исторический подвиг» (убийство Михаила Александровича) и за ущерб здоровью, растраченному на беспорочной службе в милиции и при особом отделе ВЧК, в Тюменском революционном трибунале и в должности народного судьи Дальнего Севера…[73] Пришвин, явно опередивший многих своих современников в осмыслении происходящего, 18 ноября 1920 года записал в дневнике: *«Коммунизм – это названье государственного быта воров и разбойников»*.[74]

Раскольник

По окончании гражданской войны неожиданно приоткрылись глаза у Мясникова. Казалось бы, еще не так давно именно он надоумил пермских чекистов бросить в тюрьму камердинера великого князя Челышева и шофера Борунова «за содействие побегу Михаила Романова». Именно он чванился тем, что «развязал психологический узелок» последующих уральских преступлений, в том числе алапаевских убийств. Именно он утверждал в прессе: *«Если каждый из нас станет агентом чеки, если каждый трудящийся будет доносить революции на контрреволюцию, то мы свяжем последнюю по рукам и ногам, то мы усилим себя, обеспечим свою работу»*.[75] И вдруг именно он летом 1921 года впал в ересь и потребовал свободы слова для рабочих и крестьян, независимо от их партийной принадлежности, выложив свои аргументы в статье «Больные вопросы» и докладной записке в ЦК РКП(б).

Ошеломленные сановники повертели жесткими пальцами у седеющих висков и выразили смутьяну дружное неодобрение в форме строгого постановления Оргбюро ЦК РКП(б) от 22 августа 1921 года: *«1. Признать тезисы т[оварища] Мясникова несовместимыми с интересами партии. 2. Вменить в обязанность тов[арищу] Мясникову на официальных партийных собраниях с своими тезисами не выступать. 3. Статью тов[арища] Мясникова «Наболевшие вопросы» после предварительного проредактирования в присутствии т[оварища] Мясникова поместить в дискуссионном листке вместе с ответной статьей»*.[76]

Между тем Мясников разболтался настолько, что позволил себе попенять самому вождю мирового пролетариата. *«При моей практической выучке, которую я получил в жизни,* – написал он Ленину 17 августа 1921 года, – *мне труднее попасть в объятия буржуазии, чем любому из самых лучших и блестящих мыслителей, в том числе и Вам, не прошедшему этой практической школы непосредственного органического пролетарского чувствования всех больных вопросов».*[77]

Крайне расстроенный таким недомыслием испытанного большевика, Ленин направил ему пространное личное послание. В этом сбивчивом и взволнованном письме содержался практически всего один, но весьма откровенный тезис: свобода печати означает верную гибель коммунистической партии, а «мы самоубийством кончать не желаем» и потому ничего подобного не допустим.[78] Вождь мирового пролетариата явно не понимал, кого в данном случае он мнил урезонить. Одержимый собственной демагогией, Мясников собрал вокруг себя недовольных, окрестил эту своеобразную фракцию «Рабочей Группой» и превратился в ярого оппозиционера. Ровно четыре месяца опасливый вождь терпел его нападки, а 5 декабря 1921 года распорядился: *«Надо усилить внимание к агитации Мясникова и 2 раза в месяц докладывать о нем и о ней в Политбюро».*[79]

Пока послушные соратники собирались с силами, Мясников отпечатал в типографии 500 экземпляров своей крамольной брошюры «Дискуссионные материалы». Тогда разгневанные соратники расстарались и 20 февраля 1922 года исключили Мясникова из партии, после чего он окончательно пошел вразнос и принялся всечасно изобличать отступническую блудню правящей верхушки. Через месяц его арестовали. Мясников начал сухую голодовку. Через 12 дней его выпустили и поселили в Москве, запретив куда-нибудь выезжать.

Мясников не унимался. Абсолютно не способный к какому-либо созидательному труду, теперь он полностью вошел в роль инакомыслящего пролетария. Преисполненный праведного хамства, он непрестанно строчил обличительные трактаты, а возрастающий риск противостояния властям лишь добавлял горючего в его неугасимую страсть к борьбе за собственную интерпретацию мифа социальной справедливости. Члены правительства, нередко похожие на него по складу характера, все острее чуяли в доморощенном еретике опасного и, видимо, неисправимого бунтаря.

В феврале 1923 года он ухитрился выпустить в свет «Манифест Рабочей Группы РКП(б)». Очередная брошюра необузданного смутьяна, возжаждавшего «пролетарской демократии» на шестом году советской власти, привела большевиков в состояние перманентного негодования. Членов Политбюро особенно возмутил тезис об угрозе превращения пролетарской диктатуры в олигархию – владычество «кучки спевшихся и плотно усевшихся людей, спаянных единым желанием сохранить и политическую и экономическую власть в своих руках».[80]

После двухмесячных переговоров советские правители пришли к выводу о необходимости «механических воздействий», по выражению Зиновьева.[81] В мае Мясникова арестовали, а в июне выдворили в Германию, где он продолжал бушевать, сблизился с немецкими ревнителями партийного благочестия и даже напечатал свой «Манифест» тиражом четыре тысячи экземпляров.[82] Как только в сентябре стало ясно, что дальнейшее пребывание неукротимого еретика в зарубежной ссылке может основательно испортить большевикам политические игры в Германии, Политбюро поручило Дзержинскому найти единственно верное решение.

Шеф карательных органов для начала поместил в тюрьму всех членов «Рабочей Группы», а в ноябре на заседании Политбюро заявил категорически: Мясникова пора брать.[83] Хитроумный Зиновьев, давно ненавидевший пермского Ильича, встрепенулся и по каналам Коминтерна запустил слух о прощении закоренелого оппозиционера и восстановлении его в партии. Обрадованный Мясников незамедлительно примчался в Москву, где его ожидали очередной арест и долгое одиночное заключение с голодовкой, насильственным кормлением и суицидальными намерениями; однажды надзиратели едва успели вынуть его из петли. И все же тюрьма его не сломила; несмотря на «сильную неврастению», он нашел в себе силы выступить «в защиту попранной ортодоксии» и составил собственный объемистый комментарий к «Манифесту Коммунистической партии».[84]

Через три с лишним года Политбюро сочло, что Мясников в достаточной мере перевоспитался, и на закрытом заседании 3 марта 1927 года постановило выслать его на три года в Ереван, выдав ему в качестве единовременного пособия 400 рублей и разрешив (в виде особой милости) служить в советских учреждениях.[85] В ноябре 1928 года он скрылся из Еревана за границу и после ряда мытарств и бесшабашных похождений в мае 1930 года прибыл во Францию, где пережил еще множество приключений (с арестами и побегами), достойных авантюрного романа. Снедаемый лихорадкой публицистической интоксикации, он продолжал беспрерывно писать статьи, брошюры и целые книги, клеймя советских вельмож и проповедуя пролетарскую демократию; отдельные небольшие опусы ему удавалось иногда даже напечатать (в основном за свой счет).

В январе 1945 года его выманили в Советский Союз. Так и не поняв природы режима, который он сам некогда укреплял, а потом яростно критиковал, Мясников намеревался по возвращении организовать вторую партию на основе «Манифеста Рабочей Группы РКП(б)». Вместо этого он вновь очутился в тюрьме. После изнурительного девятимесячного следствия Военная коллегия Верховного суда СССР приговорила его к высшей мере наказания, и 16 ноября 1945 года Мясникова расстреляли.[86]

* * *

На закате XX столетия пресса сообщила о создании в Перми благотворительного фонда для строительства историко-культурного центра и, прежде всего, часовни и звонницы на предполагаемом месте гибели великого князя Михаила Александровича.[87] Инициаторами учреждения этого фонда стали Пермское епархиальное управление, Уральский филиал Российкой академии живописи, ваяния и зодчества, некая организация под названием «Ультрасаундфильм» и почему-то клуб спортивных единоборств.

Такое благое начинание давало, казалось бы, повод для смутной надежды на долгожданное покаяние. Не случайно, наверное, утверждали когда-то: в чем молод похвалится, в том стар покается. Католическая церковь, например, повинилась во всеуслышание и за костры инквизиции, и за крестовые походы, и за осуждение Галилея. Но реально ли покаяние на постсоветском пространстве, где пить далеко не всегда означает утолять жажду, а глаголы погулять и напиться давно обратились в синонимы, где Санкт-Петербург остается центром Ленинградской области, а Екатеринбург – центром Свердловской области, где массовый патернализм обеспечивает стабильность власти, а правители по-прежнему пестуют ксенофобию своих подданных?

О роли градусника в истории

В 1933 году К.И. Чуковский записал в своем дневнике: «*Троцкисты для меня были всегда ненавистны не как политические деятели, а раньше всего как характеры. Я ненавижу их фразерство, их позерство, их жестикуляцию, их патетику. Самый их вождь был для меня всегда эстетически невыносим: шевелюра, узкая бородка, дешевый провинциальный демонизм. Смесь Мефистофеля и помощника присяжного поверенного. Что-то есть в нем от Керенского. У меня к нему отвращение физиологическое. Замечательно, что и у него ко мне – то же самое: в своих статейках "Революция и литература" он ругает меня с тем же самым презрением, какое я испытывал к нему*».[1]

Суждения писателя далеко не всегда отличались безупречностью, но в данном случае его не подвело чувство. «Дешевый провинциальный демонизм», заложенный в характере Троцкого, предопределил во многом и его судьбу.

Демон революции

Среди разных талантов, отпущенных Троцкому природой, выделялась способность привлекать к себе повышенное внимание современников. У одних он вызывал резкую неприязнь чуть ли не с первого взгляда, у других – приливы восторга. Одни называли его всего лишь захолустным актером для невзыскательной публики, другие – самым блестящим, хотя и самым парадоксальным вождем. Одни сдабривали перцем и солью каждое высказывание по его адресу, другие – столь же охотно пользовались патокой.

Он был действительно многолик. Еще первых биографов Троцкого удивляла его двойственность: причудливое сочетание в одной личности незаурядного политического авантюриста с революционным фанатиком, готовым утопить в крови весь мир ради успеха сомнительного социального эксперимента.[2] Говорили также о чрезвычайном сходстве «хищного» выражения лица у Троцкого и его сестры (жены Каменева), но «в нем эта хищность еще более бросалась в глаза благодаря его особенному рту – большому, кривому, вот-вот готовому укусить».[3]

Обстоятельное описание внешности этого сухощавого, чернявого большевика с неожиданно приятным и мелодичным голосом оставил в своих мемуарах один из крупных чиновников российского Министерства иностранных дел, где Троцкий внезапно возник сразу после октябрьского переворота: *«Желтоватая кожа лица. Клювообразный нос над жидкими усиками с опущенными книзу концами. Небольшие, пронзи-*

тельные черные глаза. Давно не стриженные, неопрятные, всклокоченные черные волосы. Широкие скулы, чрезмерно растягивающие тяжелый, низкий подбородок. Длинный узкий обрез большого рта с тонкими губами. И – непостижимая странность! Чрезвычайно развитые лобные кости над висками, дающие иллюзию зачатка рогов. Эти рогоподобные выпуклости, большие уши и небольшая козлиная бородка придавали приближавшемуся ко мне человеку поразительное сходство с чертом, обличия, созданного народною фантазиею».[4]

Ничего неприятного и, тем более, жутковатого в его наружности Ю.П. Анненков не уловил; напротив, художник вспоминал о человеке хорошего роста и прекрасного сложения с глазами, излучавшими энергию сквозь стекла пенсне. Троцкий произвел на него благоприятное впечатление своей разносторонней одаренностью, эрудицией и совершенно неожиданной деликатностью. В созданном им портрете вождя обнаружились, правда, «люциферовские черты», но кистью художника водило, должно быть, подсознание, тогда как сам он полагал, что рисует «интеллигента в подлинном смысле этого слова».[5]

Тут крылось какое-то недоразумение, сопряженное, по-видимому, с неопределенностью самого понятия «интеллигент». Не исключено, что Анненков имел в виду лишь начитанность Троцкого, а не его принадлежность к «межклассовой прослойке». Интеллигенция служила культуре, Троцкий – революционной стихии, разрушавшей культуру. В период гражданской войны его можно было сравнить, пожалуй, с ценителем красного дерева, который, выбив старинное зеркало, устроил из овальной рамы сиденье для унитаза.

Позднее Троцкий, разъяренный некоторыми публикациями М. Горького, обозвал писателя «отчаявшимся псаломщиком культуры», а все культурное наследие страны – «историческими горшками». Ерничая по этому поводу, он вспоминал свой диалог с охранником Ленина в 1919 году, когда большевики чуть было не покинули Петроград в связи с наступлением армии Юденича. Охранник предлагал взорвать весь город, и Троцкий, любуясь этим пролетарием, восклицал в умилении: *«Вот это настоящее отношение к культуре!»*. Потом, посерьезнев, он приступал к поучению: *«Настоящая культура не в расписных горшках истории, а в правильной организации человеческих голов и рук. Если на пути этой правильной организации стоят препятствия, их нужно смести. И если для этого приходится разрушать ценности прошлого, разрушим их без плаксивой сентиментальности, а затем вернемся и создадим новые, неизмеримо лучшие. Вот как, отражая мысль и чувство миллионов, смотрел на это Ленин. Хорошо и правильно смотрел, и надо у него учиться этому революционерам всех стран».*[6] Полемики по проблеме уничтожения многовековой культуры в стране не было.

Полярной позиции, сравнительно с мнением Анненкова, придерживался генерал А.И. Спиридович, неплохо осведомленный о революционном движении в силу своей полицейской службы. В его изображении «интеллигентность» Троцкого не обозначалась даже легким пунктиром: *«Характерною чертою Троцкого является неразборчивость в средствах достижения своих целей и желаний. В этом Троцкий не уступает Ленину. Но если у Ленина эта доходящая до величайшего цинизма неразборчивость прикрывается иногда идейностью и "партийными интересами", то у Троцкого она диктуется только его личными, эгоистическими интересами, не имеющими ничего общего с какою бы то ни было общественностью, партийностью или государственностью»*. С нескрываемым удовольствием ссылался генерал и на расследование В.Л. Бурцева – известного охотника за провокаторами, утверждавшего, будто в 1911 году Троцкий сотрудничал с венской полицией за 300 крон в месяц.[7]

Близкая по сути информация содержалась в шифрованной телеграмме российского военного атташе в США, поступившей в Главное управление Генерального штаба 25 марта 1917 года. Согласно этому сообщению, профессиональный «агитатор терроризма» Троцкий отправился в Россию из Нью-Йорка, где он, по сведениям британской разведки, «состоял во главе социалистической пропаганды в Америке в пользу мира, оплачиваемой немцами и лицами им сочувствующими».[8]

Ни подтвердить, ни опровергнуть обвинения Бурцева и британской разведки было практически невозможно, ибо подлинными сведениями о своих агентах (даже мелких) спецслужбы не делятся, как правило, ни с кем; так что сомнение в данной ситуации приходилось толковать скорее в пользу ответчика. И все же в этих разоблачениях присутствовала определенная психологическая достоверность, поскольку мораль и убеждения Троцкого трансформировались (подчас радикально) в зависимости от обстоятельств.

Его псевдоним (trotz по-немецки означает упрямый, упорный, строптивый) соответствовал прежде всего незыблемости его эгоцентризма. Смолоду усвоил он единственное амплуа – лидера и с тех пор неустанно доказывал окружающим свое превосходство над ними. Он и сам не заметил, когда его больное самолюбие превратилось в откровенное самолюбование, позволявшее ему простить себе или оправдать любое свое злодеяние. Его не столько волновала даже сама революция, сколько своя собственная роль на ее сцене, а в конечном счете – на подмостках мировой истории.

Как обличал он в эмиграции Ленина – этого «мастера дрянных склок» и «профессионального эксплуататора всякой отсталости в русском рабочем движении». Какие забористые проклятия обрушивал на голову будущего вождя мирового пролетариата (в частности, по поводу его «открыто бонапартистских» шагов). Как клеймил «все здание ленинизма», которое «построено на лжи и фальсификации и несет в себе ядовитое начало собственного разложения».[9] И как быстро поменялись его взгляды в 1917 году, когда он в состоянии мессианской экзальтации сначала захватил Петроградский Совет, затем возглавил Военно-революционный комитет и, наконец, организовал октябрьский переворот. С этого момента он рассматривал себя как напарника Ленина, вытеснив из памяти былые разногласия, и увлеченно конструировал пристройки к «зданию ленинизма», соперничая с вождем мирового пролетариата в лютости и демагогии.

Скоро и боевые товарищи признали, что только Ленин и Троцкий обладают умом, энергией и престижем, необходимыми для удержания власти. Портреты обоих вождей соседствовали в кабинетах и на демонстрациях. Отмечая безусловное личное мужество Троцкого, романтики гражданской войны величали его выдающимся организатором, создателем и даже отцом Красной армии. Кому-то не нравилось, конечно, что Троцкий слишком дорожит своей исторической ролью и готов на любые жертвы (вплоть до самопожертвования), лишь бы запечатлеть себя «в памяти человечества в ореоле трагического революционного вождя».[10] Но кто из вождей того времени не мечтал узреть себя в зеркале истории?

Трогательно сентиментальный в мыслях о себе, он мог проявлять самые нежные чувства и по отношению к другим, но только до той поры, пока кто-либо оставался для него полезным. Даже в некрологе о Склянском – своем бессменном заместителе в период гражданской войны – он не нашел для покойного никаких иных определений, кроме государственного деятеля и «превосходной человеческой машины, работавшей без отказа и перебоев».[11] Революционный долг полностью освобождал его от химеры совести, позволяя, в частности, забывать о здоровье и жизни собственных детей или декламировать очередной звонкий доклад в тот самый час, когда его отец умирал в больнице.[12] Такое равнодушие к близким соратники вовсе не осуждали: ведь настоящий советский человек был просто обязан ставить дело партии выше каких-либо собственных забот и печалей.

Совсем иначе комментировал поведение Троцкого один из друзей его юности, врач по профессии: *«В психике Троцкого нет элементов, соответствующих понятиям жестокости и человечности; на их месте – пробел. Чувство симпатии к людям, не как к средству собственного удовлетворения, а как к носителям самостоятельных стремлений, желаний, у него совершенно отсутствует.<....> Троцкий нравственно слеп. Это у него природный, так сказать, физиологический дефект; то, что по-английски называется moral insanity – нравственное помешательство. Психический орган симпатии атрофировался у него в утробе матери, как атрофируются там физические органы вследствие особых ненормальных условий внутриутробного положения».*[13]

Но именно таких людей поднимала чаще всего со дна и выбрасывала на поверхность революционная стихия. Переплетение эмоциональной холодности с мощным темпераментом и врожденной артистичностью делало Троцкого совершенно неотразимым в глазах толпы. Он навязывал ей свою волю, направлял в нужное ему русло ее буйную активность, возбуждал в ней древние инстинкты, примитивную агрессию и первобытный героизм, и сам опускался при этом вниз по лестнице цивилизации. Толпа же, в свою очередь, воспринимала внушенные ей идеи как некие почти религиозные догмы и разносила повсюду легенду о его магнетическом обаянии.

Феноменальный авторитет вождя Красной армии его биографы связывали прежде всего с особенностями его красноречия: *«Если искать общий признак, характеризующий динамичность как ораторской, так и писательской манеры Троцкого, то таким признаком скорее всего является его склонность к эффектным противопоставлениям наряду со склонностью к диалектическим расщеплениям и воссоединениям понятий. Присущее Троцкому специфическое сочетание театральности, рассудочности и холодной страсти оказалось как нельзя более приспособленным именно для такого рода драматических противопоставлений, которые он в выступлениях блистатель-*

но осуществлял, комбинируя марксистскую лиричность с площадной бранью».[14]

Увлекаясь, он мог вещать без устали по два с лишним часа кряду перед безмолвной толпой, замороченной его сверкающими глазами и трафаретной жестикуляцией, штампованной патетикой и величественными посулами, язвительной иронией и образным поношением врагов. В такие минуты красочные иллюзии светлого будущего вполне заменяли ему убогую реальность. Его азартное витийство исключало по существу глубину содержания, но толпа не нуждалась в беспристрастном анализе или поисках истины. Тяжеловесный экстаз стелился у подножия трибун, когда этот «идол красногвардейцев», «электризатор армии» и «демон революции» провозглашал зажигательные речи. По их окончании он никогда не сливался с толпой (для кумира это было невыгодно и опасно), а многозначительно удалялся (из-за невозможности воспарить ему приходилось, к огорчению публики, шествовать в бронепоезд или за кулисы). Наложение понятия «надо» на истерическое самозабвение придавало каждому его выходу на арену особую театральность и заразительность для неискушенной и экзальтированной толпы. *«С Троцким – умереть в бою, выпустив последнюю пулю, в упоении не чувствуя ран, с Троцким – святой пафос борьбы, слова и жесты, напоминающие лучшие страницы Великой французской революции»*, – писала с фронта Лариса Рейснер, обмирая от восхищения.[15]

Зарубежные наблюдатели старались тем не менее сохранять объективность. Они видели перед собою то грозного лидера, то заботливого отца семейства, то человека исключительно живого, холодного и гибкого ума, личность, готовую поступиться своими притязаниями ради интересов дела, то темпераментного индивидуалиста, получающего заметное удовольствие от власти, или даже канатоходца, непринужденно гуляющего над пропастью, но непременно под аплодисменты зрителей. Перед читателями западной прессы возникал неутомимый оратор и желчный полемист, импульсивный советский вельможа, поступки которого ассоциировались подчас с такими аномальными состояниями психики, как истерические сумеречные состояния, и распорядительный нарком по военным делам, поражавший боевых генералов и штаб-офицеров своим стремлением учиться у них, своей вдумчивостью и быстротой ориентировки, безжалостный политик, чья сатанинская усмешка вызывала порой дрожь у окружающих, фанатик большевистских идей и в то же время обычный актер, на тщеславии которого, как полагал Локкарт, даже он мог бы играть не без некоторого успеха.[16]

Эта противоречивость явственнее проступала при более близком знакомстве. Сугубо рассудочный человек, умеющий учтиво уходить от прямых ответов на затруднительные вопросы и способный оставаться спокойным и чуть ли не по-товарищески любезным при любых обстоятельствах, вдруг становился резким до банальной грубости, заносчивым до оскорбительности и неуступчивым до детского упрямства. Но самым частым определением в описаниях Троцкого был эпитет «нервный».

По окончании гражданской войны, когда сама собою отпала необходимость в экстренных горячечных речах и «фанфарах распоряжений», все чаще стала проявляться какая-то удивительная непоследовательность и чуть ли не наивность пламенного революционера. *«Можно подумать, что он всю жизнь прошел, видя только абстракции и не видя живых людей, как они есть*, – констатировал Бажанов. – *В частности, он ничего не понял в Сталине, о котором написал толстую книгу»*.[17]

Военные успехи обеспечили ему постоянный приток сторонников, но у него не хватало обычно ни времени, ни желания, чтобы вникнуть в особенности индивидуальной психологии своего окружения, и, сметая стоявших на его пути потенциальных соперников, хотя бы не отталкивать давешних последователей. Личность бесспорной яркости и одаренности, он довольно легко рекрутировал себе нестойких друзей, но еще быстрее набирал преданных врагов. Сталин не мог забыть, как вождь Красной армии положил конец его военной миссии в Царицыне в 1918 году; Зиновьев не мог простить ему ни своей собственной растерянности осенью 1919 года, когда войска Юденича нависли над Петроградом, ни высокомерного презрения, которым обливал его в те дни Троцкий, ни последующей обиды от того, что именно Троцкий, а не он, ленинский наместник в бывшей столице, стал кавалером ордена Красного Знамени за оборону Петрограда от армии Юденича. И оба испытывали жгучую зависть к литературным способностям Троцкого и его лаврам наилучшего оратора революционного безвременья. Участь его была фактически предрешена, как только так называемая тройка (Зиновьев, Каменев, Сталин) заполучила в свои руки власть и поставила своей целью отстранить от нее Троцкого.

Зимой 1923 года вождь Красной армии заметил, наконец, что на протяжении последних месяцев в монолитной, казалось бы, партии появились «ЦК внутри ЦК и политбюро внутри Политбюро». В связи с этим 20 марта он послал Зиновьеву сдержанное письмо: *«Будучи членом Политбюро, я был искусственно отрезан от партийных вопросов и от партийного решения важнейших советских вопросов. <...> В военном ведомстве назначения, смещения и пр[очее] совершались за моей спиною – и притом в демонстративной форме, явной и очевидной для всех моих сотрудников. <...> Злопамятство и мстительность – не политические чувства. Можно и должно поставить крест на прошлом – при условии создания условий нормальной работы в будущем. Я думаю, что при действительно доброй воле эти условия могут быть созданы без ущемления кого бы то ни было и с выгодой для партии и ее ЦК. С искренним приветом. Ваш Троцкий»*.[18] Сделав этот холостой выстрел, он на время успокоился и вернулся к журналистике.

Между тем ранней весной того же 1923 года, когда Ленин окончательно утратил умственные способности, правящая тройка изобрела троцкистскую оппозицию и предприняла ряд последовательных шагов по дискредитации демона революции. Сначала тройка осторожно подогрела амбиции героев гражданской войны, выпускников и слушателей Академии Генерального штаба, давно раздраженных тем, что большинство командных постов в советских войсках занимали так называемые спецы – офицеры и генералы царской армии. В стенах Академии все чаще стали заговаривать о необходимости реформы вооруженных сил и «вливания свежей крови в высший командный эшелон».[19] Постепенно глухой ропот по поводу военных профессионалов дореволюционной закалки обратился в открытое недовольство, умело и прицельно направленное против непосредственного покровителя «спецов» Троцкого.

Затем пошли в ход псевдоподпольные анонимные листки, сочиненные, как полагали многие, личным сталинским секретарем И.П. Товстухой и наполненные отменной ленинской руганью эмигрантского периода по адресу Троцкого.[20] Основная задача этой «клозетной литературы», по терминологии троцкистов, заключалась в том, чтобы стащить с вождя Красной армии суровую большевистскую шинель и представить его изумленной публике в меньшевистском дезабилье. После этого с ним можно было бы расправиться любым способом, поскольку внутренняя агрессивность ленинской партии требовала унижения и уничтожения не только прямых еретиков, но и сдержанных оппонентов.

В ответ на великий почин руководящей тройки троцкистской оппозиции пришлось срочно созреть и осенью того же года сгруппироваться в некое подобие фракции. Тогда из всех щелей полезли слухи о бонапартизме Троцкого и возглавляемой им якобы особой военной партии. Еще в мае 1918 года Жак Садуль говорил о формирующейся Красной армии: *«Нет в ней ни одного Бонапарта, ни одного человека, способного повернуть против правительства Советов созданные большевиками же войска»*.[21] В последующем это положение по существу не изменилось, но тройка, озабоченная укреплением собственной власти, применила свой излюбленный тактический прием, приписав политическому противнику личные замыслы (по древнему правилу мошенников, первыми поднимающих крик *«Держите вора!»*).

Одновременно тройка нажала на экономические рычаги, беспощадно урезав финансирование военных расходов. Сразу после отлучения Троцкого от руководства армией военное ведомство получило крупные дополнительные ассигнования и значительно повысило жалованье командному составу. Это сыграло несомненную идеологическую роль, не столько примиряя армию с потерей былого вождя, сколько подчеркивая по контрасту разницу между прежним и новым начальством (тоже убедительный метод, к которому прибегали для манипулирования войсками еще в древнем Риме).

Отныне Троцкий мог сколько угодно сотрясать воздух квазидемократическими заклинаниями и божиться в неизменной верности утопической идее. Под романтическим этапом его жизни тройка подвела жирную черту. Реалисты из партийного аппарата усердно возводили прочный загон для фактического автора октябрьского переворота и создателя Красной армии. Опытные прагматики собирались вылепить образину врага из мавра, завершившего свое дело (когда конкретного неприятеля под рукой нет, его надо немедленно измыслить, – иначе население расслабится и прекратит борьбу за светлое будущее вождей).

Неясно, когда тройка сочла целесообразным для своих комбинаций впервые разыграть медицинскую карту. Можно только проследить, как она использовала для этого доктора Ф.А. Гетье – главного врача Солдатёнковской больницы.

Многосемейный доктор

Озабоченный своими профессиональными хлопотами, доктор Гетье, по его собственному признанию, политики не понимал и терпеть не мог, а после установления пролетарской диктатуры и газеты читать перестал, ибо не верил им совершенно.[22] Сочетая известную внутреннюю независимость с безусловной внешней осмотрительностью, либеральных мыслей вслух не высказывал и в программы каких-либо партий не вникал. Тем не менее в мрачном 1918 году он невольно подыграл большевикам, не поддержав призыв Пироговского общества к забастовке медицинского персонала, «противодействию разрушающим страну силам», бойкоту советских учреждений и лиц, сотрудничавших с новой властью. Для Гетье понятия «забастовка» и «медицина» были по существу несовместимыми и друг другу явно противоречащими; врачебный долг не позволял ему уклониться от оказания необходимой помощи любому человеку.

Интеллектуальные изыски или душевные переливы честного доктора большевиков не трогали, но его лояльность они взяли на заметку и в дальнейшем постановили между собой считать его голос «решающим в вопросе прекращения забастовок в лечебных учреждениях».[23] По рекомендации заведующего московским отделом здравоохранения В.А. Обуха, в марте 1919 года благонамеренного доктора пригласили к погибающему Я.М. Свердлову, а осенью того же года – к страдающей от заболевания щитовидной железы Н.К. Крупской.[24]

Небрежно одетая и плохо причесанная женщина «с ненормально выпученными от болезни глазами, хрипловатым голосом и какими-то нескладными телодвижениями» сперва произвела на Гетье неприятное впечатление, но, привыкнув к ней, он обнаружил в партийной фанатичке «мягкое незлобивое сердце» и детскую наивность. В конце концов он даже простил ей незнание реальной жизни после того, как супругу вождя мирового пролетариата опечалил однажды его рассказ о гибели московских жителей от голода.

Той же осенью довелось Гетье познакомиться и с мужем своей высокопоставленной пациентки. Позднее он вспоминал: «*До моей встречи с Лениным я судил о нем, во-первых, по газетам времен Керенского, во-вторых, по его портрету, выставленному в окнах книжных магазинов. Первыя рисовали его далеко не в привлекательном виде и на основании их я представлял Ленина человеком беспринципным, готовым ради известных целей, в которых на первом плане стояли его личные интересы, сегодня идти об руку с немцами, завтра с монархистами и т.д. С портрета на меня глядело очень несимпатичное лицо с голым черепом, недоброй складкой рта и прищуренными, несимметрично, как у дегенерата, поставленными глазами. Этот портрет еще более укреплял меня в правильности мнения, составленного мною о Ленине по газетам, и когда доктор В.Н.Розанов, лечивший Ленина после покушения на него, старался убедить меня, что мое представление о нем неверно, что Ленин производит приятное впечатление, я не верил ему и объяснял себе отзыв В.Н. Розанова его способностью увлекаться и поверхностным отношением к людям*».[25]

Но в своей кремлевской квартире вождь мирового пролетариата выглядел иначе, чем на фотографии. Прищуренные и несколько раскосые глаза придавали, правда, его лицу хитрое выражение, и все же стоило ему засмеяться, как оно казалось доктору почти добродушным. Чем-то смущал Гетье не совсем звучный голос вождя, не то слегка картавый, не то шепелявый, но в приватной беседе это было не очень заметно, хотя и вредило публичным выступлениям.

Регулярно посещая свою высокопоставленную пациентку, Гетье обратил внимание на какую-то своеобразную атмосферу всеобщего преклонения и чуть ли не обожания вождя. Сдержанному доктору потребовалось определенное время, чтобы как-то освоиться в такой обстановке, но в конечном счете и он признал право вождя на «бессознательное превосходство» над другими людьми, хотя, насколько Ленин талантлив или, как неустанно повторяли большевики, гениален, для себя Гетье так и не решил.[26] Подобная оценка вообще выходила за рамки его компетенции. Единственное, что он считал возможным себе позволить, – это сравнить основателя партии и советского государства с таким новатором в музыке, как А.Н. Скрябин. И, рассматривая вождя как автора еще небывалой симфонии и вместе с тем дирижера до сих пор неслыханного оркестра, опытный доктор в горьком смирении отчетливо сознавал, что возврат к прежним мелодиям уже невозможен.

Внимательный и тактичный врач довольно скоро завоевал симпатии семьи Ульяновых, после чего прослыл среди номенклатуры крупным специалистом по внутренним болезням. Тогда его немедленно завербовал Троцкий в качестве собственного домашнего врача и друга семьи. По мнению вождя Красной армии, рачительный доктор относился к нему с искренней заботой и нежностью, а к Ленину и Крупской испытывал «настоящую человеческую привязанность».[27]

Теперь и вождь мирового пролетариата проникся таким доверием к беспартийному специалисту, что направил его руководителем закрытого санатория в Химках и стал давать ему некие конфиденциальные поручения. По словам доктора, они сводились преимущественно к осмотру того или иного партийного работника и последующему донесению, «что надо предпринять, чтобы его поправить».[28] От Политбюро тоже поступали время от времени аналогичные заявки, так что в итоге безотказный доктор оказался еще персональным врачом Дзержинского и Менжинского.[29]

Сохраняя верность идеалам молодости и одновременно демонстрируя большевикам реальные возможности искоренения частной медицинской практики, Гетье наотрез отказывался от гонораров за свои визиты. Не отрешившийся до конца от отдельных буржуазных предрассудков, вождь мирового пролетариата упрямо искал пути вознаграждения скромного врача.

Методом проб и ошибок вождям удалось найти все-таки три способа поощрения врачебных услуг, а затем преобразовать их в основополагающие принципы, надолго определившие развитие номенклатурной медицины: 1) обращение к чекистам по поводу любых затруднений в административной деятельности; 2) назначение консультантом кремлевского лечебного заведения с выделением специального пайка и особым жалованьем; 3) обсуждение на Политбюро всех сложных (или не подлежащих оглашению) вопросов, связанных с лечением партийных функционеров.[30] В результате Гетье на собственном примере подтвердил, что настойчиво декларируемое бескорыстие может возмещаться государством в соответствии с потребностями бессеребреника и потенциями тоталитарного режима.

Убедившись в безраздельной преданности семейного врача, Ленин поделился с ним опасениями относительно собственного здоровья. Не столько приступы головной боли и бессонница, сколько неуклонное снижение работоспособности в течение 1921 года наводило его на самые мрачные мысли о будущем.

Дважды Гетье отправлял своего нового пациента в продолжительный отпуск, и каждый раз, вернувшись из подмосковного поместья, тот привозил с собой всю прежнюю симптоматику. Крайне обеспокоенный (или, быть может, о чем-то догадавшийся) доктор настаивал на повторных консультациях невропатологов (в том числе специалистов по нейросифилису). И с 28 мая 1922 года он уже знал истинную природу заболевания и мог предсказать его исход.[31]

После серии перенесенных инсультов у Ленина зародилось достаточно негативное отношение к официальной медицине. В последний год его болезни у Троцкого сложилось впечатление, что Гетье оставался чуть ли не единственным врачом, которого вождь еще «терпел». Между тем точная информация о состоянии его здоровья имела неоценимое значение для каждого притязающего на ленинское наследство.

В своих мемуарах Троцкий простодушно признавался, что дружеская связь с Гетье позволяла ему регулярно получать «наиболее добросовестные и продуманные отзывы о состоянии Владимира Ильича, дополнявшие и исправлявшие безличные официальные бюллетени». Вопреки очевидности и реальным перспективам, друг всех семей высшей номенклатуры в 1922 году обещал, что «виртуоз останется виртуозом», и даже весной 1923 года, после катастрофического распада личности Ленина, не лишал Троцкого «последней надежды»[32]. Но ни разу не обмолвился доктор ни о диагнозе, ни о прогнозе болезни. Если он всего лишь хранил врачебную тайну, то незачем было еще и лукавить, обнадеживая Троцкого. Если же он выполнял инструкции правящей тройки, то за его приязнью к Троцкому скрывалось, очевидно, совершенно противоположное чувство.

Вместе с тем всецело доверять воспоминаниям Троцкого тоже нельзя. Он лгал слишком часто и много, обдуманно и опрометчиво, по стародавней привычке и по обязанности настоящего большевика, из потребности в самооправдании и неодолимого стремления к самому примитивному позерству. Он не утруждал себя ни посещениями больного вождя, ни анализом ситуации, но не мог же он не слышать хотя бы намеки на характер и течение патологического процесса у Ленина. Ведь вся образованная Москва об этом говорила. Если отголоски тех бесед донеслись до следующих поколений в форме устных пересказов, дневниковых записей и отдельных публикаций, то он раньше других мог с ними ознакомиться хотя бы по донесениям сотрудников ГПУ, регулярно рассылаемым членам Политбюро.

На самом деле с 24 марта 1923 года никаких иллюзий относительно происхождения повторных инсультов и, что было особенно важно для всех претендентов на кремлевский престол, прогноза ленинской болезни ни у вождя Красной армии, ни у правящей тройки не оставалось. В тот день на внеочередном заседании Политбюро выступили известные европейские врачи, авторы солидных трудов по третичному сифилису, приглашенные в Москву специально для обследования вождя мирового пролетариата.[33] Германская профессура – терапевт и невролог А. Штрюмпель, психиатр О. Бумке, невролог и нейрохирург О. Ферстер – единодушно высказались в пользу сифилитической природы множественных очагов размягчения головного мозга, и только шведский ученый С. Хеншен полагал возможным связать стойкий паралич, потерю речи и развитие у Ленина слабоумия с тяжелым течением атеросклероза, что не имело в сущности никакого значения для уверенного предуведомления о неизбежном и скором исходе болезни.

Троцкий вовсе не забыл выводы зарубежных медицинских авторитетов – просто ему удалось быстро и, по всей вероятности, навсегда вытеснить из сознания и то, что он, как и другие вожди, узнал раньше, еще летом 1922 года (может быть, даже от того же Гетье), и то, что он услышал на заседании Политбюро 24 марта 1923 года. С непринужденностью человека, обладавшего недюжинным истерическим темпераментом, он выбрал из прошлого полезные для себя воспоминания и отверг неприятные, бесплодные и мешавшие ему публично распинаться в искренней симпатии к Ленину.

Сталин тоже нуждался в объективной информации и поэтому настоял на «приглашении» к больному Розанова– единственного, наверное, в тот период врача, которому он доверял почти без оговорок. До и после революции Розанов заведовал хирургическим отделением в Солдатёнковской больнице и навсегда сохранил самые теплые отношения с ее главным врачом Гетье. Не вызывает сомнений, что Гетье не скрывал от Розанова свои умозаключения, но не исключено, что он не таил их и от генерального секретаря.

Так или иначе, но летом 1922 года Сталин уже твердо знал, что *«Ленину капут»*, говорил об этом напрямик, шокируя окружающих, и без опаски сменил свою прежнюю осторожную почтительность по отношению к супруге вождя мирового пролетариата на откровенную грубость. Тем не менее генеральный секретарь оставался преимущественно в сфере политической полутени, хотя иногда проговаривался о своих планах. Так, за три месяца до смерти Ленина он предложил вдруг соратникам обдумать детали предстоящего, того и гляди, погребального ритуала.[34]

Загадочная лихорадка

Пока вождь мирового пролетариата терял остатки здоровья и рассудка, вождь Красной армии ублажал себя презрением к тройке и отстрелом уток. В октябре 1923 года, промочив ноги на охоте, он жестоко простудился и по возвращении домой отболел положенный срок. Когда же пришла пора вернуться к государственным делам, у него открылась «криптогенная температура».[35] Понятие «криптогенная» – не из его лексикона; это – определение из медицинского словаря, означающее лихорадку неизвестного происхождения.

Кратковременная лихорадка такого рода иногда нападала на него и в прежние годы. Бывший комендант Кремля П.Д. Мальков не без удовольствия вспоминал, как однажды в марте 1921 года, когда Троцкий вознамерился публично опровергнуть мнение Ленина о профсоюзах, вождь мирового пролетариата приказал не пускать вождя Красной армии в зал, где проходил X съезд РКП(б). В тот же миг у Троцкого резко повысилась температура тела, и Ленину пришлось в перерыве между заседаниями навестить верного соратника, внезапно захиревшего от чрезмерной впечатлительности.[36] Однако осенью 1923 года криптогенная лихорадка оказалась такой затяжной и такой изнурительной, что совершенно раскисший вождь Красной армии не смог даже отметить очередную годовщину октябрьского переворота, и традиционный парад 7 ноября принимал его зять Л.Б. Каменев.

Бдительный Гетье всполошился и собрал в ноябре консилиум, не обнаруживший у Троцкого каких-либо патологических отклонений, но все-таки запретивший ему на всякий случай отлучаться из постели. Вождь Красной армии подчинился не без тайного удовлетворения и прохворал всю дискуссию против «троцкизма». Методичная маневренная (или, точнее, позиционная) борьба с аппаратом вообще и тройкой в частности оказалась неприемлемой для него ни по характеру, ни по внутренним ресурсам. На некоторых заседаниях Политбюро, проходивших в его кремлевском кабинете, он еще произносил по инерции огненные речи, но, услышав в ответ на всю свою риторику безразличные фразы, в безмерной обиде убегал в свою опочивальню. Там жар души обращался в жар тела, и даже градусник подмышкой трепетал в изнеможении. С очередным приступом криптогенной лихорадки он падал в постель, а жена уносила сушить его белье, вымокшее, словно под дождем.

Обеспокоенное руководство Наркомздрава РСФСР обратилось к правящей тройке с просьбой предоставить Троцкому двухмесячный отпуск для лечения в Абхазии.[37] Политбюро удовлетворило это прошение 11 декабря, но тут вмешался Гетье, предложив провести новый консилиум. Его собрали 31 декабря под председательством набиравшего известность терапевта М.П. Кончаловского и с участием самого О.Ферстера (лейб-медика Ленина с марта 1922 года), а также В.А.Александрова (директора курортной клиники Наркомздрава РСФСР), М.И.Певзнера (признанного авторитета по диетическому лечению) и наркома Н.А.Семашко. Гетье доложил присутствующим о тяжелом состоянии больного. Консилиум впал было в транс мучительного глубокомыслия, но, побуждаемый начальством к активности, встрепенулся и вынес вердикт: вождь Красной армии нуждается в отпуске продолжительностью не менее двух месяцев с полным освобождением от всяких обязанностей для специального климатического лечения.[38]

Не исключено, что такое решение подсказал консилиуму многоопытный Гетье. Он и раньше-то советовал своим больным избавляться от назойливой лихорадки на курортах. Кроме того, он считал, что все советские вельможи страшно переутомились, и уповал поэтому на длительный отдых в оптимальных климатических условиях.

Точную дату отъезда на курорт, однако, не определили; ее следовало согласовать с разными инстанциями. А пока что сострадательный Гетье уложил немощного вождя

Красной армии в свой санаторий, где пользовал его приятной диетой и дневным сном в медвежьей полости на открытой веранде. Через месяц Семашко заявил, что в начале января на Троцкого набросилась инфлюэнца, «которая обычно отзывается на легких». Далее нарком здравоохранения изложил свой взгляд на дивную способность вождя Красной армии сопротивляться инфекции: *«Как оказалось, у него [Троцкого] на редкость здоровые легкие, крепости которых удивились врачи, и поэтому болезнь на них не перекинулась. Но она, обойдя легкие, проникла в бронхиальную железу, находящуюся между ними, благодаря чему начался катаральный процесс желез».*[39]

Главный охранник всероссийского здравия выделялся обычно умением изъясняться важно и бессодержательно по любым, в том числе и медицинским вопросам; не случайно В.Т. Шаламов называл его «универсалом типа Луначарского» или просто «трепачом» с хорошо подвешенным, но совершенно «дубовым языком».[40] Какое именно анатомическое образование и какую именно болезнь имел в виду основоположник советского здравоохранения, установить весьма затруднительно. Тем не менее, несмотря на уникальное своеобразие и, мягко говоря, примитивизм подобного изложения клинической картины, можно все-таки предположить, что Троцкий перенес острый бронхит. В современных условиях больничный лист таким больным продлевают обычно не более месяца, хотя выздоровление от острого бронхита при отсутствии пневмонии наступает нередко за 2–3 недели. Гетье же посчитал состояние своего пациента слишком тяжелым и настоятельно рекомендовал продолжить лечение на черноморском побережье, точнее в Сухуме. Ровно год назад Зиновьев разрекламировал эту местность: благодать в январе невиданная, тепло, как летом в Петрограде, да еще розы кругом цветут.[41] Вот там и следовало починять здоровье.

Предусмотрительный доктор пустил в ход при этом безотказное средство. Несколько излишне волнуясь, он объяснил жене больного насущную необходимость лечения именно в Сухуме, хотя сама поездка туда превращалась в долгое странствие кружным путем (через Баку, Тифлис и Батум), да еще удлинялась снежными заносами. В глубине души Троцкий и так готов был принять любую авторитетную рекомендацию, а уж двойному натиску – жены и врача – даже не подумал сопротивляться. И за два дня до смерти Ленина (по сообщению Д.З. Мануильского) квелый нарком по военным делам провез свою лихорадку через Харьков; следовательно, из Москвы он отправился 18 (в крайнем случае, на рассвете 19) января.[42]

Лихорадке – бой!

Помещенный до отъезда в санаторий, в тихом лесу, всего в 30 километрах от центра столицы, Троцкий благополучно проспал пленум ЦК РКП(б) 14–15 января, осудивший его «линию» о легализации в партии фракций и группировок, и XIII конференцию РКП(б), открывшуюся 16 января. С нападками на него Сталина, прозвучавшими 17 января, познакомился уже в поезде. Приветствие XI съезда Советов РСФСР, начавшегося 19 января и сразу пославшего пожелания скорейшего выздоровления

Ленину, Троцкому и Бухарину, – благосклонно принял в спальном вагоне. И лишь утром 22 января на тифлисском перроне получил телеграмму о кончине Ленина.

Через 15 лет он попробовал заново осмыслить происшедшее: *«Во второй половине января 1924 года я выехал на Кавказ в Сухум, чтобы попытаться избавиться от преследовавшей меня таинственной инфекции, характер которой врачи не разгадали до сих пор. Весть о смерти Ленина застигла меня в пути. Согласно широко распространенной версии, я потерял власть по той причине, что не присутствовал на похоронах Ленина. Вряд ли можно принимать это объяснение всерьез. Но самый факт моего отсутствия на траурном чествовании произвел на многих друзей тяжелое впечатление. В письме старшего сына, которому в то время шел 18-й год, звучала нота юношеского отчаяния: надо было во что бы то ни стало приехать! Таковы были и мои собственные намерения, несмотря на тяжелое болезненное состояние. Шифрованная телеграмма о смерти Ленина застала нас с женой на вокзале в Тифлисе. Я сейчас же послал в Кремль по прямому проводу шифрованную записку: "Считаю нужным вернуться в Москву. Когда похороны?". Ответ прибыл из Москвы примерно через час: "Похороны состоятся в субботу, не успеете прибыть вовремя. Политбюро считает, что Вам, по состоянию здоровья, необходимо ехать в Сухум. Сталин". Требовать отложения похорон ради меня одного я считал невозможным. Только в Сухуме, лежа под одеялами на веранде санаториума, я узнал, что похороны были перенесены на воскресенье».*[43]

Разбирая сталинские маневры после смерти Ленина, Троцкий выпустил из внимания одну существенную деталь – дату своего временного удаления из столицы. По свидетельствам близких и врачей, самочувствие Ленина оставалось стабильным на протяжении последних нескольких месяцев; намечалась как будто тенденция к улучшению состояния. К новогодним праздникам Зиновьев, по сути давно простившийся с вождем, сделал радостное заявление: *«Третьего дня тов[арищ] Ленин был на охоте, пробыв там 3 1/2 часа, вчера второй раз выехал на охоту».*[44] Постоянно находившийся в Горках Ферстер назвал четвертый «роковой удар», ставший причиной смерти, совершенно неожиданным[45]. Однако подвергая ретроспективному анализу развитие этого инсульта, Ферстер счел его предвестником ухудшение зрения, возникшее у Ленина 19 января, – вскоре после очевидного отъезда Троцкого.

Если отбросить возможность случайного совпадения этих дат, то, чтобы отправить своего политического соперника с такой филигранной точностью на расстояние в трое суток железнодорожного пути, Сталину нужно было или обладать необыкновенной интуицией, или действительно предполагать, в какой день наступит катастрофа. В связи с этим достаточно зловещий (хотя и не доказательный) смысл приобретают слова И.М. Гронского по возвращении с Колымы: *«Сталин однажды проговорился, что он один знает, как и от чего умер Ленин».*[46] В любом случае закономерен вопрос: не корректировал ли генеральный секретарь рекомендации Гетье относительно лечения Троцкого на морском побережье, даже не посвящая доктора в свои планы?

По сообщению Мануильского, нарком по военным делам не вернулся в Москву из-за телеграммы, присланной сопровождавшим его врачом. Неведомый придворный специалист уверял как будто, что столь продолжительная поездка может очень тяжело отразиться на здоровье Троцкого, у которого имеется «общее истощение организма и упадок деятельности сердца, туберкулез бронхов и недомогание в области желудка».[47] Существование этой телеграммы сомнительно хотя бы потому, что спутник заболевшего наркома не мог отослать ее по прямому проводу без предварительного запроса из Москвы и незаметно для Троцкого в течение того часа, пока последний обменивался шифрограммами со Сталиным.

Присматривать за демоном революции в дороге и на берегу моря на самом деле поручили директору курортной клиники Александрову. Спустя месяц ведущий курортолог страны дал интервью корреспонденту «Известий», где отметил, что он не отходил от своего подопечного на тифлисском вокзале и что сообщение о смерти Ленина тут же усилило у Троцкого слабость и недомогание.[48] О какой-либо своей телеграмме в столицу Александров ничего не сказал. Достаточно опытный практический врач (в отличие от того же наркома здравоохранения), он и не мог поставить такой обывательский или в лучшем случае фельдшерский диагноз. Тем более не мог сделать этого Гетье, в те суматошные дни составлявший заключение о болезни и смерти Ленина и поэтому не покидавший ближнее Подмосковье. Вероятнее всего, тройка ссылалась на высказывания придворных специалистов, по-своему цитируя их явно преувеличенные опасения относительно здоровья Троцкого и объясняя окружающим недопустимость потери двух основных вождей сразу; Мануильский же выступал при этом в качестве сталинского рупора.

Без малейших усилий, буквально в два счета Троцкий уверил себя, будто не успеет вернуться на похороны. Не мог не уверить, ибо из двух мотивов – любой ценой, хотя бы военным самолетом, добраться до Москвы, чтобы активно участвовать в аппаратных играх, или по-прежнему героически сражаться с таинственной хворью, восседая над схваткой за власть, – предпочел второй. Решение продолжить такое трогательно изящное в своей мужественной грусти и оттого вдвойне отрадное лечение возникло немедленно и сталинской телеграммой только укрепилось. Поезд в Тифлисе задержали на полчаса, пока Троцкий вдохновенно дописывал «прощальные строки». Передав их по прямому проводу, пламенный трибун, вполне удовлетворенный собственным горем, позволил везти себя дальше.

Траурное заседание II Всесоюзного съезда Советов, открывшееся 26 января, прошло без него. В последующем распределении должностей в правительстве он не участвовал. Регулярно хватаясь за термометр, он совсем забыл, что политическому деятелю такого ранга не следует отнимать руки от пульса державы.

Все еще считая себя вторым человеком в партии, он пропустил на политическом ринге два нокдауна от сплоченного аппарата: один – в связи с партийной дискуссией, а второй – в результате злосчастной лихорадки. Он так и не сопоставил точность нанесенных ему боксерских ударов с формально внезапной смертью Ленина.

Для многочисленных фанатиков пролетарской революции и адептов коммунистического вероучения отсутствие на похоронах Ленина приравнивалось к пренебрежению сакральным ритуалом, чуть ли не к святотатству. Сама кончина вождя мирового пролетариата и все сопряженные с ней обряды приобретали необычайно важное, мистическое значение для неолитического мышления. Эту особенность партии нового типа генеральный секретарь очень хорошо чувствовал, а потому и прощался со своим почившим, наконец, наставником торжественно, обещая никогда не расставаться с отныне вечно живым вождем. И сама траурная церемония, и тщательно продуманная (по всей вероятности, давно заготовленная) мистическая клятва Сталина придавали некую легитимность его притязаниям на кресло диктатора.

Троцкий же так и не осознал, что его последние шансы на обладание ленинским наследством испарились без остатка в тот момент, когда он не сумел заставить себя вернуться. По существу не Сталин отрезал ему путь к срочному возвращению в Москву, как уверял себя впоследствии Троцкий, а он сам. Околпачить его в действительности было вовсе не сложно. К своему здоровью он относился с почтительной бережливостью, болел часто, долго и вкусно, всякий раз доблестно сопротивляясь недугам, а наставления популярных докторов воспринимал с максимальной серьезностью. Ради партийной дисциплины и собственного здоровья он мог убедить себя в чем угодно. И он продолжил уютную московскую дрему на веранде сухумского санатория.

Там механизмы психологической защиты заработали на полную мощность. Услаждая себя обманчивым покоем и по-восточному безмерным гостеприимством Абхазии, бывший сподвижник вождя мирового пролетариата грелся на балконе под ярким солнцем, бесцельно скользя взором по морю. Такое занятие днем завораживало не меньше, чем ленивый взгляд на огонь в камине вечером, и, очевидно, отвлекало от постоянного чувства повышенной температуры тела в сочетании с «гудящей мыслью» о смерти Ленина. Красиво страдая, Троцкий тасовал в памяти этапы революционной борьбы, любовно оглядывая себя со стороны, как бы из правительственной ложи, и одновременно участвуя в неоконченной трагедии.

Мысленно он вновь видел себя на исторической сцене в амплуа несравненного стратега. Вновь инфицировал ревущие толпы идолопоклонников своей примитивной патетикой. Вновь заставлял бесноваться человека с ружьем и отдавал приказы о расстрелах. Вновь телеграфировал Дзержинскому, предлагая «разгрузить» тюрьмы – забрать на фронт военных специалистов и объявить заложниками их семьи. Вновь отправлял в концлагеря чехов, не сдающих оружие, бывших военнослужащих, игнорирующих призыв в Красную армию, и, наконец, всех подряд – «темных агитаторов, контрреволюционных офицеров, саботажников, паразитов, спекулянтов».[49] И по-прежнему не понимал, отчего его отец так сетовал в 1918 году: *«Вот отцы трудятся, трудятся, чтобы заработать что-нибудь на старость, а потом дети устраивают революцию...»*.[50]

Увлеченный своим обожаемым прошлым, он млел в воспоминаниях и чуть ли не грезил наяву. Фантастические претензии на роль харизматического лидера давали ему основание пренебречь даже сводками ГПУ, согласно которым большинство населения было довольно нападками на него в печати и ожидало его скорой отставки.[51]

Разгоряченный самовнушением, он подгонял реальную действительность под свои нынешние установки и мнил себя единственным последовательным и правоверным защитником ленинизма против антиленинской секретарской иерархии. В созданный при его прямом участии и окружавшей его теперь обстановке сурового лицемерия и елейного притворства, повального лихоимства и лиходательства, подлогов и предательств он, одаренный лжец и лицедей, неожиданно для себя оторопел, занемог и возжаждал некой персональной справедливости. *«Вместе с дыханием моря*, – припоминал он позднее, уже в изгнании, – *я всем своим существом ассимилировал уверенность в своей исторической правоте против эпигонов...»*.[52] Что ж, когда нет ни желания, ни потребности найти свое место в буднях, сознание «своей исторической правоты», должно быть, утешает.

Цена промокших ног

Криптогенная лихорадка подозрительно затягивалась. Столь странное течение непостижимого недуга всполошило, в конце концов, Дзержинского. Опасения навевало даже само прилагательное «криптогенная», происходившее от греческого слова «крипта», что означало и подземный ход, и подземную часовню древних христиан. Беспокойная мысль главного чекиста помчалась по привычному кругу. Пресечь вражеские происки ему, однако, не довелось. Развернутое исследование не выявило ядовитых веществ в крови вождя Красной армии, а идею прямого посягательства на него не то белогвардейцев из Берлина, не то грузинских националистов Троцкий отверг как вздорную[53].

Былые враги и впрямь не собирались гальванизировать посредством тривиального покушения человека, променявшего демоническую харизму на невротические немощи. Над ним просто потешались, сравнивая его удаление в Абхазию с той сценой в «Севильском цирюльнике», где Дона Базилио выгоняют из комнаты и поют: *«У вас лихорадка, у вас лихорадка...»*.[54]

Истинная враждебность исходила из Кремля. Три последних месяца 1923 года служба дезинформации, руководимая тройкой, во всеуслышание обвиняла Троцкого в «дипломатической болезни» и причинении непоправимого ущерба здоровью Ленина. От протестов Крупской против лжи и лицемерия «самых близких товарищей» отмахивались, как от назойливых мух.[55]

Сразу после смерти вождя мирового пролетариата клевета на Троцкого и вовсе загустела. Правящая тройка словно бы задалась целью доказать вождю Красной армии, что ленинская партия отнюдь не утратила навыков, описанных Троцким еще в 1912 году, и «политика шельмований, травли, клеветы, смуты и идейного хаоса», наряду с «чудовищным преувеличением всяких разногласий», остается по-прежнему одним из основных методов убеждения любых оппонентов.[56] Зиновьев и Каменев объясняли журналистам, что Троцкий боролся с Лениным при его жизни, а теперь пренебрежительно или просто неприязненно относится и к его памяти.[57] Служба дезинформации закинула в массы новый лозунг – «троцкизм враждебен ленинизму», – и пару анекдотов о контрреволюционной идеологии недавнего сподвижника почившего вождя (*«Троцкий очень болен, у него совсем белый язык»*) и его политическом разложении (Троцкий сказал как будто: *«Ленин, ты мертв, но жив, а я жив, но мертв»*).

Не терял зря времени и генеральный секретарь, блефовавший при каждом раскладе политических карт. На XIII конференции РКП(б) он громко возмущался: *«Говорят, что тов[арищ] Троцкий серьезно болен, допустим, что он серьезно болен, но за время своей болезни он написал три статьи и четыре новые главы сегодня вышедшей его брошюры».*[58] Через несколько дней, как бы соболезнуя своему противнику, он подписал телеграмму от имени Политбюро, обязывающего Троцкого продолжить лечение. Но стоило лишь его заклятому сопернику выпустить в свет очередные статьи, как сталинские клевреты драматическим шепотом пустили в публику слухи о притворной болезни Троцкого.

Закулисные интриги не ограничивались, естественно, одними сплетнями. Еще в августе 1923 года тройка сделала первые вкрадчивые шаги по изменению состава высшего военного руководства – Реввоенсовета республики. Мотив этих действий Куйбышев без долгих размышлений выложил в лицо вождю Красной армии: *«Мы считаем необходимым вести против вас борьбу, но не можем вас объявить врагом; вот почему мы вынуждены прибегать к таким методам».*[59] Разгневанный Троцкий послал тогда совершенно секретную филиппику по поводу бюрократизации партийного аппарата его же лидерам. В ответ шаловливый Бухарин порадовал тройку выразительным лозунгом: *«Если хочешь быть наркомвоеном, ругай Троцкого».*[60]

В январе 1924 года ЦК РКП(б) назначил специальную военную комиссию под председательством С.И. Гусева (формально – для устранения недостатков в организации Красной армии и «обновления» ее руководства, а по существу – для смены последнего). Через месяц, на февральском пленуме ЦК РКП(б) достаточно зрелым работником аппарата проявил себя Фрунзе. Он заявил, что армия не готова к «большой войне» ни в плане организации, ни в отношении снабжения, нечаянно забыв о резком снижении финансирования военного ведомства, но не упрекая в чем-либо лично Склянского. Фрунзе объяснил трудности в «пробивании» всех предложений военного ведомства просто его «недостаточным партийным авторитетом».

Маленькое лукавство дало изрядные плоды. Тройка тут же приступила к методичной прополке ключевых постов в армии, заполняя образующиеся пустоты своими ставленниками. Уже 2 февраля начальника политуправления Красной армии В.А. Антонова-Овсеенко заменили более покладистым А.С. Бубновым, а 11 марта отправили в отставку Склянского и на освободившиеся должности заместителя наркома и заместителя председателя Реввоенсовета республики назначили Фрунзе.[61]

Для соблюдения благопристойности предварительно поставили короткий спектакль: Фрунзе, Гусев, Пятаков и Томский посетили вождя Красной армии, все еще лихорадящего в своем курортном заточении, дабы согласовать перемещения в военном ведомстве. Все пятеро отчетливо понимали фарсовый характер этого визита, ибо «обновление» личного состава давно уже шло полным ходом за спиной Троцкого, но все пятеро всерьез следовали правилам игры.[62]

Троцкий явно ощущал, как власть ускользает из его рук. Вновь и вновь искал он для себя оправданий, но так и не смог осознать, что эту власть он беззаботно выронил, внимая советам любезного друга своего Гетье, который навещал его в Абхазии и сумел продержать в своеобразной изоляции несколько месяцев. К моменту своего возвращения в Москву 17 апреля Троцкий утратил фактически влияние в армии. Ему оставалось лишь согласиться с назначением Фрунзе на новые должности по совместительству (начальник штаба РККА с 6 апреля, уполномоченный наркомата по военным и морским делам СССР при Совнаркоме РСФСР с 9 апреля, начальник военной академии РККА с 19 апреля) и рокировкой командующих Московским военным округом (взамен верного Троцкому Н.И.Муралова 22 апреля в столицу прибыл Ворошилов).

По пути в столицу Троцкий еще покрасовался в облике полководца и вождя: 12 апреля принял парад частей Тифлисского гарнизона, а 14 апреля произнес пылкую речь в Баку о международном положении.[63] Все еще витая в минувшем, в мае он преподнес слушателям военной академии два наставления: во-первых, постоянно учиться ленинизму (овладевать ленинской наукой ненависти), а во-вторых, разработать «Устав гражданской войны», что следовало понимать, очевидно, как предложение готовиться к избиению сограждан даже в период зыбкого перемирия с ними.[64] И в том же мае, пытаясь как-то сговориться с тройкой, опозорил себя перед своими сторонниками заявлением на XIII съезде РКП(б): *«Никто из нас не хочет и не может быть правым против своей партии. Партия в последнем счете всегда права... Я знаю, что быть правым против партии нельзя. Правым можно быть только с партией и через партию, ибо других путей для реализации правоты история не создала».*[65]

Цепкий недуг

Осенью 1924 года Троцкий оправился настолько, что вызвал тройку на публичное ристалище, напечатав большую статью «Уроки Октября» (изданную вскоре отдельной брошюрой). Взяв на вооружение тактику своих соперников, он обвинил Зиновьева и Каменева в давно забытых прегрешениях... и опять проиграл. Дискредитация этой сладкой парочки лишь подтолкнула партию, успевшую разочароваться в нем самом, под сильную руку третьего правителя – Сталина, который изложил в ответ свою версию минувшего и произвел в главное действующее лицо октябрьского переворота себя лично.

У Троцкого тут же разгорелась загадочная лихорадка. Тяжесть ее усугублялась тщательно отрежиссированной травлей «троцкизма», что тоже переживалось пламенным революционером как очень жестокая болезнь. Критический момент окончательной утраты власти бывшим вождем № 2 нечаянно зафиксировал в своем дневнике Чуковский в конце ноября: *«В Госиздате снимают портреты Троцкого, висевшие чуть ли не в каждом кабинете».*[66]

С этого времени политические роли распределялись по-новому: Сталин выступал как единственный правомочный толкователь ленинизма, а Троцкий – как злостный еретик. Тщательно камуфлируя «теоретическими разногласиями» смертельную схватку за власть, генеральный секретарь терпеливо, как первобытный охотник, заманивал политического противника в ловушку идеологических дискуссий, а затем, когда тот совершенно увязал в бессмысленных квазимарксистских спорах, обвинял его в непотребном инакомыслии, принуждая тем самым непрерывно оправдываться. Позднее, когда Сталин перерос в небожителя и отца народов, Троцкий оказался олицетворением сатаны, проклинаемого империей, которую он же и создавал.[67] Сам того не желая, Троцкий способствовал, таким образом, и становлению культа Сталина, и зарождению особой советской историографии, использующей фальсификацию в качестве основополагающего метода оценки и описания прошлого. *«Опасные делишки писать в России книжки. Ты, Лева, тиснул зря «Уроки Октября»»*, – насмехался, сидя в тюрьме, его давнишний недруг, лидер правых эсеров Абрам Гоц.[68]

Той же осенью Сталин обсуждал с Каменевым и Зиновьевым вопрос о «террористической расправе» с их общим врагом. Опасаясь ответных акций со стороны «молодых самоотверженных троцкистов», триумвират решил не рисковать, а действовать методом постепенного выдавливания соперника из политической жизни. Как только тройка распалась, Зиновьев и Каменев презентовали рассказ об этом совещании недавнему противнику, «притом в таких обстоятельствах и с такими подробностями, которые исключали какие бы то ни было сомнения в достоверности сообщений».[69] С той поры Троцкий прекратил покупать для себя лекарства в кремлевской аптеке из страха отравления.[70]

В конце января 1925 года на пост наркомвоенмора усадили Фрунзе, а Троцкий навсегда простился с армией. И этот эпизод он, как обычно, прокомментировал в своих мемуарах в соответствии с требованиями психологической защиты: *«Наряду с традициями октябрьского переворота, эпигоны больше всего боялись традиций гражданской войны и моей связи с армией. Я уступил военный пост без боя, даже с внутренним облегчением, чтобы вырвать у противников орудие инсинуаций насчет моих военных замыслов. Для оправдания своих действий эпигоны сперва выдумывали эти фантастические замыслы, а затем наполовину поверили в них сами. Личные мои интересы еще с 1921 года передвинулись в другую область. Война была закончена, армия сокращена с пяти миллионов трехсот тысяч до шестисот тысяч. Военная работа вступила в бюрократическое русло. Первое место в стране заняли вопросы хозяйства, которые с момента окончания войны в гораздо большей мере поглощали мое время и внимание, чем военные вопросы»*.[71]

Здесь необходимо вылущить подлинное содержание из застарелой скорлупы самооправданий. Не вызывает сомнений, что неординарная личность Троцкого, окруженного грозными соратниками и «овеянного славой побед» в гражданской бойне, вызывала у тройки множество опасений. Помноженный на личные амбиции и прилежно растравленные обиды, страх перед демоном революции позволял пустить в ход любые виды домыслов и клеветы – лишь бы обложить льва в пещере и загнать его в клетку, разумеется, только в интересах пролетарского дела.

Время от времени лев рычал, огрызался, но в общем не сопротивлялся. Его звездные военные годы прошли; он жил на ренту славы и услаждал себя воспоминаниями.

Будничная, «бюрократическая», по его мнению, деятельность наводила на него уныние и глухое раздражение. Его кипучая натура нуждалась в театрализованном блеске и подъеме. Как всякий вождь, он получил свою битву при Ватерлоо и даже начал ее, подобно легендарному корсиканцу, с тривиальной простудой, но не «уступил», а просто бросил свой военный пост не только без боя, но и с внутренним облегчением. Искриться он мог теперь лишь на литературном фронте, ибо хозяйственная деятельность тоже навевала скуку: сверкать цифрами он не умел и не хотел. Можно сказать, что он зачах от обыденной жизни; оставалось только страдать от температуры, несправедливости и козней аппарата.

Аппарат не унимался; Троцкий же проявлял редкостную способность не обучаться на собственных ошибках. Осенью 1925 года он усердно оберегал свое здоровье в Кисловодске. В субботу 31 октября около трех часов пополудни ему вручили телеграмму Сталина, извещавшую о внезапной кончине Фрунзе. Верный своей привычке многократно повторять удавшийся однажды тактический прием, генеральный секретарь послал это сообщение лишь через 10 часов после смерти наркомвоенмора. Не менее устойчивый в своих сомнениях и колебаниях, Троцкий мысленно заметался, как в январе 1924 года, перед выбором: мчаться на похороны или создать видимость глубокой скорби. Не проститься с погибшим соратником – просто неприлично, но по субботам и воскресеньям поезда в Москву не было... Заламывая руки, точно трагический актер в провинции, он несколько минут обдумывал ситуацию, потом настрочил в ответ патетическую телеграмму и засел за подготовку траурной речи, чтобы произнести ее там же, на курорте, в понедельник.[72]

Какое-то внутреннее оцепенение, стойкая апатия вынуждали его измерять расстояние до Москвы и размышлять над железнодорожным расписанием вместо того, чтобы поступить соответственно обстоятельствам, незамедлительно и без раздумий, как в гражданскую войну. Словно очертил он, как в старой сказке, спасительный круг, чтобы оградить себя от всякой нечисти, а вышло наоборот: нелюди проникали внутрь беспрепятственно, а сам он все брел вдоль магической линии и никак не мог выбраться за ее пределы.

После XIV съезда партии в декабре 1925 года политическая ситуация настолько изменилась, что Троцкий почувствовал всю дальнейшую опасность своей таинственной болезни. Все еще веруя в собственную незаменимость, он определял теперь свое положение как тупиковое, ибо лихорадка «парализовывала» его в самые критические моменты и становилась надежным союзником его недругов. В связи с этим он легко согласился на уговоры московских врачей, стремившихся разделить ответственность за иррациональную диагностику с иностранными коллегами, и наметил новый маршрут лечебного путешествия. После короткого обсуждения вероятных последствий его очередного турне члены Политбюро постановили: *«Ввиду опасностей, связанных с поездкой т[оварища] Т[роцкого] за границу, Политбюро считает более целесообразным лечение т[оварища] Т[роцкого] в СССР с вызовом для этого специалистов из-за границы, но, не считая возможным выносить по этому вопросу обяза-*

тельного решения, предоставляет его на усмотрение т[оварища] Т[роцкого]».[73]

Весной 1926 года он поступил в одну из частных клиник Берлина, где врачи долго «перебрасывали» его друг другу, пока кто-то не предложил на всякий случай удалить небные миндалины. Операция закончилась благополучно, но, как и следовало ожидать, выздоровления не принесла.[74] Несмотря на безуспешность лечения, импозантность немецкой медицины обворожила больного. Отныне он готов был поклоняться знаменитому берлинскому профессору Фридриху Краусу, давшему страдальцу самый простой и эффективный совет: если вследствие «перемежающейся лихорадки» снижается работоспособность, надо соблюдать полный покой. Примерно такую же рекомендацию предложило всей стране незабвенное армянское радио через несколько десятков лет; на чей-то вопрос, что делать, если очень хочется работать, оно ответило: *«Полежи пару часов, – может быть, пройдет»*.

Мнимый больной

Поскольку сам Краус не смог объяснить причину температурных скачков, вопрос о природе заболевания окончательно запутался и одновременно как бы утратил актуальность.[75] Между тем разгадку таинственной лихорадки можно было найти без особых затруднений – стоило лишь проанализировать особенности личности и прошлое больного, но под иным, не принятым в конкретно материалистичной медицине углом зрения. Отдельные мазки этой целостной клинической картины Троцкий безмятежно оставил в своих мемуарах.

Как у многих людей невротического склада, была у него, например, склонность к обморочным состояниям при физической боли, чрезмерной усталости, недомогании и недоедании. Способностью внезапно терять сознание он пугал то Каменева при подготовке октябрьского переворота, то Ленина на заседании Политбюро, то американских врачей, предполагавших у него «падучую болезнь».[76]

Верными спутниками всей его жизни были психосоматические симптомы. Уже в детстве у него регулярно возникало чувство дискомфорта в животе в сочетании с желудочно-кишечными расстройствами. Наблюдавшие его врачи называли это состояние хроническим катаром пищеварительного тракта, не придавая никакого значения словам пациента, утверждавшего, что «нервные толчки почти всегда сказывались на кишечнике». Его сосредоточенность на функции своего кишечника граничила с ипохондрической фиксацией на регулярности физиологических отправлений; поэтому на протяжении всей гражданской войны он, разъезжая по стране в личном бронепоезде, ежедневно ставил себе клизму.[77] В мае 1921 года Гетье пригласил к нему московских знаменитостей – терапевта Плетнева и невролога Минора. Выслушав и осмотрев больного, специалисты назвали психосоматические расстройства у Троцкого хроническим колитом.[78] Через год консилиум московских и германских специалистов подтвердил этот диагноз, добавив к нему еще и подагру, «вызванную дурным обменом веществ».[79]

Не было у него на самом деле какого-либо воспалительного или иного органического заболевания, которое настойчиво искали врачи на протяжении ряда лет. Но не было у него и мнимой болезни, о чем назойливо распространяло слухи сталинское окружение. Попади он своевременно под наблюдение психиатра или непредвзято мыслящего терапевта, поставили бы ему еще в юности диагноз невроза кишечника или неврастении, а в зрелые годы – общего невроза и, если не помогли, то хотя бы успокоили. А так обращался он к разным специалистам с подлинными, а не выдуманными страданиями, раздражая врачей своей мнительностью и многоречивым описанием всевозможных неприятных ощущений, и промаялся всю жизнь «от нервов», всего лишь раз заболев от удовольствия, когда простыл на охоте. Впрочем, летом 1919 года из кругов ВЧК доносились слухи «о том, что Троцкий с ума сошел», а в Московском университете обсуждали вполголоса неврастению вождя Красной армии.[80] Однако все эти разговоры быстро утихли и прочно забылись.

Под «таинственной инфекцией», преследовавшей его многие годы, скрывалась фактически неинфекционная лихорадка – чисто психосоматический феномен, нередко наблюдаемый у лиц крайне впечатлительных, внушаемых и эмоционально неустойчивых. Скорее всего Гетье искренне недоумевал, что же происходит с его пациентом. Обученный думать сугубо материально, доктор просто не мог допустить мысли о психогенном повышении температуры тела, о «лихорадке термометра», по выражению французских клиницистов. Функциональные нарушения терморегуляции (термоневроз, по терминологии того времени) Гетье расценивал то как наиболее вероятный признак туберкулеза, то как проявление инфекционного заболевания, еще не описанного в медицинских фолиантах, и практически внушал своему пациенту стремление к всемерной заботе о собственном организме. Люди же, подобные Троцкому, обладают, как давно известно, еще и особым даром самовнушения. Вполне естественное опасение непонятной болезни, помноженное на внушение авторитетного врача и еще раз на самовнушение, обусловило политический крах подлинного автора октябрьского переворота.

Судьба завлекла его на вершину власти, характер столкнул его вниз. Удержать власть ему не удалось бы и без посредничества «таинственной» лихорадки. Человек довольно консервативный в своих привычках, высоко ценивший дисциплину и схему во взглядах и поведении, не выносивший, по его словам, «беспорядка и разрушения», в силу собственного темперамента и особенностей мышления обернулся незаурядным авантюристом. Он жил по существу от опьянения до опьянения – от экзальтации конкретным действием в сложной ситуации до одурманивания себя творческим порывом в самой неподходящей обстановке. Так, затягивая переговоры о мире в Брест-Литовске, он вдруг надиктовал целую книгу – исторический очерк октябрьского переворота.[81] *«В тюрьме с книгой или пером в руках*, – писал он в мемуарах, – *я переживал такие же часы высшего удовлетворения, как и на массовых собраниях революции. Механика власти ощущалась мною скорее как неизбежная обуза, чем как духовное удовлетворение».*[82] Несмотря на изрядную примесь кокетства, эти слова отражали какую-то грань его личности.

Его поступками управляла чаще всего логика аффекта; поэтому он строил концепции из иллюзий и в упор не видел того, что бросалось в глаза всем. Он бушевал против партийного аппарата и защищал воображаемую пролетарскую диктатуру, не сознавая, что ненавистная ему бюрократия представляла собой основную опору тоталитарного режима, номенклатура переродилась в новый класс, а Сталин на самом деле оказался прямым учеником и последователем Ленина.

Он звал назад к Ленину и его диктатуре, что соответствовало традиционной идее: ни шагу вперед. Его противники стремились к невиданной в истории тирании, что выражалось в виде другой традиционной идеи: ни шагу назад. Столкновение этих двух идей, только кажущихся противоположными, порождало, как обычно, стоячие волны, выдаваемые за некое гражданское противостояние. Наибольшие шансы на успех в схватке предводителей каждой идеи имел не самый способный, а самый вероломный. Восприятие той или иной идеи обусловливала прежде всего интенсивность заложенной в ней негативной эмоции, тогда как интеллект и эрудиция лидера снижали убедительность его аргументов. Как заметил еще в начале XX века Густав Лебон, *«великие вожди всех времен, особенно периода революции, были плачевно ограничены, и именно наиболее ограниченные из них оказывали наибольшее влияние»*. Так что, пока западные государства под джазовые ритмы удалялись в будущее, страна непостижимых советов под псевдонародные мелодии перемещалась по вековечной орбите, не выходя из своего первобытно-феодального прошлого, где не было больше экологической ниши для пожизненно пламенеющего демона революции.

Радикальное лечение

В 1926 году Гетье вернулся в Боткинскую больницу заведовать терапевтическим отделением в корпусе, которому присвоили его имя. Со своим пациентом он продолжал по-дружески встречаться и порой замерять у него температуру тела, не поднимавшуюся выше 37,1°С. Доктор все еще удивлялся, почему охота с ее значительным физическим утомлением и всевозможными нарушениями лечебного режима отзывается на страдальце только благотворно.[83]

Жена больного полагала, что политикой доктор по-прежнему не интересуется, сути происходящих событий не понимает и просто не знает, как выразить свое сочувствие другу – пациенту, впавшему почему-то в немилость, и его домочадцам. Непосредственно перед высылкой Троцкого в Алма-Ату, 16 января 1928 года добросердечный доктор, полностью сохранивший доверие властей, забежал проститься и посоветовать жене опального вождя отсрочить отъезд из-за ее простуды.[84]

На следующее утро за Троцким пришел целый отряд чекистов. По античным канонам, ему бы воскликнуть в ту минуту: *«Какой артист пропадает!»*. Но он не вспомнил даже изречение главного московского раввина: *«Троцкие делают революцию, а Бронштейны платят по счету»*. Не до того было. Сначала надо было додиктовать близким инструкцию о дальнейшем поведении оппозиции, а затем разыграть короткий инфантильный спектакль – отказаться идти, чтобы агенты ГПУ сами закутали его в шубу и вынесли из дома на руках под вопли и слезы окружающих. Этот фарсовый образ действий соответствовал в сущности поведению избалованного, взбалмошного ребенка в период детского негативизма, однако воспринимался родными и друзьями как проявление подлинного геройства.

«Итак, Лев Давыдович, поехали? – не удержался от напутствия М.А. Осоргин, воспринимавший Троцкого как одного из главных идеологов расправы большевиков с членами Всероссийского Комитета помощи голодающим и перманентного покарания инакомыслящих. – *Вы, Лев Давыдович, считали тогда, что с нами поступили гуманно: не расстреляли, а только выслали. То же самое вы повторили в интервью с иностранными корреспондентами после высылки нашей (писателей и профессоров) за границу. Любопытно бы узнать ваше мнение о собственной вашей ссылке. Гуманно – или как? С вами, собственно могли поступить и строже, потому что вы все-таки стремились к властвованию и занимались подпольной политикой, – мы же работали открыто, думая только о помощи голодным; и работали не только с разрешения, но и при участии правительства».*[85]

Встречаться с Гетье опальному демону революции, обращенному в лидера оппозиции, с тех пор не довелось. Троцкого вывезли в Среднюю Азию, а многосемейному доктору и «другу дома» пожаловали вскоре орден Трудового Красного Знамени (советская пресса воздержалась от каких-либо сообщений об этой редкой по тем временам награде, но коллеги Гетье утверждали впоследствии, будто орден ему вручили в связи с сорокалетием врачебной деятельности). Не исключено, что Троцкого оставили в живых и даже экспортировали потом на Запад с подачи того же Гетье – в несбыточной надежде, что загадочная лихорадка доконает все-таки новоявленного врага рода человеческого.

В разгаре борьбы с троцкизмом Гетье причислили к лику врачей, имевших «особые заслуги перед партией и правительством».[86] К тому времени таинственная лихорадка перестала целиком заполнять сознание пламенного революционера, хотя и возобновлялась по шаблону на высоте эмоционального напряжения, а тактика борьбы за власть пополнилась приемом, который сегодня можно назвать «медицинской троцкистикой» или «феноменом градусника».

Казенное имущество

Мистическое сознание завораживает любая патология– от монстров в кунсткамере до вождей на трибунах, – но особенно привлекательны для него болезни. Как бы медленно ни надвигался тот или иной недуг, первобытное мышление всегда найдет в нем неожиданность и таинственность, а при небольшом усилии воображения – и некие символические знаки.

Оправа для легенды

Когда 8 мая 1928 года центральная пресса напечатала вдруг бюллетень о тяжелой болезни «достойного соратника Ильича» Александра Дмитриевича Цюрупы, опытные читатели, закаленные в разгадывании недомолвок официальной информации, затаились в беспокойном предвидении очередной сенсации. Обостренное внимание к этой новости было далеко не случайным. Ведь речь шла об одном из видных строителей светлого будущего – наркоме продовольствия в период военного коммунизма, а затем заместителе председателя Совнаркома, председателе Госплана и, наконец, наркоме внешней и внутренней торговли СССР, не то отошедшем от дел по немощи, не то уволенном в отставку два года назад за какие-то прегрешения. Одни поговаривали, что он совсем рассыпался от склероза, другие намекали, что еще в 1922 году он крепко обидел генерального секретаря, заняв по совместительству принадлежавший Сталину пост наркома Рабоче-крестьянской инспекции.

Ждать дальнейшего разворота событий пришлось недолго. Уже на следующий день из правительственного сообщения стало известно, что Цюрупа скончался в ночь с 7 на 8 мая «от паралича сердца при явлениях воспаления легких». Покойному было всего 58 лет.[1]

Хоронили бывшего командира продовольственного фронта не по высшему разряду, но все же с гражданской панихидой и артиллерийским салютом. Прах старого большевика заложили в Кремлевскую стену.[2] По дороге от трибуны к нише главные вожди подержали поочередно траурные носилки, а генеральный секретарь даже постоял какое-то время в почетном карауле – он ценил ритуалы и не упускал возможности проститься с почившими соратниками. Согласно традициям, боевые товарищи покойного поместили в газетах свои обрывочные воспоминания. Ничего необычного в этих бесхитростных рассказах, на первый взгляд, не содержалось.

Много лет страдал Цюрупа грудной жабой с приступами удушья. Каждое лето проводил на зарубежных курортах, что позволяло ему успешно справляться с многочисленными обязанностями в остальные времена года. Но зимой 1928 года состояние его ухудшилось, приступы стали регулярными и после одного из них, наиболее тяжкого, пришлось почти месяц провести на постельном режиме. Как только больной немного оправился, его тут же вывезли в Крым.[3]

В Севастополь он прибыл 10 апреля в сопровождении близких и профессора Д.А. Бурмина. С трудом пересел из вагона в ожидавший его автомобиль и уехал в дом отдыха ЦИК СССР в Мухолатке. Из-за выраженной сердечной недостаточности в течение первой недели был настолько слаб, что еле выходил на веранду. В конце апреля немного окреп, загорел, стал показываться на людях и расширять режим; иной раз его даже катали на пролетке к берегу моря. По словам П.Г. Смидовича, покойный часто выбирался посидеть возле небольшого бассейна и даже «знал в лицо» большинство золотых рыбок, а всего за неделю до смерти «напряженно старался» в тире – вместе с другими большевиками упражнял руку и глаз, дабы не утратить сноровку в грядущих классовых боях.[4] Уж как там удалось ему преодолеть одышку и, стоя на отечных ногах, поднять оружие и поразить мишень, очевидец не уточнил.

Как отметил нарком здравоохранения РСФСР Семашко, состояние больного резко ухудшилось 30 апреля. Бурмин диагностировал грипп, осложнившийся пневмонией, и... тотчас же пропал из поля зрения окружающих, оставив больного на попечение ответственного врача ЦК ВКП(б) Э.Д. Погосянца и профессора Н.Ф. Голубова.[5]

Отыскать в Крыму альтернативу Голубову было тогда непросто. Ученик и ассистент знаменитого Г.А. Захарьина, потом профессор Московского университета, оставивший кафедру в начале 1917 года и проживавший с того времени в Ялте, Голубов в свои 72 года по-прежнему много занимался врачебной практикой и превосходил по опыту и эрудиции некоторых признанных московских консультантов. Не ясно лишь, сколько раз привозили его к больному в Мухолатку. Но под единственным максимально урезанным бюллетенем о болезни Цюрупы (температура тела – 39,5°, пульс – 90 ударов в минуту, тоны сердца глухие) стояла его подпись.[6]

Если приглашение к больному Голубова выглядело вполне естественным, то заботы Погосянца вызывали определенные сомнения. Этот врач не лечил больных, – он лишь устраивал и направлял лечебный процесс, не оставляя никаких следов в советской прессе. Три года назад сталинского секретаря Бажанова крайне смутила откровенная причастность Погосянца и другого сталинского секретаря Г. Каннера к организации предстоявшего Фрунзе хирургического вмешательства.[7] Сведениями о руководящей и, соответственно, не подлежащей оглашению деятельности доверенного врача ЦК ВКП(б) Погосянца, а также о непосредственном участии профессора Бурмина в лечении профессора Бехтерева, внезапно умершего при загадочных обстоятельствах в декабре 1927 года, обладали очень немногие, но те, кто что-то знали, о своих предположениях в данной ситуации не распространялись.

Любое умолчание или просто недосказанность в закрытом обществе порождают обычно настороженность, легко переходящую в подозрительность. Такое общество испытывает потребность в жутких слухах и пронзительных догадках, как наркоман в своем зелье. И кристаллизующиеся в конечном счете легенды становятся нередко диагностическими ошибками общества, некогда свернувшегося, словно улитка. Но содержание всякой легенды отражает обычно пожелания заказчика.

Странное поведение Бурмина, неожиданно покинувшего своего умирающего пациента, обсуждалось шепотом в отдельных врачебных кругах и рассматривалось через увеличительное стекло всеобъемлющей секретности и обыденного страха. Тем не менее ни одно допущение не успело прорасти до стройного истолкования. В день похорон Цюрупы официальная пропаганда уже буквально разрывалась между описанием ритуальных обрядов и захватывающей фальшивкой об «экономической контрреволюции в Донбассе», получившей немного позже широкую огласку под названием «шахтинское дело». Большая фальсификация помешала фактически вызреванию маленькой легенды о таинственной смерти еще одного ленинского соратника.

И все-таки легенда о Цюрупе появилась через 62 года в сборнике мрачных сказаний социализма, собранных А.В. Антоновым-Овсеенко.[8] По новой версии, отставной нарком умер на морской прогулке; «сопровождал его лишь комиссар охраны, а вот о враче, который обычно ни на один день не оставлял тяжелобольного сердечника, на этот раз почему-то не позаботились». Давно известно, что легенду создают очевидцы и украшают потомки. Но создатель этой наивной выдумки не учел, что человек, страдающий застойной сердечной недостаточностью, с тяжелой одышкой и отеками ног, да еще высокой лихорадкой, не в силах забраться в лодку, чтобы насладиться морским променадом; жанр ужасающих фантазий тоже должен сохранять хотя бы видимость правдоподобия. Вместе с тем само возникновение такой легенды свидетельствовало о неизменной готовности массового сознания опьяняться зловещими загадками минувшего как при тоталитарном режиме, так и в условиях полугласности.

Непредсказуемое наше прошлое закутано в легенды, точно младенец чрезмерно заботливых родителей, безмерно устрашенных злокозненностью сквозняка. От недостатка информации и обилия невероятностей такое прошлое кажется иногда таинственным и непостижимым. Конкретная личность скрывается в нем под грудой мистических подробностей, зато тень ее способна вырасти прямо-таки до исполинских размеров. Пробиваться к пониманию былого приходится тогда по азимуту, через топи и буреломы потаенных бумаг и распубликованных сведений.

Испорченные дети

Человек от природы достаточно мягкий и уступчивый, попал Цюрупа в юные свои годы, как говорили когда-то, в дурную компанию. Печально, конечно, особенно для благонамеренных родителей, но не он первый, не он последний возмужал на превратных идеях в кругу беспокойных сверстников. В относительно стабильном обществе молодым людям всегда душновато, а непримиримым романтикам с их стремлением к радикальным заблуждениям подчас и вовсе худо.

Множество образованных и недообразованных потомков и наследников разночинцев на исходе XIX века томились жаждой социальных перемен и тосковали о мифических равенстве и братстве, проклинали самодержавие и видели в революции свою путеводную звезду, единственную возможность найти дорогу в землю обетованную. Завороженные легендами о рецидивирующих революциях во Франции, они порой грезили в стиле республиканской иконографии, словно восторженные подростки, готовые увидеть себя на баррикаде рядом с роскошной брюнеткой – олицетворением «Свободы, ведущей народ» с прославленной картины Делакруа. Социалисты-утописты, мечтатели и романтики, не могли же они предугадать, что в реальной гражданской войне их прекрасная незнакомка способна выгореть в «гадюку» из новеллы А.Н. Толстого или обернуться опухшей «дамой всех эскадронов» из рассказов И.Э. Бабеля.

Вместе со своими приятелями успел Цюрупа посидеть в тюрьме и побывать в ссылке, да еще помаяться под гласным надзором полиции. Потратив 12 лучших лет жизни на нелегальные поиски химеры всеобщего благоденствия, он вроде бы угомонился, порешил заняться земледелием и поступил на службу к давнему своему знакомому – крупному землевладельцу князю В.А. Кугушеву, укрывавшему его однажды от облавы в своем поместье.

Мировоззрение князя сложилось когда-то под несомненным влиянием неукротимого революционера В.Л. Бурцева. Уже смолоду испытывал князь не совсем определенное, но безусловно досадное чувство постоянного неудобства, связанного с его аристократическими корнями. В своем родовитом происхождении и фамильной обеспеченности каялся он настолько усердно, что прослыл страшным крамольником и, по доносу родственников, в 1902 году угодил под арест за финансирование «Уральского союза социал-демократов и социалистов-революционеров».[9] Через полтора года тюремного заключения его переправили в северную ссылку. Там он коротко сошелся с Цюрупой и предложил ему место управляющего своим уфимским имением.[10]

В несколько неожиданную для себя и непривычную легальную деятельность внес Цюрупа весь неистраченный еще запас своей крестьянской работоспособности. Он трудился от зари до зари, увлекся селекцией, вывел новый сорт ржи, назвав его в честь князя «Кугушевкой», и вообще управлял имением так старательно, что приобрел репутацию человека знающего и порядочного. Но контакты с лидерами и большевиков, и меньшевиков не растерял, время от времени давал приют в княжеской усадьбе и тем, и другим и, повысив доходы с имения, еще с десяток лет тайно пересылал на содержание партии значительные денежные суммы.[11]

Князь тоже остепенился, вступил в кадетскую партию, стал членом Государственного Совета от Уфимского губернского земства и, не получив развода, сочетался гражданским браком с молодой сестрой своего управляющего.[12] Сохраняя прежние симпатии к экстремистам, упроченные новыми родственными отношениями, он спокойно смотрел сквозь пальцы, как изрядная часть его доходов уплывает в ленинскую казну. В 1918 году он отличился – выменял захваченную белыми в Уфе семью Цюрупы на группу заложников, задержанных в Москве. Цюрупе удалось, в свою очередь, предотвратить арест князя личным обращением к Дзержинскому.

После этого революционные заслуги князя получили официальное признание. В разгаре гражданской войны Ленин назвал его в своей записке «товарищем» и послал к нему в усадьбу секретаря Совнаркома Л.А. Фотиеву для полноценного отдыха и поправки здоровья. В ответ его сиятельство поставил Ленину знаменитых крестьянских ходоков из деревни, расположенной на территории его бывшего имения.[13] После гражданской войны князь служил уполномоченным наркомата продовольствия, потом инспектором в банке. В 1930 году он удостоился персональной пенсии. Впоследствии его портрет в назидание потомкам вывесили в Музее революции.

На войне как на войне

Твердая вера в коммунистические догмы и знание сельского хозяйства определили судьбу Цюрупы после октябрьского переворота. В условиях катастрофической нехватки дельных и образованных людей среди новых государственных деятелей его опыт управления захолустным княжеским поместьем пришелся весьма кстати. В начале 1918 года его назначили наркомом продовольствия. Человек сугубо мирной профессии оказался вдруг непосредственным исполнителем ленинского плана «массового движения с пулеметами за хлебом».

Вождь мирового пролетариата осуществлял свою стратегическую программу тотальной дегуманизации общества и низведения человека до элементарного биологического механизма с маниакальной настойчивостью и методичностью. Неколебимая вера в собственное предначертание помогла ему еще в юности отринуть христианскую мораль, усвоить принцип вседозволенности и оправдывать своей великой целью любую жестокость, насилие, демагогию и вероломство.

В неурожайном 1889 году девятнадцатилетний Владимир Ульянов выступил на заседании общественного комитета помощи голодающим с немыслимым для того времени предложением. Всякая попытка поддержать крестьян представлялась ему вредной, ибо создавала у них впечатление, будто буржуазное общество способно облегчить их страдания; гораздо полезнее политически, считал он, действовать по принципу *чем хуже, тем лучше* и оставить голодающих без какого-либо пособия. Нравственная глухота и слепота молодого поволжского карбонария оскорбила присутствующих, но о своем возмущении они вспомнили только спустя несколько десятилетий.[14]

За это время Ленин, окостеневший в классовой ненависти, приспособил марксизм к своим личным целям и основательно изучил опыт Великой французской революции. В 1793 году Конвент, чтобы прокормить Париж, учредил особую революционную армию для реквизиции съестных припасов в деревнях. В мае 1918 года Ленин, чтобы удержать власть, изготовил декрет о продовольственной диктатуре, наделив, таким образом, Цюрупу чрезвычайными полномочиями по изъятию провизии у жителей страны.[15]

Вслед за этим Ленин и Цюрупа составили воззвание к маргиналам, распространенное по всем промышленным предприятиям обеих столиц: *«Товарищи рабочие, если нельзя взять хлеб у деревенской буржуазии обычными средствами, то надо взять его силой. Надо бороться за хлеб. И мы призываем вас к этой борьбе. Записывайтесь в ряды продовольственных отрядов, организуемых комиссариатом продовольствия. Оружие и необходимые средства будут даны вам; а иных мер против протягивающейся костлявой руки голода, которые дали бы немедленно положительные результаты, нет».*[16]

Помимо якобинской антипатии к соотечественникам, усугубленной квазимарксистским неприятием крестьянского труда и собственности, определенную роль сыграл при этом, очевидно, рефлекс подражания, свойственный представителям первобытных племен. В просторечии же политическая целесообразность данного момента воплотилась в одну из формул ленинского социализма: твое – мое, а мое – тем более мое. В советских концлагерях ленинская идея подверглась дальнейшему творческому развитию и постепенно усовершенствовалась до самобытного утверждения: умри ты – сегодня, а я – завтра.

Опираясь на свои репрессивные полномочия, Цюрупа приступил к формированию специальной продовольственной армии и организации на местах пятой колонны, получившей название комитетов деревенской бедноты (комбедов). На пятом Всероссийском съезде Советов, 9 июля 1918 года, он объявил о предстоящих карательных экспедициях в глубь страны «с целью вынуждения к отдаче скрытых запасов, ибо кто не пожелает выменивать хлеб на товар в порядке, определенном нами, того надо заставить это сделать».[17] Подобно своим французским предшественникам, советские правители собирались, по выражению Ипполита Тэна, «перераспределять продовольствие ударами прикладов и дисциплинировать голод». Доскональное воспроизведение большевиками якобинских решений служило дополнительным свидетельством бездуховной близости обеих революций.

Первая битва за урожай разразилась в августе 1918 года. Инструкции вождя мирового пролетариата были обрывисты и категоричны: «обобрать и отобрать все излишки хлеба у кулаков и богатеев»; «очистить уезд от излишков хлеба дочиста»; «свезти весь этот хлеб тотчас в Москву»; в каждой хлебной волости заложников не брать, а назначать поименно тех, кто жизнью своей отвечает за немедленный сбор и ссыпку хлеба.[18]

Вождю еще очень хотелось убить всех крестьян, не сдавших в положенный срок свою продразверстку, но против массовых расстрелов мягкосердечный Цюрупа запротестовал. Тогда вождь – «самый человечный человек», по определению Маяковского, – согласился объявить крестьян, не уступивших партии свое зерно вовремя и безвозмездно, врагами народа с заключением в тюрьму на срок не менее 10 лет и конфискацией всего имущества. Под таким гуманным решением продовольственной проблемы, напечатанным 8 августа в «Известиях», поставили свои подписи не только Ленин и Цюрупа, но также управляющий делами Совнаркома Бонч-Бруевич и секретарь Совнаркома Горбунов.[19]

В боевом 1918 году Ленину уже не надо было как-то маскировать свою принципиально неутоляемую страсть к массовым убийствам. Более того, он получил, наконец-то, возможность активно навязывать всей стране собственное некрофильское мировоззрение. И 11 августа в Пензу полетела его телеграфная команда: *«1) Повесить (непременно повесить, дабы народ видел) не меньше 100 заведомых кулаков, богатеев, кровопийцев. 2) Опубликовать их имена. 3)Отнять у них весь хлеб. 4) Назначить заложников – согласно вчерашней телеграмме».*[20] Через пару недель он все-таки немного смягчился и заменил удавку пулей, приказав «расстреливать заговорщиков и колеблющихся, никого не спрашивая и не допуская идиотской волокиты».[21]

Французские экономисты XVIII века констатировали: бедны крестьяне – бедно королевство, бедно королевство – беден король. Но вождь мирового пролетариата, богатый идеями марксизма в собственной интерпретации, продолжал бесчинствовать по примеру всех диктаторов, как того требовало его самовластное ремесло.

С тех пор так называемая ненормативная, хотя и общеупотребительная, лексика советских подданных обогатилась глаголом «скоммуниздить» – синонимом таких древних понятий, как «похитить» или «украсть», а в российском словаре самооправданий застряло идиоматическое выражение: страна не готова к демократическим преобразованиям. Но разве когда-нибудь к чему-либо была она готова? К опричнине Ивана Грозного или палочным нововведениям Петра Великого? К наполеоновскому нашествию или Крымской кампании? К земским реформам или Февральской революции? Одаренные экономисты и социологи смогли бы, наверное, разметить предполагаемую трассу демократической эволюции, но у государства всегда не хватало на это времени и, вероятно, желания. Ленин же прочертил свой, наглядный и ускоренный, путь назад – к древним восточным деспотиям. И непредсказуемость боевых действий того или иного отряда продовольственной армии лишь подчеркивала планомерность его стратегии и глубину злобы.

Между тем военные походы за провизией растягивались на много месяцев в связи с упорным крестьянским сопротивлением. В январе 1920 года наркомату продовольствия пришлось даже обращаться за помощью к Дзержинскому. Ссылаясь на необходимость завершения провиантской кампании до начала посевной и на распоряжение Цюрупы об интенсификации заготовок, ленинские интенданты ходатайствовали о перегруппировке внутренних войск с целью наиболее успешного исполнения продовольственных заданий.[22]

Когда-то Талейран предупреждал Наполеона: *«Штыки, государь, пригоды для всего, кроме одного, – на них нельзя сидеть»*. Но вождь мирового пролетариата по-своему понимал физиологию человека и, видимо, не сомневался, что штыковая атака на крестьян принесет им и коммунистическую правду, и чувство глубокого удовлетворения. Собственный вымысел и фикцию он давно предпочитал реальности.

Стимуляция крестьянского труда штыками оказалась, однако, такой же призрачной, как мираж мировой революции. Карательные экспедиции в деревни спровоцировали значительное сокращение посевных площадей и скотоводства. Возвращение к натуральной повинности, прекращение товарооборота и невозможность обновления крестьянского инвентаря выступали в качестве дополнительных (в том числе психологических) предпосылок резкого упадка сельского хозяйства и усугубления общей разрухи.[23] Наложившийся на эти факторы недород 1920 года способствовал наступлению повального и повсеместного голода в аграрной стране.[24] Тем не менее 7 декабря 1922 года Политбюро постановило «признать государственно необходимым» вывоз зерновых на европейские рынки.[25] Цюрупе же было поручено при этом «общее наблюдение за операцией по продаже хлеба», или, иными словами, пассивное содействие дальнейшему истреблению сограждан посредством голода. Как говорил Наполеон, *«сила не знает ни ошибок, ни иллюзий ...»*.

Свой посильный вклад в гражданское братоубийство стеснительный Цюрупа совсем не афишировал. Вечный труженик, теперь он просто выкладывался ради уникальной тирании еще более прилежно, чем раньше – против увядающей монархии. Скромная деловитость немногословного Цюрупы выгодно контрастировала с заносчивой экзальтацией многоречивого Троцкого и безусловно импонировала Ленину.

Вождь мирового пролетариата высоко ценил без лести преданного лично ему наркома продовольствия, дорожил им не столько за педантичное исполнение всех директив о выколачивании хлеба и организации голода в стране, сколько за отсутствие политических претензий и неконкурентоспособность в случае всегда возможной в мафиозной коалиции схватки за власть. Оттого и назначил, в конце концов, генерального провиантмейстера своим первым заместителем в Совнаркоме и Совете труда и обороны (СТО), возложив на него ответственность за все хозяйственные, транспортные и полицейские проблемы.[26]

Свою безграничную власть Ленин использовал, словно владелец волшебной лампы или магического перстня из старых арабских сказок, – только взамен архаичной тарабарщины произносил партийные заклинания. Тогда в соратнике пробуждался древний джинн, беспрекословно удовлетворяющий желания своего властелина.

Как завлек вождь мирового пролетариата бывшего агронома, чем прельстил его и как сделал верным соучастником своей команды, не столь существенно, но к лету 1918 года Цюрупа обратился, по выражению Луначарского, в «первоклассного ленинского маршала».[27] Малозаметный прежде партийный функционер добился неожиданно таких успехов, что даже спустя десять лет память о нем и его сподвижниках прочно ассоциировалась в прессе с армией «самых стойких, самых закаленных, самых преданных революции пролетариев-борцов».[28] Но взваленная им на себя физическая и моральная нагрузка оказалась настолько непомерной, что Цюрупа – человек, по натуре не злой и даже готовый понять чужое горе, – начал сдавать.

Бонапартизм в Кремле

Однажды в июле 1918 года главный интендант революции внезапно почувствовал головокружение и потерял сознание на заседании Совнаркома. Собственную кремлевскую медицину тогда еще завести не успели. Вызванный из города врач по простодушию своему и аналогии с жителями столицы связал обморок у маршала продовольственных войск с последствиями систематического недоедания, нечаянно открыв тем самым родник трогательной легенды. Совершенно ошеломленные и умиленные такой версией сановники ввели этот феноменальный случай в предания большевистской старины, провозгласили его символом самоотверженности народных комиссаров и даже отразили впоследствии в художественных кинолентах из деяний первых вождей. Ленин же как человек наиболее практичный и предусмотрительный незамедлительно предложил повысить жалованье наркомам, а Цюрупу отправить на отдых в деревню, найдя ему персональную кухарку.[29]

С тех пор стало ясно, что для добротной легенды подходит любой, даже вполне заурядный человек. Ему нужно только хоть на миг выйти за пределы усредненных стандартов: вверх, вниз или в сторону – безразлично. Самое важное – ошарашить окружающих, поразить их воображение, разблокировать у них поток инфантильных фантазий. Чем баснословнее окажутся при этом подробности, тем скорее укрепится костяк легенды, окончательные габариты которой определят совместно производители и потребители в зависимости от официального статуса основного персонажа и своеобразия происшествия.

Велик и сусален был образ непритязательного большевика, застенчиво недоедавшего вместе с массами. Чем уж кормили его в не самом голодном 1918 году, никогда, наверное, не выяснить, но питаться одними акридами и диким медом было для него по меньшей мере непрестижно. Кроме того, полуголодное существование, сопряженное с триумфальным шествием советской власти по аграрной стране, резко активизировало изыскательскую деятельность номенклатурных специалистов по рациональному питанию. Несмотря на гражданскую войну, неизвестным диетологам удалось состряпать научно обоснованные нормативы питания и найти способ сохранения советских чиновников как отдельного биологического вида. В гораздо более тяжелом 1920 году Ленин отдал архисекретное распоряжение о так называемых совнаркомовских пайках – месячном рационе для персон особо ответственных и потому незаменимых. Из потаенных распределителей им регулярно выдавали больше пуда разной снеди и пуд овощей.[30]

В Петрограде, население которого неуклонно вымирало от голода с первых месяцев советской власти, проблему единственно правильного распределения провизии изучили глубже, чем в Москве, да и решили более основательно. Согласно индивидуальной ценности каждого большевика для рабочего класса, отдел «нормирования труда» разделил ответственных работников бывшей столицы на три сорта и 28 марта 1921 года представил соответствующую справку петроградскому наместнику Зиновьеву.[31] Ежемесячное снабжение провиантом (в пересчете на современные единицы измерения взамен фунтов и золотников) боевых товарищей первой категории приближалось по составу и весу продуктов к совнаркомовскому пайку:

Номенклатурные пайки

Продукты (в килограммах)	**Паек Совнаркома**	**Пайки в Петрограде**		
		I группа	**II группа**	**III группа**
Мука	8,0	6,0	4,8	3,2
Крупа	3,0	3,2	2,4	1,6
Рыба	4,0	–	–	–
Мясо	4,0	4,8	4,0	3,2
Овощи	16,0	–	–	–
Масло сливочное	0,6	–	–	–
Масло растительное	0,8	1,2	0,8	0,6
Сыр	–	1,6	1,2	0,8
Сахар	0,4	1,2	0,8	0,6
Кофе	–	0,4	0,4	0,4
Чай	0,1	0,05	0,05	0,05

Петроградские специалисты не преминули учесть также дополнительные потребности соратников. Каждому большевику, независимо от его разряда, выдавали по одному куску мыла и по 100 граммов табака в месяц, но спичками обеспечивали по тем же категориям: пять коробков лицам первого сорта, четыре – второго и три – третьего.

Некоторые сведения о питании высшей номенклатуры в Петрограде сохранились, главным образом, в форме обрывочных воспоминаний современников. Известно, например, что в 1919 году горничная Горького ежедневно подавала патриарху социалистического реализма полноценный обед из трех блюд, а на десерт что-нибудь особенно полезное для здоровья писателя, хотя бы малину с жирными сливками. Все, что ему ставили на стол, Горький уплетал с аппетитом, не прерывая благосклонной беседы с отдельными случайными посетителями и просителями, но и не предлагая страдающим от постоянного недоедания визитерам (в том числе своему многолетнему лечащему врачу) присоединиться к его скромной трапезе.[32]

Нарком продовольствия отоваривал свои потребности в специальном кремлевском распределителе. Насколько часто и в каком объеме – неведомо. Но пара его предпраздничных заказов просочилась как-то через покровы тайны.[33] По ордеру от 3 ноября 1920 года он унес домой хлеба и мяса примерно по 4 килограмма, сыра, сахара и мыла – по 2, кофе – чуть меньше одного килограмма, да в придачу 10 банок консервов. На следующий день, 4 ноября, он прихватил еще пуд хлеба, 12 банок сардин, мяса и яблок – по 4 килограмма, свыше полутора килограммов сыра, сливочного масла и не то лососевой, не то осетровой икры, а кроме того, сахара – около трех килограммов и чая – по мелочи.

Аграрное прошлое приучило его, очевидно, к хорошему и обильному питанию. Оттого, видимо, и хлеб брал для себя пудами, и морковный чай, которого в стране тоже не хватало, не употреблял вовсе, и кофе предпочитал натуральный, а не ячменный, желудевый или какой-нибудь иной суррогат, предназначенный для прочих подданных революционной державы. Любопытно только одно: не он ли – главнокомандующий съестными припасами государства – заложил основы икорной партийной традиции?

На востоке какой-либо эмир или падишах мог выразить свое удовлетворение, лично набив рот безупречному невольнику халвой или пловом. Пытаясь приспособить этот оригинальный древний обычай для повышения боеспособности советских войск, специальная комиссия ВЦИК «Красный подарок» произвела ревизию национализированных складов и в августе 1919 года загрузила в уходящий на фронт бронепоезд Троцкого свыше 180 пудов разных, преимущественно шоколадных, конфет.[34] В дальнейшем большевики действовали тоньше: отличников политической подготовки вознаграждали то красной, то черной икрой, включая ее в праздничные пайки. Троцкий, правда, обмолвился однажды, что на заре социализма икры было слишком много из-за трудностей экспорта. Но для населения она приобрела символическое значение, стала непременным атрибутом успешного пути наверх, а заодно и средством, способствующим выздоровлению от любой болезни. Медицинским авторитетам пришлось впоследствии разъяснять – изустно и печатно – неисчислимые беды, сопряженные с этими красными и черными врагами человечества: у простых советских людей они вызывали склероз, и только для иностранцев и номенклатуры опасности не представляли. Благодарное население быстро откликнулось жуткой историей о бандах наркоманов, собиравшихся в столичных притонах, чтобы сообща понюхать икру.

Зато политическим противникам большевиков склероз совсем не угрожал. Официально объявленный в том же 1920 году рацион для эсеров, сидевших в Ярославской тюрьме, напоминал по объему совнаркомовскую пайку, несмотря на отсутствие в нем масла, рыбы и свежих овощей. Мечтать о нем мог, однако, только безумец. При условии совершенно лояльного поведения отдельные узники могли надеяться на получение так называемой голодной нормы: сырого хлеба до 300 граммов в сутки, муки – 5, крупы – 100, мяса – 100, каких-то жиров – 15, вялых корнеплодов (в том числе картофеля) – 430, сахара – 11, соли– 10 и чая – 3 грамма. Но фактически каждому заключенному выдавали ежедневно непропеченного хлеба примерно 400 граммов, сельдей – 100, капусты, свеклы, петрушки и сушеного картофеля – также по 100 и соли – 10 граммов. Те, кому довелось испытать эту пытку голодом, называли советскую тюрьму «сухой гильотиной».[35]

В конце февраля 1921 года Политический Красный Крест обратился в наркомат продовольствия с просьбой улучшить питание политических заключенных, доведенных до полного истощения и цинги. Заместитель наркома продовольствия Н.П. Брюханов признал, что положение узников действительно скверное и «помочь – по человечеству – следовало бы», но отдать необходимое распоряжение без санкции Ленина не рискнул. Вождь мирового пролетариата, не задумываясь, отпасовал поддержанную Брюхановым челобитную Политического Красного Креста на другой конец поля для политических игр – секретарю ЦК РКП(б) Н.Н. Крестинскому; тот заслал ходатайство еще дальше, в Оргбюро, но тут грянул Кронштадтский мятеж, и нестройные мысли вождей о какой-либо поддержке «политических врагов» сами собою заглохли и улетучились.[36]

До революции высшие государственные чиновники не тратили время на обсуждение такого рода проблем. В период «свирепой столыпинской реакции», поминаемой большевиками всеми недобрыми словами, каждому арестанту на Нерчинской каторге причиталось в сутки хлеба до одного килограмма, мяса – 130 граммов, гречневой крупы – 80, картофеля и капусты – по 100, репчатого лука – 12, топленого сала – 10 и соли – 35 граммов. Начальник Мальцевской женской каторжной тюрьмы нередко заменял надоедавший его подопечным черный хлеб уменьшенной порцией белой муки; заключенные передавали ее местным крестьянам, выпекавшим для них вкусный пшеничный хлеб. Государственная казна исправно выделяла для дополнительного питания по 4 рубля 20 копеек на человека; на эти деньги каторжники покупали чай, сахар, рис, яйца и кету. Больным же полагалось еще по 400 граммов белого хлеба и по кружке молока в день. Помимо того, узники получали продуктовые посылки от родных и близких.[37]

На строительстве Амурской колесной дороги арестанты могли потерять сознание от непосильного труда или избиения конвоирами, изнуряющего зноя или укуса змеи; в забайкальских тюрьмах узники впадали иной раз в беспамятство при длительном отказе от еды или во время истерического припадка. В советских темницах головокружения и голодные обмороки повторялись у политических заключенных с удручающей частотой, но для оформления в легенду, как у наркома продовольствия, эти ситуации никак не годились.

Кто только не страдал головокружениями на восходе светлого будущего: Ленин – от недостаточности мозгового кровообращения, Троцкий – от чрезмерной чувствительности и «нервов», Сталин – просто от успехов. Но у Цюрупы головокружение и обморок стали первыми клиническими проявлениями тяжелого атеросклеротического поражения сердца.

В последующем у него не раз возникали подобные приступы с резким урежением числа сердечных сокращений, иногда кратковременным исчезновением пульса, тяжелой одышкой, головокружением, обмороком или помрачением сознания. Как-то после очередного припадка Семашко с товарищем на руках принесли его из Совнаркома домой. Такие состояния были давно известны практическим врачам как синдром Адамса – Стокса – Морганьи и объяснялись остро наступающей недостаточностью кровоснабжения головного мозга вследствие одного из видов аритмий (полной или частичной блокады сердца).

От аналогичных приступов мучился некогда Наполеон. Французский император прославился не только своими победами, но и знаменитым наполеоновским пульсом, достигавшим 30–40 ударов в минуту. По замыслу авторов многосерийного кинофильма, показанного российским телезрителям в конце XX века, Наполеон производил неотразимое впечатление на милосердных дам, когда, заткнув себе рот салфеткой, жалобно колотился в судорогах. В действительности под влиянием физических или психических перегрузок у него возникали порой эпизоды внезапной слабости с мимолетным головокружением или потерей сознания. Тогда он мог упасть в своих покоях или свалиться с лошади. По мере развития болезни у него все чаще повторялись пароксизмы неодолимой сонливости – эквиваленты обморока (в 1814 году он задремал вдруг во время битвы под Лейпцигом).

В начале XIX века такие приступы объясняли эпилепсией; этот диагноз не освобождал мужчин от воинской службы, а женщин – от домашних хлопот и рождения детей. Наполеон же перенес, вероятно, миокардит, приведший при отсутствии современных методов лечения к блокаде сердца и ранней (в 51 год) смерти. Тем не менее прах и волосы Бонапарта все еще тревожат время от времени в поисках мифического яда, загадочным образом проникшего в могучее тело. Безразличное к любым логическим построениям, мистическое сознание опирается лишь на собственную интуицию, основанную не на опыте или научном анализе, а на стойкой вере. Здесь действует лишь один принцип: этого не может быть, потому что не может быть никогда, а посему великий император не мог болеть, точно простые смертные, и уж никак не мог скончаться от какого-нибудь банального недуга. Человек такого ранга прямо-таки обязан был погибнуть в неописуемых страданиях от козней таинственных злодеев.

Нуждаясь в непритязательном герое проникновенного сказания о голодном обмороке, советская пропаганда не пыталась, естественно, сопоставить клиническое состояние ленинского маршала продовольственных войск и французского императора. Между тем бонапартизм, об угрозе которого много лет твердили большевики, подозревая в нем попеременно Троцкого, Фрунзе и Тухачевского, все-таки проявился. Но не политике, а в медицине.

На страже здоровья

Плохое самочувствие Цюрупы причиняло Ленину изрядные огорчения. Ведь самых верных соратников было очень мало, и болезнь любого из них нарушала график движения мировой революции, вносила элемент дезорганизации в напряженную работу карательного конвейера и тормозила окончательное учреждение нового порядка.

Упразднив все христианские понятия, вождь мирового пролетариата увидел в человеке не уникальное творение природы, а всего лишь общественную тварь, социальный агрегат, обязанный подчиняться его несокрушимой воле и пророческим повелениям. Биологическое ядро этого оживленного механизма позволяло себе почему-то своевольничать, существовать по каким-то своим невразумительным законам и нередко противоречить его собственным и единственно правильным нигилистическим установкам.

Пора было вождю лепить своего, послушного и полезного ему советского человека. Особых хлопот с этим не предвиделось. Помимо чисто экономических и политических акций, надо было еще объявить жизнь каждого гражданина советской страны государственной собственностью, что впрочем, издавна подразумевали в евроазиатской империи, но в XX столетии обычно не декларировали.

«Россия страна казенная», – констатировал когда-то А.П. Чехов. В соответствии с этой идеологией Ленин произвел переворот в биологии и медицине. Он постановил рассматривать здоровье человека как казенное имущество, представляющее собой определенную практическую ценность для вождя и задуманного им дела, а всякую болезнь как попытку хищения государственного имущества. Отсюда вытекало его требование строгой охраны здоровья боевых товарищей. Стоило, например, наркому здравоохранения Семашко в мае 1921 года пожаловаться, что Троцкий не получает ни кур, ни сливочного масла, ни белой муки, а посему не соблюдает «профилактической диеты», как мгновенно вскипевший Ленин безжалостно устыдил секретаря ЦК РКП(б) Молотова: *«Разве не было ответств[енных] лиц? Непременно надо их всегда назначать, ч[тоб]ы точно знать, кому выговор, кого арестовать. Только так можно работать».*[38] Столь необыкновенную заботливость восхищенные сподвижники затолкнули, не раздумывая, в легенду о поразительной доброте вождя мирового пролетариата.

Неукоснительно соблюдая ленинские инструкции, Цюрупа оберегал свое здоровье с помощью отечественной и немецкой медицины.[39] В 1920 году он пролежал три месяца в клинике профессора Плетнева под непосредственным наблюдением его ассистента М.И. Вихерта. В апреле 1921 года с рекомендательным письмом Плетнева отправился ремонтировать сердце в Германию, к прославленному профессору Фридриху Краусу. Дорогостоящая починка затянулась на семь месяцев.

В советской республике свирепствовал голодный мор– самый страшный, наверное, за всю историю страны, а Цюрупа, заместитель главы государства, реставрировал свое здоровье с тем же рвением, с каким еще недавно занимался покаранием сограждан. Ленинским повелением избавленный от переживаний по этому поводу, он проводил свой зарубежный отпуск, словно праздный нувориш: совершал целебные прогулки, принимал лечебные ванны, обильно и сытно кормился, ухаживал за разбушевавшимся геморроем и вовсе не торопился назад. Наоборот, испрашивал у вождя дозволения задержаться еще на пару-тройку месяцев, не забывая при том посетовать, что революция в Германии откладывается из-за немецкой склонности к порядку, точности и аккуратности.[40] Все-таки был он человеком долга: Ленин приказал ему исправить самочувствие – и Цюрупа старался.

Довольный вождь приказал бодриться, полностью выдержать курс лечения, дабы остаться «прекрасным работником», и привезти в Москву «письменный отзыв и предписание выздоравливающему» от профессора Крауса.[41] Но вскоре по возвращении домой Цюрупа свалился с очередным приступом.

Тут на Ленина накатила волна раздражения: опять какая-то болезнь мешает его делу, опять природа путает его планы. Пора, наконец, наладить надежную охрану принадлежащего ему казенного имущества соратников. И 12 января 1922 года он распорядился о создании специальной караульной службы из лояльных докторов: *«Назначить по соглашению с Наркомздравом одного или двух врачей, чтобы периодически осматривать Сокольникова, Цюрупу и других, вернувшихся с лечения товарищей, поручив им письменно давать заключение о необходимом режиме. Ответственность возложить на этого врача лично. Обязать его давать коротенькую рапортичку в Секретариат ЦК или, если на это согласен Секретариат ЦК, то в Секретариат СНК».*[42]

Уже на следующий день исполнительное Оргбюро ЦК РКП(б) уведомило главу государства о своем постановлении: *«1. Согласиться с предложением т[оварища] Ленина. 2. Предложить Наркомздраву выделить одного или двух врачей для периодического осмотра всех вернувшихся из-за границы товарищей. Возложить ответственность на врача, обязав его давать коротенькую рапортичку в Секретариат ЦК».*[43]

Санитарную службу в Кремле учредили еще в 1919 году для избавления особо ответственных товарищей от вшивости и сыпного тифа. Теперь к ней добавили службу лечебную. Указание вождя мирового пролетариата само собой обратилось в краеугольный камень системы лечебно-санитарного управления Кремля (впоследствии четвертого Главного управления Минздрава), лишний раз подтвердив, таким образом, что всякое начинание в казенной стране оплодотворяла директива.

В отличие от мелкотравчатых деспотов прошлого, Ленин отнюдь не спешил оставлять лишь собственные следы в каждом решении верховной власти. Он был диктатором нового типа и свои личные распоряжения предпочитал маскировать постановлениями Политбюро. Такой образ действий в прежние годы могли бы рассматривать, наверное, либо как вариации на темы демагогии и популизма, либо как чисто криминальное стремление вождя связать боевых товарищей традиционной круговой порукой. Но сподвижникам чудился в этом необыкновенный демократизм, гарантирующий от единоличной диктатуры и обеспечивающий коллективное руководство.

Вот и вопрос о специальном контроле за казенным имуществом в лице товарища Цюрупы и сокращении для больного сановника продолжительности рабочего дня вождь поставил на голосование высших советских вельмож.[44] Члены Политбюро тут же переквалифицировались в народных целителей и на пять суток погрузились в напряженные размышления. Лишь на шестые сутки верховный консилиум торжественно утвердил график работы первого заместителя главы государства; тем самым удалось заложить основы очередного ритуала. Отныне биологические часы всякого соратника полагалось выверять по регламенту Политбюро.

На бессменное боевое дежурство при казенном теле Цюрупы выдвинули доктора Вихерта, недавно назначенного профессором. Он расписал для вверенной ему персоны жесткий режим необременительного трудового дня, усиленного питания и многообразного отдыха. Ленин одобрил все врачебные рекомендации, добавив от себя указание хозяйственной службе: снять в каком-нибудь многоквартирном доме лифт и перенести его в Совнарком, поскольку Цюрупе стало трудно подниматься по лестнице.[45] В служебной записке на бланке наркома продовольствия Цюрупа обещал «отблагодарить» вождя за все его заботы «своим хорошим поведением».[46]

Патология человека не подчинялась, однако, ни строгим инструкциям начальства, ни благим намерениям больного. В начале февраля 1922 года Вихерт уведомил ЦК РКП (б) о наличии у Цюрупы атеросклероза и миокардита, а также об учащении у него «сердечных припадков».[47] В марте немецкие врачи, приглашенные в Москву для лечения Ленина, проконсультировали еще чуть ли не сотню самых ответственных товарищей, породив занимательный обряд профилактических осмотров «партверхушки», и диагностировали у Цюрупы «расширение аорты и сердца».[48] Тем не менее весной состояние больного улучшилось настолько, что Ленин, свалившись с инсультом в мае того же года, распорядился все текущие и срочные запросы адресовать не иначе, как своим заместителям – Цюрупе и Рыкову.[49]

Вообще прихотливость течения атеросклероза и стенокардии подчас озадачивала кардиологов. Наиболее наблюдательные из них замечали, что приступы боли за грудиной могут непрерывно повторяться у пациента по дороге к месту службы и ни разу не возникнуть по пути, например, в театр. Такие ситуации вынуждали врачей в стройном описании болезни делать поправку на эмоциональный фактор, что вносило, в свою очередь, элемент неопределенности в организованную охрану здоровья.

Постоянную эмоциональную напряженность Цюрупы в те годы выдавало преимущественно чрезмерное курение, воспринимавшееся докторами как непростительная слабость. От психического и физического срыва спасал его, по мнению Плетнева, «замечательно уравновешенный характер», позволявший наркому, несмотря на крайне серьезное заболевание, очень продуктивно работать.[50] И все же летом 1922 года Цюрупа надломился всерьез.

Последователи Фрейда могли бы искать здесь, вероятно, какой-нибудь подсознательный конфликт между идеалами юности и людоедской реальностью, в создании которой нарком продовольствия непосредственно участвовал. В действительности все обстояло проще и страшней: 12 июня 1922 года погиб под трамваем его пятнадцатилетний сын; в тот же день Цюрупе пришлось выступить на торжественном открытии Каширской электростанции.[51] Такое испытание могло оказаться непосильным не только для него, но и для человека с более закаленной психикой.

В переполненной слухами Москве рассказывали также, будто Цюрупа, всячески уклонявшийся от подписания смертных приговоров, однажды вынужден был это сделать, а через час его сына «зарезал» трамвай. Совершенно не склонный прежде к мистике, он воспринял гибель сына как мщение судьбы и с того дня сильно изменился.[52] Московскими пересудами можно было бы, конечно, пренебречь, но в августе того же года Ленин с раздражением констатировал: *«А.Д. Цюрупа нервно заболел (эти знаменитые немцы лечили его только от сердца) и оставлен надолго в Германии»*.[53]

За рамками легенды

От пережитого потрясения Цюрупа по существу так и не оправился. Его вывозили на западные курорты; ему подбирали особые диеты; его показывали зарубежным неврологам, пользовавшим самого Ленина; ему присылали из Германии модный препарат, применяемый в качестве общеукрепляющего и тонизирующего средства при нервных болезнях.[54] Он же все более явственно терял прежнюю работоспособность и потихоньку дряхлел.

На первом представлении «Дней Турбиных» в 1926 году окружающие заметили вдруг на его лице слезы.[55] Будь ему хоть на пару десятков лет поменьше, мокрые глаза во время такого спектакля еще можно было бы связать с чрезмерной чувствительностью или впечатлительностью, но у бывшего командующего продовольственным фронтом они свидетельствовали, очевидно, о появлении слабодушия.

Рано постаревший и лишенный из-за недугов многих маленьких житейских радостей, он приобрел вкус к лечению и врачебным консультациям. Периодически его осматривал Плетнев, иногда – Краус и регулярно – Вихерт. Остановить развитие сердечной недостаточности они не могли, но задержать – удалось. Со временем к хорошо знакомым аритмиям и стенокардии присоединились новые приступы боли – в правом подреберье. Пришлось лечь на операцию для удаления желчного пузыря.

За эти годы он искренне привязался к Вихерту, горячо рекомендовал его своим друзьям как умного и дельного специалиста и не раз выражал ему свою признательность в форме покровительства: помогал, например, получить необходимые ассигнования и закупить в Германии оборудование и лекарства для клиники.[56] Не исключено, что в 1924 году не кто иной, как Цюрупа, посодействовал переходу Плетнева в другую клинику с тем, чтобы освободившуюся кафедру занял Вихерт.

В конце февраля 1928 года Вихерт неожиданно скончался от крупозной пневмонии. Для Цюрупы это было равносильно жизненной катастрофе. Состояние больного, внезапно потерявшего верного домашнего доктора, ухудшилось сразу и резко: приступы стенокардии, одышки, потери сознания стали возникать чаще и протекать тяжелее; почему-то повышалась температура тела. Назначенный лечащим врачом Бурмин предложил вывезти больного на Южный берег Крыма. Там больной умер.

Тело умершего доставили в морг одной из больниц Севастополя. Вскрытие произвели ведущие прозекторы и судебно-медицинские эксперты Крыма. Патологоанатомический диагноз ошеломил клиницистов. Основной причиной смерти оказался не распространенный атеросклероз, особенно выраженный в аорте и сосудах сердца и мозга, и даже не крайне тяжелое поражение самого сердца с явными признаками многолетней сердечной недостаточности, а хронический многокамерный абсцесс печени, сопряженный с перенесенным холангитом – воспалением желчевыводящих путей.[57] О результатах вскрытия сообщили местные газеты; центральная пресса продолжала говорить о «параличе сердца», давая повод для всевозможных догадок и становления легенд.

Упрекать кого-либо в том, что абсцесс печени не распознали при жизни больного, неправомерно. Такого рода казусы встречаются в практике каждого врача; на таких ошибках учатся. Тогда же, в 1928 году, установить правильный диагноз и радикально помочь больному при отсутствии современной техники и лекарственных средств было просто нереально. Адекватного объяснения в этой ситуации требует, однако, поспешный отъезд Бурмина.

Вскоре выяснилось, что профессора всего лишь перебросили на лечение другого вождя. В конце апреля А.И. Рыкова (преемника Ленина на посту председателя Совнаркома РСФСР и СССР) скрутило какое-то острое инфекционное заболевание с длительной высокой лихорадкой и стабильной болью в мышцах конечностей. Приставленные к нему врачи заподозрили дебют ревматизма. В соответствии с негласной, но не вызывавшей даже тени сомнения иерархией ценностей, принятых в лечебно-санитарном управлении Кремля, здоровье Рыкова в тот момент стоило гораздо дороже самочувствия Цюрупы, казенное имущество которого уже было по сути списано, но еще сохраняло свой инвентарный номер. В связи с этим Бурминым усилили команду кремлевских врачей, оберегавших Рыкова от подлинных и предполагаемых недугов.[58] Скорее всего Бурмин даже не покидал Крыма, поскольку свои соболезнования по поводу смерти бывшего наркома продовольствия Рыков прислал из той же Мухолатки.

По непроверенным сведениям меньшевиков, Сталин намеревался упрочить свое единовластие под барабанный бой пресловутого «Шахтинского дела» – фальсифицированного судебного процесса, проходившего в Москве с 18 мая по 6 июля 1928 года, – но опасался противодействия со стороны Рыкова. Председателя Совнаркома РСФСР и СССР пришлось поэтому срочно отправить в Крым под предлогом серьезной болезни.[59] Если эта информация, пусть даже в минимальной степени, отражала реальные подводные течения в Политбюро, то Бурмина перекинули на охрану государственного тела Рыкова не случайно и не поспешно, а вполне осознанно и целенаправленно. Через десять лет Бурмин выступил в качестве эксперта на процессе по делу «антисоветского правотроцкистского блока» и приветствовал решение суда, приговорившего его коллег и бывших пациентов, в том числе Рыкова, к смертной казни.

Земский врач считал для себя неприемлемым оставить своего умирающего больного. Кремлевский профессор полагал для себя невозможным не подчиняться распоряжению вышестоящих инстанций, никакого отношения к непосредственной врачебной деятельности не имеющих. В этом различии и заключался, очевидно, один из первых, но достаточно отчетливых симптомов этической недостаточности советской медицины вообще и уже начатой негативной селекции номенклатурных докторов в частности.

Дыба для вдовы

Любая идея верховного вождя в казенной стране норовит воплотиться в материю. Возникло у Ленина свое представление о гуманизме – и надежные соратники с врачебными дипломами построили уникальную систему классовой медицины. Подумал вождь, что «всякое слово уже обобщает», – и спустя много лет первейший его ученик наследил в лингвистике посредством достославного опуса о марксизме и вопросах языкознания. Прослышал вождь про радиоактивность и сразу изрек сентенцию о неисчерпаемости электрона, положив тем самым приоритетный кирпич в основы физики элементарных частиц.

Энергичные выражения тоже неисчерпаемы, как электрон. Более того, они способны породить цепную реакцию, не затухающую десятилетиями. Не вырвись в свое время у графа И.Д. Делянова, министра народного просвещения, неосторожная фраза, что кухаркиным детям не следует давать образование, – и вождь мирового пролетариата не предложил бы, наверное, кухаркам управлять государством. Не сравни ненароком Н.К. Крупская на XIV съезде ВКП(б), в декабре 1925 года, родную партию с парламентом, который может все, может даже постановить, чтобы женщина обратилась в мужчину, – и не стал бы, почитай, Сталин дополнять табель о рангах, учреждая особый титул жены вождя.

Не совсем ясно, правда, какому чину или званию тот сан соответствовал – тайному советнику или только статскому, либо, по новой классификации, народному деятелю или всего лишь заслуженному. Важнее другое: генеральный секретарь будто бы пообещал Крупской назначить вдовой вождя вместо нее не то Коллонтай, не то Стасову, ибо титулованной особе не пристало, по его мнению, поддерживать оппозицию. *«Да, партия все может!»* – пояснил без тени шутки он озадаченной женщине.[1]

Свою угрозу он, видимо, исполнил частично и не сразу. Иначе трудно объяснить, почему 26 февраля 1939 года ЦК ВКП(б) и Совнарком СССР, поздравляя с 70-летием товарища Надежду Константиновну, величали ее лишь другом Ленина. Еще более занимательна последующая изобретательность прессы, сумевшей найти новые нестандартные синонимы к древнему понятию жены: близкий друг и соратник Ленина, спутница и неизменная помощница во всех революционных начинаниях Ильича, друг не только вождя, но и всех советских женщин. В конце концов ее разжаловали до «неутомимого борца за грамотность и культуру» и даже «пламенного борца, испытывавшего отвращение и ненависть к троцкистско-бухаринским шпионам и диверсантам».[2] Никто не посмел только назвать пожилую, нездоровую и очень уставшую женщину просто вдовой Ленина.

Тщательно скрываемым планам генерального секретаря Крупская явно мешала с декабря 1922 года, когда Политбюро возложило на Сталина заботы о здоровье больного вождя мирового пролетариата. То она в письме к Каменеву просила оградить ее «от грубого вмешательства в личную жизнь, недостойной брани и угроз», а Сталину пришлось приносить по этому поводу письменные извинения.[3] То она рассказала мужу, как Сталин обругал ее по телефону, в связи с чем Ленин продиктовал предпоследнее в своей жизни письмо, пригрозив испытанному, но неизменно грубому сподвижнику разрывом отношений. То она во всеуслышание защищала оппозицию, то протестовала против мумификации тела умершего супруга и, наконец, отказалась посещать мавзолей.[4] *«А чем, собственно, отличается тов[арищ]. Крупская от всякого другого ответственного товарища?»* – недоумевал генеральный секретарь еще в 1925 году, а спустя несколько месяцев предлагал Молотову «бить ее как раскольницу».[5]

Особенно лупить ее, однако, не довелось, поскольку Крупская потихоньку исправлялась, сама делала робкие шаги навстречу, осенью 1926 года неслышно отдалилась от оппозиции, а через несколько месяцев публично покаялась в своих оппозиционных заблуждениях и ради святого единства партии осудила фракционную борьбу. Зиновьев попробовал было ее удержать, объяснить, что она играет на руку Сталину, что тот собирается исключить из партии ленинских гвардейцев, но тщетно. Стародавний боевой товарищ ее мужа лишился уже и былого престижа, и прежней велеречивости, и даже эпитета «дорогой», который Крупская всегда раньше использовала в своей переписке с ним.[6]

Она всегда думала медленно, мнение мужа-наставника принимала обычно без рассуждений и лишь в исключительных обстоятельствах пыталась ему перечить. Однажды, когда среди эмигрантов зашел очередной разговор о будущей революции, кто-то поинтересовался у ее супруга, как он поступит, получив неограниченные полномочия Робеспьера. Будущий вождь мирового пролетариата ответил незамедлительно: *«Будем спрашивать, ты за кого? За революцию или против? Если против – к стенке, если за – иди к нам и работай»*. К удивлению присутствующих, Крупская вдруг проронила: *«Ну, вот и перестреляешь как раз тех, которые лучше, которые будут иметь мужество открыто заявить о своих взглядах»*.[7]

Потеряв мужа, она впала неумышленно в полуеретические колебания, но своевременно обрела все-таки утраченные ориентиры и с обычной своей кротостью послушницы последовала за очередным поводырем. Теперь она видела свой большевистский долг в неуклонной поддержке генерального секретаря. Это сохранило ей партийную должность верной подруги почившего вождя, хотя и не избавило от злопамятства нового вожака и учителя.

После внезапной смерти Надежды Аллилуевой она послала овдовевшему хозяину, показавшемуся ей безутешным, трогательное соболезнование с потаенным ожиданием мира и забвения давешних обид: *«Дорогой Иосиф Виссарионович, эти дни как-то все думается о вас и хочется пожать вам руку. Тяжело терять близкого человека. Мне вспоминается пара разговоров с вами в кабинете Ильича во время его болезни. Они мне тогда придали мужества. Еще раз жму руку».*[8] Она действительно сопереживала, забыв или вытеснив из памяти перенесенные ею когда-то оскорбления, а вовсе не состязалась в лицемерии с лучшим учеником своего покойного мужа.

Новому пастырю она служила с той же монашеской покорностью, с какой раньше исполняла повеления супруга. Да и как могла она, немолодая одинокая женщина, не преклоняться перед верховным правителем, если сам Горький – старинный, испытанный единомышленник – делился с нею своими восторгами: *«В какую мощную фигуру выковался Иосиф Виссарионович!».*[9] Оттого и на февральско-мартовском Пленуме ЦК ВКП(б) в 1937 году, когда верховные инквизиторы обсуждали вопрос о казни бывших единоверцев и преданных сторонников ее мужа, она и не подумала вовсе вступиться за них, а смиренно голосовала за предложение Сталина об исключении из партии Бухарина и Рыкова и направлении их «дела» в НКВД.[10]

Но напрасно чаяла она милости от генерального секретаря, в простоте своей допуская, будто остается навечно вдовой гражданина Ульянова – основателя советской империи. Прошлое ее было всего лишь незначительным эпизодом в эпохальном государственном мифе о вожде мирового пролетариата. Даже ее собственные мысли и переживания давно уже принадлежали не ей, а самому последовательному ученику и единственному наследнику ее супруга. И об этом ей неустанно напоминали.

В августе 1938 года Политбюро осудило поведение Крупской, которая, получив рукопись Мариэтты Шагинян о семье Ульяновых, «не только не воспрепятствовала появлению романа в свет, но, наоборот, всячески поощряла Шагинян, давала о рукописи положительные отзывы и консультировала Шагинян по фактической стороне жизни семьи Ульяновых». Политбюро сочло поведение вдовы «тем более недопустимым и бестактным, что т[оварищ] Крупская делала все это без ведома и согласия ЦК ВКП(б), превращая тем самым общепартийное дело – составление произведений о Ленине – в частное и семейное дело и выступая в роли монопольного истолкователя обстоятельств общественной и личной жизни и работы Ленина и его семьи, на что ЦК никому и никогда прав не давал». В конечном счете Крупской указали на допущенные ею ошибки, а вредную книжку неразумной сочинительницы постановили из употребления изъять.[11]

Трудно сказать, не укорял ли себя тогда Сталин за то, что не ликвидировал Крупскую под сурдинку в одном из трех нашумевших московских процессов. Сожаления такого рода он не афишировал. Кроме того, он умел выжидать. Между тем близился XVIII съезд партии, а на свободе оставались два личных сталинских врага: Троцкий – за границей и Крупская – совсем рядом.

Во второй половине дня 24 февраля 1939 года Крупская почувствовала очень сильную боль в животе. В тот же день ее доставили в Кремлевскую больницу. В стационаре диагностировали, как сообщила позднее пресса, «закупорку склерозированных сосудов кишечника, омертвение части кишечника и последующее общее воспаление брюшины». Такое расстройство кровообращения неизбежно приводит к развитию кишечной непроходимости и, по всем канонам хирургии, служит абсолютным показанием к немедленному оперативному вмешательству – единственному шансу на спасение жизни заболевшего. Тем не менее ведущие хирурги Кремлевской больницы С.И.Спасокукоцкий и А.Д. Очкин от выполнения операции отказались из-за тяжести состояния больной.[12]

Быть может, заболевание не удалось быстро распознать? Действительно, этот диагноз и поныне принадлежит к разряду трудных, но бывший земский хирург Спасокукоцкий славился своей диагностической меткостью и порой изумлял самых опытных врачей почти интуитивным распознаванием совершенно не ясных и запутанных форм заболеваний. Давний сотрудник лечебно-санитарного управления Кремля Очкин тоже обладал немалым клиническим опытом и даже выступал в медицинской печати с публикацией о тромбозе вен брыжейки. Если не вечером 24, то утром 25 февраля, хирурги не могли не определить причину страдания. В любом случае отчетливые признаки кишечной непроходимости они увидели при первом же осмотре больной.

Быть может, показания к хирургическому вмешательству в те годы были иными? Но энциклопедические издания того времени указывали на необходимость срочной операции при кишечной непроходимости подобного происхождения и, тем более, разлитом перитоните. Шансы на выздоровление таких больных представлялись небольшими; и все-таки вероятность благоприятного исхода операции повышалась, если хирург приступал к ней сразу же по установлении диагноза.

Быть может, состояние больной на самом деле не позволяло выполнить операцию? Но кишечная непроходимость, связанная с артериальным тромбозом, всегда сопровождается резкой болью и шоком, а под наркозом состояние этих больных улучшается.

Придворные хирурги попали в каверзную ситуацию: не оперировать – значит, поступить против совести; оперировать – просто страшно, ибо больная могла погибнуть на операционном столе или в последующие несколько суток. Как оправдаться тогда в отсутствии злого умысла и как догадаться прямо сейчас, как можно скорее, о сокровенных помыслах отца народов и лучшего друга всех больных?

В действительности положение оказалось еще более неприглядным, ибо отвергнуть наотрез банальный аппендицит – абсолютное показание к оперативному вмешательству – хирургам не удалось. Тем не менее им оставалось лишь регулярно описывать состояние больной в докладных записках под грифом «совершенно секретно» и чутко прислушиваться к малейшим извивам прихотливого настроения инстанций. Начальник лечебно-санитарного управления Кремля А.А.Бусалов отправлял их рапорты Сталину и Молотову.

На другой день, 25 февраля, состояние больной расценивалось как крайне тяжелое. Допущенные к ней посетители сообщили, что больная бредила, но, приходя временами в сознание, говорила профессорам, что все равно будет присутствовать на предстоящем съезде партии.

Чтобы максимально заполнить беспокойную пустоту трудовой вахты у постели умирающей, советские лейб-медики собирались на повторные консилиумы и обсуждали результаты клинического наблюдения и обследования. Юная Л.Ф.Тимашук, спустя 14 лет получившая титул «Жанны д'Арк Советского Союза», регистрировала электрокардиограмму и твердым разборчивым почерком строчила для профессоров свою объяснительную записку о поведении спотыкающегося от боли и усталости сердца.[13]

Вечером того же дня в Колонном зале Дома Союзов состоялось торжественное собрание, посвященное 20-летию работы Лечебно-санитарного управления Кремля. По этому поводу Наркомздрав СССР наградил только что изготовленным значком «Отличнику здравоохранения» 35 сотрудников управления, в том числе профессоров Спасокукоцкого и Очкина.[14]

Как провела этот вечер и затем ночь погибающая больная, неизвестно. Но в день своего 70-летия, 26 февраля, она была в полном сознании и уже понимала всю тяжесть своего заболевания и то, что съезд пройдет без нее.[15] Ощущать же она могла только жестокую боль.

В те годы фармацевтический рынок был еще относительно не богат и для обезболивания применяли практически лишь препараты типа морфина, не позволяющие обычно (при отсутствии лекарственной зависимости) сохранять ясное сознание. Если же больная оставалась в полном сознании, значит, обезболивание было совершенно недостаточным или не производилось вообще. При внезапной катастрофе в брюшной полости препараты, обладающие наркотическим действием, не назначают до хирургического осмотра, чтобы не смазать клиническую картину и своевременно решить вопрос об операции. Если же диагноз был установлен, операция признана нежелательной и больная оказалась обреченной, введение наркотических средств или отказ от них отражали всего лишь степень сострадания к умирающей.

Во всяком случае 26 февраля, пока больная была в полном сознании, окружающие могли ознакомить ее со всеми приветствиями «близкому другу и помощнику вождя» и пожеланиями еще многих лет плодотворной работы. Хватило ли у нее тогда сил подумать, что же стояло фактически за этими поздравлениями с круглой датой на высоте боли и на пороге смерти? Удалось ли ей хоть на миг превозмочь страдание и реально оценить изданную к ее дню рождения брошюру – умилительную легенду о ней самой и о том, как она «образно и красочно» прославляет товарища Сталина, осуществившего на практике «великие заветы» Ленина?

На очередном консилиуме слаженное трио из Спасокукоцкого, Очкина и Бусалова дополнили личный сталинский врач В.Н. Виноградов, незаметный доктор В.Н. Соколов и главный врач Кремлевской больницы М.А. Блиох. Диагностический секстет безоговорочно констатировал развившийся перитонит и снова категорически отклонил «полезность в данном случае оперативного лечения», о чем незамедлительно составил почтительное сообщение верховной инстанции.[16]

День рождения, наконец, угас. Ночью больная умерла, всего 10 дней не дожив до открытия долгожданного съезда. Испросив у вождей санкцию на патологоанатомическое исследование, наблюдательные лейб-медики накатали посмертное заключение, где в качестве основного заболевания на первое место поставили аппендицит, а в виде конкурирующей патологии отразили тромбоз сосудов брюшной полости. Главный прозектор Кремля А.И.Абрикосов подтвердил диагноз сосудистого тромбоза и любезно указал его локализацию в верхней брыжеечной артерии.[17]

Клинический квартет из Спасокукоцкого, Очкина, Виноградова и Бусалова исполнил финальное донесение Сталину и Молотову, не преминув передать копию рапорта начальнику Кремлевской охраны генералу Власику. *«По опыту хирургов, излечение после операции наблюдалось исключительно редко у крепких людей,* – с подлинно солдатской прямотой и откровенностью уведомляли они высокое начальство. – *В данном случае, при глубоком поражении всех важнейших органов и в возрасте 70 лет, операция была абсолютно недопустима».*[18]

Простодушные газеты напечатали одинаковый некролог, заключение врачей и несколько прощальных воспоминаний уцелевших друзей покойной. Вслед за тем издательство Наркомпроса получило распоряжение: впредь не поминать всуе имени почившей подруги священной мумии. Основная доля ее писаний и предписаний быстро изгладилась из памяти современников, но часть ее воспоминаний власти, учуяв нечто подозрительное, задержали в архивах и отделах специального хранения библиотек (так называемых спецхранах), где уже много лет томились книги, арестованные когда-то ею самою.

Свое персональное суждение о кончине Крупской высказал за рубежом и Троцкий: *«Внешним образом ей оказывались знаки уважения, вернее полупочета, но внутри аппарата ее систематически компрометировали, чернили, унижали, а в рядах комсомола о ней распространялись самые нелепые и грубые сплетни. <...> У Сталина ослабела, видимо, охота к инсценировке сенсационных процессов, которые успели уже разоблачить его самого перед лицом всего мира как самую грязную, преступную и отталкивающую фигуру. Но не исключен все же какой-либо новый процесс, где новые подсудимые будут рассказывать о том, как кремлевские врачи под руководством Ягоды и Берия принимали меры к ускорению смерти Крупской».*[19]

Сумеречный быт сталинской империи продолжался по-прежнему. Центральные газеты ежедневно публиковали большие списки получивших ордена ударников и передовиков производства. Ушли в предания те времена, когда герои стяжали награду, победив дракона, освободив невольницу или похитив золотое руно. Теперь награда сама находила своих героев. Так свалилась она вдруг, через неделю после смерти Крупской, на грудь наблюдавших за ней хирургов. В Международный женский день 8 марта в прессе появился Указ Президиума Верховного Совета СССР о награждении орденом Ленина Спасокукоцкого и Очкина «За выдающиеся заслуги в области хирургии и лечебной помощи больным в больнице № 1 при Наркомздраве СССР». Более скромные участники консилиумов Соколов и Бусалов получили по ордену Трудового Красного Знамени.[20] Отец народов и лучший друг ученых, всегда умевший точно дозировать, когда, кому и что пожаловать, развлекался...

Накануне, 7 марта, Политбюро постановило: *«1. Выдать профессору Спасокукоцкому и профессору Очкину денежную премию в размере 30 тысяч рублей каждому. 2. Выдать в личную собственность профессору Спасокукоцкому легковой автомобиль «ЗИС» и профессору Очкину малолитражный автомобиль «Опель»»*.[21] Просто к празднику подобные награды в те годы не вручали – их надо было заслужить. К примеру, Рамон Меркадер был удостоен звания Героя Советского Союза вместе с персональной пенсией, квартирой и дачей за убийство Троцкого лишь в 1961 году, после того как отсидел свои 20 лет в заключении. Зато его мать за организацию того же убийства получила свой орден Ленина прямо из рук всесоюзного старосты Калинина еще в 1941 году.[22]

С высокой правительственной наградой коллеги из 2-го Московского медицинского института поздравили Спасокукоцкого как-то формально, без воодушевления. Талантливый хирург испытывал, очевидно, чувство крайнего неудобства. Он и раньше-то плохо понимал, как вести себя в подобных ситуациях, а временами совершал подлинные, с точки зрения окружающих, чудачества. То он, защитив докторскую диссертацию в 1898 году, удосужился забрать диплом только в 1911 году, когда представил, наконец, в Совет Московского университета «квитанцию об уплате за полученную степень и напечатание диплома».[23] То он жаловался сестре, что не знает, куда деть денежную премию в 30 тысяч рублей, ибо всегда довольствовался малым; то безмерно тяготился подаренным ему правительством роскошным шестиместным автомобилем, ибо привык ездить в трамвае; то, получив от государства премию за интересную научную разработку, выполненную в его клинике, называл себя «пенкоснимателем»... Характерно, что в апологетической биографии Спасокукоцкого, опубликованной в 1960 году, речь шла лишь об ордене Трудового Красного Знамени, врученном ему во время войны, но не было ни единого слова о первом ордене Ленина.[24]

Зато коллектив Боткинской больницы встретил указ о награждении Очкина «с особым чувством радости и гордости». Автор знаменитого наркоза, погубившего Фрунзе, профессор, не писавший и не защищавший диссертацию, но причисленный к лику ученых за особые заслуги, Очкин скромно передал больничной многотиражке несколько приветственных телеграмм, поступивших на его имя от неофициальных и официальных лиц, в том числе заместителя наркома здравоохранения СССР Н.И. Гращенкова, выполнявшего тогда функции министра, поскольку предыдущего наркома уже успели расстрелять, а очередного– еще не успели назначить. Искреннюю радость выразил и прокурор А.Я. Вышинский, пожелавший орденоносцу от себя и своей супруги еще много сил и энергии на служение народу и любимой науке.[25]

В заключение пресса напомнила: советская власть создала все условия для творческой деятельности хирургов, а они, в свою очередь, должны оправдать то высокое доверие, которое оказывает им партия и правительство. Окраска этого ритуального оборота после крушения советской власти полиняла, но содержание не изменилось.

Этапы большого пути

Он строил не дома – социализм. Сажал не яблони – людей. И собственных детей так и не завел. Но в памяти людской все же остался – именем его нарекли один из самых жутких периодов советской истории.

Никчемное существование Николая Ивановича Ежова промелькнуло под грифом «совершенно секретно»; поэтому обрывки сведений о нем обросли мрачными легендами в духе средневековых преданий о вампирах и оборотнях. Между тем весь его биологический цикл был таким же немудреным по форме и фальшивым по содержанию, как популярные советские кинофильмы перед Второй мировой войной.

Путевка в жизнь

Родился он 1 мая 1895 года в Петербурге и в советское время каждую весну отмечал двойной праздник: дату своего появления на свет и день международной солидарности трудящихся. Случайное календарное совпадение считал редкой удачей, своеобразным знамением, символом единения со своим классом.

Какого-либо образования не получил и с 14 лет начал трудовую жизнь в качестве рабочего. Спустя много лет в анкетной графе «образование» указывал «неоконченное низшее», в графе «специальность» – портной, слесарь. В ряды большевиков влился в марте 1917 года и слыл участником октябрьского переворота, хотя в действительности на протяжении всего 1917 года находился в Витебске. Как утверждал П.П. Постышев в камере Бутырской тюрьмы, в узких кругах партии знали, «что Ежов в белорусских лесах в 1917–1918 годах занимался тем, чем занимался Сталин в Закавказье после первой русской революции, – бандитизмом и грабежами».[1] Насколько привлекательным показалось ему в ту пору древнейшее ремесло разбойника, осталось, естественно, неизвестным.

Мобилизованный на военную службу в апреле 1919 года, Ежов попал не рядовым в действующую армию, а писарем на базу радиотелеграфных формирований (сначала в Саратове, потом в Казани), где стал сперва секретарем партийной ячейки, а через три месяца комиссаром этой воинской части. К самостоятельной руководящей деятельности он приступил в январе 1922 года; назначенный ответственным секретарем Марийского обкома РКП(б), до апреля 1923 года приводил к покорности население своей автономной области, после чего был переброшен на партийную работу в Казахстан.

Скоро его заметили в Москве, вознесли в кресло заместителя ответственного секретаря Казахстанского крайкома, а в 1927 году переместили в аппарат ЦК ВКП(б). С этого времени незаметный чиновник проделывал стремительную партийную карьеру: руководил коллективизацией в должности заместителя наркома земледелия в 1929–1930 годах, распределительным отделом и отделом кадров ЦК ВКП(б) в 1930–1934 годах и чисткой партии в 1933–1936 годах. В 1934 году на XVII съезде партии вошел в ЦК ВКП(б) и Комиссию партийного контроля (КПК), затем стал членом Оргбюро и заведующим промышленным отделом, а к 1936 году достиг уровня председателя КПК и секретаря ЦК ВКП(б), курирующего НКВД, прокуратуру и судебные органы.[2]

Следующий виток его партийно-государственной карьеры открыла внезапная телеграмма Сталина и Жданова, отправленная членам Политбюро из Сочи 25 сентября 1936 года с требованием немедленной отставки Ягоды и назначения Ежова на пост народного комиссара внутренних дел. На другой день Ягоду перекинули на должность наркома связи взамен тут же снятого с этого поста Рыкова, а Ежова официально представили стране как полновластного хозяина НКВД. Через пять дней умиленный Каганович сообщил об этой новости Орджоникидзе: *«Это замечательное мудрое решение нашего родителя назрело и встретило прекрасное отношение и в партии и в стране. Ягода безусловно оказался слабым для такой роли...»*. Однако, прежде чем довести до сведения «родителя» свои впечатления от нового руководителя карательного ведомства, Каганович еще почти две недели присматривался к служебной деятельности свежеиспеченного наркома и только 12 октября отрапортовал Сталину: *«У т[оварища] Ежова дела идут хорошо. Взялся он крепко и энергично за выкорчевывание контрреволюционных бандитов, допросы ведет замечательно и политически грамотно»*.[3]

Очередная должность не стала для Ежова нежданной, поскольку личное сталинское ОГПУ он возглавлял уже около шести лет. Чекисты давно рассматривали его как подсадную утку в аппарате тайной полиции.[4] Он вникал во все детали подготовки политических процессов, регулярно присутствовал на допросах, а всего месяц назад даже присматривал за расстрелом осужденных по делу «антисоветского объединенного троцкистско-зиновьевского центра». И словно верный ключник сумасбродного барина, хранил с тех пор в личном сейфе расплющенные револьверные пули, завернутые в бумажки с надписями «Смирнов», «Каменев», «Зиновьев»,[5] – не то амулет от нечистой силы, не то талисман охотника за черепами. Вождей беспокоило, однако, отсутствие у свежеиспеченного наркома достаточного стажа заплечного делопроизводства. Из-за этого они рекомендовали сохранить на первое время в качестве заместителя наркома комиссара государственной безопасности 1 ранга (генерала армии, по общевойсковой иерархии) Я.С. Агранова.

Бывший эсер, затем пламенный большевик Агранов выдвинулся в 1919 году, заняв сразу две должности – секретаря Совнаркома и особоуполномоченного при Президиуме ВЧК. Не жалея ни сил, ни времени, он участвовал в подготовке политических процессов периода военного коммунизма и быстро приобрел репутацию одного из самых компетентных сотрудников тайной полиции по расправам не только с инакомыслящими, но и просто мыслящими согражданами. Уже тогда он сумел дополнить филигранью необычных фальсификаций рутинные приемы работы приснопамятного Охранного отделения. Самодовольный упитанный следователь производил настолько благоприятное впечатление на правителей, что в 1921 году его персонально командировали для расследования событий Кронштадтского мятежа, а через несколько месяцев – дела «Петроградской боевой организации», возглавляемой профессором В.Н. Таганцевым.[6] Именно по делу о так называемом Таганцевском заговоре, точнее, за недонесение о крамоле, в августе 1921 года был расстрелян поэт Н.С. Гумилев.

В дальнейшем Агранов с одинаковым увлечением истреблял меньшевиков и эсеров, скрытых вероотступников и явных оппозиционеров, но подлинной его страстью стало покарание интеллектуалов – «потенциальных уклонистов». По описанию Галины Серебряковой, *«это был рыхлый нескладный человек, брюнет, с позеленевшей кожей, густой сетью морщин вокруг злых, полубезумных черных глаз, с удивительно длинными и толстыми губами, углы которых были опущены, как у бульдога, к подбородку и придавали лицу выражение жестокости и пресыщения».*[7] Догмы коммунистического вероучения гармонично переплетались в его неизменно беспокойном сознании с прихотливыми (подчас бредоподобными) идеями самого высокого начальства и бескомпромиссными личными убеждениями профессионального провокатора. Этот «замечательный человек», по выражению Хрущева, неустанно боролся за понижение культуры, с гибкостью акробата вписывался во все извивы внутренней политики и оставил свой след практически в каждом государственном погроме населения вплоть до Большого террора. Его боялись, перед ним заискивали, его расположения домогались.

К февралю 1933 года он достиг вершины карьеры – его назначили заместителем председателя ОГПУ СССР. Бок о бок с Ягодой продолжал он самозабвенно трудиться на своем боевом посту, что не помешало ему на февральско-мартовском Пленуме ЦК ВКП(б) 1937 года старательно топить своего бывшего шефа. В унисон с другими чекистами Агранов твердил, что только «с назначением т[оварища] Ежова у нас повеяло крепким, оздоровляющим партийным ветром», и клялся теперь-то уж окончательно сокрушить всех врагов советского строя.[8]

Всего лишь за полгода до этого пленума только самый тонкий знаток политической интриги мог бы предположить столь скоропостижное падение Ягоды – главы тайной полиции, не менее подозрительного и вероломного, чем сам генеральный секретарь. Прожженный плут, он способен был вызывать симпатию у людей, непривычных к византийскому лицедейству советских вельмож. Его тонкие черты лица, «честные и кроткие» глаза, спокойная речь произвели самое благоприятное впечатление на Ромена Роллана, но особенно понравился писателю «полицейский идеализм» Ягоды, неустанно хлопотавшего о «гигиене заключенных» и «перевоспитании преступников».[9]

Педантичный чиновник и энергичный жандарм, немногословный сухарь и юркий порученец, человек жесткий до беспощадности к себе и нижестоящим, а вместе с тем услужливый до лакейской предупредительности по отношению к начальству, Ягода казался незаменимым на своем боевом посту, хотя участь его была фактически предрешена 22 октября 1935 года, когда по дороге в Ярославскую тюрьму бежал из-под стражи. Г.Д. Гай (Бжишкян) – до ареста начальник кафедры военной истории Военно-воздушной академии. Чтобы отловить беглеца, чекисты перекрыли все дороги в радиусе ста километров и привлекли к полицейской операции сотни сотрудников НКВД, командиров Высшей пограничной школы и местных жителей. Получив подробную информацию об этом инциденте, взбешенный Сталин заявил соратникам: *«Из обстоятельств побега Гая и его поимки видно, что чекистская часть НКВД не имеет на-*

стоящего руководства и переживает процесс разложения. <...> Я думаю, что чекистская часть НКВД болеет серьезной болезнью. Пора заняться нам ее лечением».[10]

За последующие месяцы Ягода приложил немало усилий, чтобы погасить сталинский гнев, и летом 1936 года как будто добился прощения. Ведь напечатала же центральная пресса 20 июля, в годовщину смерти Дзержинского, фотографию «железного Феликса» в неизменной гимнастерке рядом с молодым Ягодой в цивильном костюме с галстуком.[10] Ведь только что получил Ягода квартиру в Кремле и надежду на увековечение – невнятный намек на присвоение каналу Москва–Волга его имени. Тогда он мог бы сравняться в партийной иерархии с Кагановичем, фамилию которого прилепили к московскому метрополитену. *«Сегодня вы заслужили место в Политбюро»*, – заверил его хозяин, когда Ягода подготовил Каменева и Зиновьева к политическому судилищу.[11]

Упоенный таким успехом, главный полицмейстер державы, видимо, не принял во внимание отдельные признаки надвигающейся опалы: то Сталин не подал ему руки на первомайском параде, то обозлился, увидев его у постели умирающего М. Горького, то, наконец, Каганович, почему-то прочитавший книгу С. Цвейга, дал ему прозвище «Фуше». Впрочем, сумел бы Ягода учесть все симптомы возрастающей угрозы или нет, что изменилось бы в его биомеханике и, главное, в судьбе страны? Лавина пошла. Перестановка кадров состоялась.

Потомок Чингисхана

Новый нарком внутренних дел поначалу казался почти приятным и довольно фотогеничным. С его лица не сходила застенчивая улыбка нашалившего подростка, обнажавшая неожиданно крупные белые зубы. Те, кому довелось с ним встречаться, вспоминали, что зубы у него были на самом деле желтыми, прокуренными и гнилыми, но ретушированные газетные фотографии не давали, естественно, возможности этот изъян обнаружить. Создавалось впечатление, что человека с таким лицом можно было не опасаться, хотя пресса без устали щебетала о его большевистской бдительности, железной воле и ненависти к врагам.

Но позже начали шептаться, что очередной страж революции уж слишком мал, узкоплеч и тщедушен. Сталин, рост которого достигал 162 см, был длиннее его на целую голову. Прочие низкорослые вожди на фотографиях выглядели рядом с Ежовым почти гигантами. Он же держался с ними, точно ребенок со взрослыми: то высунется над плечом склонившегося Ворошилова, то озарит страну смущенной улыбкой из-под локтя Микояна, то прогуляется, ссутулившись и заложив руки за спину, под присмотром Сталина.

Такая задержка физического развития при сохранении детских пропорций тела была описана эндокринологами еще в XIX веке под названием инфантилизм. Поскольку нарушение функции желез внутренней секреции могло быть вызвано врожденным сифилисом или перенесенным в детстве туберкулезом, алкоголизмом или наркоманией родителей, недоеданием в раннем детстве или черепно-мозговой травмой, инфантилизм рассматривали не как самостоятельное заболевание, а лишь как проявление какого-то значительного поражения эндокринной системы.

О болезнях Ежова, как и любого другого особо ответственного товарища, лечебно-санитарное управление Кремля время от времени информировало высокие инстанции. Из официальных медицинских справок, складированных среди прочих документов и сохраненных по какому-то недосмотру в центральном партийном архиве, следовало, что у свежеиспеченного наркома внутренних дел диагностировали в недавнем прошлом туберкулез легких, ишиас, миастению, «неврастению на почве сильного переутомления, малокровие и упадок питания».[12]

Из своего туберкулезного процесса Ежов секрета не делал; наоборот, такой недуг как бы возвеличивал его до уровня старых большевиков, породнившихся с бациллами Коха еще в царских тюрьмах или на каторге. После перевода в Москву он вызывал у сердобольных женщин сочувствие и желание помочь. Тогда тощего жалкого функционера, всегда одетого в мятый дешевый костюм и синюю сатиновую косоворотку, даже опекали и подкармливали в семье И.М. Москвина – его непосредственного начальника.[13]

Своеобразным кастовым признаком, свидетельствующим о готовности сгореть на своем посту, была и хроническая усталость (обычное сопровождение всевозможных инфекционных заболеваний, в том числе и туберкулеза). Вместе с тем патологическая утомляемость, особенно в сочетании с прогрессирующей мышечной слабостью и похуданием, могла быть следствием миастении (особого нервно-мышечного заболевания) либо одной из форм наследственного поражения мышц конечностей и лица.

Для больного Ежова важно было бы, наверное, выяснить, с чем связана его недоразвитость, деликатно названная кремлевскими врачами «упадком питания». Не была ли сопряжена его физическая неполноценность с определенной инфекцией или травмой черепа, оставившей небольшой шрам на лице, с бедностью или алкоголизмом родителей, отправивших его в 11 лет учиться сначала на слесаря, потом на портного, а в 14 лет – трудиться на кроватной фабрике, или с каким-то заболеванием щитовидной железы либо гипофиза? Но для объяснения феномена ежовщины имела значение лишь сопутствующая общему физическому инфантилизму задержка психического развития сталинского выдвиженца.

Профессиональных разведчиков, обязанных беспрекословно повиноваться главе карательного ведомства, потрясала не столько неказистая внешность Ежова, сколько его вопиющая некомпетентность. Интеллект и эмоции сталинского протеже застыли на уровне ребенка и зацементировались фантастическим невежеством. Для его незрелого, ограниченного, конкретного мышления все представлялось одинаково значимым, любое лыко шло в строку, так что терялась возможность отличить второстепенное от главного, частное от общего, следствие от причины. В его предельно упрощенных, коротеньких мыслях деревянного человечка детская наивность подменяла способность к анализу, торопливые суждения – трезвую оценку действительности и продуманные решения, однообразная игра тусклого воображения – логические построения и последовательность действий. Всю свою бесцветную жизнь маленький нарком играл.

Человек с ружьем

Много лет играл он во взрослого, вызывая одобрение старших, а затем и самого Сталина. Генеральному секретарю импонировали полное отсутствие самостоятельности и чрезвычайная внушаемость, свойственные инфантилизму вообще и отчетливо выраженные у его ставленника, в частности. Еще больше привлекали Сталина послушность и услужливость его фаворита, та особая готовность выполнить любое указание, пунктуальность и поспешность в реализации, какими и должны были отличаться, по его мнению, истинные верность и преданность хозяину.

В 1920 году Дзержинский поучал молодого Ягоду: *«Если приходится выбирать между безусловно нашим, но не совсем способным, и не совсем нашим, но очень способным, – у нас в ЧК необходимо оставить первого»*.[14] Генеральный секретарь присмотрел себе образцового исполнителя своих планов по тому же принципу: *«безусловно наш, но не совсем способный»*. Вождь партии нового типа заботливо растил палача нового типа, вместе с которым чуть ли не ежедневно занимался поиском замаскированных троцкистов, массовым производством вредителей и заготовкой сценария московских процессов, военного заговора и менее шумных дел.

Таких худосочных угодников «пахана» уголовная лексика издавна относила в разряд «шестерок», подразумевая, очевидно, не столько соответствующую цифру с вечно склоненной шеей, сколько взятое из карточной терминологии прозвище половых в трактирах. Обычно такая шестерка «служила» всем – прежде всего тузам, королям и дамам. Но козырная шестерка получала право бить тузов других мастей. Карточные метафоры были слишком заманчивы для первобытного сознания, чтобы остаться невостребованными; при благоприятном раскладе у полового появлялся шанс превратиться со временем в метрдотеля крупного ресторана, у лакея – сравняться когда-нибудь с барином, у бандита – возглавить какое-либо ведомство в качестве «слуги народа».

Не обошелся без метафоры и видный партийный деятель Постышев. Прежде чем перевоплотиться в жуткого супостата, он чистил государственный аппарат на Украине от неких националистов, с неподдельной искренностью уличал недавних соратников во всех немыслимых грехах, лично писал Ежову доносы на «скрытых троцкистов» и старательно изучал через лупу обложки ученических тетрадей и карамельные обертки в поисках фашистской символики либо силуэта Троцкого, не то низведенного, не то возвышенного до уровня главного врага советской власти. Командуя Куйбышевским обкомом партии, он искоренял мифический троцкизм с увлеченностью прирожденного инквизитора и сумел-таки вывести свою область в число передовых по истреблению «врагов народа».[15] Арестованный, как и многие другие ленинские гвардейцы, Постышев держался уже иначе и объяснял сокамерникам: *«Ежов – охотничий пес на поводке у Сталина, но пес преданный и разборчивый, который по воле своего хозяина уничтожает партию и терроризирует народ. Как только собака кончит свою охоту (а нас тогда уже не будет в живых), Сталин объявит ее бешеной и уничтожит. Никого так не презирают великие преступники, как исполнителей, которые умеют заглядывать в их преступную душу».*[16]

Намного точнее, пожалуй, было определение З.И.Гиппиус: у каждого мало-мальски недюжинного человека может быть своя «обезьяна», подметила она однажды, – только редко их удается наблюдать рядом. Сталинский нарком самой природой предназначен был на роль подобной обезьяны, невольно выдающей тщательно закамуфлированные секреты своего властителя.

Естественная человеческая склонность к имитации, наиболее заметная в раннем детстве, превратилась у Ежова в устойчивую потребность подражать взрослым в мимике, жестах, поведении. Словно в помутневшем зеркале, отражал он манеры генерального секретаря, буквально впитывал его поучения и с фонографической точностью доводил их до своих подчиненных.

Беззастенчивый льстец, Агранов пытался публично доказывать, будто у Ежова имелся собственный мыслительный аппарат, сделавший его «единым руководящим штабом» НКВД. В действительности маленький нарком представлял собой всего лишь передающее устройство, ретранслирующее сталинские инструкции. И тот же Агранов проговорился ненароком об этой особенности новоявленного органчика: *«Секретарь ЦК ВКП(б) т{оварищ] Ежов передал мне указания т[оварища] Сталина на ошибки, допущенные следствием по делу троцкистов, и поручил мне принять меры к тому, чтобы вскрыть подлинный троцкистский центр...».*[17]

«Навалитесь на них и не слезайте, пока они не начнут сознаваться», – неустанно повторял Ежов сталинское назидание, высказанное еще в 1931 году в связи с арестом бывших меньшевиков.[18] И откровенно восхищался прозорливостью своего хозяина, который «яснее ясного» видел руку Троцкого всегда и во всем.

Лишь отдельным посетителям наркома бросалась в глаза (но никак не осознавалась) вся карикатурность нового владыки НКВД. Сначала им предстояло пройти несколько пунктов охраны и проверки документов уже внутри лубянского здания. Вступив, наконец, в сакральное помещение, они нередко замирали, потрясснные. В бескрайнем кабинете за необъятным письменным столом восседал тощий карлик с тусклым лицом и пустыми глазами. Время от времени он откашливался и выплевывал серо-коричневую мокроту на роскошную ковровую дорожку, украшавшую его апартаменты. На стене висел гигантский портрет Сталина, другой портрет вождя в ином ракурсе стоял на столе и тут же громоздился бюст генерального секретаря. Обезьяна не расставалась с хозяином ни на минуту.

Парадоксальность сложившейся ситуации заключалась, однако, в том, что генеральный секретарь тоже копировал старших, заимствуя стратегические замыслы у бывших вождей (в том числе у Троцкого), а тактические приемы – у организаторов Третьего рейха. Но, одержимый мистическим ужасом перед бесами троцкизма, он превзошел своих учителей, создав, в частности, колоссальный институт осведомительства и слежки за собственными филерами и агентами.

Никаких сомнений относительно того, кто именно направляет «обнаженный меч рабочего класса», у прочих вождей не возникало. *«Учитесь у товарища Ежова сталинскому стилю работы, как он учился и учится у товарища Сталина!»* – заклинал Микоян на ритуальном торжестве в Большом театре по поводу 20-летия ВЧК-ОГПУ-НКВД.[19] *«Конечно*, – подтверждал впоследствии Молотов по поводу репрессий 1937 года, – *требования исходили от Сталина...»*.[20]

Да и сам Ежов не таил имени своего наставника и господина. На февральско-мартовском Пленуме ЦК ВКП(б) в 1937 году он простодушно обещал «поставить нашу разведку на должную высоту при помощи товарища Сталина, который изо дня в день руководит нами», и делился воспоминаниями о том, как после смерти Кирова генеральный секретарь надоумил его: *«Ищите убийц среди зиновьевцев»*. Когда же чекисты попробовали уклониться от ежовского руководства в этом деле, Сталин тут же вмешался, пригрозив Ягоде по телефону: *«Смотрите, морду набьем»*.[21]

И в те годы, и спустя многие десятилетия ежовщина поражала уникальной нелепостью обвинений, возводимых на миллионы граждан, бессмысленным истреблением собственного населения, покорного и насыщенного ужасом еще с гражданской войны – «всероссийского погрома», по выражению П.Б. Струве. Казалось, ни один человек, за исключением, пожалуй, новорожденных, не мог испытывать тогда чувства относительной безопасности в скованной парализующим страхом державе. Даже сотрудники Коминтерна – центра международного коммунистического терроризма и шпионажа – регулярно приносили свои жертвы на алтарь всемогущей Лубянки и после ареста очередного (тут же становившегося бывшим) товарища стекались на самокритическую летучку, чтобы уныло талдычить о потере бдительности.[22]

В лексику позднего реабилитанса прочно вошло понятие фальсифицированных материалов следствия и судебных процессов, подготовленных Ежовым. По существу это не совсем верно. Он не фальсифицировал – он фантазировал, не заботясь о достоверности, и в то же время копировал Сталина, уверенного в том, что любой арестованный может оказаться шпионом сразу трех государств. Беспомощное недоразвитое воображение наркома внутренних дел рисовало один и тот же сюжет; поэтому все придуманные им криминальные постановки превращались в удручающе однообразные пьесы абсурда. Получив высочайшее дозволение на массовые убийства и постоянно испытывая потребность в новых впечатлениях, он менял персонажи и декорации, не сознавая, что убогий вздор его фантазий воплощается в государственный бред и трагедию страны.

Он даже не скрывал, что все карательное ведомство трудилось для подтверждения его домыслов и небылиц. На том же февральско-мартовском Пленуме ЦК ВКП(б) он чистосердечно пояснял существующую практику: *«Прежде, чем протокол давать на подпись обвиняемому, его вначале просматривал следователь, потом передавал начальству повыше, а важные протоколы доходили даже до наркома. Нарком вносил указания, говорил, что надо записать так, а не эдак, а потом протокол давали подписывать обвиняемому»*.[23]

Лишенный тормозных механизмов, обычных у социально адаптированного человека, Ежов уже не мог остановиться и порою грезил наяву. В конце концов его перестали удовлетворять признания истерзанной жертвы в шпионаже в пользу четырех разведок или попытке передать Туркмению под протекторат Японии; *«мало»* – произносил он невыразительным голосом и требовал: *«еще»*. Целиком утратив чувство реальности, он начал рассматривать европейские страны как советские провинции и планировать судебные процессы над «троцкистскими диверсантами» в столицах других государств.

Нуждается в пояснении и феноменальный садизм Ежова. Чувство собственной неполноценности и потребность в компенсации породили в нем особую жестокость испорченного и недоразвитого ребенка, готового – при условии безнаказанности – бесконечно мучить любое живое существо слабее себя. Его изуверские выходки изумляли подчас даже матерых следователей. И когда у замученной жертвы выступали на глазах слезы, он глумливо ронял: *«НКВД слезам не верит»*. В этом отношении он напоминал короля Филиппа II, который испытывал, согласно легенде, одинаково мерзкое наслаждение, сжигая еретиков и наигрывая на живом клавесине – ящике, где запертые кошки визжали от боли, когда испанский самодержец колотил по клавишам и в животных вонзались иглы. Историк Николаевский, напечатавший после встречи с Бухариным в Париже наделавшее много шума «Письмо старого большевика», уравнял Ежова с теми «злыми мальчишками из мастеровых Растеряевой улицы, любимой забавой которых было зажечь бумажку, привязанную к хвосту облитой керосином кошки, и любоваться, как носится она по улице в безумном ужасе, не имея возможности освободиться от все приближающегося к ней пламени».[24]

Чем крепче физически был тот или иной истязаемый, тем чаще сталинский нарком принимал личное участие в допросах и пытках. Акмаль Икрамов продержался свыше четырех суток, Тухачевского сломали быстрее. *«Бешеная собака сумасшедшего хозяина»*, – с ужасом констатировал шурин Ежова, проклиная тот день и час, когда партийный функционер, еще не помышлявший о должности наркома, вознамерился сочетаться законным браком с его сестрой.

Эту особенность разбойничьей психики большевиков уловил еще И.А. Бунин и, ссылаясь на уголовную антропологию, писал о прирожденных «инстинктивных» преступниках: *«Эти всегда как дети, как животные, и главнейший их признак, коренная черта – жажда разрушения, антисоциальность»*.[25] Не случайно старые врачи предупреждали: людей с психическим инфантилизмом следует очень рано приобщать к общественно полезной деятельности – иначе они легко поддаются дурному влиянию и попадают в криминальные группы.

Член правительства

Став главным карателем страны, Ежов обрел неограниченные возможности тешить себя игрой в вождя. Старшие не возражали, более того, всемерно поощряли пестуемого ими монстра. В декабре 1936 года его ввели в состав редакционной комиссии, а затем в президиум Чрезвычайного VII съезда советов СССР, создав беспрецедентную в мировой практике ситуацию, когда официальный палач страны скрепил своей подписью ее Конституцию.[26] На протяжении всего 1937 года его непрестанно ублажали новыми забавами и регалиями: 27 января ему присвоили звание генерального комиссара государственной безопасности, что соответствовало армейскому рангу маршала; 17 июля наградили орденом Ленина «за выдающиеся успехи в деле руководства органами НКВД по выполнению правительственных заданий» (через три дня тот же орден вручили Вышинскому «за успешную работу по укреплению революционной законности и органов прокуратуры»); 13 октября утвердили кандидатом в члены Политбюро.[27]

Седеющий подросток в своеобразной маршальской форме получил отныне право семенить на дворцовых приемах и демонстрировать прочим вождям строительство канала Москва–Волга. *«Когда братская могила роется в длину, она называется каналом»*, – комментировал из-за границы Дон-Аминадо. Но много ли стоил тихий голос одинокого эмигранта против бескомпромиссных уверений мастеров западной культуры? *«Когда из гнетущей атмосферы изолгавшейся демократии и лицемерной гуманности попадаешь в чистый воздух Советского Союза, дышать становится легко»*, – объявил миру Л. Фейхтвангер, довольный собой и круизом по грандиозной потемкинской деревне.

Ежов тоже испытывал чувство глубокого удовлетворения. Он даже стал приглашать остальных вождей на экскурсии в подвалы своего ведомства. Там его крепостные арестанты под руководством его крепостных инквизиторов разыгрывали сцены из эпохи новейшего неолита, именуя каждый акт криминальной пьесы очной ставкой. Несмотря на многократные репетиции, Ежов всякий раз волновался накануне спектакля: вдруг арестованные откажутся от прежних показаний, и тогда новоиспеченный маршал осрамится перед начальством?

С трепетным вниманием следили члены Политбюро за развитием сюжета, но порой вносили принципиальные большевистские ремарки в окончательный текст. Предложил, например, Ежов по недомыслию своему всего лишь выселить из столицы женщин, опорочивших себя брачными узами с врагами народа, а Молотов терпеливо поправил, наложив на долгий перечень несчастных решительную резолюцию: *«Расстрелять»*.[28] Только составил НКВД список из 26 работников Артиллерийского управления РККА, на которых успели выбить показания из других арестованных еще до казни Тухачевского, как в тот же день, 28 мая 1937 года, Ворошилов начертал: *«Тов[арищу] Ежову. Берите всех подлецов»*.[29] По документам, полученным маршалом Г.К. Жуковым и оглашенным двадцать лет спустя, Сталин, Молотов и Каганович на основании списков Ежова санкционировали расстрел 38 679 человек – наркомов и их заместителей, крупных партийных работников, хозяйственных руководителей, видных военачальников и деятелей культуры.[30]

Но как же хотелось кичливому выдвиженцу сравняться славой с прочими вождями. Они фигурируют всюду как заслуженные большевики с дореволюционным стажем, – и он, перебив ленинскую гвардию, берет себе партийный билет за номером 0000017.* Они по-прежнему скрывают свои фамилии за броней псевдонимов, – и он просит величать себя железным наркомом: скромно, с легким привкусом крови и невольно напоминает о близости к самомэ, к генеральному секретарю. Их именами называют города, колхозы, фабрики, – имя Ежова срочно дают какому-то пограничному отряду.[31] Для капризного фаворита это, конечно, мизерный подарок. Чтобы презентовать вождю НКВД свой населенный пункт, пришлось незамедлительно казнить председателя Совнаркома РСФСР Д.Е. Сулимова, фамилию которого еще совсем недавно вручили городу на Военно-Сухумской дороге. С привычным чувством нескрываемой гордости встретили трудящиеся постановление правительства о переименовании бывшего Баталпашинска и бывшего Сулимова в Ежово-Черкесск.[32]

Сталинские соратники обсуждают планы предстоящей войны, – и он заводит у себя небольшой арсенал из шести пистолетов и пяти ружей с боевыми патронами (может быть, он невольно подражал Ягоде, у которого при обыске нашли 19 пистолетов, 12 охотничьих ружей и мелкокалиберных винтовок и 2 боевых винтовки?). Они повсюду твердят о высоком звании «ворошиловского стрелка», – и он чванится своей меткостью то перед чекистами, расстреливая из пистолета фрукты в хрустальных вазах на северокавказской базе отдыха, то перед племянником жены, целясь из мелкокалиберной винтовки в какую-нибудь букву телефонного справочника в одной из комнат своей необъятной квартиры. Они отличаются солдатской простотой, – и он заказывает себе в элитных мастерских десятки шинелей, фуражек, гимнастерок, сапог. Они опекают ударников труда, – и он организует зимой титанический велопробег вдоль границ Советского Союза.

Впрочем, и в этом Ежов старательно подражал своим наставникам: еще 25 августа 1935 года Сталин предложил наградить орденом Красной Звезды всех участников конного пробега из Ашхабада до Москвы, а через шесть дней Каганович выпросил тот же орден для стрелков железнодорожной охраны, совершивших велосипедный пробег по маршруту Хабаровск-Москва. Но зачем объезжать на велосипедах рубежи страны, возможен ли вообще подобный пробег по пересеченной местности, бездорожью, снегу и льду, да еще на расстояние свыше 30 тысяч километров, – такие вопросы никто не задавал. Квадратные лейтенанты, заработавшие по ордену Красной Звезды за соучастие в исполинской велофантазии своего вождя, угрюмо таращились в объектив фотоаппарата на торжественном приеме у маршала карательных войск.[33]

Какое, однако, значение имеют столь мелкие утехи, когда инфантильные грезы толкают на новые подвиги, а крестный отец учит не останавливаться на достигнутом? Как еще утолить ненасытную потребность быть в центре внимания уже не только окружающих, но и – соответственно рангу – всей страны? Благодаря неоконченному низшему образованию, можно взяться, конечно, за теоретический труд и обосновать целесообразность уничтожения вообще всех инакомыслящих в государстве. Правле-

* Как знать, не пошла ли традиция нескольких нулей в начале номера с этого эпизода? Только в последующем такое тавро ставили не в партийном билете, а на черном лимузине, получившим в Москве прозвище «членовоз».

ная лично Сталиным, рукопись Ежова «От фракционности к открытой контрреволюции» в сакральные тексты марксистско-ленинского писания все же не вошла, хотя сохранилась в архиве ЦК КПСС.[34] Рекомендации и установки редактора признательный автор целиком учел в своей научно-практической деятельности.

Скудная фантазия всесильного наркома не выходила по существу за рамки стахановского движения. Его способностей хватило лишь на встречный план репрессий, массовые убийства к революционным праздникам и вовлечение всего населения в увлекательные детские игры «сыщики – воры» и «казаки – разбойники», проводимые по правилам социалистического реализма. *«В мире нет ни одного государства, где бы органы государственной безопасности, органы разведки были бы так тесно связаны с народом»*, – провозглашал с трибуны державный малютка.[35] *«Пусть знает товарищ Ежов, что чекисты Наркомвнудела – это не только те, кто работает в карательных отрядах, но и миллионы трудящихся, научившихся большевистской бдительности, научившихся разоблачать врагов народа и составляющих резервы НКВД»*, – отвечала ему центральная пресса.[36] И Микоян в творческом порыве высекал в печати афоризм: *«Каждый гражданин СССР – сотрудник НКВД»*. И верный Джамбул славил «батыра Ежова», как некогда опричники – Малюту Скуратова.

Депутат Балтики

Совсем недавно вынырнув из неизвестности, Ежов обрел вдруг чрезвычайную популярность. Бывший питерский рабочий, «хороший человек» и «ценнейший» сотрудник, по определению Сталина, производил самое благоприятное впечатление и на всех остальных правителей. Его социальное происхождение и психическая недоразвитость служили надежной материальной гарантией мистического единения со своим кланом.

В государстве, построенном по образцу древнеазиатской сатрапии, понятия нормы и патологии, здравомыслия и слабоумия, любви и ненависти целиком утратили первоначальный смысл и, в конце концов, поменялись местами. Революционный идеализм первых месяцев советской власти приобрел явное сходство с репрессивным прагматизмом. То, что когда-то считали подлостью, большевики величали нередко подвигом. В целях сбережения здоровья и продления существования населению советской империи надлежало уверовать в необходимость непрестанного, порой почти аскетического самоограничения и полезность самоотречения от общечеловеческих ценностей.

Большинство верноподданных без колебаний и, тем более, рассуждений выполнили поставленную партией и правительством задачу по соблюдению единственно правильного образа жизни. Труднее пришлось тем, кто отчетливо понимал, что в наступившей реальности проще отдаться, чем объяснить, почему этого делать не хочется, кто так и не сумел принять за абсолютную истину зловещую тарабарщину фанатичной и лукавой пропаганды, кто старательно маскировал соучастием в коммунистических обрядах свою внутреннюю опустошенность и, подчиняясь всевластному инстинкту самосохранения, заменял потребность в самопознании уловками спасительных самооправданий.

Получив мощное ускорение в гражданской войне, массовое сознание продолжало пятиться по инерции к пещерному совершенству. Сломленные многолетним ужасом, люди искали счастье в страдании, подобно персонажу Достоевского. Автор «Записок из подполья» нашел своеобразную аргументацию такого душевного состояния человека: *«И почему вы так твердо, так торжественно уверены, что только одно нормальное и положительное – одним словом, только одно благоденствие человеку выгодно? Не ошибается ли разум-то в выгодах? Ведь, может быть, человек любит не одно благоденствие? Может быть, он ровно настолько же любит страдание? Может быть, страдание-то ему ровно настолько же выгодно, как благоденствие? А человек иногда ужасно любит страдание, до страсти, и это факт».*

Возрождение крепостного права в отдельно взятой стране сопровождалось тотальной реставрацией неолитического способа мышления с жестким разделением советских подданных на верных и неверных, своих и чужих, безусловно наших и определенно не наших. Сталинская империя все больше походила при этом на гигантский заповедник фарисеев, где одни лицемеры травили других, периодически собираясь в стаи для демонстрации своей монополитности, шельмования рекомендуемых свыше жертв и слаженного восхваления драгоценного властелина и его приспешников.

Загоняя страну назад – в какие-то дебри неизвестного и давно прошедшего времени, в какой-то нововавилонский плен, к подножию каких-то новоегипетских пирамид, – паразитирующая партия требовала от покоренного населения единства в рабстве, истовости язычников с их энтузиазмом, прилипчивым, как заразная болезнь, и суеверного поклонения главарям. Даже профессиональных литераторов, склонных не только к самообману, но и к самоиронии, охватывал мистический трепет от лицезрения обожаемых вождей.

На советских писателей, посетивших съезд комсомола в 1936 году, снизошло ощущение небывалого счастья, когда перед собравшимися предстали вдруг партийные боссы. *«Никогда я даже не считал себя способным на такие чувства»*, – записывал в дневнике К.И. Чуковский, увидевший вокруг себя «влюбленные, нежные, одухотворенные и смеющиеся лица», а в Сталине – «что-то женственное, мягкое» и вместе с тем «величавое».[37]

«Но бывает и худшее горе, – заметил В.Б. Шкловский еще в 1923 году, во время короткой своей эмиграции, – *оно бывает тогда, когда человека мучают долго, так что он уже «изумлен», то есть уже «ушел из ума», – так об изумлении говорили при пытке дыбой, – и вот мучается человек, и кругом холодное и жесткое дерево, а руки палача или его помощника хотя и жесткие, но теплые и человеческие. И щекой ласкается человек к теплым рукам, которые его держат, чтобы мучить».*[38]

Способы выражения всенародной любви к вождям вообще и Ежову в частности вполне соответствовали ритуальным действиям первобытного общества. Одним из них стала торжественная церемония выборов, в результате которых глава палачей сталинской державы оказался членом Верховных Советов Российской Федерации, Казахстана, Киргизии, Узбекистана, Татарии и даже автономной республики немцев Поволжья.

Апофеоз государственного инфантилизма и лицедейства настал в декабре 1937 года, когда собрания рабочих, служащих, колхозников, красноармейцев и трудовой интеллигенции (перечисление шло лишь в таком порядке) приступили к выдвижению кандидатов в депутаты Верховного Совета СССР. *«Я понимаю, что мою кандидатуру вы выставили не только ради моих личных качеств,* – вещал своим избирателям вождь НКВД. – *Видимо, я как сын нашей партии, воспитанник Ленина-Сталина заслужил ваше доверие, заслужил доверие народа».* И, срывая продолжительные аплодисменты, клятвенно обещал не уронить «великого знамени нашей коммунистической партии» и отомстить «троцкистско-бухаринской шпионской своре», сформированной чекистами из давешних соратников и выставленной на судебный процесс лишь четыре месяца спустя.[39]

Правящая партия старательно пропагандировала иллюзию симбиоза с народом. Трудовые коллективы, в свою очередь, наперебой оспаривали друг у друга честь назвать собственным кандидатом Малюту Ежова. По сводкам постановлений общих собраний трудящихся, он шел четвертым после Сталина, Молотова и Ворошилова, сразу опередив Калинина и Кагановича. Сначала его хотели видеть своим кандидатом 904 коллектива; через день их число перевалило за 1000; к 10 декабря он набрал 1365 коллективов, обойдя на лихом вираже Молотова и заняв третье место (первые два разделили Сталин и Ворошилов).[40] Когда захватывающие гонки в депутаты завершились «всенародным празднеством выборов», бывший чиновник партии, возведенный в ранг одного из ее вождей, вознамерился снискать себе признанис в качестве героя.

Великий гражданин

Теперь уже, наверное, не установить, кто и когда поведал Ежову легенды о Великой французской революции. Усеченная социалистическая трактовка отдельных эпизодов залитого кровью прошлого явно пришлась по нраву инфантильному наркому. Он стал называть себя «русским Маратом» в уверенности, что от вождя до героя всего один шаг. В московских дворах дети играли в Чапаева или Чкалова, – хозяин НКВД примерял на себя позы знаменитого якобинца. Неистощимое стремление к самоутверждению, холуйское самодовольство и невежество позволяли ему не сознавать всей нелепости этой новой потехи.

Жан Поль Марат окончил Шотландский университет, получил диплом врача и почти 8 лет состоял лейб-медиком при дворе графа д'Артуа. С раннего детства будущего якобинца одолевала жажда славы. *«Когда мне было 5 лет,* – рассказывал он впоследствии, – *мне хотелось быть школьным учителем, в 15 лет – профессором, в 18 лет – писателем, в 20 лет – творцом гениальных произведений, а затем в течение всей моей жизни моим постоянным стремлением было стать апостолом и провод-*

ником высших идей». С невероятной энергией занимался он всем, что могло бы его возвеличить: изучал электричество и переписывался с Франклином, сочинял псевдоученые труды, замечательные лишь невежеством и, очевидно, поэтому феноменальным апломбом автора, опровергал концепции Ньютона и Лавуазье, гневно оспаривал Вольтера и терзал орущих животных бесконечными экспериментами. Но вожделенную славу свою поймал за подол, лишь издавая газету «Друг народа», где обличал и клеймил, соответственно, врагов народа.

Сменив скальпель и опыты по «живосечению» на гильотину и эксперименты по обновлению общества, он настаивал прежде всего на массовых казнях ради продолжения революции и «сохранения общественного спокойствия». Его суждения относительно массового террора отличались прямотой и категоричностью: *«Желая оказать много добра одним, приходится причинять немного боли другим; только таким образом можно стать благодетелем человечества»*.

Заодно он сводил и кое-какие прежние счеты. Блестящий Лавуазье – основоположник современной химии – несколько раз давал беспощадно негативные оценки невразумительным трудам друга народа, но бесталанного естествоиспытателя. Научный спор Марат закончил посредством гильотины, объявив знаменитого ученого врагом народа.

За прямые призывы к убийствам и грабежам весной 1793 года Марата привлекли к суду, но уже через 10 дней революционный трибунал его оправдал, засвидетельствовав тем самым, что истоки тоталитарного сознания следует искать не в XX веке, а значительно раньше. Большевики высоко ценили не только доступность поучений, но и редкостную прожорливость «великого гуманиста»: сначала он требовал зарезать 20 тысяч человек, затем 40 тысяч и, наконец, 260 тысяч. Дойти до миллиона жертв он не успел – его самого зарезала Шарлотта Корде.

Современники Марата отмечали его чрезвычайную, почти лихорадочную подвижность и беспрерывное возбуждение, скачку идей, сменяющуюся резонерством, «судорожное состояние воли и зверскую экзальтацию», автоматизм мышления и неиссякаемый писательский зуд, постоянную бессонницу и крайнюю нечистоплотность. Французские историки XIX века, называвшие его или «безумнейшим из террористов», или «рассуждающим сумасшедшим», считали сопоставление с ним оскорбительным для любого человека. Известный партийный литератор И.И. Скворцов-Степанов услышал однажды в Астраханской губернии, как неграмотная старуха ругала внука: *«Ах ты, Марат окаянный!»*.[41]

Как просто было бы, вероятно, и теперь увязать ряд событий 1793 или 1937 годов только с психическим состоянием того или иного вождя. Объяснить, в частности, период «ежовых рукавиц» хронической душевной болезнью и генерального секретаря и его железного наркома. Употребить невразумительное для многих греческое слово «паранойя», даже провозгласить (вопреки многовековым канонам), что верховная власть от дьявола, а неутолимая жажда ее от той самой «паранойи», – и дело с концом. Назвали же период «кузькиной матери» волюнтаризмом: непонятно, зато звучно и вроде бы успокаивает.

Можно также свалить «отдельные ошибки» самых компетентных органов на венерическую болезнь их вождя: вот заразился Берия сифилисом в 1943 году – оттого и разгул послевоенных репрессий. Или копнуть чуть глубже и обнаружить один из симптомов психопатологии в противоестественном сексуальном влечении к особям своего же пола. Ведь вступал Ежов в неразборчивые гомосексуальные контакты с 15 лет, как он сам говорил, после обучения ремеслу портного; имел интимные отношения с женой своего подчиненного, а потом и с ее мужем в собственной кремлевской квартире.[42]

Еще проще вспомнить об алкогольных традициях маргиналов и белой горячке палачей. Не случайно в период ежовщины появилось самобытное понятие «сработанный чекист». У тех, кто приводил в исполнение высшую меру наказания, развивались, как правило, бессонница, а нередко и тяжелые психические расстройства. Уснуть помогали сначала один-два стакана водки, принятые на ночь и в одиночку. Увеличение дозы алкоголя позволяло на время заглушить почти постоянное ощущение тошнотного запаха свежей крови. Когда же начиналось почти беспробудное пьянство и возникали зрительные галлюцинации, «сработанный чекист» нуждался в стационарном психиатрическом лечении.[43]

Практически Ежова можно было безоговорочно причислить к разряду «сработанных чекистов». По мере номенклатурного роста лубянский недомерок все более явственно трансформировался в сановного недоумка. В конце свой карьеры Ежов, по словам Хрущева, просто-напросто спился и буквально потерял человеческий облик. Подобно Марату, он возбуждал стойкое чувство гадливости. У профессионального разведчика Д.А. Быстролетова, репрессированного в годы ежовщины, возникло даже впечатление, что ожидание ареста и перенесенные в Лефортовской тюрьме пытки изменили его самого меньше, чем сталинского наркома – жизнь наверху; за несколько месяцев своих вурдалачьих хлопот Ежов очень сильно поседел и пожелтел.[44] Странной птичьей походкой ковылял по своим владениям мозглявый инквизитор с постоянным болезненным румянцем на впалых щеках, и матерые чекисты оповещали друг друга о явлении «чахоточного Вельзевула».[45]

Как легко было бы после этого ответить на извечные вопросы. Кто виноват? – культ личности и алкоголь (так в криминальной среде накалывают на груди назидание: *«Вот, что нас губит»* – под изображением нагой женщины и бутылки водки). Что делать? – как всегда, повысить бдительность, если не полицейскую, то психиатрическую.

Но если уникальную аморальность Малюты Ежова еще можно попытаться как-то увязать хотя бы с банальным алкоголизмом и алкогольными изменениями личности, то чем объяснить ежовщину? Может быть, первобытным, пралогическим мышлением, ориентированным только на мистические элементы коллективных представлений? В таком случае западные писатели, воспитанные на формальной логике, закономерно попадали впросак при попытке проникнуть в непостижимое для европейца сознание советского человека.

Еще в 1920 году Бертран Рассел предупреждал: *«Социальный феномен большевизма следует рассматривать как некую религию, а не просто политическое движение».*[46] Догмы этого вероучения господствуют над ходом жизни, игнорируют или противостоят очевидности и внедряются с опорой на эмоциональные и авторитарные средства, но не разум. Поскольку приверженцы большевизма подчиняются прежде всего голосу аффекта и фактически недоступны увещанию, формальная логика не способна исправить поведение обращенных в коммунистическую веру и развеять их утопические грезы. Тогда правомерно до известной степени и знаменитое изречение Ницше: *«Безумие единиц – исключение, а безумие целых групп, партий, народов, времен – правило»*.

На самом деле Ежов в число исключений не входил. Он был не настолько умен, чтобы обезуметь. В отличие от своего маниакального предшественника, советский Марат был безрассуден не более, чем неандерталец, поднявший вместе со своим родом каменный топор на обитателей соседней пещеры. Тем не менее игра в Марата вынуждала его соблюдать определенные правила.

Друг народа и сталинский фаворит немного расходились лишь в рецептах врачевания человечества: первый предлагал поставить правильными рядами виселицы, а второй предпочитал пулю или концлагерь. Зато их очень сближало патриотическое понимание террора. *«Никакая земная сила не может помешать мне видеть изменников и изобличать их, вероятно, благодаря высшей организации моего ума»*, – констатировал Марат. И Ежов, безоглядно копируя все бредоподобные умозаключения своего хозяина, включившего даже непорочного в глазах чекистов Дзержинского в число «бывших троцкистов», умудрился найти ошибки и колебания, ослабившие «оборону революции», у самого «железного Феликса».[47]

Друг народа Марат возжелал 260 тысяч аристократических голов, – Ежов не только заимствовал идею якобинца, но и чуть-чуть его перещеголял: 31 июля Варфоломеевского 1937 года ЦК ВКП(б) утвердил его оперативный приказ, согласно которому за предстоящие четыре месяца следовало репрессировать почти 269 тысяч человек.[48] В действительности железный нарком реализовал заветную мечту Марата, погубив свыше миллиона советских подданных. Ежовские тройки по всей стране беспрестанно выдвигали встречные планы по уничтожению собственного народа и в 1937 году разместили в застенках за «контрреволюционные преступления» 936 750 человек (причем только за первые пять месяцев этого года произвели до 350 тысяч политических арестов), а в 1938 году взяли под стражу еще 638 509 человек.[49] Согласно подсчетам НКВД, в 1937 году расстреляли каждого третьего арестованного (353 074 человека), а в 1938 – каждого второго (328 618 человек); подавляющее большинство остальных заключенных сгинули в концлагерях. Таким образом, Ежов мог бы даже назвать себя железным дровосеком, следуя излюбленной формуле Сталина: лес рубят – щепки летят.

«Дайте мне двести неаполитанских «брави», вооруженных каждый хорошим кинжалом и с муфтой на левой руке вместо щита, и я пройду с ними всю Францию и совершу революцию», – заверял друг народа. Сталинский нарком привел с собой около трехсот «брави». Большинство «сработанных» сотрудников Ягоды они деловито вырезали, оставшихся затравили до состояния преходящего умопомрачения и на относитель-

но короткий срок захватили опустевшие кресла руководителей НКВД. Вслед за этим Ежову оставалось лишь присвоить себе звание дважды Марата Советского Союза.

Но столбовая дорога от победы к победе неудержимо влекла его к новым свершениям. Условия игры в Марата, с одной стороны, и мистический страх перед таинственной силой сатанинского колдуна Троцкого – с другой, заставляли его задуматься над злодейским покушением на самого себя. Кроме того, войти в реестр партийных боссов, якобы намеченных троцкистами для террористического акта, сулило немалые выгоды, ибо приравнивалось к одной из высших государственных наград. Вот выпасть из такого списка было очень страшно и означало серьезную опасность даже для самых проверенных и «проваренных в чистках, как соль», боевых товарищей.

Перед первым московским процессом в августе 1936 года Сталин собственноручно вычеркнул из протоколов «признаний» арестованных «шпионов и вредителей» фамилию Молотова. Чекисты безошибочно расценили этот жест как признак недоверия партии и тут же организовали непрерывную слежку за председателем Совнаркома СССР. Когда же генеральный секретарь сменил гнев на милость, пришлось срочно приискать для Молотова хоть какое-нибудь завалящее покушение. Нужный эпизод нашли в партийных анналах.

В сентябре 1934 года глава советского правительства посетил город Прокопьевск. По дороге с вокзала автомобиль с Молотовым заехал правыми колесами в канаву. Никто не пострадал, но водителю В.В. Арнольду горком партии объявил выговор, благополучно снятый через три месяца. Сам Молотов никакого значения этому происшествию не придал и даже сообщил письменно, что выговор шоферу вынесен неправильно. Тем не менее дело Арнольда подверстали к суду над «параллельным антисоветским троцкистским центром». В январе 1937 года его обвинили в покушении на Молотова, наградили за верность партии десятью годами тюрьмы, а в сентябре 1941 года расстреляли вместе с другими заключенными Орловского централа.[50]

Молотов же снова вошел, как говорят, в обойму, фигурировал в перечне сановников, предназначенных заговорщиками к ликвидации, а на достославном февральско-мартовском Пленуме ЦК ВКП(б) удостоился особой чести зачитать доклад «Уроки вредительства, диверсии и шпионажа японо-немецко-троцкистских агентов». Приобщенный к лику очевидных жертв троцкистского комплота, он безраздельно уверовал в «политическую целесообразность» пыток, фальсификаций и массовых убийств соотечественников.[51] Нисколько не сомневаясь в том, что чудом избежал смертельной опасности, он снисходительно пояснял в старости Ф. Чуеву: *«Там как будто покушение на меня готовилось. В кювет кубарем свалились»*.[52]

Сам ли Ежов сделал единственно правильные выводы из чудотворного спасения Молотова или соответствующую идею вложили в отуманенную голову железного наркома, не столь существенно. Так или иначе, но утром 22 мая 1937 года, когда советский разведчик, ставший вскоре невозвращенцем, Вальтер Кривицкий собирался выехать из Москвы в Западную Европу, первый заместитель наркома внутренних дел Фриновский поделился с ним невероятным секретом: тайная полиция проведала о заговоре с целью убийства самого вождя НКВД.[53] Выбитые из арестованных в ходе многомесячного следствия и утвержденные лично генеральным секретарем, подробности этой удивительной акции были обнародованы на третьем московском процессе в марте 1938 года.

Цирк

Согласно отработанной дознанием версии преступления, бывший шеф НКВД Г.Г. Ягода, его личный секретарь П.П.Буланов и личный порученец И.М. Саволайнен, официально занимавший должность курьера-вахтера в НКВД СССР, опрыскали кабинет Ежова, прилегающие к этому помещению комнаты, дорожки, ковры и портьеры каким-то раствором, содержащим ртуть. Приготовление отравляющего вещества Ягода поручил Буланову, и тот, не обладая элементарными представлениями о химии или медицине и путаясь в названиях неорганических соединений, все же исхитрился подручными средствами в собственном кабинете растворить не то металлическую ртуть, не то препарат ртути в неизвестной кислоте. Разбрызгивание странного яда выполнили впервые в присутствии Ягоды 29 сентября 1936 года и затем повторили несколько раз уже без участия шефа. Террористический акт осуществляли посредством пульверизатора, стоявшего в туалете у Ягоды и предназначенного для дезодорации. Сколько литров яда вмещало в себя чудовищное орудие злоумышленников, не сообщалось.[54]

Помимо совершенно анекдотического метода посягательства на здоровье сталинского наркома, данную версию разбивало вдребезги одно лишь сопоставление дат. Ягоду отстранили от руководства НКВД 26 сентября; следовательно, ни он сам, ни его ближайшие помощники просто не могли проникнуть в кабинет Ежова 29 сентября. В атмосфере всеобщего недоверия и взаимной слежки любые подозрительные действия такого трио были невозможны уже через час после соответствующих решений высших инстанций. Тем более нереальным было повторное орошение кабинета Ежова мифическим раствором ртути, особенно после того, как 30 сентября Ягода окончательно передал все дела своему преемнику.

Всего этого не мог не понимать Буланов – бывший пензенский землемер, забракованный призывной комиссией из-за очень сильной близорукости в начале Первой мировой войны, надежный чекист с 1921 года, руководивший пересылкой Троцкого из Алма-Аты в Константинополь в 1929 году, старший майор государственной безопасности, награжденный сначала боевым оружием (1927), потом дважды знаком «Почетный работник ВЧК-ОГПУ» и, наконец, 29 ноября 1936 года орденом Ленина «за особые заслуги».[55] И все-таки на процессе он подчеркивал: *«Первое опрыскивание было произведено 29 сентября, второе было сделано через два-три дня, а последнее, если память не изменяет, – в декабре»*. Может быть, в этом заключался его способ защиты?

Показания третьего участника необыкновенного покушения на железного наркома, курьера-вахтера Саволайнена, безраздельно преданного Ягоде и служившего у него чуть ли не с 1918 года, на судебных заседаниях не оглашали. В самом начале третьего московского процесса Вышинский объявил, что дела в отношении нескольких обвиняемых, в том числе Саволайнена, «выделены в особое производство». В действительности Саволайнена расстреляли «в особом порядке» еще 14 августа 1937 года. Может быть, живодерам НКВД не удалось склонить его к безукоризненному «сотрудничеству со следствием»?

Спустя много лет профессор Б.И. Збарский рассказал по дружбе писателю А.П. Штейну, как в 1937 году его вызвал к себе Ежов и предложил ознакомиться со следующими показаниями Ягоды: *«Мною было поручено профессору Збарскому, биохимику, отравление Николая Ивановича Ежова. С этой целью была достигнута договоренность с персоналом, обслуживающим кабинет, – ночью опрыскивать его раствором дезинфицирующего препарата, в который входит ртуть; рекомендовалось опрыскивать специальным пульверизатором портьеры. До утра держать закрытыми окна и двери. Как известно, ртуть запаха не дает»*.[56]

Надо полагать в связи с этими показаниями, что за несколько месяцев пытливых размышлений неуемная мысль сталинского наркома прошла тернистый путь от банального дезинфицирующего препарата (скорее всего типа сулемы) до загадочного раствора ртути. Но все последующие признания Буланова приходится рассматривать как сплошной вымысел, внесенный в сценарий судебного процесса для усугубления таинственности и мерзости преступных действий лиходеев.

Что почувствовал в тот момент Збарский, догадаться не так трудно. Но из дальнейшей беседы выяснилось, что маршала карательных войск всерьез интересовали лишь клинические признаки хронической ртутной интоксикации и методы ее определения. Збарский вызвался провести целенаправленное исследование в своей лаборатории; Ежов выразил желание пройти обследование в ближайшее время.

Более чем странный диалог профессора и палача порождал по крайней мере два вопроса: как в лексикон Ежова попало слово «ртуть» и чем обусловлена его крайняя озабоченность собственным здоровьем? Здесь были допустимы несколько версий.

Можно было предположить прежде всего, что секретная токсикологическая лаборатория НКВД, созданная в 1921 году и получившая название «Специальный кабинет», действительно готовила для светлого будущего какие-то яды, в состав которых входила ртуть. В таком случае, ознакомившись по долгу службы с разработками этой лаборатории, маршал карательных войск перефантазировал на себя действие одного из отравляющих веществ, используемых чекистами на практике.

Нельзя исключить вместе с тем личный опыт Ежова, приобретенный при лечении препаратами ртути. Различные лекарственные средства, содержащие ртуть, особенно широко применяли в медицине того времени у больных сифилисом; дезинфицирующие препараты типа сулемы рекомендовали также для спринцеваний при гонорее. Подражая в поведении многоопытным вельможам или испытывая подлинную потребность в сексуальных переключениях после своих бессонных радений, железный нарком мог подхватить какое-либо венерическое заболевание, как и его преемник на посту главного карателя страны. Спринцевания сулемой могли назначить Ежову и при неспецифическом уретрите, в частности, после активного отдыха на базе НКВД в Приэльбрусье, когда сталинской нарком чуть ли не круглосуточно развлекался с веселыми девицами, доставленными туда специально для ублажения знатного гостя и нареченными на диалекте местного начальства «тушканчиками».[57] Но где найти соответствующую медицинскую документацию, чтобы убедиться в этой гипотезе или ее отвергнуть? И сохранилась ли она?

Имелась, наконец, и третья возможность. Общему физическому инфантилизму сопутствует обычно стойкое снижение артериального давления с частой головной болью и головокружениями, мелким дрожанием пальцев рук и своеобразной, как бы неуверенной походкой, эмоциональной неустойчивостью и тревожной мнительностью, сонливостью днем и нарушением сна ночью. Подобная симптоматика относится к разряду неспецифической, свойственной разным заболеваниям, в том числе и начальному периоду хронической ртутной интоксикации. При постоянном употреблении алкоголя и ночном образе жизни, характерном для сталинского окружения, она неизбежно должна была усугубиться и вызывать у больного чувство острого беспокойства по поводу своего здоровья. Диагноз врача в такой ситуации зависел во многом от его исходных позиций и узкой специализации. По чисто внешним клиническим признакам наблюдавший Ежова врач мог заподозрить хроническое отравление ртутью и невольно (или же по указанию свыше) внушить эту мысль своему пациенту. При повышенной внушаемости сталинского фаворита такое подозрение легко превратилось в уверенность.

Правом пользовать захиревшего наркома как представителя высшей номенклатуры могли обладать только ведущие придворные эндокринологи. В 1936 году их было трое. Самый модный из них (личный врач Менжинского в течение ряда лет, директор Научно-исследовательского института обмена веществ и эндокринных расстройств, а по информации генерала П.А. Судоплатова, еще и начальник токсикологической лаборатории НКВД) И.Н. Казаков в марте 1938 года предстал перед судом по бредовому обвинению в убийстве своего пациента. Человек необычайно увлекающийся, Казаков брался за лечение любого заболевания так называемыми лизатами (лекарственными средствами, которые получали, как некоторые гормоны, посредством специальной обработки внутренних органов рогатого скота). Если он рискнул по какому-либо поводу оказать врачебную помощь Ежову или самому генеральному секретарю, то фактическим негласным основанием для его ареста и осуждения могла стать безуспешность проведенной им терапии. В таком случае его недоброжелателям достаточно было, например, лишь намекнуть главе карательной службы, что Казаков обрабатывал лизаты раствором сулемы.

Два других профессора, Н.А. Шерешевский и Д.М.Российский, выступали в качестве медицинских экспертов (вместе с профессорами Д.А. Бурминым и В.Н. Виноградовым) на том же судебном процессе (пятый соучастник экспертизы, никому не ведомый доктор медицинских наук из Пятигорска и, вместе с тем, секретный сотрудник ОГПУ-НКВД с 1922 года, В.Д. Зипалов подвизался в роли наблюдателя и, соответственно, осведомителя о поведении профессорской квадриги). Экспертная комиссия исходила из принципа, сформулированного Доном-Аминадо: *«Раскаяться никогда не поздно, а согрешить можно и опоздать»*. Признав Казакова виновным «во вредительском лечении» Менжинского, она внесла свой вклад в смертный приговор коллеге, реабилитированному ровно через полвека.

Наряду с этим эксперты заявили: *«На основании предъявленных материалов химических анализов ковра, гардин, обивки мебели и воздуха рабочего кабинета товарища Н.И.Ежова, а равно и анализов его мочи и характера возникших у него болезненных проявлений, следует считать абсолютно доказанным, что было организовано и выполнено отравление товарища Н.И.Ежова ртутью через дыхательные пути, что явилось наиболее действенным и опасным методом хронического ртутного отравления»*.[58] Базировалось ли это заключение на полностью фальсифицированных данных или на результатах исследований в лаборатории Збарского, в конечном счете ничего не меняло, ибо биохимики тоже обязаны были выполнять приказы НКВД. Определенный интерес представляло лишь упоминание о «болезненных проявлениях», означавшее, что кто-то из экспертов (или все вместе) проводил врачебный осмотр Ежова.

Не вызывает сомнений, что случайных людей среди экспертов просто не могло быть. Поскольку инфантилизм входил в круг научно-практических интересов Шерешевского и Российского, оба профессора могли бы рассматриваться как наиболее вероятные кандидаты в личные консультанты недужного наркома. Вместе с другими экспертами они подписали заключение о том, что здоровью Ежова «причинен значительный ущерб». Но следует ли считать их подлинными авторами доноса на Казакова и нелепой идеи хронического отравления ртутью? Не домогался ли один из них должности начальника «Специального кабинета»? Хотелось бы надеяться, что убедительный ответ на этот вопрос обнаружат когда-нибудь в потаенных хранилищах документов советского неолита. Но нередко и архивы безгласны, ибо осторожные лгуны, как говорил Дон-Аминадо, лгут устно.

Веселые ребята

Некоторые обстоятельства мнимого отравления Ежова обнажились лишь в период перестройки и полугласности. Помимо определенных сталинских указаний, в сочинении сценария этого «покушения» известную роль сыграли личные мотивы маленького монстра. Буквально понимая ритуальный лозунг «догнать и перегнать», он должен был переофорсить и убить своего предшественника на посту вождя НКВД. *«От одной ягоды сыт не будешь, а от одного Ягоды – вполне»*, – не преминул отметить Дон-Аминадо.

Абсолютное безразличие к логическим противоречиям и отсутствие чувства меры открыли перед Ежовым возможность предъявить Ягоде целый ворох несуразных обвинений. Уже в марте 1937 года вдруг выяснилось, что тот еще незрелым отроком (не то с 10, не то с 16 лет) служил в Охранном отделении, а после революции работал на германскую разведку, затем проводил политику наполеоновского министра полиции

Фуше, предавшего императора, вошел во вкус казнокрадства, устраивал оргии за счет уворованных государственных средств и – самое омерзительное и кошмарное преступление – пытался завоевать дешевую популярность.

Но и такого набора показалось мало. В недрах лубянского ведомства давно циркулировали слухи о фармацевтическом прошлом Ягоды и его умении подобрать подходящую отраву для неугодного человека (непосредственный повод для этих разговоров могли дать, в частности, материалы Охранного отделения, согласно которым при аресте в 1912 году Ягода – тогда еще представитель нижегородских анархистов-коммунистов, пытавшийся наладить контакты с московскими экстремистами для совместного ограбления какого-нибудь банка, – назвался аптекарским учеником). По одной из легенд, Ягода замышлял даже «медленное умерщвление» самого Дзержинского посредством горячих ванн с подсыпанным в воду неизвестным ядом, и только бдительность верной сотрудницы председателя ВЧК, выполнявшей его личные задания, сорвала вражеские козни.[59] Настало, наконец, время замыслам обрастать протоколами допросов. Свойственный первобытному сознанию принцип сопричастности, когда один и тот же человек может быть одновременно и самим собой и кем-то иным, позволял Ежову разглядеть сразу и шефа тайной полиции, и одномоментно верховного отравителя (хотя именно из рук Ягоды генеральный секретарь не менее 15 лет получал экологически чистые, да еще дополнительно проверенные токсикологами продукты).

И все-таки идея поврежденного здоровья крайне медленно вползала в оцепенелое, ригидное мышление железного наркома, несмотря на непрестанные напоминания прочих вождей. Орджоникидзе даже прислал ему как-то трогательную записочку по этому поводу: *«Здравствуй, дорогой Ежов. О тебе идет плохая молва: не спишь, не обедаешь и всякие подобные прелести. Я должен по-дружески тебе сказать, что ежели ты свалишься, поставишь себя, партию и всех нас в дурацкое положение, этого ты должен иметь в виду... Твой Серго»*.[60] Образ жизни Ежов не изменил, зато о ближайших сотрудниках и родственниках дорогого своего друга Серго позаботился, обеспечив им казенное общежитие с решетками на окнах.

Весной 1937 года сталинский нарком перенес какое-то заболевание, названное гриппом (диагноз принадлежал, вероятно, профессору Российскому – ведущему деятелю комиссии Ученого совета Наркомздрава СССР по изучению гриппа). После болезни надолго осталось общее недомогание и стали выпадать зубы (скорее всего вследствие пародонтоза – системного поражения тканей, окружающих корни зубов, патологического процесса, достаточно заурядного при эндокринных нарушениях и нередко обостряющегося после вирусных или бактериальных инфекций).

Маршал карательных войск испытывал ощущение перманентного дискомфорта. А тут еще коллега по заплечному ремеслу с аномальной для чекиста фамилией Благонравов заглянул в кабинет со своими подозрениями по поводу наркоматовской столовой, где пища может оказаться отравленной. Как только эта благонравная мысль осела в памяти недужного наркома, его навестил начальник ленинградских чекистов, комиссар государственной безопасности 1 ранга Л.М. Заковский, известный своей преданностью партии и готовый по ее заданию даже из Карла Маркса вытянуть признание в том, что его завербовал Бисмарк.

Потомок латышского лесника, исключенный из Либавского городского училища по окончании второго класса, бывший матрос, потом подмастерье в медно-механической мастерской, Заковский (до революции Г.Э. Штубис) отличался необыкновенной криминальной одаренностью. В 1913 году он дважды подвергался аресту с последующей ссылкой на три года в Олонецкую губернию под гласный надзор полиции. Курляндское губернское жандармское управление вменяло ему в вину участие в подпольной деятельности либавских анархистов; молва называла его банальным разбойником и убийцей; сам же он объяснял полицейские гонения некой «революционной работой» в рядах большевиков.

Свою карьеру чекиста он начал в декабре 1917 года под руководством Я.Х. Петерса (первого заместителя Дзержинского) и вскоре прославился среди боевых товарищей как незаурядный мистификатор и провокатор. По воспоминаниям Петерса, этот «толстый здоровый парень, развитой рабочий», оказался прирожденным следователем ВЧК и уже в 1918 году самостоятельно раскрыл в Казани множество «контрреволюционных организаций». Через два года Заковский, назначенный начальником секретно-оперативной части губернской ЧК в Одессе, возглавил еще и местный статистический отдел Наркомздрава РСФСР. Руководимая им медицинская контора предлагала бывшим офицерам денежную помощь и вступление в некую «организацию». Как только набиралась группа, достаточная для ареста, на арену выходил Заковский с отрядом чекистов.

В кратком отчете о своих достижениях, опубликованном в феврале 1921 года и перепечатанном эмигрантской прессой, Заковский убедительно показал, что дело Азефа попало в надежные руки. Для выявления злоумышленников в каком-либо коллективе он рекомендовал внедрять туда агентов ВЧК: *«Работники внутренней разведки исподволь выслеживали одного за другим, начиная с главаря и кончая пешкой, виновников преступления и создавали полную картину преступления, очень часто участвуя в нем в качестве действующего лица, занимая иногда даже видное место в преступлении»*. Способ борьбы со «шпионажем» не отличался практически от методики раскрытия иных правонарушений: *«Сотрудник разведки проникал в организацию и даже вовлекал в нее новых членов, действительно преданных делу организации. Однако в нужный момент почти все нити, благодаря тому доверию, которым сотрудник пользуется у видных фигур организации, были в руках разведки, и она брала тех, кто подлежал переселению из частных квартир в помещение тюрьмы»*. Бережно выращивая «заговоры белогвардейцев» одесский статистический отдел Наркомздрава обеспечивал себя постоянным жалованием и воспроизводил в доступных для себя масштабах отдельные эпизоды гражданского братоубийства.[61]

Обладая, помимо врачебного, еще и литературным дарованием, Заковский подготовил оригинальный трактат «О некоторых методах и приемах иностранных разведывательных органов и их троцкистско-бухаринской агентуры». С помощью этого творения, напечатанного Партиздатом ЦК ВКП(б) в 1937 году, каждый советский человек мог точно вычислить шпиона. К несомненным диагностическим признакам вредительских намерений относились прежде всего интерес к прессе вообще и провинциальной в частности, задаваемые в дружеской беседе вопросы на профессиональные темы, а также приезд какого-либо зарубежного специалиста в страну победившего социализма. *«Чтобы вернее бить врага, надо знать его методы*, – галдели газеты. – *Рецензируемая брошюра вооружает таким знанием, поднимает революционную бдительность»*.[62]

Советские вельможи не скрывали своего расположения к даровитому чекисту. Через десять дней после гибели Кирова его назначили начальником управления НКВД Ленинградской области. Заняв этот пост, Заковский сразу же показал уникальный пример большевистской бдительности, арестовав многих жителей Ленинграда только за то, что они оказались однофамильцами Николаева – убийцы Кирова.

В зените Большого террора Заковский, завороженный беспримерными успехами столичных партнеров по заплечному ремеслу, вознамерился сплести собственное макраме по образцу московских процессов и принялся готовить «Дело о Ленинградском вредительском, шпионском, диверсионном, террористическом центре». Он составил списки бывших товарищей, обреченных им на заклание, и конспекты для лжесвидетелей, которым обещал концлагерь вместо расстрела, если они внятно продекламируют на судебном процессе урок, затверженный за 4-5 месяцев тюремного заключения.[63] Высокие инстанции его инициативу не поддержали, но перечнем видных партийных деятелей, предназначенных к уничтожению, воспользовались в 1937 и 1939 годах.

Той полоумной весной 1937 года провидение выбрало Заковского, чтобы преподать Ежову завершающий сеанс внушения наяву. Внимательно посмотрев на захиревшего наркома, Заковский брякнул с большевистской прямотой: *«Тебя, наверное, отравили, у тебя очень паршивый вид»*.[64]

Железный нарком явственно почувствовал, как покрывается ржавчиной. Как будто заново услышал он выступление наркома здравоохранения Г.Н. Каминского (кстати, все еще не арестованного) на пресловутом февральско-мартовском Пленуме ЦК ВКП(б). Главный медик страны сокрушался тогда, что и в его ведомстве есть «большая почва для вредительства и диверсий», а органы Наркомздрава «просто еще не добрались до этого, как следует».[65]

Перед мысленным взором наркома промелькнула увиденная однажды репродукция с картины Жака Луи Давида (живописи «большого общественного звучания»): изящно возлежащий на краю каменной ступы, именуемой в дальнейшем античным саркофагом, незабвенный Марат, героически погибающий от удара кухонным ножом почему-то под правую ключицу, но все-таки не выпускающий из рук ни гусиное перо, ни свое последнее воззвание. Могучим напряжением воли маршал карательных войск отогнал горестное видение.

Поскольку любая его фантазия всегда исходила из какого-либо реального события или впечатления, он вспомнил о недомогании своего непосредственного подчиненного – главного биохимического охранника тела Ленина, директора научно-исследовательской лаборатории при мавзолее сакраментального вождя, профессора Збарского. Несмотря на порочащие профессора прежние связи с окончательно разоблаченным врагом народа Рыковым, он не утратил покамест доверия партии.

В очень далекой молодости обнаружились у Збарского два увлечения – химия и политика в эсеровской интерпретации; первое из них переросло в профессиональное мастерство, второе – в конъюнктурное. Предприимчивый организатор и способный исследователь, он производил нередко приятное впечатление на советских специалистов и довольно легко находил себе солидных научных покровителей – от старого большевика Л.Я.Карпова, основателя Центральной химической лаборатории ВСНХ, до совсем древнего народовольца А.Н.Баха, академика, патриарха социалистической биохимии и директора соответствующего института, в состав которого входила секретная токсикологическая лаборатория, переподчиненная в 1937 году начальнику спецотдела оперативной техники при комендатуре НКВД.[66] Своим благодетелям Збарский не давал ни малейшего повода к разочарованию, ибо неистощимую преданность властям не только афишировал, но и доказывал неустанно.

Своевременно променяв эсеровские заблуждения на ультрасоветские убеждения, он свел близкое знакомство с влиятельными сановниками и установил конфиденциальные контакты с карательными органами. Назначенный вместе с В.М. Свердловым – «вдовствующим братом», по народному определению, – членом Президиума научно-технического управления ВСНХ, он приобрел номенклатурную привычку руководить, не считаясь ни с интересами дела, ни с мнением людей, гораздо более него компетентных, но стоящих ниже на иерархических уступах.[67] Строптивых или чем-то не угодивших ему коллег он теперь просто сдавал чекистам. *«Я счел необходимым связать Степуна с самым культурным следователем ГПУ»*, – без тени смущения оповещал Збарский окружающих по поводу ареста известного профессора-биохимика, брата философа и писателя Ф.А. Степуна, высланного за рубеж в 1922 году.[68]

В сталинской революции, начатой в 1929 году под кодовым названием «Великий перелом», Збарский участвовал в качестве одного из учредителей ВАРНИТСО (Всесоюзной ассоциации работников науки и техники для содействия социалистическому строительству СССР) – самобытного объединения, созданного для чистки научных сотрудников, преподавателей и студентов по всей стране. *«Члены этого общества*, – объяснял он коллегам, – *могут откровенно высказывать свои мнения, не боясь ГПУ, так как их благонадежность уже устанавливается вхождением в эту организацию»*.[69] Тогда же он покрыл себя несмываемой славой, бросив в научные массы крылатый лозунг: *«В деле раскрытия вредительств вызвать на соревнование ОГПУ»*.[70] На такого непримиримого борца с идеологическими и научными диверсиями Ежов мог вполне положиться.

Весной 1935 года советская разведка доставила в НКВД фотокопии документов о производстве активного дезинфицирующего соединения, синтезированного зарубежными химиками. Препарат получали из солей ртути и фенола (карболовой кислоты) при нагревании до кипения. Несколько сотрудников лаборатории Збарского около двух месяцев занимались приготовлением этого вещества, после чего вышли из строя и наотрез отказались от продолжения работы. Сын директора лаборатории и одновременно его младший коллега варил мерзостное зелье свыше четырех месяцев, пока не обнаружил у себя симптомы ртутной интоксикации: скверное самочувствие, кровоточивость десен, выпадение волос. Ни соответствующего лечения, ни денежной компенсации за ущерб здоровью он, разумеется, не получил, но по молодости оправился самостоятельно, без врачебной и материальной помощи.[71]

Сам директор лаборатории тоже вдыхал порой едкие пары, но далеко не так часто и длительно, как его подчиненные. В конце 1935 года препарат все-таки изготовили, засекретили, выдали за собственное изобретение профессора, назвали «бактерицид Збарского» и направили в отдельные лечебные учреждения для клинических испытаний. Спустя еще несколько месяцев директора лаборатории премировали поездкой за границу для лечения серными ваннами от ртутного отравления. Назначенный впоследствии действительным членом Академии медицинских наук и награжденный Сталинской премией за верную службу заветным мощам вождя мирового пролетариата, жрец советской биохимии горделиво указывал в анкетах среди многочисленных наград орден «Знак Почета», полученный 25 апреля 1936 года за изобретение препарата «бактерицид», имевшего «огромное значение для дела народного здравоохранения».[72]

После странной для ученого-телохранителя аудиенции на Лубянке в 1937 году, Ежов еще какое-то время, по-видимому, колебался, прикидывая иные варианты покушения на самого себя. Об одном из них рассказал Генеральный прокурор СССР Р.А. Руденко в письме в ЦК КПСС по поводу реабилитации старого большевика и крупного советского дипломата К.К. Юренева. Как следовало из протокола допроса, после очной ставки с Х.Г. Раковским в ежовском кабинете Юренев, арестованный 23 сентября 1937 года, пытался застрелиться из пистолета системы «Вальтер». Самоубийство не удалось. Затем этот факт (?)в материалах дела превратился в попытку бывшего дипломата совершить террористический акт против сталинского наркома.[73]

Когда окончательное решение высших инстанций все-таки вызрело, Ежов поручил своим костоломам вытрясти из заключенных необходимые признания с помощью избиений и сурового режима Лефортовской тюрьмы. Остальные подробности этого уголовного дела изложены в протесте Генерального прокурора СССР А.М. Рекункова от 21 января 1988 года: *«Террористический акт в отношении Н.И. Ежова (ртутное отравление) был фальсифицирован им самим и бывшим начальником контрразведывательного отдела НКВД Николаевым. Перед разработкой легенды Николаев получил консультацию об условиях возможного отравления ртутью у начальника химакадемии РККА Авиновицкого, после чего в обивку мягкой мебели кабинета Ежова втер ртуть и дал на анализ. Работник НКВД Саволайнен, имевший доступ в кабинет Ежова, в результате систематического избиения «сознался» в подготовке ртутного отравления Ежова. После ареста Саволайнена в подъезд его дома была подброшена банка с ртутью, которую затем обнаружили и приобщили к делу в качестве вещественного доказательства».*[74]

Впрочем, Троцкий прокомментировал эту ситуацию на полвека раньше, назвав весь «Большой процесс» чудовищным подлогом, в котором подлость судебной инсценировки тускнела рядом с ее глупостью. И хотя Сталин взял на себя функции сценариста, режиссера и даже суфлера, Троцкий видел в нем то «ограниченного и невежественного пройдоху», то всего лишь «грандиозную посредственность», причем грандиозность относилась к его историческому положению, а посредственность – к нему лично. Поскольку заранее просчитать все варианты мнимого заговора в полицейской канцелярии невозможно, а стимул к хорошей работе, в том числе и в области подлога, в системе «тоталитарного самодурства и разврата» пропадает, Ежов, Вышинский и прочие исполнители выступили в сталинском спектакле как растленные ничтожества и бесталанные актеры.[75]

Авторское самолюбие Сталина столь жестокая критика Троцким его криминального шедевра уязвила всерьез и надолго, тогда как железный нарком сохранял детскую беззаботность. Зачем ему было беспокоиться? Ведь медицинская экспертиза подтвердила вероломное отравление воздуха в его кабинете ртутью, растворенной в неведомой кислоте, а железный нарком, как весь советский народ, целиком полагался на своих специалистов.

Помимо того, Ежов давно заразился от других сановников мифоманией и, подражая им, сам выдумывал невероятный сюжет, тут же принимал его за реальность и, чем глубже увязал в собственной фантазии, тем скорее индуцировал ею вконец замороченных крепостных. Очередные троцкистские выпады его по существу не задевали. Когда он вспоминал свои подвиги, ему чудились впереди нескончаемые аплодисменты, сладкозвучно переходящие в овацию.

Девушка с характером

В отличие от железного наркома, авторитеты профессорского мира рассчитывали на какой-то покой, но их многотрудное соучастие в строительстве социалистического здравоохранения на экспертном подлоге не закончилось. На их плечи возложили заботу о здоровье жены верховного палача.

До знакомства с Ежовым скромная машинистка советского торгового представительства в Берлине успела дважды побывать замужем. С будущим вождем НКВД она сошлась в год «Великого перелома», когда ей исполнилось 25 лет. Обаятельная молодая женщина, «душечка», по выражению И.Э. Бабеля, легко нашла общий язык с кремлевскими дамами, подружилась с женой Орджоникидзе и, наконец, открыла в своем доме своеобразный салон, где советские писатели и вельможи наперебой ухаживали за нею, пока сам Ежов путался с ее подругами и наливался водкой.[76]

В мае 1938 года она почему-то уволилась из журнала «СССР на стройке» (впоследствии «Советский Союз»), где занимала должность заместителя главного редактора, а 29 октября того же года поступила в закрытый санаторий «для нервных больных», расположенный на 11-м километре Ленинградского шоссе, по поводу астено-депрессивного состояния. Развитие депрессии у физически крепкой и жизнерадостной супруги маршала карательных войск никого не удивило. Совместная жизнь с Ежовым могла, безусловно, довести до тяжелых психических расстройств самого уравновешенного человека.

Направлявший ее на лечение врач предполагал в качестве основного заболевания циклотимию. При таком диагнозе в психоневрологическом учреждении наблюдать за ней и оказывать ей необходимую помощь должны были только психиатры. Но особое внимание, равно как специфический способ восстановления душевного покоя, получала больная от соответствующих специалистов в штатском.

За три недели лечения ее психическое состояние продолжало ухудшаться. В письмах к мужу она умоляла «проверить» всю ее жизнь, чтобы отмести подозрения в «двурушничестве», связях с английской разведкой и каких-то несодеянных преступлениях. Поглощенный своими интересами, нарком копил прошения жены то ли для раскрытия очередного заговора, то ли для обращения за инструкциями в инстанции. Доведенная до полного отчаяния женщина приняла токсическую дозу снотворного препарата и 21 ноября скончалась. Патологоанатомическое и токсикологическое исследования подтвердили смерть вследствие отравления люминалом (по современной номенклатуре, фенобарбиталом).

Суицидальную попытку, тем более завершенную, всегда рассматривали в психиатрии как чрезвычайное происшествие. Здесь же ситуация вызывала крайнее недоумение, поскольку рядом с больной непрерывно находились два терапевта – консультанты лечебно-санитарного управления Кремля, профессора Российский и Виноградов. Первый руководил тогда кафедрой 1-го Московского медицинского института, второй – 2-го. Первый провел у постели больной весь выходной день 20 ноября, покинув свой пост в 24 часа; второй заступил на смену в ночь с воскресенья на понедельник, в ноль часов 21 ноября.[77]

Профессор, к тому же заведующий кафедрой, вовсе не должен дежурить сутками, словно простой ординатор, тем более в свой единственный выходной день. Между тем один известный терапевт сменил другого, не менее известного, глубокой ночью, да еще не в своей клинике, а в психиатрическом отделении закрытого подмосковного санатория. Выполнять совершенно не свойственные им функции оба профессора могли только по распоряжению директивных органов. Кроме того, обладая значительным практическим опытом, ни тот, ни другой не могли не диагностировать коматозное состояние больной. И все-таки не заметили?

Остается открытым и следующий вопрос: кто передал больной снотворные таблетки? Лечащий врач пытался выяснить у родственников умершей, кто же мог принести люминал. Охваченные ужасом родственники ничего вразумительного сказать не могли. Впоследствии Ежов даже под пытками не признал своего участия в гибели жены. *«Сама отравилась»,* – равнодушно объявил Берия прочим вождям.[78]

Светлый путь

В середине марта 1938 года Ежов праздновал победу. Самый крупный московский процесс завершился; порок, представленный «троцкистско-бухаринскими диверсантами», понес беспримерное наказание; добродетель в лице спивающегося наркома восторжествовала, проявив чудеса большевистской бдительности и настойчивости. Новоявленный герой партии, отныне трижды Марат Советского Союза сравнялся славой с прочими вождями. Не подумал ли он тогда о дальнейшем повышении? Ведь останавливаться своевременно он так и не научился. Не померещилась ли ему в те дни возможность стать рядом с самим наместником Ленина на земле? Ведь команду себе подобрал он отменную.

Многократно испытанный в сложных ситуациях Фриновский, человек с богатым криминальным и боевым опытом, верно служил Ежову с 16 октября 1936 года как заместитель, а с 15 апреля 1937 года – как первый заместитель наркома (взамен арестованного в тот же день Агранова) и начальник Главного управления государственной безопасности. Вторым заместителем железного наркома и, одновременно, начальником управления НКВД Московской области в конце января 1938 года стал Заковский.

Едва успев ознакомиться с новыми обязанностями, Заковский блеснул экстравагантным исполнением приказа Ежова: 17 февраля он вместе со своим бывшим подчиненным М.С. Алехиным, исполнявшим обязанности начальника Отдела оперативной техники, убил начальника Иностранного отдела А.А. Слуцкого в кабинете Фриновского и в его присутствии. Заковский накинул на голову Слуцкого, приглашенного к Фриновскому для обычного доклада о текущих делах, затяжную маску, пропитанную быстродействующим наркотическим веществом. Вслед за тем Алехин произвел уснувшему коллеге инъекцию одного из ядов, испытанных специалистами НКВД на приговоренных к расстрелу заключенных. Срочно вызванный лечащий врач Слуцкого констатировал скоропостижную смерть своего пациента «от разрыва сердца».[79] С глубоким прискорбием товарищи по работе сообщили в центральной прессе о безвременной кончине комиссара государственной безопасности 2 ранга Слуцкого, почившего «на боевом посту», но до последней минуты жизни не прекратившего беспощадной борьбы «со злейшими врагами нашей родины».[80] В связке с такими надежными помощниками Ежов мог бы смело продолжать восхождение к еще не покоренным вершинам государственной власти.

Советский Марат не подозревал, однако, что он больше не нужен, и роль Шарлотты Корде уже поделили между собой Сталин и Берия. Для начала хозяин отрядил вконец «сработанного» чекиста и неугодного отныне временщика с 8 апреля 1938 года руководить по совместительству наркоматом водного транспорта. Этот наркомат (равно как наркомат связи) рассматривали, по-видимому, в качестве пересадочной станции между прежней службой и запланированной казнью; так, в сентябре 1936 года в него переместили комиссара государственной безопасности 1 ранга Г.Е. Прокофьева (второго заместителя Ягоды), арестованного 11 апреля и расстрелянного 14 августа

1937 года. Теперь же с целью очередного прореживания чекистских кадров туда опустили и кое-кого из приближенных маршала карательных войск. Заодно скинули вниз по иерархической лестнице и Заковского, всучив ему на десять суток должность начальника строительства Куйбышевского гидроузла НКВД; найти оптимальный способ ликвидации своенравной Волги он не успел, поскольку 30 апреля его арестовали.

Затем в каюту заместителя наркомвода усадили кавалера пяти орденов Красного Знамени, первого секретаря Ростовского обкома партии Е.Г. Евдокимова – до революции незаурядного бандита, называвшего себя анархистом, а после нее многоопытного чекиста. Первый орден Красного Знамени ему пожаловали втихую за активное участие в покорении Крыма. За неполных шесть месяцев (с ноября 1920 по май 1921 года) он, функционируя в качестве начальника Особого отдела Южного фронта, ухитрился «изъять» с полуострова «в общем до 12 000 белого элемента». Высоко оценивая его неутомимость в истреблении соотечественников, Фрунзе рапортовал своему руководству в 1921 году: *«Считаю деятельность т[оварища] Евдокимова заслуживающей поощрения. Ввиду особого характера этой деятельности проведение награждения в обычном порядке не совсем удобно»*. В период Великого перелома Евдокимов пользовался большим авторитетом среди московской номенклатуры и считался сталинским собутыльником и автором знаменитого «шахтинского дела». Тем не менее 3 февраля 1940 года его расстреляли, а в 1956 году реабилитировали как «жертву клеветы и необоснованных репрессий, порожденных культом личности».[81]

Увядающий вождь НКВД, видимо, почуял что-то неладное и в июле 1938 года попытался схватить Берия, только что ставшего официальным его заместителем, за измену родине, но хозяин не позволил.[82] Главный кукловод готовил смену марионеток, не прерывая спектакля. Тогда у встревоженного маршала карательных войск возникла, по терминологии тех лет, тенденция к «нездоровому настроению»: он стал задумываться иногда над словами арестованных. Стоило, например, И.М. Гронскому, бывшему редактору «Известий», сказать на допросе, что исполнителей всегда убирают и скоро Ежов сам попадет в тюрьму, как в тот же вечер нарком прислал заключенному в подарок целый ворох элитарных папирос.[83]

В августе из сталинской тележки навсегда выпали Агранов и Заковский, расстрелянные за «контрреволюционную деятельность». Тем не менее сфабрикованные ими псевдоуголовные дела сталинские историки и чекисты еще долгие годы рассматривали, не упоминая, разумеется, фамилии авторов, в качестве замечательных примеров мудрой карательной политики коммунистической партии. В сентябре Фриновского перебросили на пост наркома Военно-Морского Флота СССР, а Ежова фактически отстранили от заплечного производства, заставив написать покаянное заявление о «совершенно нетерпимых недостатках» в оперативно-чекистской работе.

Безошибочным конъюнктурным чутьем уловив настроение хозяина, Берия открыл сезон охоты на Ежова. Прежде всего ему надлежало проверить большевистскую бдительность других сановников. Старательно изображая сострадание к невинным жертвам ежовского произвола и добавив толику заботы о государстве, Берия конфиденциально выспрашивал у ответственных товарищей, когда же наступит конец репрессиям: *«На чем-то ведь надо остановиться, что-то предпринять»*, — втолковывал он Хрущеву.[84]

Одновременно он «запустил фальшивку», по выражению генерала Судоплатова, против своего непосредственного руководителя: *«Подстрекаемые Берией, два начальника областных управлений НКВД из Ярославля и Казахстана обратились с письмом к Сталину в октябре 1938 года, клеветнически утверждая, будто в беседах с ними Ежов намекал на предстоящие аресты членов советского руководства в канун октябрьских торжеств. Акция по компрометации Ежова была успешно проведена. Через несколько недель Ежов был обвинен в заговоре с целью свержения законного правительства. Политбюро приняло специальную резолюцию, в которой высшие должностные лица НКВД объявлялись «политически неблагонадежными». Это привело к массовым арестам всего руководящего состава органов безопасности»*.[85]

Внезапно обнаружив отдельные недочеты и даже «извращения» в трудовой практике карательного ведомства, Сталин тут же приступил к устранению замеченных ошибок и дефектов: 17 ноября вместе Молотовым он подписал постановление Совнаркома СССР и ЦК ВКП(б) «Об арестах, прокурорском надзоре и ведении следствия»; 23 ноября Ежова заставили подать прошение об отставке; 24 ноября Политбюро удовлетворило его «просьбу» об освобождении от обязанностей наркома внутренних дел, сохранив за ним посты секретаря ЦК ВКП(б), председателя Комиссии партийного контроля и наркома водного транспорта; 25 ноября Президиум Верховного Совета СССР утвердил решения своего партийного руководства, но соответствующий Указ опубликовал только 8 декабря.[86] Функции главного карателя страны перешли к Берия, и тот сразу сумел облечь плотью и кровью очередное партийное поручение – уничтожение комсомольских лидеров (в том числе А.В. Косарева), не достигших к концу 1938 года необходимого уровня конформизма.

По известному номенклатурному принципу (где бы ни работать – лишь бы не работать) Ежову дали возможность еще несколько месяцев поиграть в моряка и покуражиться на капитанском мостике в наркомате водного транспорта. Чахлого седого наркома в зеленой униформе и хромовых сапогах даже пригласили 21 января 1939 года на ежегодное ритуальное собрание по поводу пятнадцатилетней годовщины смерти Ленина.[87] Больше его напоказ не выставляли. Весной из верхов приползли робкие слухи, будто его упрятали в сумасшедший дом.

О том, что его либо уже забрали, либо отрешили от всех должностей перед арестом, свидетельствовал Указ Президиума Верховного Совета СССР от 9 апреля 1939 года о разделении наркомата водного транспорта на два самостоятельных ведомства – морского и речного флота – со своими начальниками.[88] На следующий день Ежова действительно поместили в Сухановскую особую тюрьму НКВД. Поговаривали, что задержали его на совещании в дробящемся наркомате и что в момент ареста бывший маршал карательных войск совершенно смешался, рухнул на колени и молил о пощаде; по другой версии, его схватили в кабинете коллеги Маленкова в здании ЦК ВКП(б). Как вспоминал Хрущев, в тот беспокойный вечер Сталин не мог сдержать волнения, называл своего чрезмерно прилежного ученика «опасным человеком», но после телефонного отчета Берии расслабился и сел ужинать с ближайшими соратниками; после удачной охоты у Сталина всегда улучшался аппетит.

Самый сметливый ленинский ученик, он сумел, наконец, превзойти своего наставника. Ленин устроил один октябрьский переворот и поэтому остался только вождем мирового пролетариата. Сталин учинил уже вторую революцию сверху и поэтому произвел себя в ранг отца народов, – если не всех обитателей планеты, то, бесспорно, всего прогрессивного человечества.

Свою первую революцию, совершенную в 1929 году, он назвал «Великим переломом», заимствовав это определение из одной пресной и всеми забытой статьи Зиновьева. Подходящего наименования для второй революции не нашлось ни в опубликованных, ни в конфискованных опусах былых соратников, обращенных в ярых или тайных оппозиционеров, хотя, как ему докладывали, его подданные успели окрестить события последних лет «ежовщиной».

Его первая революция свернула шею НЭПу, искалечила сельское хозяйство и создала необходимые условия для замены прежней, недокорчеванной при ленинском правлении культуры казарменной цивилизацией. Его вторая революция, реализованная, главным образом, в форме политических судебных процессов, вывела наверх безраздельно преданный ему новый класс, который вытеснил с насиженных мест или просто уничтожил ленинскую номенклатуру, отягощенную памятью о минувшем, когда сам Сталин был всего лишь одним из винтиков в механизме диктатуры вождя мирового пролетариата. Не имея ничего – ни собственности, ни особых заслуг, ни интеллектуального превосходства, ни духовной силы, – новый класс перераспределил все ключевые посты в государстве, присвоив себе властные полномочия с той же непринужденностью, с какой рабочие тащили с завода какие-нибудь детали, а крестьяне – колоски с господских полей.

Публичные обвинения эмигрантов и западных наблюдателей в бессмысленных массовых убийствах соотечественников Сталин предпочитал до поры до времени игнорировать. Ему-то было известно, что на дне всякого абсурда, воплощенного в повседневной практике страны победившего социализма, таился свой сокровенный смысл. Он знал, что ежовщина представляла собой по сути государственный переворот с переделом не собственности, а командных должностей и кресел для услужливых чиновников. Зато в результате этой второй уродливой революции он стал харизматическим вождем, обладавшим такой властью, какая никогда не снилась ни фараонам, ни цезарям.

Напрасно бывший товарищ Троцкий обличал его в некомпетентности и называл «посредственностью». Он наглядно продемонстрировал всему прогрессивному и даже ретроградному человечеству неоспоримые преимущества или, точнее, привилегии выдающейся посредственности, вообразившей себя сверхчеловеком и не ограниченной никакими – ни моральными, ни религиозными, ни клановыми – запретами. С тех пор, как он стал генеральным секретарем, а затем единственным безупречным интерпретатором коммунистического вероучения, его прерогатива заключалась в нападении без предупреждения, в нанесении прицельного удара – исподтишка или прямо в поддых – первым, пока осторожные противники просчитывали допустимые варианты своих действий, тогда как испуганные – цепенели под пристальным взглядом его желтых змеиных глаз. И не беда, что среди его предполагаемых недругов попадались, как выяснялось через некоторое время, и вовсе безвинные жертвы, – их гибель служила первоклассным уроком и предостережением всякому, кто дерзнет покуситься на отца народов в своих нечестивых помыслах. Однажды в далеком 1921 году меньшевиков возмутило избиение политических заключенных в Бутырской тюрьме; как правильно сказал им тогда Бухарин – еще один бывший товарищ, ставший зачем-то предателем и шпионом, – *«в революции победит тот, кто проломит другому череп»*.

Для всемерной, ревностной охраны своего единодержавия от любых посягательств, вероятных и воображаемых, Сталин максимально усовершенствовал созданную Лениным и Дзержинским систему политического сыска, но в качестве образцов для подражания выбрал тайную канцелярию Петра Первого и заведенную Иваном Грозным опричнину. Когда-то еще во второй половине XIX столетия историк Н.И. Костомаров писал: *«Учреждение опричнины очевидно было таким чудовищным орудием деморализации народа русского, с которым едва ли что-нибудь другое в его истории могло сравниться, и глядевшие на это иноземцы справедливо замечали: если бы сатана хотел выдумать что-нибудь для порчи человеческой, то и тот не мог бы выдумать ничего удачнее»*.

Знакомиться с трудами какого-то историка, стоявшего, по уверениям советской пропаганды, на «идеалистических и буржуазно-националистических позициях», у Сталина никакой нужды не было. К тому же его собственный опыт управления каторжной империей отчетливо показал, что абсолютная деморализация навеки устрашенных масс верноподданных чрезвычайно полезна для искоренения бесчисленных «заговоров боярства» и стабилизации тщательно сооруженной вертикали власти. Что же касалось Ежова, то он неплохо потрудился во славу советской державы и ее хозяина, но теперь настал час и ему взойти на прокрустово ложе карательного ведомства.

Ежова уличили по полному обряду: в шпионских связях с польской и германской разведкой, руководстве антисоветским заговором в НКВД, подготовке путча, назначенного на 7 ноября 1938 года, фальсификации ртутного отравления, организации многочисленных убийств неугодных ему лиц и морально-бытовом разложении. Относительно последнего обвинения он возмутился: *«Я не отрицаю, что я пьянствовал, но я работал, как вол. Где же мое разложение?»*. Основную же свою вину усматривал в том, что «почистил» всего 14 тысяч чекистов, а надо было больше.[89]

Помимо всевозможных злодеяний в недавнем прошлом, следствие заинтересовали достижения низвергнутого вождя НКВД в качестве секретаря ЦК ВКП(б). В связи с этим Берия взял у него показания на своего друга Маленкова. Собственноручные признания железного когда-то наркома Маленкову удалось достать и уничтожить только после расстрела Берия. Оснований для беспокойства у Маленкова было достаточно. На июньском пленуме ЦК КПСС в 1957 году Брежнев предъявил ему несколько серьезных обвинений: *«Ведь вы большую часть своей деятельности провели с Ежовым, были его первым заместителем, а потом, когда Ежов ушел в КГБ, вы заменили его в ЦК, взаимосвязь у вас была полная. Вы ввели биологический подход к кадрам (определение способностей по предкам за 2 поколения)»*.[90]

Свалившиеся на Ежова беды не изменили его прежних взглядов и приобретенных на посту наркома навыков. Сидя в тюрьме, он ухитрился свести счеты с отдельными посетителями салона своей жены. На допросе 11 мая 1939 года он уведомил следствие о «шпионской связи» покойной супруги с Бабелем.[91] Не прошло и пяти дней, как писателя задержали на подмосковной даче, через 35 суток оформили постановление на арест, а через полгода, 27 января 1940 года, казнили.

Впоследствии Сталин, выступая на импровизированной сцене своего кабинета в маске народного заступника, растрогал пришедшего к нему на прием авиаконструктора А.С. Яковлева коротким монологом: *«Ежов мерзавец! Погубил наши лучшие кадры. Разложившийся человек. Звонишь к нему в наркомат – говорят: уехал в ЦК. Звонишь в ЦК – говорят: уехал на работу. Посылаешь к нему на дом – оказывается, лежит на кровати мертвецки пьяный. Многих невинных погубил. Мы его за это расстреляли»*.[92]

Другие вожди тоже говорили разным собеседникам, что Ежова расстреляли, но никому не сообщали, когда, где и по какому приговору: то ли считали государственной тайной, то ли сами знать не хотели, то ли вытеснили из сознания как пережитое чувство собственного бесконечного страха, то ли просто запамятовали в кровавой сутолоке. Свою пулю в затылок он получил 4 февраля 1940 года, на следующий день после того, как Военная коллегия Верховного суда СССР приговорила его к расстрелу. Его первого заместителя Фриновского, арестованного 6 апреля 1939 года, приговорили к высшей мере наказания 4 февраля, а казнили 8 февраля 1940 года.[93]

Инфантильный палач растворился в минувшем вместе со своей командой. Он исчез настолько бесследно, что и поныне возникает порой вопрос: а был ли мальчик? *«Был, был*, – уверенно отвечал Молотов. – *Ежов был выдвинувшийся довольно крупный работник. Росту невысокого, худенький, но очень напористый, крепкий работник»*.[94]

Примечания

I. ФИЛОСОФСКАЯ ФЛОТИЛИЯ

ГОД 1921-Й: ПОКАРАНИЕ ГОЛОДОМ

1. Вестник статистики, 1922, №1-4, с. 65-98. Прокопович С. Н. Очерки хозяйства Советской Рос-сии. Берлин. 1923, с. 162. Нансен Ф. Россия и мир. М.-Пг., 1923, с. 88.
2. IX Всероссийский съезд Советов. Стенографический отчет. М., 1922 вып. 2, с. 1-13. Маслов С. С. Россия после четырех лет революции. Париж, 1922, т.1, с. 178-179.
3. «Совершенно лично и доверительно!»: Б.А. Бахметев – В.А. Маклаков. Переписка. 1919-1951. М., 2001, т.1, с. 238.
4. Сорокин П.А. Дальняя дорога: Автобиография. М., 1992, с. 138-139.
5. РГАСПИ, ф. 2, оп.1,д.17438.
6. РГАСПИ, ф.5, оп.1, д.2621, л.л. 8-30, 70-77, 130-138.
7. РГАСПИ, ф. 17, оп. 3, д.179, л.л. 1-3.
8. Бухман К. Голод 1921 года и деятельность иностранных организаций. Вестник статистики, 1923, №4-6, с. 87-113. Коган А.Н. Антисоветские действия американской администрации помощи (АРА) в Советской России в 1921 – 1922 г.г. Исторические записки, 1949, т.29, с. 3-22.
9. Известия 25.XII.1921. IX Всероссийский съезд Советов, стенографический отчет. М., 1922, вып. 2, с. 1-13, 20, 34. Доклад Наркомзема на IX Всероссийском съезде Советов. Тверь, 1922, с. 4-5. Гуров П.Я. Девятый Всероссийский съезд Советов и крестьянство. М, 1922, с. 13-14.
10. Осоргин М.А. Времена. М., 1989, с. 130.
11. Современные записки, 1921, т.7, с. 286-325.
12. Вестник сельского хозяйства, 1921, № 5-6, с. 38-39, № 7, с 12. Кускова Е. Месяц «соглашательства». Воля России, 1928, №3, с. 50-69; №4, с. 43-61; №5, с. 58-78. Сабашников М.В. Записки. М., 1995, с. 566.
13. Горький М. О русском крестьянстве. Берлин, 1922, с. 37. Горький М. Собр. соч. в 30-х томах, т.17, с. 27-28. В кн: Максим Горький: pro et contra. СПб., 1997, с. 117-126.
14. Руль (Берлин), 22. VI. 1922. Кускова Е. Указ. соч.
15. РГАСПИ, ф. 17, оп. 3, д. 181, л. 2.
16. Руль (Берлин), 22. VI. 1922. Маслов С. С. Указ. соч., с. 104-105.
17. Кускова Е. Указ. соч.
18. Известия, 3.VII.1921.
19. РГАСПИ, ф. 17, оп. 3, д. 184, л.л. 1-2. Архив А.М. Горького. М., 2001, т.XVI, с. 48. Горький М. Неизданная переписка. М., 2000, вып. 5, с. 162.
20. Ленин В.И. Полн. собр. соч., т. 44, с. 67-69.
21. РГАСПИ, ф. 17, оп. 3, д. 184, л. 4. Ленин В.И. Полн. собр. соч., т. 53, с. 24-25.
22. Из истории Всероссийской Чрезвычайной комиссии. 1917-1921 г.г. М., 1958, с. 443-444.
23. Итоги борьбы с голодом в 1921-22 г.г. М., 1922, с. 171-173.
24. РГАСПИ, ф. 17, оп. 112, д. 189, л.л. 5-6.
25. РГАСПИ, ф. 17, оп. 3, д. 184, л. 5; д. 187, л. 2; д. 189, л.л. 2-3; д. 190, л. 4.
26. Известия, 21.VII.1921.
27. Известия, 23.VIII.1921.
28. Известия, 3.VIII, 16.VIII.1921. Социалистический вестник, 1921, № 14/15, с. 5, 7. Последние Новости (Париж), 17.V.1923. Максимов Ю.Н. Комитет помощи голодающим. В кн.: Память. Исторический сборник. Париж, 1981, вып. 4, с. 382-393.
29. Известия, 22.VII.1921. Кускова Е. Указ. соч.
30. Известия, 22.VII.1921, 23.VII.1921.
31. Известия, 24.VII.1921. Правда, 7.VIII.1921.
32. Сабашников М.В. Указ. соч., с. 462.
33. Руль (Берлин), 4.V.1923 Последние Новости (Париж), 17.V.1923. Кускова Е. Указ. соч. «Совершенно лично и доверительно!», т.2, с. 81.
34. Амфитеатров А.В. Горестные заметы. Берлин, 1922, с. 34-35.
35. Известия 26.VII.1921, 14.VIII.1921.
36. РГАСПИ, ф. 75, оп.1, д.111, л. 1.
37. Горький М. Неизданная переписка. М., 2000, вып.5, с. 163.
38. Андреева М.Ф. Переписка. Воспоминания. Статьи. Документы. М., 1968, с 341-345.
39. Известия, 4.VIII.1921.
40. Кускова Е. Указ. соч.
41. «Совершенно лично и доверительно!», т.2, с. 373.
42. РГАСПИ, ф.323, оп. 2, д. 156, л.л. 84-85. Вопросы истории, 1991, № 7-8, с. 155.
43. Сабашников М.В. Указ. соч., с 463.
44.Зайцев Б.К. Веселые дни. Возрождение (Париж), 29.I, 12.II.1928
45. РГАСПИ, ф. 17, оп.112, д.195, л. 4
46. Последние Новости (Париж), 17.V.1923.
47. Дни (Париж), 18.V.1924.
48. Осоргин М.А. Указ. соч., с. 132.
49. Кускова Е.Д. Трагедия Максима Горького. Новый журнал, 1954, кн. 38, с. 224-245.
50. Известия, 24.VII, 27 VII.1921.
51. Последние Новости (Париж), 17.V.1923. Современные записки, 1924, т.22, с. 366-387. Сабашников М.В. Указ. соч, с. 463. Осоргин М.А. Указ соч., с. 131.
52. Правда, 2.VIII.1921.
53. Кускова Е. Указ. соч.
54. Правда, 4.VIII.1921. Известия, 4.VIII. 1921.
55. РГАСПИ, ф. 2, оп. 1, д. 20683, л.л. 5-6.
56. РГАСПИ, ф.17, оп.3, д. 188, л. 1. Ленин В.И. Полн. собр. соч., т.53, с. 18, 21.
57. РГАСПИ, ф. 17, оп. 3, д. 192, л. 5. Документы внешней политики СССР, т.IV, с. 246-247.
58. Известия, 14.VIII.1921

59. РГАСПИ, ф. 5, оп. 1, д.1925, л. 1; ф..17, оп.84, д.250, л.л. 30-32.
60. Дни (Париж), 18.V.1924.
61. РГАСПИ, ф.2, оп.1,д. 20396, л.л. 1-3; ф. 17, оп. 3, д. 193, л.л. 1,2. Известия, 24.VIII.1921.
62. РГАСПИ, ф.2, оп. 1, д. 20450, л. 1.
63. РГАСПИ, ф.17, оп. 84, д. 250, л.л. 30-32.
64. РГАСПИ, ф.5, оп.1, д. 1078, л.л. 1-2.
65. РГАСПИ, ф. 17, оп. 3, д. 194, л.л. 1-2; ф. 5, оп. 1, д. 2599, л.л. 31, 31 об.
66. РГАСПИ, ф.5, оп. 1, д. 1925, л. 3.
67. РГАСПИ, ф.2, оп.1, д. 20449, л.л. 1, 2.
68. Ленин В.И. Полн. собр. соч., т.53, с. 140-142.
69. Последние Новости (Париж), 17.V.1923.
70. РГАСПИ, ф.2, оп. 1, д. 20504; ф. 17, оп. 3, д. 195, л. 1. В кн.: В.И.Ленин и ВЧК. Сборник документов (1917-1922 г.г.). М., 1987, с. 467.
71. Ленин В.И. Полн. собр. соч., т.53, с. 142.
72. РГАЛИ, ф. 1185, оп. 3, д. 81, л.л. 1-2. Зайцев Б.К. Указ. соч. Кускова Е. Указ. соч. Новый журнал, 1970, кн. 98, с. 200-208.
73. Правда, 30.VIII.1921. Известия, 30.VIII.1921.
74. РГАСПИ, ф. 2, оп. 1, д. 20573, л.л. 1-2. Горький М. Неизданная переписка. М., 2000, вып. 5, с. 170-171, 241.
75. Амфитеатров А.В. Указ. соч., с. 35-36.
76. Ходасевич В.Ф. Некрополь. Литература и власть. М., 1996, с. 194.
77. «Совершенно лично и доверительно!», т. 1, с. 480-482.
78. РГАСПИ, ф. 5, оп. 1, д. 2019, л.л. 2-4. Документы внешней политики СССР, т. IV, с. 294-298.
79. Последние Новости (Париж), 17.V.1923.
80. Калинин М.И. Итоги голодной кампании. В кн.: Итоги последгол (15.X.1922-1.VIII.1923). М., 1923, с. 5-25.
81. В кн.: Высылка вместо расстрела. Депортация интеллигенции в документах ВЧК-ГПУ. 1921-1923. М., 2005, с. 53-56.
82. Зайцев Б.К. Указ. соч.
83. Осоргин М. Чтобы лучше ощущать свободу. На чужой стороне, 1924, кн. 8, с. 109-122.
84. Последние Новости (Париж), 9.X.1921.
85. Осоргин М. Указ. соч. (1924).
86. РГАСПИ, ф. 17, оп. 112, д. 200, л. 5.
87. Дни (Париж), 22.I.1928.
88. Осоргин М. Указ. соч. (1924).
89. РГАСПИ, ф. 17, оп. 3, д. 63, л.л. 4-5. Современные записки, 1920, т. 1, с. 155-167. В кн.: В.И. Ленин и ВЧК. Сборник документов (1917-1922 гг.). М., 1987, с. 286-287.
90. Осоргин М. Указ. соч. (1924).
91. РГАСПИ, ф. 2, оп. 1, д. 17460, л.л. 3-6.
92. РГАСПИ, ф. 2, оп. 1, д. 20630.
93. РГАЛИ, ф. 1185, оп. 3, д. 81, л.л. 1-2. Сабашников М.В. Указ. соч., с. 461-466.
94. РГАСПИ, ф. 76, оп. 2, д. 3, л. 4.
95. РГАСПИ, ф. 76, оп. 3, д. 220, л.л. 3-5.
96. РГАСПИ, ф. 17, оп. 112, д. 205, л. 1.
97. РГАСПИ, ф. 17, оп. 3, д. 196, л. 2.
98. РГАСПИ, ф. 2, оп. 1, д. 20700, л.л. 1-4.
99. Правда, 8.IX.1921. Известия, 8.IX.1921.
100. Геллер М.С. «Первое предостережение» – удар хлыстом. Вопросы философии, 1990, № 9, с. 37-66.
101. Последние Новости (Париж), 9.X.1921
102. Кускова Е. Указ. соч.
103. РГАСПИ, ф. 323, оп. 2, д. 121, л.л. 32-33. Правда, 30.VIII.1921. Известия, 30.VIII.1921.
104. Последние Новости (Париж), 7.VIII.1921. «Совершенно лично и доверительно!», т. 2, с. 81.
105. РГАЛИ, ф. 1185, оп. 3, д. 32, л.л. 6об, 7. Современные записки, 1922, т. 12, с. 138-163.
106. РГАСПИ, ф. 2, оп. 1, д. 20745. Вестник сельского хозяйства, 1921, № 7, с. 2. В кн.: Ленин и ВЧК., с. 473. Осоргин М. Указ. соч. (1924)
107. РГАСПИ, ф. 17, оп. 84, д. 227, л. 63.
108. РГАСПИ, ф. 2, оп. 2, д. 1023.
109. Современные записки, 1922, т. 13, с. 214-227. Осоргин М. Указ. соч. (1924).
110. РГАСПИ, ф. 17, оп. 3, д. 290, л. 4. В кн.: «Просим освободить из тюремного заключения» (письма в защиту репрессированных). М., 1998, с. 167.
111. В кн.: Высылка вместо расстрела. с. 452, 484, 502. В кн.: «Просим освободить из тюремного заключения»… с. 53-54.
112. ГАРФ, ф. 124, оп. 45, д. 1045, л.л. 4-9. Источник, 1996, № 3, с. 87. В кн.: Государственный научный центр социальной и судебной психиатрии им. В.П. Сербского. Очерки истории (сборник тру-дов). М., 1996, с. 48-49. В кн.: «Просим освободить из тюремного заключения», с. 32-33.
113. Кондратьев Н.Д. Суздальские письма. М., 2004, с. 99-134.
114. В кн.: «Просим освободить из тюремного заключения», с. 175-177. Вернадский В.И. Днев-ники: 1926-1934. М., 2001, с. 261-262. В кн.: Высылка вместо расстрела, с. 439, 451, 459, 482-484, 492, 502.
115. Дни (Париж), 18.V.1924. Последние Новости (Париж), 20.V.1924.
116. РГАСПИ, ф. 5, оп. 2, д. 66, л.л. 56-57.
117. РГАСПИ, ф. 17, оп. 3, д. 288, л. 4; д. 294, л. 8. Нансен Ф. Указ. соч., с. 81-82. Правда, 11.V.1924.
118. РГАСПИ, ф. 2, оп. 2, д. 865, л. 7.
119. Известия, 31.VIII.1921. Вестник РАН, 1994, № 9, с. 821-834. Звезда, 1998, № 9, с. 130-157. В кн.: «Просим освободить из тюремного заключения», с. 161-163.
120. В кн.: «Просим освободить из тюремного заключения», с. 164-165.
121. Амфитеатров А.В. Указ. соч., с. 26.
122. Ходасевич В.Ф. Указ. соч., с. 189.
123. РГАСПИ, ф. 5, оп. 1, д. 2614, л. 1
124. Ленин В.И. Полн. собр. соч., т. 53, с. 109.
125. Кускова Е.Д. Трагедия Максима Горького. Новый журнал, 1954, кн. 38, с. 224-245.
126. Архив А.М. Горького. М., 2001, т. XVI, с. 48-49.

127. РГАСПИ, ф. 323, оп. 2, д. 159, л. 44.
128. РГАСПИ, ф. 323, оп. 2, д. 121, л.л. 21-22.
129. Итоги борьбы с голодом в 1921-22 г.г. Сборник статей и отчетов. М., 1922, с. 6-8. Бухман К. Указ. соч.
130. РГАСПИ, ф. 5, оп. 1, д. 1925, л. 2; ф. 323, оп. 2, д. 121, л.л. 15-16. Правда, 6.VIII.1921. Из-вестия, 25.XII.1921. Документы внешней политики СССР, т. IV, с. 250-251. Геллер М.С. Указ. соч.
131. РГАСПИ, ф. 5, оп. 1, д. 2623, л.л. 43-58, 74-97. Народное хозяйство России за 1921 год. Берлин, 1922, с. 7.
132. Экономическая жизнь, 2.IV.1922. Бухман К. Указ. соч. Маслов С. С. Указ. соч., с. 178-179. Коган А.Н. Указ. соч.
133. Последние Новости (Париж), 11.XI.1921.
134. Известия, 16.XII.1921.
135. Знамя, 1994, № 6, с. 142.
136. Осоргин М.А. Указ. соч., с. 131.
137. Известия, 25.XII.1921. Калинин М.И. Указ. соч.
138. Последние Новости (Париж), 22.IV.1922.
139. Итоги борьбы с голодом в 1921-22 г.г. Сборник статей и отчетов. М., 1922, с. 31-36. Бухман К. Указ. соч.
140. Осоргин М.А. Указ. соч., с. 131.
141. Советская деревня глазами ВЧК-ОГПУ-НКВД. 1918-1939. Документы и материалы в 4-х томах. Т. 1, М., 1998, с. 554-601.
142. Воронович Н. Голод и сельскохозяйственный кризис в России. Воля России, 1924, № 14-15, с. 137-145.
143. РГАСПИ, ф. 17, оп. 3, д. 302, л. 1; д. 327, л.л. 3-4.
144. Нансен Ф. Указ. соч., с. 106-107.
145. Воля России, 1922, № 19, с. 12-15.
146. РГАСПИ, ф. 2, оп. 2, д. 914, л.л. 1-2.
147. В кн.: Судьбы современной интеллигенции. М., 1925, с. 24-29.
148. Ллойд Джордж Д. Мир ли это? Л.-М., 1924, с. 199.
149. Маслов С. С. Указ. соч., с. 51-64. Прокопович С. Н. Очерки хозяйства советской России. Берлин, 1923.
150. РГАСПИ, ф. 2, оп. 2, д. 847, л. 1.
151. Ленин В.И. Полн. собр. соч., т. 44, с. 116.
152. РГАСПИ, ф. 17, оп. 3, д. 198, л. 2. Документы внешней политики СССР, т. IV, с. 307-312.
153. РГАСПИ, ф. 2, оп. 1, д. 24694.
154. Правда, 30.VIII.1922.
155. Вопросы истории, 1968, № 12, с. 47-58. В кн.: В.И. Ленин и ВЧК. Сборник документов (1917-1922 г.г.). М., 1987, с. 529-530.
156. Поляков Ю.А. 1921-й: победа над голодом. М., 1975, с. 93.
157. Последние Новости (Париж), 22.VII.1922.
158. Калинин М.И. За эти годы. Л. , 1926, кн. 1, с. 205.
159. В кн.: Пять лет советской медицины. М., 1923, с. 121-130.
160. Отчетный доклад Народного комиссариата здравоохранения III сессии ВЦИК X созыва. М., 1923, с. 1-7. В кн.: Пять лет советской медицины. М., 1923, с. 41. В кн.: Народное хозяйство России за 1921-1922 г.г. Статистико-экономический ежегодник. М., 1923, с. XIII.
161. Ленин В.И. Полн. собр. соч., т. 36, с. 18.
162. Соломон Г.А. Среди красных вождей. Париж, 1930, с. 15.
163. Поляков Ю.А. Указ. соч., с. 19, 27. В кн.: Население России в XX веке. В 3-х томах. М., 2000, т. 1, с. 131, 133.

БУНТ ПРОФЕССОРОВ

1. ГАРФ, ф. 63, оп. 26, д. 1356, л.л. 5-12. РГАСПИ, ф. 142 , оп. 1, д. 109, л. 1. Пролетарская революция, 1924, № 4, с. 65-88. Деятели СССР и революционного движения России: Энциклопедический словарь Гранат. М., 1989, с. 771. Соратники. М., 1985, с. 477-478. Кончаловский Д.П. Воспоминания и письма. Париж, 1971, с. 179.
2. ГАРФ, ДП, 00, 1906, д. 1, ч. 1, т. 3, л.л. 61, 61об. Письма П.Б. Аксельрода и Ю.О. Мартова. Берлин, 1924, с. 136-137. Блок А.А. Собр. соч. М.-Л. , 1963, т. 7, с. 411-413. Деятели СССР и революционного движения России. Энциклопедический словарь Гранат. М., 1989, с. 623-627.
3. РГАСПИ, ф. 17, оп. 9, д. 1935, л.л. 9, 9 об; ф. 147, оп. 1, д. 37, л.л. 24, 24 об. Красное студенчество, 1928/29, № 3-4, с. 38-40. Исторический архив, 1994, № 3, с. 6, 10.
4. Вечерние известия Моссовета, 7.X.1918.
5. Иванов Г.В. Собр. соч. М., 1994, т. 3, с. 135.
6. Луначарский А.В. Силуэты. М., 1965 , с. 429, 435-436.
7. Оцуп Н. Современники. Париж, 1961, с. 66-67.
8. РГАСПИ, ф. 142, оп. 1, д. 20, л. 56.
9. Новый журнал, 1958, кн. 54, с. 108-109.
10. РГАСПИ, ф. 142, оп. 1, д. 20, л. 20.
11. РГАСПИ, ф. 142, оп. 1, д. 498, л. 44.
12. Современные записки, 1930, т. 41, с. 302. Вопросы истории, 1995, № 8, с. 102-103. Готье Ю.В. Мои заметки. М., 1997, с. 130-131.
13. Готье Ю.В. Указ. соч., с. 130. Луначарский А., Радек К., Троцкий Л. Силуэты: политические портреты. М., 1991, с. 367-370.
14. Кизеветтер А.А. На рубеже двух столетий. Прага, 1929, с. 219-220, 284-286. Астров Н.И. Воспоминания. Париж, 1940, с. 88-89.
15. РГАСПИ, ф. 147, оп. 1, д. 1, л.л. 2-8. Вопросы истории, 1993, № 4, с. 114-126; 1995, № 2 с. 173-175.
16. РГАСПИ, ф. 142, оп. 1, д. 109, л.л. 9-24. ОР РГБ, ф. 546, картон 23, е.х. 14, л.л. 4, 4об.
17. РГАСПИ, ф. 147, оп. 1, д. 14, л. 12.
18. Готье Ю.В. Указ. соч., с. 118, 476. Солнцев К.И. Университет и правительственная политика. – В кн.: Двухсотлетие Московского университета. Нью-Йорк, 1956, с. 50-55.
19. ЦМАМ, ф. Р-714, оп. 2, д. 1, л. 111. Декреты советской власти, т. III, с. 141.
20. Декреты советской власти, т. III, с. 381-382.
21. Декреты советской власти, т. IV, с. 312-313.
22. Новиков М. Московский университет в первый период большевицкого режима. – В кн.: Московский университет(1755–1930). Юбилейный сборник. Париж, 1930, с. 156-192. Правда, 28.III.1922.
23. ЦМАМ, ф. Р-714, оп. 2, д. 1, л. 164.
24. Декреты советской власти, т. IV, с. 68-70.

25. Декреты советской власти, т. III, с. 352-354.
26. Декреты советской власти, т. IV, с. 639-640; т. V, с. 207–209, т. VII, с. 606-607.
27. Декреты советской власти, т. V, с. 187.
28. Декреты советской власти, т. IX, с. 211-222.
29. РГАСПИ, ф. 142, оп. 1, д. 476, л.л. 3-4. Литературное наследство, 1971, т. 80, с. 266.
30. Декреты советской власти, т. IV , с. 238-240, 249-250; т. V, с. 412; т. VI, с. 75-76.
31. Декреты советской власти, т. IV , с. 525, 566; т. VIII, с. 13, 207-208.
32. Декреты советской власти, т. VI , с. 69-73.
33. Декреты советской власти, т. VIII , с. 56-60.
34. Декреты советской власти, т. XIII, с. 62-63, 87-89.
35. ЦМАМ, ф. Р–714, оп. 2, д. 42, л. 150; ф. р-726, оп. 4, д. 44, л.л. 129, 139.
36. ЦМАМ, ф. Р-714, оп. 2, д. 1. л. 259. Декреты советской власти, т. X, с. 53-54.
37. Готье Ю.В. Указ. соч., с. 205.
38. Декреты советской власти, т. XIII, с. 178-179.
39. Новиков М. Указ. соч.
40. РГАСПИ, ф. 147, оп. 2, д. 5, л. 1.
41. Стратонов В. Потеря Московским университетом свободы. – В кн.: Московский университет (175-1930). Юбилейный сборник. Париж, 1930, с. 193-242. Челяпов Н.И. Из истории борьбы за материалистическое мировоззрение в вузах. Красное студенчество, 1927/28, № 4-5, с. 58-63.
42. РГАСПИ, ф. 5, оп. 2, д. 247, л.л. 3-8. Новиков М. Указ соч. Стратонов В. Указ. соч. Сольский В. Ленин. Берлин, 1921, с. 60-61. Ганжинцев Л. Московский университет и вехи его развития. Фронт науки и техники, 1935, № 9, с. 31-38.
43. Декреты советской власти, т. X, с. 180-182. Известия, 25.III.1922.
44. Вышинский А. Роль рабфаков в деле пролетаризации высшей школы. Красное студенчество, 1928/29, № 11, с. 4-6.
45. Новиков М. Указ. соч.
46. Лепешинская О.Б. Во вражеском стане. Красное студенчество, 1928/29, № 3-4, с. 34-38.
47. Боголепов Д.П. В борьбе за высшую школу. Красное студенчество, 1928/29, № 3-4, с. 31-33. Ленинский сборник, XXXIX, с. 340.
48. Луначарский А. Ленин. М., 1924, с. 24-43.
49. РГАСПИ, ф. 5, оп. 2, д. 176. л.л. 4-7. Маклаков В.А. Власть и общественность. Париж, 1936, т. 2, с. 397.
50. РГАСПИ, ф. 5, оп. 1, д. 1286, л.л. 1 об, 2; ф. 147, оп. 2 с, д.6, л. 57. Боголепов Д.П. На фронте просвещения в 1920-21 г. Фронт науки и техники, 1935, № 9, с. 39-41.
51. Семенов-Тян-Шанский В.П. Воспоминания. Звенья, М. - СПб., 1992, в. 2, с. 395-423.
52. Шесть месяцев работы Центральной комиссии по улучшению быта ученых при совете на-родных комиссаров (ЦЕКУБУ). М., 1922.
53. Новиков М.М. От Москвы до Нью-Йорка. Моя жизнь в науке и политике. Нью-Йорк, 1952, с. 309.
54. Озолс К.В. Мемуары посланника. Париж, 1938, с. 216. Новиков М. Указ. соч.
55. ЦМАМ, ф. Р-714, оп. 2, д. 2, л. 57.
56. Стратонов В. Указ. соч.
57. РГАСПИ, ф. 5, оп. 2, д. 176, л.л. 1-3.
58. РГАСПИ, ф. 5, оп. 2, д. 247, л.л. 1-2.
59. Правда, 10.IX.1921.
60. РГАСПИ, ф. 17, оп. 84, д. 393, л.л. 105-106. Готье Ю.В. Указ. соч., с. 480, 513. Стратонов В. Указ. соч.
61. РГАСПИ, ф. 5, оп. 1, д. 1294, л.л. 2, 2об. ЦМАМ, ф. Р-714, оп. 2, д. 2, л.л. 222-227.
62. РГАСПИ, ф. 17, оп. 3, д. 259, л. 10.
63. РГАСПИ, ф. 5, оп. 2, д. 46, л. 65.
64. Готье Ю.В. Указ. соч., с. 513.
65. РГАСПИ, ф. 5, оп. 1, д. 1415, л.л. 1-3. Вестник РАН, 1994, № 12, с. 1100-1105.
66. РГАСПИ, ф. 5, оп. 1, д. 2628, л.л. 19, 24, 30, 47, 96, 102.
67. Правда, 17.II.1922; 21.II.1922.
68. Ленин В.И. Полн. собр. соч., т. 54, с. 177.
69. Известия, 24.II.1922.
70. Известия, 3.III.1922.
71. Ленин В.И. Полн. собр. соч., т. 54, с. 197.
72. Готье Ю.В. Указ. соч., с. 515.
73. РГАСПИ, ф. 5, оп. 2, д. 46, л.л. 131-133. Ипатьев В.Н. Жизнь одного химика. Воспоминания. Нью-Йорк, 1945, т. 2, с. 347-349.
74. Известия, 25.III.1922.
75. РГАСПИ, ф. 5, оп. 1, д. 1173, л.л. 60, 60об; ф. 142, оп. 1, д. 20, л. 42. Зубов В.П. Страдные годы России. Мюнхен, 1968, с. 43, 75, 109.
76. РГАСПИ, ф. 5, оп. 1, д. 659, л. 1; ф. 17, оп. 84, д. 394, л. 11. Литературное наследство, 1971, т. 80, с. 359-360. Ленинский сборник, XXXVIII , с. 418.
77. Готье Ю.В. Указ. соч., с. 521.
78. Стратонов В. Указ. соч.
79. Готье Ю.В. Указ. соч., с. 454
80. РГАСПИ, ф. 147, оп. 1, д. 37, л. 12; оп. 2 с, д. 7, л.л. 11,21.
81. РГАСПИ, ф. 5, оп. 2, д. 52, л.л. 47-51.
82. РГАСПИ, ф. 5, оп. 1, д. 1173, л. 32.
83. Каутский К. Пролетарская революция и ее программа. Берлин, 1922, с. 229, 339.
84. «Совершенно лично и доверительно!»: Б.А. Бахметев – В.А. Маклаков. Переписка. 1919-1951. М., 2001, т. 1, с. 427.
85. Булатов В. Враждующие близнецы. Воля России, 1924, № 14-15, с. 121-130.
86. Красная молодежь, 1924, № 1, с. 13-19.
87. Бухарин Н. О мировой революции, нашей стране, культуре и прочем (ответ академику И. Павлову). Л. , 1924, с. 53-54. Избранные произведения. Путь к социализму. М., 1990, с. 108.
88. Вернадский В.И. Дневники: октябрь 1917 – январь 1920. Киев, 1994, с. 50.
89. Осоргин М.А. Времена. М., 1989, с. 144.

СЛОВО И ДЕЛО

1. Анненков Ю.П. Дневник моих встреч. Цикл трагедий. М., 1991, т. 2, с. 270.
2. Потресов А.Н. Этюды о русской интеллигенции. СПб, 1906, с. 161.
3. Горький М. О Ленине. Сборник воспоминаний под ред. Н.Л. Мещерякова. М., 1924 , с. 13.
4. РГАСПИ, ф. 5, оп. 2, д. 169, л.л. 1-67.
5. Ленинский сборник, XXXV, с. 321.
6. Ленинский сборник, XXXIX, с. 426.
7. Ленин В.И. Полн. собр. соч., т. 54, с. 198.
8. Ленин В.И. Полн. собр. соч., т. 45, с. 31-33.
9. Известия ЦК КПСС, 1990, № 4, с. 191-193.
10. Ленин В.И. Полн. собр. соч., т. 45, с. 174,
11. Ленин В.И. Полн. собр. соч., т. 45, с. 189.
12. Ленин В.И. Полн. собр. соч., т. 43 , с. 244-245.
13. Ленин В.И. Полн. собр. соч., т. 45, с. 190-191.
14. Ленин В.И. Полн. собр. соч., т. 54, с. 262.
15. Ленин В.И. Полн. собр. соч., т. 54, с. 265-266.
16. РГАСПИ, ф. 17, оп. 3, д. 294, л. 5. Ленин В.И. Полн. собр. соч., т. 54, с. 270.
17. Готье Ю.В. Мои заметки. М., 1997, с. 522.
18. РГАСПИ, ф. 17, оп. 3, д. 294, л. 3; ф. 5, оп. 2, д. 52, л. 40.
19. РГАСПИ, ф. 17, оп. 112, д. 295, л. 2; ф. 5, оп. 2, д. 383, л.л. 75, 103-111.
20. РГАСПИ, ф. 5, оп. 2, д. 52, л.л. 47-51.
21. Известия, 23.VI.1922.
22. РГАСПИ, ф. 17, оп. 3, д. 296, л.л. 1-3, 7.
23. РГАСПИ, ф. 5, оп. 2, д. 52, л.л. 151-155.
24. РГАСПИ, ф. 5, оп. 1, д. 2603, л.л. 2-12. Новая и новейшая история, 2002, № 5, с. 126-150. Кондратьев Н.Д. Суздальские письма. М., 2004, с. 664-666.
25. РГАСПИ, ф. 5, оп. 2, д. 46, л. 9. Социалистический вестник, 1922, № 4, с. 11; № 13-14, с. 15; № 15, с 2-3. В.И. Ленин и ВЧК. М., 1975, с. 556.
26. На чужой стороне. 1925, т. XIII, с. 193-227.
27. Мельгунов С. П. Воспоминания и дневники. Париж, 1964, в. II, с. 81-82.
28. РГАСПИ, ф. 5, оп. 1, д. 2735, л. 162; ф. 5, оп. 2, д. 55, л. 108; ф. 17, оп. 3, д. 325, л. 3. Голос минувшего на чужой стороне, 1926, № 4(17), с. 276.
29. Пешехонов А.В. Почему я не эмигрировал? Берлин, 1923, с. 27-28, 47-48. Ленин В.И. Полн. собр. соч., т. 52 , с. 65-66 ; т. 54 , с. 182.
30. Осоргин М. Времена. М., 1989, с. 149.
31. Вопросы философии, 1990, № 9, с. 37-66.
32. Новый журнал. 1954, кн. 38, с. 237.
33. РГАСПИ, ф. 17, оп. 60, д. 448, л.л. 3-31. Современные записки, 1920, т. I, с. 155-167.
34. РГАСПИ, ф. 82, оп. 2, д. 172, л.л. 63-64.
35. Известия, 18.VIII.1922.
36. РГАСПИ, ф. 5, оп. 1., д. 2603, л.л. 1, 1об.
37. Известия ЦК КПСС, 1991, № 3, с. 196; № 4, с. 185.
38. ЦМАМ, ф. 1609, оп. 4, д. 2а, л.л. 2-14.
39. Евреинова А.А. Записи под чертой. Новый журнал, 1955, кн. 40, с. 269-274.
40. Сорокин П.А. Дальняя дорога. Автобиография. М., 1992, с. 143-144.
41. Последние Новости (Париж), 19.VIII.1923. Философские науки, 1991, № 4, с. 126-129.
42. Сегодня (Рига), 20.XI.1927. Лосский Н.О. Воспоминания: Жизнь и философский путь. Мюнхен, 1968, с. 218-219.
43. Современные записки, 1922, т. XIII, с. 214-227. Последние Новости (Париж), 22.VIII.1932.
44. Источник, 1997, № 1, с. 74-75. Шенталинский В. Донос на Сократа. М., 2001, с. 59-68.
45. Правда, 31.VIII .1922.
46. РГАСПИ, ф. 5, оп. 1, д. 996, л. 4; ф. 76, оп. 3, д. 32, л. 48.
47. Новиков М.М. От Москвы до Нью-Йорка. Нью-Йорк, 1952, с. 322-328.
48. РГАСПИ, ф. 2, оп. 2, д. 1245, л.л. 1-7. Отечественные архивы, 2003, № 1, с. 65-96.
49. РГАСПИ, ф. 76, оп. 3, д. 32, л.л. 46, 46 об.
50. Ленинский сборник, XXXVI, с. 444. Известия, 8.VIII .1922.
51. Последние Новости (Париж), 23.III.1929. Евреинова А.А. Указ. соч.
52. РГАСПИ, ф. 76, оп. 3, д. 400, л. 1; д. 366, л.л. 1-13. ГАРФ, ф. А-539, оп. 4, д. 869, л.л. 2-12. Социалистический вестник, 1921, № 22, с. 9-10. Каторга и ссылка, 1925, кн. 20, с. 195-196, 206-210.
53. РГАСПИ, ф. 5, оп. 1, д. 2603, л.л. 3-4.
54. Последние Новости (Париж), 19.VIII.1923. Зубов В.П. Страдные годы России. Мюнхен, 1968, с. 135.
55. Право и жизнь, 1922, № 1, с. 5-8; 1923, № 5-6, с. 108.
56. Руль (Берлин), 6.X.1922.
57. РГАСПИ, ф. 76, оп. 3, д. 303, л.л. 1-4.
58. Стратонов В.В. Потеря Московским университетом свободы. – В кн.: Московский университет (1755-1930). Париж, 1930, с. 193-242. Новиков М.М. Указ. соч., с. 322-328. Лосский Н.О. Указ. соч., с. 218-219. Диспут, 1992, № 3, с. 61-62.
59. РГАСПИ, ф. 2, оп. 2, д. 1245, л.л. 1-7.
60. Последние Новости (Париж), 24.IX.1922. Руль (Берлин), 1.X, 21.X.1922.
61. ОР РГБ, ф. 546, картон 1, е.х. 1, л.л. 1-11. ЦИАМ, ф. 418, оп. 300, д. 610, л.л. 8-33.
62. ОР РГБ, ф. 546, картон 22, е.х. 69, л.л. 1-2. Кизеветтер А.А. На рубеже двух столетий. Прага, 1929, с. 281-284.
63. РГАСПИ, ф. 147, оп. 1, д. 12, л.л. 1-7. Известия, 4.II.1927. Российский архив. М., 1994, в. 5, с. 351-359.
64. Осоргин М. Указ. соч., с. 39-40.
65. ГАРФ, ф. 63, оп. 7, д. 188, л.л. 133-134. Каторга и ссылка, 1927, кн. 3(32), с. 161-165. Мандельштам М.Л. 1905 год в политических процессах. Записки защитника. М., 1931, с. 210-218.
66. Ленин В.И. Неизвестные документы. 1891-1922. М., 1999, с. 246.
67. РГАСПИ, ф. 4, оп. 2, д. 1215, л.л. 197-198. Памяти Ни-

колая Александровича Рожкова. М., 1927.
68. Каторга и ссылка, 1934, кн. 4, с. 63.
69. РГАСПИ, ф. 5, оп. 1, д. 1315, л.л. 1-4. Ленин В.И. Неизвестные документы. 1891-1922. М., 1999, с. 267-268.
70. РГАСПИ, ф. 2, оп. 1, д. 8492, л.л. 1-2. Родина, 1991, № 11-12, с. 30; 1992, № 3, с. 49.
71. ОР РГБ, ф. 546, картон 25, е.х. 2, л.л. 36-41. РГАСПИ, ф. 17, оп. 3, д. 154, л. 2; д. 172, л. 4. Социалистический вестник, 1927, № 4, с. 11. Ленин В.И. Полн. собр. соч., т. 54, с. 149. В кн.: Меньшевики в большевистской России. 1918-1924: Меньшевики в 1921-1922 гг. М., 2002, с. 277.
72. РГАСПИ, ф. 5, оп. 1, д. 1315, л.л. 5-7.
73. РГАСПИ, ф. 2, оп. 2, д. 1238, л. 1; д. 1338, л.л. 1-4.
74. ОР РГБ, ф. 546, картон 25, е.х. 2, л. 45.
75. РГАСПИ, ф. 5, оп. 1, д. 1027, л.л. 1-2.
76. РГАСПИ, ф. 2, оп. 2, д. 1344, л. 1. Ленин В.И. Полн. собр. соч., т. 54, с. 319-320.
77. РГАСПИ, ф. 17, оп. 3, д. 326, л. 3. В кн.: Меньшевики в большевистской России. 1918-1924: Меньшевики в 1921-1922 гг. М., 2002, с. 593.
78. РГАСПИ, ф. 5, оп. 1, д. 1170, л.л. 13,16. Потресов А.Н. Указ. соч., с. 232-313. В кн.: А.Н. Потресов. Посмертный сборник произведений. Париж, 1937, с. 81.
79. РГАСПИ, ф. 5, оп. 1, д. 2603, л.л. 17, 18.
80. Социалистический вестник, 1922, № 18, с. 10. Последние Новости (Париж), 26.VIII, 1.IX, 3.IX, 12.IX, 24.IX, 30.IX.1922.
81. РГАСПИ, ф. 17, оп. 3, д. 307, л. 3. Социалистический вестник, 1922, № 22, с. 14. Троцкий Л. Д. Сталин. М., 1990, т. 2, с. 51.
82. Пришвин М.М. Дневники. Книга третья. 1920-1922. М., 1995, с. 260.
83. Вопросы философии, 2003, № 7, с. 113-137. В кн.: Высылка вместо расстрела. Депортация интеллигенции в документах ВЧК-ГПУ. 1921-1923. М., 2005, с. 40-42.
84. Руль (Берлин), 21.XI.1922. Последние Новости (Париж), 24.XI.1922.
85. РГАСПИ, ф. 17, оп. 162, д. 2, л. 123.
86. Источник, 1998, № 3, с. 131.
87. РГАСПИ, ф. 17, оп. 60, д. 139, л. 113.
88. РГАСПИ, ф. 76, оп. 3, д. 386, л.л. 1-3.
89. Красовицкая Т. «Что имеем не храним...» Московские новости, 20.V.1990.
90. Ходасевич В.Ф. Статьи о русской поэзии. Пг., 1922, с. 118.
91. Капица П.Л. Письма о науке. М., 1989, с. 121, 135.
92. Звенья. М.-Спб., 1992, в.2, с. 517.
93. Известия, 16.VIII.2002.
94. Рассел Б. Практика и теория большевизма. М., 1991, с. 65.

II. УКРОЩЕНИЕ СТРОПТИВЫХ

ПРОБЛЕМА ВЫБОРА НА ЗАРЕ СОЦИАЛИЗМА

1. Полетика Н.П. Виденное и пережитое. (Из воспоминаний). «Библиотека – Алия», 1990, с. 266.
2. Русский врач, 1917, № 13, с. 307.
3. Переписка И.П. Павлова. Л. , 1970, с. 73, 170.
4. Павлов И.П. Полн. собр. трудов, т. V, с. 373
5. Самойлов В.О., Мозжухин А.С. Павлов в Петербурге – Петрограде – Ленинграде. Л. , 1989.
6. Бабкин Б.П. И.П. Павлов. Новый журнал, 1944, кн. 9, с. 293-311.
7. И.П. Павлов в воспоминаниях современников. Л. , 1967, с. 278, 293.
8. Вернадский В.И. Труды по всеобщей истории науки. М., 1988, с. 230.
9. Возрождение, 1949, т. 6, с. 175-176.
10. Бабкин Б.П. Политические взгляды И.П. Павлова. Новый журнал, 1946, кн. 12, с. 254-268.
11. Капица П.Л. Письма о науке. М., 1989, с. 368.
12. Источник, 1995, № 1, с. 139.
13. Литературное наследство, 1971, т. 80, с. 190.
14. РГАСПИ, ф. 5, оп. 1, д. 1172, л.л. 31, 31 об, 32, 32 об.
15. Ленин В.И. Полн. собр. соч., т. 51, с. 222.
16. РГАСПИ, ф. 5, оп. 1, д. 1172, л. 33.
17. Литературное наследство, 1971, т. 80, с. 192.
18. РГАСПИ, ф. 5, оп. 1, д. 125, л. 3.
19. РГАСПИ, ф. 92, оп. 1, д. 14, л.л. 22-32.
20. РГАСПИ, ф. 2, оп. 1, д. 16771.
21. Архив А.М. Горького, т. XIV, с. 93.
22. Архив А.М. Горького, т. XI, с. 91.
23. Ленин В.И. Полн. собр. соч., т. 52, с. 43.
24. РГАСПИ, ф. 5, оп. 1, д. 125, л. 10.
25. РГАСПИ, ф. 5, оп. 1, д. 125, л.л. 7-9.
26. Ленин В.И. Полн. собр. соч., т. 52, с. 45.
27. РГАСПИ, ф. 5, оп. 1, д. 125, л.л. 12, 12 об.
28. РГАСПИ, ф. 5, оп. 1, д. 125, л.л. 15, 20, 21.
29. РГАСПИ, ф. 5, оп. 1, д. 125, л. 24.
30. РГАСПИ, ф. 5, оп. 1, д. 125, л. 26.
31. Известия ЦК КПСС, 1989, № 1, с. 214.
32. Исторический архив, 1961, № 5, с. 24-35.
33. РГАСПИ, ф. 5, оп. 1, д. 125, л. 29.
34. РГАСПИ, ф. 324, оп. 1, д. 536, л. 5. Декреты советской власти, т. XI, с. 413-414.
35. Документы внешней политики СССР. Москва, 1959, т. III, с. 499-500.
36. Ленин В.И. Полн.собр.соч., т. 42, с. 262-263.
37. Литературное наследство, 1971, т. 80, с. 330-332.
38. В кн.: В.И. Ленин и ВЧК. М., 1975, с. 528.
39. Литературное наследство, 1971, т. 80, с. 288-290.
40. Капица П.Л. Указ соч., с. 368.
41. РГАСПИ, ф. 324, оп. 1, д. 39, л.л. 20,21; д. 40, л.л. 14-16.
42. Природа, 2000, № 11, с. 95.
43. И.П. Павлов: pro et contra. СПб, 1999, с. 166-177. Источник, 1993, № 1, с. 51-54.
44. Ипатьев В.Н. Жизнь одного химика. Воспоминания. Нью-Йорк, 1945, т. 2, с. 530.
45. Бухарин Н.И. О мировой революции, нашей стране, культуре и прочем (ответ академику И. Павлову). Л. , 1924.

Красная новь, 1924, № 1, с. 170-188; № 2, с. 104-119. Бухарин Н.И. Этюды. М.-Л. , 1932, с. 230-231.
46. Вестник РАН, 1995, № 11, с. 1016-1023. Крепс Е.М. О прожитом и пережитом. М., 1989, с. 99.
47. Вестник современной медицины, 1929, № 4, с, 1; № 7, с. 421. В кн.: И.П. Павлов: pro et con-tra. СПб, 1999, с. 665.
48. Память: Исторический сборник. М., 1976 – Нью-Йорк, 1978, выпуск первый, с. 388-389.
49. Потресов А.Н. Посмертный сборник произведений. Париж, 1937, с. 293-304. Валентинов Н. Встречи с Лениным. Нью-Йорк, 1953, с. 72-75.
50. Бухарин Н.И. О мировой революции...
51. Вопросы истории КПСС, 1988, № 11, с. 44. Звезда, 1989, № 10, с. 94-120.
52. Гредескул Н.А. Условные рефлексы и революция. Звезда, 1924, № 3, с. 149-164. Деборин А.М. И.П. Павлов и материализм. Вестник АН СССР, 1936, № 3, с. 14-16.
53. Асратян Э.А. Иван Петрович Павлов. М., 1981, с. 270-310.
54. И.П. Павлов в воспоминаниях современников. Л. , 1967, с. 26-40.
55. Переписка И.П. Павлова. Л. , 1970, с. 376.
56. Медицинская газета, 2.X.1996.
57. Источник, 1993, № 1, с. 54.
58. «Протестую против безудержного самовластия». Переписка академика И.П. Павлова с В.М. Молотовым. Советская культура, 14.1.1989.
59. Конквест Р. Большой террор. Флоренция, 1974, с. 275.
60. И.П. Павлов: pro et contra. СПб, 1999, с. 668-669.
61. Правда, 27.IX.1929.
62. Сталин и Каганович. Переписка. 1931-1936 г.г. М., 2001, с. 496-497.
63. Природа, 1999, № 11, с. 93-96.
64. Чижевский А.Л. На берегу Вселенной. М., 1995, с. 365.
65. Источник, 1997, № 2, с. 124.
66. Источник, 1995, № 1, с. 139-140.
67. Источник, 1995, № 1, с. 140-141.
68. Павлов И.П. Полн. собр. трудов, т. I, с. 19.
69. РГАСПИ, ф. 329, оп. 2, д. 5, л. 141; д. 6, л. 42об.
70. Капица П.Л. Указ. соч., с. 30.

ПОЖИЗНЕННЫЙ ПАССАЖИР «ФИЛОСОФСКОГО ПАРОХОДА»

1. РГАСПИ, ф. 2, оп. 2, д. 1245, л.л. 1-7.
2. Пришвин М.М. Дневники. Книга третья. 1920-1922. М., 1995, с. 260.
3. Лосский Н.О. Воспоминания: Жизнь и философский путь. Мюнхен, 1968, с. 212-219. Философские науки, 1991, № 4, с. 126-129.
4. Зубов В.П. Страдные годы России: Воспоминания о Революции (1917-1925). Мюнхен, 1968, с. 135.
5. Вопросы философии, 2002, № 10, с. 135-136. В кн.: Высылка вместо расстрела. Депортация интеллигенции в документах ВЧК-ГПУ. 1921-1923. М., 2005, с. 261-265.
6. Известия, 30.VIII.1922. Правда, 30.VIII.1922. Последние Новости (Париж), 5.IX.1922.
7. Лапшин И.И. Философия изобретения и изобретения в философии. М., 1999, с. 33.
8. Минувшее: Исторический альманах. М.-СПб., 1993, вып. 12, с. 133, 141.
9. ГАРФ, ф. 5765, оп. 1, д. 115, л. 52; оп. 2, д. 514, л.л. 1-2.
10. Минувшее: Исторический альманах. М.-СПб., 1994, вып. 16, с. 38.
11. РГАСПИ, ф. 356, оп. 1, д. 173, л.л. 1-2.
12. Лосский Н.О. История русской философии. М., 1991, с. 216-221.
13. Лапшин И.И. Спор о свободе воли в современной философии. Прага, 1941, с. 16-17.
14. Лосский Н.О. История русской философии. М., 1991, с. 221.
15. ОР РГБ, ф. 753, картон 1, е.х. 30, л.л. 2-17.
16. РГАСПИ, ф. 356, оп. 1, д. 173, л.л. 6-7.
17. РГАСПИ, ф. 356, оп. 1, д. 1, л.л. 36-45; оп. 2, д. 32, л. 1; оп. 2, д. 37, л.л. 1-2.
18. РГАСПИ, ф. 17, оп. 66, д. 105, л.л. 1-5.
19. РГАСПИ, ф. 356, оп. 1, д. 173, л.л. 10-12.
20. РГАСПИ, ф. 356, оп. 1, д. 173, л.л. 13-14.
21. РГАСПИ, ф. 356, оп. 1, д. 173, л. 15.
22. РГАСПИ, ф. 356, оп. 1, д. 173, л. 44.
23. РГАСПИ, ф. 356, оп. 1, д. 173, л.л. 21, 21об.
24. РГАСПИ, ф. 356, оп. 1, д. 173, л. 24.
25. РГАСПИ, ф. 356, оп. 1, д. 173, л.л. 27, 27об.
26. РГАСПИ, ф. 356, оп. 1, д. 173, л.л. 22-23.
27. РГАСПИ, ф. 356, оп. 1, д. 173, л.л. 28, 28об.
28. РГАСПИ, ф. 356, оп. 1, д. 173, л. 30.
29. РГАСПИ, ф. 356, оп. 1, д. 173, л.л. 32-33.
30. РГАСПИ, ф. 356, оп. 1, д. 173, л. 38.
31. РГАСПИ, ф. 356, оп. 1, д. 173, л.л. 45-46.
32. РГАСПИ, ф. 356, оп. 1, д. 173, л.л. 40-41.
33. РГАСПИ, ф. 356, оп. 1, д. 173, л.л. 42-43.
34. РГАСПИ, ф. 356, оп. 1, д. 173, л.л. 47, 47об.
35. РГАСПИ, ф. 356, оп. 1, д. 173, л.л. 49-50.
36. РГАСПИ, ф. 356, оп. 1, д. 173, л. 58об.
37. Отрывок из стихотворения Владимира Соловьева «В тумане утреннем неверными шагами…».
38. РГАСПИ, ф. 356, оп. 1, д. 173, л.л. 59-60.
39. Лосский Н.О. Воспоминания: Жизнь и философский путь. Мюнхен, 1968, с. 310.
40. Философская энциклопедия, 1964, т. 3, с. 148.

ДЕНЬ ПОМИНОВЕНИЯ

1. Любарский К. Валун на Лубянке. Новое время, 1994, № 44, с. 34-36.
2. Кривицкий В.Г. «Я был агентом Сталина». Записки советского разведчика. М., 1991, с. 158-177.
3. Кривицкий В.Г. Указ. соч., с. 159.
4. Иностранная литература, 1989, № 1, с. 200.
5. Ленинский сборник, XXXVI, с. 444.
6. Троцкий Л. Терроризм и коммунизм. Пг., 1920, с. 130-134.
7. Советские архивы, 1991, № 4, с. 71-75.

8. РГАСПИ, ф. 17, оп. 65, д. 86, л. 9; ф. 79, оп. 1, д. 256, л.л. 1-5. Дзержинский Ф.Э. Избранные произведения в 2-х томах. М., 1977, т. 1, с. 349.
9. ГАРФ, ф. 533, оп. 5, д. 96, л.л. 77-86. Бравский В. На Амурской колесной дороге. Русское богатство, 1905, № 9, с. 34-45. Виноградов-Бессель А. Амурская колесная дорога. Былое, 1917, № 3 (25), с. 124-133. Соболь А. Записки каторжанина. М.-Л. , 1925, с. 55-67. Сибирская Советская Энцик-лопедия, 1929, т. 1, с. 101-102.
10. РГАСПИ, ф. 17, оп. 163, д. 785, л.л. 56, 57; ф. 17, оп. 3, д. 1848, л. 7.
11. Правда, 22.V.1929. Сталин И.В. Сочинения. М., 1953, т. 12, с. 1-107.
12. РГАСПИ, ф. 17, оп. 163, д. 786, л. 21.
13. Система исправительно-трудовых лагерей в СССР, 1923-1960. Справочник. М., 1998, с. 379, 497. В кн.: Покаяние: Мартиролог. Сыктывкар, 2000, т. 3, с. 47.
14. РГАСПИ, ф. 17, оп. 163, д. 791, л. 23.
15. ГАРФ, ф. Р-8350, оп. 1, д. 1032, л.л. 1-28.
16. РГАСПИ, ф. 17, оп. 3, д. 746, л. 2.
17. РГАСПИ, ф. 17, оп. 3, д. 746, л. 11.
18. ГАРФ, ф. Р-5446, оп. 1, д. 48, л.л. 210-212. В кн.: ГУЛАГ (Главное управление лагерей), 1917-1960. М., 2000, с. 64-65.
19. Административный вестник, 1929, № 9, с. 56.
20. Зиновьев Г. Великий перелом. Звезда, 1924, № 4, с. 136-150.
21. Правда, 7.XI.1929.
22. Правда, 21.XII.1929.
23. Советская юстиция, 1930, № 24-25, с. 1-3.
24. В кн.: Покаяние: Мартиролог. Сыктывкар, 1998, т. 1, с. 56.
25. Трагедия советской деревни. Коллективизация и раскулачивание. Документы и материалы в пяти томах. М., 2000, т. II, с. 843-867.
26. РГАСПИ, ф. 17, оп. 100, д. 141215; ф. 589, оп. 3, д. 5628.
27. РГАСПИ, ф. 17, оп. 100, д. 142534. Трагедия советской деревни. Коллективизация и раскулачивание. Документы и материалы в пяти томах. М., 2001, т. III, с. 919-937. Петров Н.В., Скоркин К.В. Кто руководил НКВД, 1934-1941: Справочник. М., 1999, с. 420.
28. На суше и на море, 1933, № 18, с. 5-7. Новый журнал, 1962, кн. 67, с. 162-179.
29. Социалистический вестник, 1925, № 1, с. 9. Вишняк М.В. Дань прошлому. Нью-Йорк, 1954, с. 330.
30. РГАСПИ, ф. 588, оп. 2, д. 36, л.л. 76-78. Правда, 23.VIII.1939.
31. Правда, 5.III.1931.

III. ЗАЛОЖНИКИ КРАСНОЙ ХИМЕРЫ

ЛУННАЯ РАПСОДИЯ

1. Архив Горького. М., 1965, т. 10, кн. 2, с. 35.
2. Антонов-Овсеенко А.В. Сталин без маски. М., 1990, с. 78.
3. Красная книга ВЧК. М., 1989, т. 2, с. 62.
4. Дан Ф.И. Два года скитаний. Берлин, 1922. Кун М. Бухарин: его друзья и враги. М., 1992, с. 175. Толстая А.Л. Дочь. М., 1992, с. 136-137. Мариенгоф А.Б. Мой век, мои друзья и подруги. М., 1990, с. 140. Иванов-Разумник Р.В. Писательские судьбы. Нью-Йорк, 1951, с. 21. Минувшее. М., 1992, вып. 7, с. 94.
5. Шенталинский В.А. Рабы свободы. В литературных архивах КГБ. М., 1995, с. 197.
6. Архив Горького. М., 1965, т. 10, кн. 2, с. 38.
7. Новый журнал, 1952, кн. 31, с. 192. Берберова Н.Н. Курсив мой. М., 1996, с. 651. Известия ЦК КПСС, 1990, № 11, с. 217.
8. Гронский И.М. Из прошлого. М., 1991, с. 228-229.
9. Плетнев Д.Д. Болезни сердца. М-Л. , 1936, с. 305.
10. Пильняк Б.А. Повесть непогашенной луны. М., 1989, с. 55.
11. Юность, 1989, № 8, с. 54.
12. Известия, 29.X и 31.X.1925. Правда, 31.X, 1.XI и 3.XI.1925. Красная звезда, 1.XI.1925.
13. Известия, 1.XI.1925.
14. Рабочая газета, 31.X и 2.XI.1925.
15. Известия, 3.XI.1925; Труд, 3.XI.1925; Рабочая газета, 3.XI. 1925; Рабочая Москва, 3.XI.1925; Вечерняя Красная газета, 2.XI. 1925; На вахте, 3.XI.1925; Красный Крым, 4.XI.1925.
16. Рабочая газета, 1.XI.1925.
17. В кн: М.В.Фрунзе. Воспоминания друзей и соратников. М., 1965, с. 11-20.
18. В кн: О Михаиле Фрунзе. М., 1985, с. 18-20.
19. Фурманов Д.А. Фрунзе. Отрывки из воспоминаний. ОР РГБ, ф. 320, картон XI, е.х.25, л. 13.
20. РГВА, ф. 32392, оп. 1, д. 162, л. 46.
21. Заря Востока, 18.VII. 1922. Красная звезда, 11.XI.1925.
22. РГАСПИ, ф. 76, оп. 4, д. 62, л. 93.
23. Правда, 3.XI.1925.
24. Митерев Г.А. В дни мира и войны. М., 1975, с. 232.
25. РГАСПИ, ф. 124, оп. 3, д. 15, л.л. 134-138.
26. Русская клиника, 1926, т. 6, № 28, с. 271.
27. Известия, 5.XI.1925.
28. В кн: Большевик-воин Михаил Васильевич Фрунзе. М.-Л. , 1926, с. 26.
29. Орджоникидзе Г.К. Статьи и речи. М., 1956, т. 1, с. 409.
30. Фрунзе М.В. Неизвестное и забытое. М., 1991, с. 261.
31. РГВА, ф. 32392, оп. 1, д. 142, л.л. 3-5.
32. Красная новь, 1925, № 9, с. 277.
33. Гронский И.М. Указ. соч., с. 244-254.
34. Известия, 5.XI.1925.
35. В кн: Возвращенные имена. М., 1989, кн. 2, с. 267.
36. В кн: М.В. Фрунзе. Жизнь и деятельность. М., 1962, с. 338-342.
37. РГАСПИ, ф. 323, оп. 2, д. 162, л. 81.
38. Вестник хирургии, 1925, т. 5, кн. 14, с. 182-183. Московский медицинский журнал, 1927, № 3, с. 133-134. Московская Екатерининская больница – родоначальница городской и общественной медицины. 1776-1926. Юбилейный сборник. М., 1929, с. 318-322. Советская клиника, 1934, т. 20, № 117-118, с. 791-795. Шабанов А.Н. и соавт. В.Н. Розанов (1872-1934). М., 1981.
39. Красная газета, 2.IV.1920. Вестник хирургии, 1934, т.

33, кн. 97-99, с. 10-16, 22-27, 28-31. Лебедев А.Н. И.И. Греков. Л. , 1956. Шварц Е.Л. Живу беспокойно. Из дневников. Л. , 1990, с. 445-456.
40. ЦИАМ, ф. 459, оп. 2, д. 6012, л. 2. Советская клиника, 1934, т. 20, № 113, с. 158-168. Вечерняя Москва, 26.1.1934. Шабанов А.Н., Богорад И.В. А.В. Мартынов (1868-1934) М., 1971.
41. Николаев М.П. Учебник фармакологии. М., 1943, с. 47.
42. Мыкертчьянц А.М. Об общей анестезии. М., 1905. Голяницкий И.А. Современный наркоз. Астрахань, 1922. Московский медицинский журнал, 1925, № 12, с. 28-34. Журнал для усовершенствования врачей, 1926, № 1, с. 43-47. Русская клиника, 1927, т. 7, № 37, с. 766-774.
43. Абрикосов А.И. Техника патологоанатомических вскрытий трупов. М., 1925, с. 193.
44. Московский медицинский журнал, 1926, № 7, с. 1-6, 12-15.
45. Московский медицинский журнал, 1924, № 7, с. 25-30; 1926, № 5, с. 53-59.
46. Правда, 3.XI.1925.
47. РГАСПИ, ф. 124, оп. 3, д. 15, л.л. 134-135.
48. Московский медицинский журнал, 1922, № 3-4, с. 40-50. Новая хирургия, 1926, т. 3, № 5, с. 445-454. Новый хирургический архив, 1927, т. 12, кн. 2, с. 175-191.
49. Красная рота, 1925, № 20-21, с. 7-8. Пролетарская революция, 1926, № 11, с. 224-233. В кн: Воспоминания о Фрунзе. Иваново, 1959, с. 260, 294-302. Серебрякова Г.И. Странствия по минувшим годам. М., 1965, с. 38-39.
50. РГАСПИ, ф. 87, оп. 1. д. 67, л. 90.
51. В кн: М.В.Фрунзе. Воспоминания друзей и соратников. М., 1965, с. 117-122.
52. Фрунзе М.В. Собр. соч. М.-Л. , 1926, т. 2, с. 43.
53. Фрунзе М.В. Неизвестное и забытое. М., 1991, с. 259.
54. Сиротинский С. А. Михаил Васильевич Фрунзе. М., 1928, с. 10-11.
55. Архив Троцкого. Коммунистическая оппозиция в СССР. 1923-1927, М., 1990, т. 1, с. 181-185.
56. Под знаменем Ильича, 1925, № 11, с. 22. Фрунзе М.В. Собр. соч., М.-Л. , 1929, т. 1, с. 136-137. В кн: М.В. Фрунзе на фронтах гражданской войны. М., 1941, с. 327, 330.
57. РГАСПИ, ф. 87, оп. 1, д. 67, л.л. 12-13, 35-37.
58. Троцкий Л. Д. Сталин. М., 1990, т. 2, с. 49.
59. Фрунзе М.В. Собр. соч., т. 1, с. 94.
60. Маяк коммуны, 5.XI.1925.
61. В кн: М.В. Фрунзе на фронтах гражданской войны. М., 1941, с. 439, 440, 444.
62. Огонек, 1988, № 30, с. 30.
63. РГАСПИ, ф. 71, оп. 34, д. 2063, л. 4.
64. Толстая А.Д. Дочь. М., 1992, с. 73.
65. Известия ЦК КПСС, 1990, № 10, с. 184.
66. Гусев С. И. Гражданская война и Красная армия. М.-Л. , 1925, с. 130-132, 176-178.
67. Фрунзе М.В. Собр. соч., т. 1, с. 571-572.
68. Троцкий Л. Д. Моя жизнь. М., 1990, т. 2, с. 253-254.
69. РГАСПИ, ф. 76, оп. 3, д. 348, л. 10.
70. Троцкий Л. Д. Моя жизнь. М., 1990, т. 2, с. 173-175.
71. Генис В.Л. Первая Конная армия: за кулисами славы. Вопросы истории, 1994, № 12, с. 64-77.
72. В кн: М.В.Фрунзе на фронтах гражданской войны. М., 1941, с. 405, 428.
73. Генис В.Л. Разгром Бухарского эмирата в 1920 году. Вопросы истории, 1993, № 7, с. 39-53.
74. Наше наследие, 1991, № 5, с. 106.
75. РГАСПИ, ф. 87, оп. 1, д. 5, л. 21.
76. Ленин В.И. Полн.собр. соч., т. 51, с. 321, 415; т. 52, с. 6.
77. РГАСПИ, ф. 2, оп. 1, д. 26124, л. 1. Ленин В.И. Полн. собр. соч., т. 52, с. 42.
78. Ленин В.И. Полн. собр. соч., т. 53, с. 106.
79. РГАСПИ, ф. 5, оп. 1, д. 1308, л.л. 1-2.
80. Известия, 5.XI.1925.
81. РГАСПИ, ф. 17, оп. 162, д. 2, л. 24.
82. РГАСПИ, ф. 17, оп. 162, д. 2, л.л. 85, 117.
83. РГАСПИ, ф. 147, оп. 2с, д. 3, л. 17. Дан Ф.И. Два года скитаний. Берлин, 1922, с. 99-136. Социалистический вестник, 1964, № 2, с. 91. Анненков Ю.П. Дневник моих встреч. Цикл трагедий. М., 1991, т. 1, с. 40. Семенов-Тян-Шанский В. Воспоминания. – В кн: Звенья. М.-СПб, 1992, в.2, с. 408-409.
84. Ипатьев В.Н. Жизнь одного химика. Нью-Йорк, 1945, т. 2, с. 143-144. Сорокин П.А. Дальняя дорога. Автобиография. М.,1992, с. 134. Семенов-Тян-Шанский В.П. Указ. соч., с. 403. Треппер Л. Большая игра. М., 1990, с. 43.
85. Чуев Ф. Сто сорок бесед с Молотовым. М., 1991, с. 208, 224.
86. XIV съезд ВКП(б). Стенографический отчет. М.-Л. , 1926, с. 398, 455-456, 487, 950.
87. РГАСПИ, ф. 16, оп. 2с, д. 31, л. 5.
88. РГАСПИ, ф. 324, оп. 1, д. 545, л. 30.
89. Известия ЦК КПСС, 1991, № 4, с. 192-208.
90. РГАСПИ, ф. 17, оп. 162, д. 1, л. 4.
91. Фрунзе М.В. Собр. соч., М.-Л. , 1927, т. 3, с. 63.
92. Красная звезда, 1.1.1925.
93. Фрунзе М.В. Собр. соч., т. 3, с. 5, 34, 277, 316.
94. Троцкий Л. Д. Сталин. М., 1990, т. 2, с. 56,252.
95. Известия ЦК КПСС, 1991, № 4, с. 170.
96. Бажанов Б. Воспоминания бывшего секретаря Сталина. М., 1990, с. 137-141.
97. Красная звезда, 31.1.1925.
98. Известия, 20.III и 22.III.1925. Заря Востока, 22.III и 24.III.1925.
99. Красная звезда, 21.III и 24.III.1925. Известия, 25.III.1925. Заря Востока, 24.III, 25.III и 27.III.1925. Пролетарская революция, 1925, № 6, с. 234-236. Каторга и ссылка, 1925, кн. 17, с. 238-239.
100. Возрождение, 9.VIII.1925.
101. Красная звезда, 9.VIII .1925.
102. РГАСПИ, ф. 17, оп. 162, д. 3, л. 98.
103. Кодры, 1985, № 5, с. 128-133.
104. РГАСПИ, ф. 17, оп. 34, д. 756, л.л. 154-155.
105. Социалистический вестник, 1925, № 19, с. 15.

106. В кн: Письма И.В. Сталина В.М. Молотову. 1925-1936. Сборник документов. М., 1995, с. 42-43.
107. Известия, 29.VIII .1925.
108. Бажанов Б. Указ. соч., с. 91.
109. РГАСПИ, ф. 17, оп. 112, д. 670, л.л. 220-224.
110. Красная звезда, 30.VIII .1925.
111. Вечерняя Москва, 31.VIII .1925.
112. Вечерняя Москва, 23.Х.1925.
113. РГАСПИ, ф. 74, оп. 1, д. 140, л.л. 19-34.
114. РГАСПИ, ф. 324, оп. 2, д. 81, л.л. 97-98.
115. РГАСПИ, ф. 17, оп. 3, д. 519, л. 5.
116. В кн: Возвращенные имена. М., 1989, кн. 2, с. 267.
117. Огонек, 1989, № 15, с. 30. Микоян А.И. Так было: Размышления о минувшем. М., 1999, с. 284.
118. Буденный С. М. Пройденный путь. М., 1973, кн. 3, с. 330.
119. РГАЛИ, ф. 2594, оп. 1, д. 68, л. 113.
120. РГАСПИ, ф. 74, оп. 1, д. 440, л.л. 1, 21, 22.
121. Правда, 3.XI.1925.
122. РГАСПИ, ф. 76, оп. 2, д. 28, л.л. 1-11.
123. Здоровье трудящимся, 28.Х.1940.
124. Ленинградская правда, 6.XI.1925.
125. Рабочая газета, 1.XI.1925. Правда, 5.XI.1925. Красная звезда, 11.XI.1925.
126. РГАСПИ, ф. 558, оп. 1, д. 2763, л. 7.
127. Фадеев А.А. Михаил Васильевич Фрунзе. М., 1938, с. 33.
128. Красная Новь, 1924, № 6, с. 152.
129. РГАСПИ, ф. 5, оп. 1, д. 1009, л. 1.
130. РГАСПИ, ф. 558, оп. 4, д. 675, л.л. 1, 2, 2 об.
131. Известия, 18.Х.1934, РГАСПИ, ф. 16, оп. 2, д. 11, л. 281.
132. Правда, 23.V.1924; Известия, 23.V.1924.
133. Советское здравоохранение, 1979, № 4, с. 64-66.
134. Судебный отчет по делу антисоветского «правотроцкистского блока». М., 1938, с. 455.
135. ЦИАМ, ф. 418, оп. 487, д. 175, л.л. 1-8.
136. Советская хирургия, 1934, т. 6, № 2, с. 249.
137. Красная газета, 12.II и 14.II.1934. Вестник хирургии, 1934, т. 33, кн. 97-99, с. 2.
138. Правда, 18.Х и 19.Х.1934. Рабочая Москва, 18.Х и 20.Х.1934.
139. Белкина М.И. Скрещение судеб. М., 1988, с. 347-348.
140. В кн: Доднесь тяготеет. М., 1989, в.1, с. 496.
141. Фурманов Д.А. Указ. соч., л. 21.
142. Шелестов Д. Время Алексея Рыкова. М., 1990, с. 166.
143. Московские новости, 1993, № 24, с. 6.
144. ЦИАМ, ф. 418, оп. 319, д. 992, л.л. 3-26.
145. ЦМАМ, ф. 1939, оп. 1, д. 155, л.л. 2-15.
146. Здоровье трудящимся, 19.IV .1938.
147. ЦИАМ, ф. 179, оп. 50, д. 6081, л.л. 1-2.
148. ЦИАМ, ф. 179, оп. 43, д. 457, л. 8.
149. ЦМАМ, ф. 1939, оп. 1, д. 118, л.л. 7-29.
150. Архив РАМН, ф. 6742, оп. 2, д. 144, л.л. 329-333.
151. РГВА, ф. 19054, оп. 1, д. 6. л.л. 1-7.
152. Большая медицинская энциклопедия. 2-е изд. 1961, т. 22, с. 969-970.
153. Правда, 29.1.1937. Медицинский работник, 10.III.1938.
154. Известия, 9.XII.1927.
155. Пришвин М.М. Дневники. Октябрь, 1990, № 1, с. 162, 175-176. Чуковский К. Дневник (1901-1929). М., 1991, с. 198, 216, 217, 239. Дневник (1930-1969). М., 1994, с. 36-37, 58-59, 124.
156. Замятин Е.И. Лица. Нью-Йорк, 1955, с. 201.
157. РГАСПИ, ф. 142, оп. 1,д. 225, л.л. 40-42; ф. 17, оп. 3, д. 307, л. 2.
158. Наши дни, 1925, № 5, с. 309. Шаламов В.Т. Воспоминания. М., 2001, с. 285-300.
159. На посту, 1923, № 4, с. 10. На литературном посту, 1926, № 1, с. 15-20.
160. На посту, 1924, № 1, с. 13-23.
161. В кн.: Вопросы культуры при диктатуре пролетариата. М.-Л. , 1925, с. 96-104.
162. Фурманов Д.А. Собр. соч., М., 1961, т. 4, с. 338.
163. Архив Горького. М., 1965, т. 10, кн. 2, с. 15-16.
164. РГАСПИ, ф. 2, оп. 2, д. 293, л. 3. Раскольников Ф.Ф. О времени и о себе. Л. , 1989.
165. Советские архивы, 1990, № 3, с. 55.
166. РГАСПИ, ф. 142, оп. 1, д. 458, л. 30; д. 498, л. 45.
167. Фрунзе М.В. Собр. соч., т. 3, с. 150-155.
168. РГАСПИ, ф. 17, оп. 3, д. 560, л.л. 5-6.
169. Вардин И. Ворошилов. Рабочий вождь Красной армии. М.-Л. , 1926.
170. РГАСПИ, ф. 356, оп. 2, д. 5, л.л. 121-122.

ПОКОРЕНИЕ ЗДРАВНИЦЫ

1. РГАСПИ, ф. 5, оп. 1, д. 1173, л.л. 6–8.
2. РГАСПИ, ф. 5, оп. 1, д. 1173, л. 5.
3. РГАСПИ, ф. 5, оп. 1, д. 1173, д. 11.
4. РГАСПИ, ф. 76, оп. 3, д. 49, л. 52.
5. ОР РГБ, ф. 386, к. 117, е.х. 16, л.л. 1-3.
6. Шмелев И.С. Душа Родины. Париж, 1967, с. 184–188.
7. Советские архивы, 1991, № 5, с. 87-89.
8. Белоусов И.А. Литературная среда. Воспоминания 1880-1928. М., 1928, с. 188.
9. В кн: М.В.Фрунзе на фронтах гражданской войны. М., 1941, с. 439-444.
10. Ленин В.И. Полн. собр. соч., т. 52, с. 6.
11. РГАСПИ, ф. 17, оп. 109, д. 78, л. 63.
12. Шатилов П.Н. Памятная записка о крымской эвакуации. Белое дело. Берлин, 1928, т. 4, с. 93-107.
13. В кн.: Последние дни Крыма. Константинополь, 1920, с. 31-47. Росс Н.Г. Врангель в Крыму. Франкфурт, 1982, с. 70-75.
14. Красное черноморье, 17.XI.1920.
15. РГАСПИ, ф. 5, оп. 1, д. 2552, л. 22.
16. Вересаев В. В тупике. Сестры. М., 1990, с. 378-379.
17. Ленин В.И. Полн. собр. соч., т. 45, с. 345.
18. Архив русской революции, 1922, т. 6, с. 250.
19. Новый журнал, 1958, кн. 52, с. 151.
20. РГАСПИ, ф. 87, оп. 1, д. 5, л. 21.

21. Мельгунов С. П. Красный террор в России. М., 1990, с. 66-69.
22. Красный Крым, 12.XII, 18.XII, 28.XII.1920.
23. Новый журнал, 1952, кн. 31, с. 105-106. Глэд Д. Беседы в изгнании. М., 1991, с. 45-46. Сабашникова М.В. Зеленая змея. История одной жизни. М., 1993, с. 251.
24. Мельгунов С. П. Указ. соч., с. 66-69.
25. РГАСПИ, ф. 17, оп. 4, д. 180, л.л. 24-28. – В кн.: Независимое рабочее движение в 1918 году. Документы и материалы. Париж, 1981, с. 18. – В кн.: Соратники. М., 1985, с. 170-171. Овалов Л. Январские ночи. Повесть о Розалии Землячке. М., 1972.
26. РГАСПИ, ф. 90, оп. 1, д. 46, л.л. 1-2. Известия наркомата по военным делам, 1.II.1921.
27. РГАСПИ, ф. 17, оп. 60, д. 27, л.л. 26-28.
28. РГАСПИ, ф. 5, оп. 1, д. 1432, л.л. 1-3.
29. Шмелев И.С. Указ. соч., с. 188.
30. Вересаев В. Указ.соч., с. 156-159.
31. РГАСПИ, ф. 76, оп. 3, д. 138, л. 1.
32. РГАСПИ, ф. 76, оп. 3, д. 109, л.л. 6-9, 17-18.
33. РГАСПИ, ф. 76, оп. 3, д. 138, л.л. 7-8.
34. Ленин В.И. Полн. собр. соч., т. 42, с. 74.
35. РГАСПИ, ф. 2, оп. 2, д. 463, л. 1.
36. РГАСПИ, ф. 76, оп. 3, д. 70, л.л. 28-30.
37. В кн: Соратники. М., 1985, с. 261-262.
38. РГАСПИ, ф. 17, оп. 9, д. 1935, л. 196.
39. Декреты советской власти, т. XI., с. 151-157, 245-246.
40. Ленин В.И. Полн. собр. соч., т. 52, с. 10-11, 297-298, 309-310.
41. Папанин И.Д. Лед и пламень. М., 1977, с. 64-65.
42. Декреты советской власти, т. XII, с. 59-61, 163-166.
43. Декреты советской власти, т. XIII, с. 373.
44. Правда, 30.XI.1920.
45. На чужой стороне, 1923, кн. III, с. 126-127.
46. РГАСПИ, ф. 17, оп. 84, д. 223, л. 26. Дзержинский Ф.Э. Избранные произведения. В 2-х то-мах. М., 1977, т. 1, с. 222-227.
47. Правда, 14.XI.1925.
48. Герцык Е.К. Воспоминания. М., 1996, с. 254.
49. Экономическая газета, 2.IV.1922.
50. РГАСПИ, ф. 17, оп. 84, д. 346, л. 22 об; ф. 17, оп. 109, д. 2, л.л. 21-23.
51. РГАСПИ, ф. 5, оп. 1, д. 2628, л.л. 3-4, 17, 34, 50-51, 104, 117.
52. Валентинов (Вольский) Н.В. Новая экономическая политика и кризис партии после смерти Ленина. Stanford, 1971, с. 100-106.
53. Вопросы истории, 2002, № 4, с. 3, 7.
54. Ковалев В.А. Два сталинских наркома. М.,1995, с. 190-193.
55. Новый журнал, 1942, кн. 1, с. 230-246. Социалистический вестник, 1964, № 2, с. 88-92.
56. Сегодня, 17.XI.1927.
57. Треппер Л. Большая игра. М., 1990, с. 57.
58. РГАСПИ, ф. 124, оп. 1, д. 1200, л.л. 5-7. В кн.: Соратники. М., 1985, с. 261-262.
59. Иванов-Разумник Р.В. Тюрьмы и ссылки. Нью-Йорк, 1953, с. 239-240, 301-303.
60. Петров Н.В., Скоркин К.В. Кто руководил НКВД, 1934-1941: Справочник. М., 1999, с. 357-358. Реабилитация: как это было. М., 2000, т. 1, с. 141, 394, 451-452.
61. РГАСПИ, ф. 4, оп. 2, д. 706, л. 3; ф. 124, оп. 1, д. 726, л.л. 3-8.
62. Горький М. Собр. соч. в 30 томах, т. 29, с. 320, 425, 431.
63. Кутырина Ю.А. Иван Сергеевич Шмелев. Париж, 1960, с. 10-12.
64. Френкель В.Я. Яков Ильич Френкель. М. Л. , 1966. Звезда, 1991, № 9, с. 129-148; № 10, с. 129-142. Алферов Ж.И. Пионер отечественной теоретической физики. Вестник РАН, 1994, № 3, с. 229-232. In memoriam: Исторический сборник памяти Ф.Ф. Перченка. М.-СПб., 1995, с. 207.

ПРАЗДНИК, КОТОРЫЙ НЕ В ЛАДУ САМ С СОБОЙ

1. Красная газета, 10.II.1918. Правда, вечерний выпуск, 9.II.1918, 11.II.1918. Известия Петроградского Совета, 24.III.1918. Новые ведомости, 21.III.1918.
2. Правда, 21-23.II.1919. Известия, 21-23. II.1919.
3. Известия народного комиссариата по военным делам, 23.II.1919.
4. Правда, 23.II.1922. Рабочая Москва, 23-24.II.1922. Известия, 26.II.1922.
5. Красная Армия в пролетарской Революции. Пг., 1922, с. 12, 36.
6. Правда, 1.II (19.I.).1918. Известия, 1.II (19.I.).1918. Декреты советской власти, т.I, с. 352-357, 365-366.
7. Известия, 15.II.1918. Декреты советской власти, т.I, с. 434-441.
8. Рабочая Москва, 23.II.1923. Правда, 23.II.1923.
9. Известия, 22-23.II.1924.
10. Правда, 23.II.1928. Красная звезда, 22-23.II.1928.
11. Правда, 14.IX.1938.
12. Правда, 23.II.1942. Независимое военное обозрение, 2003, № 6, с. 5.
13. Вопросы истории, 1990, № 7, с. 32-44. Отечественные архивы, 1993, № 5, с. 98-111.
14. Правда, 23.II.1958, 23.II.1963.
15. Военно-исторический журнал, 1964, № 5, с. 114-117. Большая советская энциклопедия. М., 1972, т.8, с. 100. Советский энциклопедический словарь. М., 1980, с. 380.
16. Известия, 22.-23.II. 1988. Красная звезда, 21-23.II.1988.
17. Красная звезда, 22.II.1992; 23 – 24.II.1993.
18. Российская газета, 13.III.1995. Собрание законодательства РФ № 11 от 13.III.1995.
19. Красная звезда, 23.II.2001.
20. Российская газета, 23.II.2001.
21. Красная звезда, 22.II.2002.
22. Вопросы литературы, 1990, № 8, с. 214.
23. Новые ведомости, вечерний выпуск, 13.II.1918. Врачебная газета, 1918, № 1-3, с. 22.
24. De Visu, 1993, № 1, с. 28.
25. Правда, 21.III.1918.
26. ОР РГБ, ф. 520, картон 36, е.х. 9, л. 4
27. ОР РГБ, ф. 369, картон 421, е.х. 1, л.л. 7, 7об; картон

458, е.х. 1, л.л. 2-3. Ильин-Женевский А.Ф. Большевики у власти. Воспоминания о 1918 годе. Л. , 1929, с. 19.
28. Новые ведомости, 11.II.1918.
29. Самойло А.А. Две жизни. Л. , 1963, с. 233.
30. Вопросы истории, 1991, № 2-3, с. 166.
31. Вопросы истории, 1998, № 8, с. 87-93.
32. Людендорф Э. Мои воспоминания о войне 1914-1918 г.г. М., 1924, т. 2, с. 90, 153.
33. Отечественные архивы, 1992, № 3, с. 97-106.
34. Петроградское эхо, 21(8).II.1918.
35. Новая Петроградская газета, 19-26.II.1918. Новые ведомости, 19-21.II.1918. Новое слово, 21.II.1918. Русские ведомости, 24.II.1918. Утро России, 20-23.II.1918.
36. Новое слово, 23.II.1918.
37. Гофман М. Записки и дневники. 1914-1918. Л. , 1929, с. 240.
38. Утро России, 27.II.1918.
39. Гофман М. Указ. соч., с. 241.
40. Правда, вечерний выпуск, 23.II.1918.
41. Русские ведомости, 24.II.1918.
42. Утро России, 23-24.II.1918.
43. Новое слово, 24.II.1918. Русские ведомости, 24.II.1918.
44. Петроградское эхо. 21(8).II.1918.
45. РГАСПИ, ф. 19, оп. 1, д. 65, л. 1. Новые ведомости, 20-21.II.1918. Новая Петроградская газета, 19-21.II.1918. Утро России, 21-23.II.1918. Декреты советской власти, т.I, с. 487-488.
46. РГАСПИ, ф. 71, оп. 34, д. 574, л.л. 71, 74, 78, 80, 81, 83.
47. Новая Петроградская газета, 21.II.1918. Правда, вечерний выпуск, 21.II.1918. Ленин В.И. Полн. собр. соч., т.35, с. 357-358.
48. Новая Петроградская газета, 23.II.1918. Утро России, 23.II.1918. Новое слово, 24.II.1918.
49. Станкевич В.Б. Воспоминания. 1914-1919 г. Берлин, 1920, с. 303-305.
50. Новая Петроградская газета, 26.II.1918. Утро России, 24-27.II.1918. Директивы командования фронтов Красной Армии (1917-1922 г.г.). М., 1971, т. 1, с. 68 69, 77.
51. Красноармеец, 1919, №10-15, с. 48-50.
52. Красная газета, 26.II.1918.
53. Блок А.А. Записные книжки. М., 1965, с. 390.
54. ГАРФ, ф. Р-130, оп. 2, д. 591, л.л. 20-22.
55. Правда, вечерний выпуск, 25.II.1918.
56. Известия Петроградского Совета, 24.III.1918.
57. Вопросы литературы, 1990, № 8, с. 207-208..
58. Ленин В.И. Полн. собр. соч., т. 35, с. 311.
59. Ленин В.И. Полн. собр. соч., т. 50, с. 30.
60. РГАСПИ, ф.325, оп. 1, д. 467, л. 5.
61. Красная газета, 15.II.1918.
62. РГАСПИ, ф. 19, оп. 1, д. 68, л.л. 1-2. Известия, 27.III.1918. Декреты советской власти, т .I, с. 495.
63. ГАРФ, ф. 3842, оп. 1, д. 31, л.л. 13-16.
64. Петроградский голос, 14.III.1918.
65. Ленин В.И. Полн. собр. соч., т.35, с. 354, 357-358.
66. Красная газета, 22-23.II.1918.
67. Новая Петроградская газета, 27.II.1918.
68. Свердлов Я.М. Избранные произведения. Статьи, речи, письма. М., 1976, с. 144-149.
69. Ильин-Женевский А.Ф. Указ. соч., с. 43, 46-47, 58-59.
70. Декреты советской власти, т. II, с. 334-335.
71. Красная газета, 23.II.1929.
72. Знамя, 1955, № 4, с. 154-158.
73. ГАРФ, ф. Р-1005, оп. 1а, д. 1288, л.л. 32-37. Петроградское эхо, 25.IV.1918. Известия, 4.V.1918.
74. Петроградский голос, 24.III.1918. Известия Петроградского Совета, 8.V, 10.V.1918. Военно-исторический сборник. М., 1919, в. II, с. 194-218. Военно-исторический журнал, 1966, №10, с. 125-128.
75. Известия, 4.V.1918, 14.V.1918.
76. РГАСПИ, ф. 19, оп. 1, д. 76, л.л. 22-23. Известия Петроградского Совета, 3.IV.1918. Рабочая Москва, 23.II.1922.
77. Правда, 23.II.1933.
78. Новые ведомости, 21.II.1918.
79. Русское слово, 22 – 29.VIII.1917. Современное слово, 6.IX.1917. Вечернее Время, 5-15.IX.1917.
80. Биржевые ведомости, 6-7.X.1917.
81. Биржевые ведомости, вечерний выпуск, 6.X.1917.
82. Суханов Н.Н. Записки о революции. М, 1992, т.3, кн.6, с. 231.
83. Биржевые ведомости, вечерний выпуск, 10.X.1917.
84. Бонч-Бруевич В.Д. Избранные сочинения в трёх томах. М, 1963, т. III, с. 145
85. Бонч-Бруевич В.Д. Указ. соч., с. 146. Бонч-Бруевич М.Д. Вся власть Советам. Воспоминания. М., 1957, с. 262-263.
86. РГАСПИ, ф. 19, оп. 1, д. 70, л.л. 1-3. Ленин В.И. Полн. собр. соч., т.35, с. 398.
87. Советские архивы, 1988, № 6, с. 49-52.
88. Новая Петроградская газета, 27.II.1918.
89. РГАСПИ, ф. 19, оп. 1, д. 75, л.л. 13-18.
90. Правда, 1.III.1918. Известия, 1.III.1918. Декреты советской власти, т. I, с. 500.
91. .Декреты советской власти, т.I, с. 521-522, 525-526.
92. Красная газета, 5.III, 9.III.1918.
93. Красная газета, 5.III, 8.III, 9.III, 12.III.1918.
94. Новая жизнь, 12.III.1918. Троцкий Л. Моя жизнь. Опыт автобиографии. М., 1990, т. 2, с. 74.
95. ГАРФ, ф. Р-130, оп. 2, д. 591, л. 28.
96. РГАСПИ, ф. 19, оп. 1, д. 74, л. 1об.
97. РГАСПИ, ф. 5, оп. 1, д. 1170, л.л. 1-2.
98. Красная газета, 8.III.1918. В кн.: Левые эсеры и ВЧК. Сборник документов. Казань, 1996, с. 51.
99. РГАСПИ, ф.124, оп.1, д.237, л. 10. Бонч-Бруевич В.Д. Указ. соч., с. 152-155.
100. Новое слово, 15.III.1918.
101. Новые ведомости, 16.III.1918. Стенографический отчет IV Чрезвычайного съезда Советов. М., 1920, с. 71. Садуль Ж. Записки о большевистской революции, 1917-1919. М, 1990, с. 209-210.
102. РГАСПИ, ф.466, оп.1, д.1, л. 2.
103. В кн.: Левые эсеры и ВЧК. Сборник документов. Казань, 1996, с. 57.
104. Красная газета, 24.II.1918.

105. Утро России, 24.II.1918.
106. Седьмой экстренный съезд РКП(б). Март 1918. Стенографический отчёт. М., 1962, с. 265-271.
107. ГАРФ, ф. Р-1235, оп. 18, д. 8, л.л. 1-29. Правда, вечерний выпуск, 25.II.1918.
108. Ленинский сборник, XI, с. 27.
109. Ленин В.И. Полн. собр. соч., т. 35, с. 381.

IV. ЖИТИЯ ВОЖДЕЙ

«ВЕЛИЧИЕ СМЕРДЯКОВЫХ»: ПАРТИЙНЫЙ ОТЧЕТ ОБ УБИЙСТВЕ

1. Пришвин М. М. Дневники. 1920-1922. Книга третья. М., 1995, с. 18.
2. Витте С. Ю. Воспоминания. М., 1960, т. 1, с. 431-432; т. 2, с. 189-198; т. 3, с. 49-52.
3. ГАРФ, ф. 668, оп. 1, д. 26, л. 2.
4. Петроградский голос, 20.VI.1918.
5. ГАРФ, ф. 668, оп. 1, д. 25, л. 2.
6. Богданович А. В. Три последних самодержца. Дневник. М., 1990, с. 482, 493.
7. ГАРФ, ф. 668, оп. 1, д. 26, л. 1.
8. Мордвинов А.А. Великий князь Михаил Александрович. Возрождение (Париж), 25.XI, 2.XII, 23.XII.1938. Палеолог М. Царская Россия накануне революции. М., 1991, с. 25-26.
9. Новый журнал, 1982, кн. 147, с. 111-135.Деникин А. И. Путь русского офицера. М., 1990, с. 267-268. Очерки русской смуты. Крушение власти и армии, февраль-сентябрь, 1917. М., 1991, с. 382-383.
10. ГАРФ, ф. 668, оп. 1, д. 108, л.л. 1-3.
11. Милюков П. Н. Воспоминания. М., 1991, с. 449.
12. Шульгин В. В. Годы. Дни. 1920 год. М., 1990, с. 537-547.
13. Воейков В.Н. С царем и без царя: Воспоминания последнего дворцового коменданта государя императора Николая II. М., 1995, с. 259.
14. Александр Иванович Гучков рассказывает… М., 1993, с. 70. Трубецкой С. Е. Минувшее. Париж, 1989, с. 139-140. Родзянко М.В. Крушение империи. М., 1986, с. 7-8, 307. Шульгин В.В. Указ. соч.
15. Новые ведомости, 14.III.1918.
16. Пришвин М. М. Дневники. 1918-1919. Книга вторая. М., 1994, с. 301.
17. ГАРФ, ф. 601, оп. 1, д. 2472, л.л. 8, 12.
18. ГАРФ, ф. 601, оп. 1, д. 2472, л.л. 15-16, 18, 21.
19. ГАРФ, ф. Р-1236, оп. 1, д. 1, л. 83; д. 27, л. 4. Русское прошлое, 1991, кн. 1., с. 223-224.
20. Мальков П.Д. Записки коменданта Московского Кремля. М., 1959, с. 101-102.
21. РГАСПИ, ф. 19, оп. 1, д. 76, л.л. 8-11. ГАРФ, ф. А-259, оп. 23, д. 10, л.л. 1, 4, 8. Декреты советской власти, т. I, с. 578. Петроградский голос, 14.III.1918.
22. Красная газета, 16.III.1918.
23. ГАРФ, ф. Р-130, оп. 2, д. 1109, л.л. 4, 32; ф. Р-393, оп. 1, д. 125, л. 14.
24. Быков П. М. Последние дни Романовых. Свердловск, 1926, с. 119-122.
25. Голос минувшего на чужой стороне, 1926, № 1(14), с. 137-146. Вопросы истории, 1990, № 9, с. 158-163.
26. Петроградский голос, 18.VI, 19.VI, 22.VI.1918.
27. ГАРФ, ф. Р-130, оп. 2, д. 1109, л. 31
28. Известия Пермского окружного исполнительного комитета Советов рабочих, крестьянских и армейских депутатов, 15.VI.1918.
29. Новый вечерний час, 17.VI, 20.VI.1918. Петроградский голос. 18.VI, 19.VI, 21.VI, 29.VI.1918.
30. РГАСПИ, ф. 588, оп. 3, д. 17, л. 14. Петроградский голос, 20.VI, 21.VI, 5.VII.1918.
31. РГАСПИ, ф. 588, оп. 3, д. 17, л.л. 49-67.
32. ГАРФ, ф. Р-130, оп. 2, д. 1109, л.л. 35
33. Петроградский голос, 22.VI.1918.
34. ГАРФ, ф. Р-1005, оп. 1а, д. 367, л. 45.
35. Петроградский голос, 22.VI.1918. Известия, 25.VI.1918.
36. Деникин А. Очерки Русской смуты. Крушение власти и армии, февраль-сентябрь, 1917. М., 1991, с. 125-126.
37. Социалистический вестник, 1921, № 21, с. 9.
38. Советская Сибирь (Омск), 18.IX, 20.IX.1921.
39. Петроградский голос, 20.VIII.1918.
40. Скотт С. Романовы: Царская династия. Кто они были? Что с ними стало? Екатеринбург, 1993, с. 86-94.
41. ГАРФ, ф. Р-1235, оп. 93, д. 36, л. 407
42. ГАРФ, ф. Р-1235, оп. 93, д. 36, л. 406
43. Известия Пермского Губернского исполнительного комитета Советов рабочих, крестьянских и армейских депутатов, 3.IX, 10.IX, 11.IX, 9.X.1918.
44. Часовой, 1931, № 63, с. 28. Скотт С. Указ. соч., с. 86
45. Мельгунов С. П. Красный террор в России. 1918-1923. М., 1990, с. 107.
46. РГАСПИ, ф. 70, оп. 2, д. 266, л. 3.
47. РГАСПИ, ф. 70, оп. 2, д. 266, л.л. 5-17.
48. Быков П. М. Указ. соч., с. 121-122.
49. Пришвин М. М. Дневники. 1918-1919. Книга вторая. М., 1994, с. 264.
50. ГАРФ, ф. Р-393, оп. 6, д. 116а, л. 12 об. Вечерняя Пермь, 3.II.1990. Литературная Россия, 21.IX.1990. Буранов Ю., Хрусталев В. Гибель императорского дома. М., 1992, с. 116-117.
51. Мясников Г. Философия убийства, или почему и как я убил Михаила Романова. Публикация Б. И. Беленкина и В. К. Виноградова. Минувшее: Исторический альманах. М.-СПб., 1995, вып. 18, с. 7-191.
52. ГАРФ, ДП, ОО, 1907, д. 80, ч. 42, л.л. 22-25, 81-82. Красная летопись, 1926, № 1, с. 92-99. Революционеры Прикамья. Пермь, 1966, с. 325-333
53. Минувшее…, вып. 18, с. 74, 156-157.
54. ГАРФ, ДП, 00, 1907, д. 9, ч. 42, л.л. 178-178об; ДП, Д7, 1907, д. 5795, л.л. 13-14; ДП, 00, 1912, д. 20, ч. 56, литер Б, л.л. 32об, 33.
55. ГАРФ, ф. А-539, оп. 3, д. 8780, л. 11 об.
56. Вечерняя Пермь, 4.IV.1990. Литературная Россия, 21.IX.1990. Минувшее., вып. 18, с. 59-60.

57. ГАРФ, ф. А-539, оп. 3, д. 8780, л.л. 3-4.
58. РГАСПИ, ф. 124, оп. 1, д. 761, л.л. 6-8. ГАРФ, ДП, 00, 1912, д. 20, ч. 56, литер Б., л.л. 41об, 42. 45об, 46.
59. РГАСПИ, ф. 124, оп. 1, д. 761, л.л. 6-25. Революционеры Прикамья., с. 227-230. Минувшее., вып. 18, с. 60-62. Литературная Россия, 21.IX.1990.
60. РГАСПИ, ф. 124, оп. 1, д. 1205, л.л. 4-6. ГАРФ, ДП, Д7, 1907, д. 5. ч. 43, л. 500об.
61. ГАРФ, ф. А-539, оп. 5, д. 1552, л. 46.
62. ГАРФ, ф. Р-1005, оп. 2, д. 56а, л.л. 21-22; оп. 5, д. 74, л.л. 2,12; оп. 67, д. 69, л.л. 5-7, 110-117.
63. РГАСПИ, ф. 124, оп. 1, д. 1205, л.л. 4-6, 29-35; ф. 17, оп. 107, р/б к партбилету № 04629471. ГАРФ, ф. А-539, оп. 5, д. 1552, л.л. 26-32. Революционеры Прикамья., с. 374-377.
64. Вечерняя Пермь, 3.II.1990. Литературная Россия, 21.IX.1990.
65. Минувшее., вып. 18, с. 119-120.
66. РГАСПИ, ф. 124, оп. 2, д. 585, л.л. 3-6, 20. ГАРФ, ф. Р-9596, оп. 1, д. 32, л. 54. Революционеры Прикамья., с. 653-658. В кн.: Яков Михайлович Свердлов. Товарищ «Михалыч» в Прикамье. Сборник документов и материалов. Пермь, 1985, с. 99, 126
67. ГАРФ, ф. А-539, оп. 5, д. 1552, л.л. 49-51.
68. РГАСПИ, ф. 124, оп. 1, д. 614, л.л. 3-10; ф. 17, оп. 99, р/б к партбилету № 0950954. Революционеры Прикамья., с. 789.
69. ГАРФ, ф. Р-130, оп. 2, д. 529, л.л. 193-196. Вопросы истории, 1990, № 9, с. 156-158. Черная книга. Париж, 1925, с. 48-51.
70. РГАСПИ, ф. 17, оп. 162, д. 4, л. 123.
71. РГАСПИ, ф. 17, оп. 100, д. 204463, л.л. 1-3. Революционеры Прикамья. Пермь, 1966, с. 366-373. Правда, 21.IV.1956.
72. РГАСПИ, ф. 17, оп. 100, д. 204463, л. 2.
73. РГАСПИ, ф. 588, оп. 3, д. 22, л.л. 1-2. ГАРФ, ф. Р-393, оп. 6, д. 116а, л. 17 об; ф. А-539, оп. 5, д. 1552, л.л. 49-51. Литературная Россия, 21.IX.1990.
74. Пришвин М. М. Дневники. 1920-1922. Книга третья. М., 1995, с. 108.
75. Известия, 1.X.1919.
76. РГАСПИ, ф. 17, оп. 112, д. 200, л. 4.
77. РГАСПИ, ф. 2, оп. 2, д. 826, л. 1.
78. Ленин В. И. Полн. собр. соч., т. 44, с. 78-83.
79. Ленин В. И. Полн. собр. соч., т. 54, с. 58-59
80. РГАСПИ, ф. 324, оп. 1, д. 33. л.л. 31-33, 43-44.
81. РГАСПИ, ф. 324, оп. 1, д. 540, л. 6.
82. РГАСПИ, ф. 76, оп. 3, д. 162, л. 11.
83. РГАСПИ, ф. 17, оп. 162, д. 1, л.л. 10, 18, 24, 29, 31.
84. РГАСПИ, ф. 323, оп. 2, д. 62, л.л. 10; ф. 432, оп. 1, д. 541, л.л. 94-104.
85. РГАСПИ, ф. 17, оп. 162, д. 4, л.л. 74.
86. Минувшее., вып. 18, с. 152-187.
87. Известия, 14.VII.1998.

О РОЛИ ГРАДУСНИКА В ИСТОРИИ

1. Чуковский К. Дневник (1930-1969). М., 1994, с. 76.
2. Смоленский М. Троцкий. Берлин, 1921, с. 61-62,
3. Кармайкл Д. Троцкий. Книготоварищество «Москва-Иерусалим», 1980, с. 34.
4. Лопухин В.Б. После 25 октября. Минувшее.: Исторический альманах. М., 1990, вып. 1, с. 17-18.
5. Анненков Ю.П. Дневник моих встреч. Цикл трагедий. М., 1991, т. 2, с. 285-311.
6. Правда, 7.X.1924.
7. Спиридович А.И. История большевизма в России (от возникновения до захвата власти, 1893-1903-1917). Париж, 1922, с. 29, 236.
8. РГАСПИ, Ф. 17, оп. 4, д. 136, л.л. 224-227.
9. РГАСПИ, ф. 325, оп. 1, д. 6, л. 1; ф. 147, оп. 2с, д. 3, л. 1.
10. Луначарский А.В. Лев Давидович Троцкий. – В кн.: А. Луначарский, К. Радек, Л. Троцкий. Силуэты: политические портреты. М., 1991, с. 350-351.
11. Известия, 23.IX.1925.
12. Троцкий Л. Д. Моя жизнь. М., 1990, т. 1, с. 37, 157.
13. Зив Г.А. Троцкий. Нью-Йорк, 1921, с. 92-93.
14. Кармайкл Д. Указ.соч., с. 33-34.
15. Рейснер Л. М. Фронт. Собр.соч. М-Л. , 1928, т. 1, с. 39.
16. Локкарт Р.Г.Б. История изнутри. М.,1991, с. 219.
17. Бажанов Б. Воспоминания бывшего секретаря Сталина. М., 1990, с. 171.
18. РГАСПИ, ф. 324, оп. 2, д. 83, л.л. 16-17.
19. Бармин А.Г. Соколы Троцкого. М., 1997, с. 152-153.
20. Валентинов Н.В. Новая экономическая политика и кризис партии после смерти Ленина. Stanford, 1971, с. 50-59.
21. Садуль Ж. Записки о большевистской революции. М., 1990, с. 269.
22. РГАСПИ, ф. 16, оп. 3с, д. 24, л. 17.
23. Советская медицина, 1938, № 9, с. 63.
24. РГАСПИ, ф. 86, оп. 1, д. 120, л.л. 1.-10; ф. 16, оп. 3с, д. 24, л. 10.
25. РГАСПИ, ф. 16, оп. 3с, л. ,24, л.л. 19, 20.
26. РГАСПИ, ф. 16, оп. 3с, д. 24, л.л. 17, 18 об.
27. Троцкий Л. Д. Моя жизнь, т. 2, с. 248-249.
28. Здоровье трудящимся, 22.I.1935.
29. РГАСПИ, ф. 17, оп. 112, д. 205, л. 8; ф. 76, оп. 4, д. 9, л. 12.
30. Ленин В.И. Полн. собр. соч., т. 54, с. 69, 116.
31. РГАСПИ, ф. 16, оп. 3с, д. 24, л.л. 56, 57, 57 об.
32. Троцкий Л. Д. Указ.соч., т. 2, с. 248-249.
33. Владимир Ильич Ленин. Биографическая хроника, т. 12, с. 598. Хеншен Ф. К больному Ленину. Международная жизнь, 1991, № 9, с. 129-136.
34. Валентинов Н.В. Указ. соч., с. 36-40, 90-91, 184-185.
35. Троцкий Л. Д. Указ. соч., т. 2, с. 238-240.
36. РГАСПИ, ф. 4, оп. 2, д. 1249, л.л. 17-18, 36.
37. РГАСПИ, ф. 17, оп. 3, д. 480, л. 5.
38. Известия, 8.I.1924.
39. Красная звезда, 14.II.1924.
40. Вопросы литературы, 1989, № 5, с. 231.
41. РГАСПИ, ф. 324, оп. 1, д. 540, л. 8.
42. Красная Звезда, 14.II.1924.

43. Троцкий Л. Д. Иосиф Сталин. Опыт характеристики. – В кн.: Осмыслить культ Сталина. М., 1989, с. 646.
44. Петроградская правда, 1.I.1924.
45. Вечерняя Москва, 29.I.1924.
46. Даугава, 1990, № 9, с. 69.
47. Красная звезда, 14.II.1924.
48. Известия, 23.II.1924.
49. РГАСПИ, ф. 17, оп. 109, д. 21, л. 16. Троцкий Л. Д. Как вооружалась революция. М., 1923, т. 1, с. 216, 232-233.
50. Кармайкл Д. Указ. соч., с. 141.
51. РГАСПИ, ф. 76, оп. 3, д. 318, л.л. 62-70.
52. Троцкий Л. Д. Указ. соч., т. 2, с. 250-251.
53. РГАСПИ, ф. 76, оп. 3, д. 322, л.л. 1-2.
54. Белый архив. Париж, 1928, т. II-III, с. 104.
55. Известия ЦК КПСС, 1989, № 2, с. 202.
56. РГАСПИ, ф. 326, оп. 2, д. 49, л.л. 5-6.
57. Полетика Н.П. Виденное и пережитое. (Из воспоминаний). «Библиока-Алия», 1990, с. 286-289.
58. Известия, 19.I.1924.
59. Известия ЦК КПСС, 1990, № 5, с. 172.
60. РГАСПИ, ф. 323, оп. 2, д. 162, л. 81.
61. В кн.: Реввоенсовет Республики. М., 1991, с. 68-69.
62. Троцкий Л. Д. Указ. соч., т. 2, с. 253.
63. Красная звезда, 15.IV .1924.
64. Волкогонов Д.А. Ленин. Политический портрет. М., 1994, кн. II, с. 276.
65. XIII съезд РКП(б). Стенографический отчет. М., 1924, с. 166-167.
66. Чуковский К.И. Дневник (1901-1929). М., 1991 с. 292.
67. Кармайкл Д. Указ. соч., с. 284-285.
68. Кун М. Бухарин: его друзья и враги. М., 1992, с. 150.
69. Троцкий Л. Д. Письмо в Политбюро ЦК ВКП(б) от 4.I.1932 года. Знамя, 1990, № 7, с. 185.
70. Николаевский Б.И. Письмо Н.В. Валентинову от 21 февраля 1954 года. – В кн.: Валентинов Н.В. Наследники Ленина. М., 1991, с. 214.
71. Троцкий Л. Д. Указ. соч., т. 2, с. 261.
72. Рабочая Москва, 1.XI.1925. Известия, 13.XI.1925.
73. РГАСПИ, ф. 17, оп. 162, д. 3, л. 33.
74. Троцкий Л. Д. Указ. соч., т. 2, с. 266
75. Седова-Троцкая Н.И. Письмо в редакцию «Социалистического вестника» от 18 мая 1959 года. – В кн.: Валентинов Н.В. Наследники Ленина. М., 1991, с. 211.
76. Троцкий Л. Д. Указ. соч., т. 2, с. 46.
77. Кончаловский М.П. Моя жизнь, встречи и впечатления. Исторический вестник ММА им. И.П. Сеченова. М., 1996, т. VI, с. 111.
78. РГАСПИ, ф. 2, оп. 1, д. 24546, л. 2.
79. РГАСПИ, ф. 5, оп. 2, д. 50, л.л. 120-125; ф. 325, оп. 1,д. 18, л. 1. Троцкий Л. Д. Указ. соч., т. 2, с. 306.
80. Готье Ю.В. Мои заметки. М., 1997, с. 291.
81. Троцкий Л. Д. Указ. соч., т. 2, с. 95.
82. Троцкий Л. Д. Указ. соч., т. 2,с. 336.
83. Гетье Ф.А. Письмо Н.И. Троцкой от 4 мая 1927 года. Архив Троцкого. Коммунистическая оппозиция в СССР. 1923-1927. М., 1990, т. 3, с. 42.
84. Троцкий Л. Д. Указ. соч., т. 2, с. 249, 285.
85. Дни (Париж), 22.I.1928.
86. В кн.: XX лет работы лечебно-санитарного управления Кремля. М.-Л. , 1939, с. 397-399.

КАЗЕННОЕ ИМУЩЕСТВО

1. Правда, 9.V.1928.
2. Правда, 12.V.1928.
3. Известия, 9.V.1928.
4. Маяк Коммуны, 9.V.1928; Известия, 9.V.1928; Вечерняя Москва, 10.V.1928.
5. Известия, 9.V.1928.
6. Известия, 8.V.1928.
7. Бажанов Б. Воспоминания бывшего секретаря Сталина. М., 1990, с. 141.
8. Антонов-Овсеенко А.В. Сталин без маски. М., 1990, с. 78.
9. ЦИАМ, ф. 131, оп. 66, д. 464, л.л. 61-65. ГАРФ, ф. А-539, оп. 4, д. 7073, л.л. 11-12. Багаев М.А. Моя жизнь. Воспоминания ивановца большевика-подпольщика. Иваново, 1949, с. 179-180.
10. Давыдов М. Александр Дмитриевич Цюрупа. М., 1961, с. 27-34. Днепровский А.А. Эшелоны жизни. М., 1981, с. 33-41.
11. Крупская Н.К. Воспоминания о Ленине. В кн.: Воспоминания о Владимире Ильиче Ленине. М., 1968, т. 1, с. 584. Озолс К.В. Мемуары посланника. Париж, 1938, с. 88-89.
12. Писаренко Э.Е. Кадет князь В.А. Кугушев. Вопросы истории, 1997, № 2, с. 150-156.
13. Цюрупа В.А. Колокола памяти. М., 1986, с. 35-70. Ленин В.И. Полн. собр. соч., т. 51, с. 75-76. Красильщиков В. Интендант революции. М., 1968, с. 272-276.
14. Булгаков В. Толстой, Ленин, Ганди. Прага, 1930, с. 20-27.
15. Ленинский сборник, XVIII . с. 87.
16. Известия народного комиссариата по продовольствию, 1918, № 4-5, с. 17.
17. Известия народного комиссариата по продовольствию, 1918, № 12-13, с. 3-6.
18. Ленин В.И. Полн.собр. соч., т. 50, с. 86, 137, 145.
19. Известия, 8.VIII.1918. Ленинский сборник, XVIII , с. 140.
20. Ленин В.И. Неизвестные документы. 1891-1922 гг. М., 1999, с. 246.
21. Ленинский сборник, XVIII , с. 189.
22. РГАСПИ, ф. 76, оп. 3, д. 82, л.л. 1, 1 об.
23. Корсаков И. Голод в Советской России и его причины. Юрьев, 1922, с. 2-47.
24. Маслов С. С. Россия после четырех лет революции. Париж, 1922, т. 1, с. 51-64. Прокопович С.Н. Очерки хозяйства советской России. Берлин, 1923, с. 115-162.
25. РГАСПИ, ф. 17, оп. 3, д. 325, л.л. 1-2.
26. Архив Троцкого. Коммунистическая оппозиция в СССР, 1923-1927. М., 1990, т. 1, с. 60-65. РГАСПИ, ф. 158, оп. 1, д. 3, л. 4.
27. РГАСПИ, ф. 142, оп. 1, д. 109, л.л. 7-8.
28. Красная нива, 1928, № 21, с. 1.
29. Ленин В.И. Полн. собр. соч., т. 50, с. 132, 176, 177.

30. Декреты советской власти, т. XI, с. 413-414.
31. РГАСПИ, ф. 324, оп. 1, д. 536, л. 5.
32. Гиппиус З.Н. Живые лица. Тбилиси, 1991, кн. 1, с. 181. Русское прошлое. СПб., 1991, кн. 2, с. 241.
33. РГАСПИ, ф. 17, оп. 84, д. 111, л.л. 13-14. Русский архив, 1993, № 3, с. 232.
34. Бармин А.Г. Соколы Троцкого. М., 1997, с. 389-392.
35. Советская каторга. Издание заграничного представительства ЦК партии социалистов-революционеров. 1920, с. 12. Социалистический вестник, 1927, № 13, с. 13.
36. РГАСПИ, ф. 2, оп. 1, д. 17209, л.л. 1-4.
37. Радзиловская Ф., Орестова Л. Мальцевская женская тюрьма. 1907-1911 гг. Каторга и ссылка, 1929, кн. 59, с. 115-146.
38. РГАСПИ, ф. 2, оп. 1, д. 24546, л.л. 1-2.
39. Ленин В.И. Полн. собр. соч., т. 50, с. 177, 259.
40. РГАСПИ, ф. 5, оп. 1, д. 1449, л.л. 4-6.
41. Ленин В.И. Полн. собр. соч., т. 53, с. 25, 282.
42. Ленин В.И. Полн. собр. соч., т. 54, с. 110-111.
43. РГАСПИ, ф. 5, оп. 2, д. 383, л. 2.
44. Ленинский сборник, XXXIX, с. 421.
45. Ленин В.И. Полн. собр. соч., т. 54, с. 129-130. Цюрупа В.А. Указ. соч., с. 14.
46. РГАСПИ, ф. 5, оп. 1, д. 1449, л. 7
47. РГАСПИ, ф. 17, оп. 84, д. 303, л. 14.
48. РГАСПИ, ф. 5, оп. 2, д. 50, л.л. 120-125.
49. Ленин В.И. Полн. собр. соч., т. 54, с. 268-269.
50. Вечерняя Москва, 9.V.1928.
51. Цюрупа В.А. Указ. соч., с. 222.
52. Озолс К.В. Указ. соч., с. 149-150.
53. Ленин В.И. Полн. собр. соч., т. 54, с. 275.
54. РГАСПИ, ф. 158, оп. 1, д. 17, л.л. 3, 4; д. 18, л.л. 3-8.
55. Дмитриевский С.В. Советские портреты. Берлин, 1932, с. 42-43.
56. РГАСПИ, ф. 158, оп. 1, д. 71, л.л. 30-32; д. 39, л.л. 68-72.
57. Маяк Коммуны, 10.V.1928; Красный Крым 10.V.1928.
58. Рабочая газета, 15.V.1928; 18.V.1928. Рабочая Москва, 15.V.1928; 18.V.1928.
59. Социалистический вестник, 1928, № 18, с. 15-16.

ДЫБА ДЛЯ ВДОВЫ

1. Орлов А. Тайная история сталинских преступлений. М., 1991, с. 255.
2. Правда, 26.II.1939; Известия, 26.II.1939; Труд, 26.II.1939.
3. Доклад Н.С. Хрущева XX съезду КПСС. – В кн.: Реабилитация. Политические процессы 30-50-х годов. М., 1991, с. 22-23.
4. Аллилуева С. И. Только один год. М., 1990, с. 368.
5. XIV съезд ВКП (б). Стенографический отчет. М.-Л. , 1926, с. 504; Известия ЦК КПСС, 1991,№ 7, с. 133.
6. РГАСПИ, ф. 324, оп. 1, д. 540, л.л. 69-70. Правда, 20.V.1927.
7. Адоратский В. За 18 лет (встречи с Владимиром Ильичем). Пролетарская революция. 1924, № 3, с. 92-106.
8. Правда, 16.XI.1932.
9. Горький М. Собр. соч. в 30 томах, т. 30, с. 334.
10. Известия ЦК КПСС, 1989, № 5, с. 80.
11. В кн.: «Литературный фронт». История политической цензуры 1932-1946 гг. Составитель Д.Л. Бабиченко. М., 1994, с. 34-35.
12. Медицинский работник, 1.III.1939.
13. РГАСПИ, ф. 12, оп. 1, д. 914, л. 80.
14. Медицинский работник, 26.II.1939.
15. Рабочая Москва, 28.II.1939.
16. РГАСПИ, ф. 12, оп. 1, д. 914, л. 91.
17. РГАСПИ, ф, 12, оп. 1, д. 914, л.л. 25-26, 99-101.
18. РГАСПИ, ф. 12, оп. 1, д. 914, л. 98.
19. Бюллетень оппозиции, 1939, № 75-76, с. 32.
20. Медицинский работник, 8.II.1939.
21. РГАСПИ, ф. 17, оп. 3, д. 1007, л. 10.
22. В кн.: Берия. Конец карьеры. М., 1991, с. 171-174.
23. ЦИАМ, ф. 459, оп. 2, д. 6944, л. 21.
24. Спасокукоцкая М.Г. Жизнь и деятельность С. И. Спасокукоцкого (1870-1943). М., 1960.
25. Здоровье трудящимся, 17.III.1939.

ЭТАПЫ БОЛЬШОГО ПУТИ

1. Авторханов А. Мемуары. Frankfurt/Main, 1983, с. 553.
2. Правда, 27.IX.1936. Петров Н.В., Скоркин К.В. Кто руководил НКВД, 1934-1941: Справочник. М., 1999, с. 184-186.
3. Реабилитация. Политические процессы 30-50-х годов. М., 1991, с. 221. Сталинское политбюро в 30-е годы. Сборник документов. М., 1995, с. 148-149. В кн.: Сталин и Каганович. Переписка. 1931-1936 г.г. М., 2001, с. 682-683, 701-702.
4. Кривицкий В. Я был агентом Сталина. М., 1991, с. 182.
5. Цитриняк Г. Расстрельное дело Ежова. Штрихи к портрету палача. Литературная газета, 12.II.1992. Пиляцкин Б. «Враг народа» Ежов остается врагом народа. Известия, 4-5.VI. 1998.
6. РГАСПИ, ф. 76, оп. 2, д. 3, л. 4; ф. 5, оп. 1, д. 2594, л.л. 1-46.
7. Кун М. Бухарин: его друзья и враги. М., 1992, с. 175. В кн.: Смерч. М., 1988, с. 274.
8. Вопросы истории, 1994, № 12, с. 14-20.
9. Роллан Р. Московский дневник. Вопросы литературы, 1989, № 4, с. 233-241.
10. В кн.: Сталин и Каганович., с. 613-615.
11. Правда, 20.VII.1936. Орлов А. Тайная история сталинских преступлений. М., 1991, с. 245-253.
12. РГАСПИ, ф. 17, оп. 120, д. 45, л.л. 19, 19 об, 55.
13. Разгон Л. Э. Непридуманное. М., 1989, с. 13-14.
14. РГАСПИ, ф. 76, оп. 3, д. 88, л. 4.
15. РГАСПИ, ф. 17, оп. 120, д. 272, л. 32. Бюллетень оппозиции, 1937, № 56-57, с. 2. Вопросы истории, 1994, № 2, с. 19-29. Память. Париж, 1980, в.3, с. 403-405. В кн.: Сталинское политбюро в 30-е годы., с. 164.
16. Авторханов А. Указ. соч., с. 553
17. Вопросы истории, 1994, № 12, с. 18-20.
18. Орлов А. Указ. соч., с. 85.
19. Правда, 21.XII.1937.
20. Чуев Ф. Сто сорок бесед с Молотовым. М., 1991, с. 402.
21. Вопросы истории, 1994, № 10, с. 27; 1995, № 2, с. 16-17.

22. Треппер Л. Большая игра. М., 1990, с. 65-66.
23. Вопросы истории, 1995, № 2, с. 16.
24. Социалистический вестник, 1937, № 1, с. 20.
25. Бунин И.А. Окаянные дни. Воспоминания. Статьи. М., 1990, с. 164.
26. Известия, 2.XII.1936; 6.XII.1936.
27. Правда, 28.1.1937; 18.VII.1937; 14.X.1937.
28. Хрущев Н.С. Мемуары. Вопросы истории, 1992, № 2-3, с. 82.
29. В кн.: Реабилитация., с. 299.
30. Молотов, Маленков, Каганович. 1957. Стенограмма июньского пленума ЦК КПСС и другие документы. Под редакцией академика А.Н. Яковлева. М., 1998, с. 38-41.
31. Известия, 23.XI.1936.
32. Известия, 21.VII.1937.
33. В кн.: Сталин и Каганович., с. 532, 542. Известия, 10.II.1937; 16.II.1937.
34. В кн.: Реабилитация., с. 247.
35. Власть Советов, 1937, № 23-24, с. 28.
36. Правда, 21.XII.1937.
37. Чуковский К. Дневник (1930-1969). М., 1994, с. 141.
38. Шкловский В.Б. Сентиментальное путешествие. М., 1990, с. 171-172.
39. Правда, 11.XII.1937.
40. Правда, 1-13.XII.1937.
41. Степанов И. Жан Поль Марат. Пг., 1921.
42. Цитриняк Г. Указ. соч. Пиляцкин Б. Указ. соч.
43. Новый журнал, 1960, кн. 60, с. 196-213.
44. Быстролетов Д.А. Пир бессмертных. М., 1993, с. 58-59.
45. Гронский И.М. Из прошлого. М., 1991, с. 164-165.
46. Рассел Б. Практика и теория большевизма. М., 1991, с. 65.
47. Вопросы истории, 1995, № 11-12, с. 12. Кривицкий В. Указ. соч., с. 184.
48. Московские новости, 21.VI .1992.
49. Кривицкий В. Указ. соч., с. 255. Пиляцкин Б. Указ. соч.
50. В кн.: Реабилитация., с. 210-235.
51. В кн.: Молотов, Маленков, Каганович. 1957., с. 118-121, 189.
52. Чуев Ф. Указ. соч., с. 377.
53. Кривицкий В. Указ. соч., с. 241.
54. Судебный отчет по делу антисоветского «правотроцкистского блока». М., 1938, с. 31, 492-494, 547.
55. РГАСПИ, ф. 17, оп. 100, д. 11836, л.л. 32-36. Известия, 29.XI.1936.
56. Штейн А.П. И не только о нем. М., 1990, с. 135-138.
57. Известия, 11.XII. 1997.
58. Судебный отчет по делу антисоветского «правотроцкистского блока». М., 1938, с. 547.
59. РГАСПИ, ф. 76, оп. 4, д. 58, л.л. 165-167. ГАРФ, ф. 63, оп. 29, д. 1357, л.л. 7-51.
60. Цитриняк Г. Указ. соч.
61. Социалитический вестник, 1922, № 23-24, с. 18-19. Пролетарская революция, 1924, № 10, с. 5-32. Мельгунов С. П. Красный террор в России. М., 1990, с. 182-183. Кун М. Указ. соч., с. 381. Петров Н.В., Скоркин К.В. Указ. соч., с. 198-200.
62. Известия, 2.VII.1937.
63. Шрейдер М.П. НКВД изнутри: Записки чекиста. М., 1995, с. 31. В кн.: Реабилитация., с. 37-38.
64. Московские новости, 1994, № 5, с. 7.
65. Вопросы истории, 1994, № 12, с. 26.
66. Судоплатов П.А. Разведка и Кремль. Записки нежелательного свидетеля. М., 1996, с. 321, 333.
67. Ипатьев В.Н. Жизнь одного химика. Воспоминания. Нью-Йорк, 1945, т. 2, с. 401, 441-443.
68. РГАСПИ, ф. 79, оп. 1, д. 458, л.л. 2-16.
69. Ипатьев В.Н. Указ. соч., с. 491.
70. ВАРНИТСО, 1930, № 9-10, с. 22. На фронте здравоохранения, 1930, № 5, с. 130.
71. Збарский И.Б. Кладовые памяти. Рукопись в семье Збарских.
72. Архив РАМН, ф. 1, оп. 8/2, д. 56.
73. РГАНИ, ф. 5, оп. 30, д. 176, л. 5-7.
74. Известия ЦК КПСС, 1989, № 1, с. 117.
75. Бюллетень оппозиции, 1938, № 62-63, с. 6; № 65, с. 1-3.
76. Поварцов С. Причина смерти – расстрел. Хроника последних дней Исаака Бабеля. М., 1996, с. 148-163. Брюханов Б. Шошков Н. Нарком «Воробушек». Родина, 1996, № 4, с. 61-65. Пиляцкин Б. Указ. соч.
77. Цитриняк Г. Указ. соч.
78. Хрущев Н.С. Мемуары. Вопросы истории, 1990, № 6, с. 79.
79. Лубянка. ВЧК-ОГПУ-НКВД-НКГБ-МГБ-МВД-КГБ. Справочник. М., 1997, с. 19-20, 147-148. Вопросы истории, 2004, № 9, с. 105-112.
80. Правда, 18.II.1938.
81. Литвин А.Л. Красный и белый террор в России, 1918-1922 гг. Казань, 1995, с. 80-82. Папчинский А.А. Продолжая разговор, начатый А. Авторхановым. Вопросы истории. 1992, № 2-3, с. 188-189. Конквест Р. Большой террор. Флоренция, 1974, с. 989. Фомин Ф.Т. Записки старого чекиста. М., 1962, с. 109. Авторханов А. Указ. соч., с. 315-316.
82. Волкогонов Д.А. Триумф и трагедия. М., 1989, кн. I, ч. 2, с. 281.
83. Гронский И.М. Указ. соч., с. 164-165.
84. Вопросы истории, 1990, № 6, с. 78.
85. Судоплатов П.А. Указ. соч., с. 69.
86. Исторический архив, 1992, № 1, с. 123-131. В кн.: Лубянка., с. 21-22.
87. Известия, 22.I.1939.
88. Известия, 10.IV .1939.
89. Московские новости, 1994, № 5, с. 7.
90. В кн.: Молотов, Маленков, Каганович. 1957., с. 44, 246.
91. Шенталинский В.А. Рабы свободы. В литературных архивах КГБ. М., 1995, с. 65-69. Поварцов С. Указ. соч., с. 39
92. Яковлев А.С. Цель жизни. М., 1969, с. 509.
93. Известия ЦК КПСС, 1991, № 1, с. 154. Петров Н.В., Скоркин К.В. Указ. соч., с. 184-186, 425-426.
94. Чуев Ф. Указ. соч., с. 438.

Список сокращений

Архив РАМН – Архив Российской академии медицинских наук.
ГАРФ – Государственный архив Российской Федерации.
ОР РГБ – Отдел рукописей Российской государственной библиотеки.
РГАЛИ – Российский государственный архив литературы и искусства.
РГВА – Российский государственный военный архив.
РГАСПИ – Российский государственный архив социально-политической истории.
РГАНИ – Российский государственный архив новейшей истории.
ЦИАМ – Центральный исторический архив Москвы.
ЦМАМ – Центральный муниципальный архив Москвы.

Т58 **ВИКТОР ТОПОЛЯНСКИЙ. Сквозняк из прошлого: время и документы.**
Исследования. СПб.: ООО «ИНАПРЕСС», «НОВАЯ ГАЗЕТА», 2006. – 400 с., илл.
ISBN 5-87135-183-2 УДК 882 ББК 84.6

Для документального расследования некоторых криминальных сюжетов из истории становления советского государства автор использует оригинальный медицинский ключ к шифрограмме минувшего. При таком подходе с непредсказуемого советского прошлого осыпается шелуха легенд, физиология вытесняет идеологическую мистику, проясняются мотивы организованной Лениным депортации инакомыслящих, а в политических судьбах Троцкого и Фрунзе, Цюрупы и Ежова прослеживается отчетливая зависимость от особенностей личности каждого сановника и характера имевшейся у него патологии. Вместе с тем это книга о формировании тоталитарной медицины – порождения и орудия советской власти.

В. Д. Тополянский
СКВОЗНЯК ИЗ ПРОШЛОГО
Исследования

Редактор Н. Кононов
Художник М. Покшишевская

Сдано в набор 19.09.06. Подписано к печати 12.10.06. Формат 70Х90/16.
Гарнитура Times. Печать офсетная. Усл.-печ. л. 26. Уч.-изд. л. 26.
Тираж 1500 экз. Заказ 2967.
Издательство ООО "ИНАПРЕСС"
СПб., Невский пр.74.
inapress@peterlink.ru

Отпечатано по технологии CtP в ОАО
« ПЕЧАТНЫЙ ДВОР » им. А. М. Горького
197110, Санкт-Петербург, Чкаловский пр. 15